Schattauer

Martha Havenith, Abdellatif Nemri

Atemkraft

Das Breathwork-Handbuch

Übersetzung ins Deutsche: Cornelia Schlicht

Schattauer

Besonderer Hinweis
Die in diesem Buch beschriebenen Methoden sollen psychotherapeutischen Rat und medizinische Behandlung nicht ersetzen. Die vorgestellten Informationen und Anleitungen sind sorgfältig recherchiert und nach bestem Wissen und Gewissen weitergegeben. Dennoch übernehmen Autor und Verlag keinerlei Haftung für Schäden irgendeiner Art, die direkt oder indirekt aus der Anwendung oder Verwertung der Angaben in diesem Buch entstehen. Die Informationen sind für Interessierte zur Weiterbildung gedacht.

Schattauer
www.schattauer.de
J. G. Cotta'sche Buchhandlung Nachfolger GmbH
Rotebühlstraße 77, 70178 Stuttgart
Fragen zur Produktsicherheit: produktsicherheit@klett-cotta.de

Gestaltungskonzept: Farnschläder & Mahlstedt, Hamburg
Cover: Jutta Herden, Stuttgart
unter Verwendung einer Abbildung von agsandrew / iStock
Gesetzt von Dörlemann Satz, Lemförde
Gedruckt und gebunden von CPI – Clausen & Bosse, Leck
Lektorat: Michael Lenkeit
Projektmanagement: Dr. Nadja Urbani
ISBN 978-3-608-40162-2
E-Book ISBN 978-3-608-12214-5
PDF-E-Book ISBN 978-3-608-20633-3

1. Nachdruck 2026

Bibliografische Information der Deutschen Nationalbibliothek
Die Deutsche Nationalbibliothek verzeichnet diese Publikation in der Deutschen Nationalbibliografie; detaillierte bibliografische Daten sind im Internet über http://dnb.d-nb.de abrufbar.

Für unsere Lehrer:
Stephen Monné
Juli Pohan
Geke Dijkstra
Trilby Fairfax
Peter Dellensen
Ella Ray Nemri

Für unsere Reisegefährten:
Stefan Kley
Max Leidenberger
Denise Jonker
Malin Uthaug
Sascha Zeilinger
Isabel Dziobek
Ulrike Lüken
Tim Schröder
Marieke Schölvinck

Für unsere Schüler,
die auch unsere Lehrer sind.

You do not breathe alone

When you were a foetus,
you could not breathe by yourself.
So mother breathed for you.

Her breath was your breath.
Her blood was your blood.
Her life was yours.

There was a tiny hole in your heart
called the »foramen ovale«.
Most likely it closed at birth,
when you took your first breath.

You screamed. You wailed.
You were in shock.
You were bruised, perhaps.
Sore, swollen, bloody, tiny,
you wept for your existence,
grieved the loss of a womb.

You were exhausted,
but you were alive.

So you knew early on
that life was not all bliss and ecstasy.
It was pain, too. It was overwhelm.
It was loss.
But in the overwhelm, beauty.
And in the loss, love.
And hope. And discovery.

Friend, sometimes you need to cry,
and splutter, and scream,
and make a mess,
and forget the future, and old worlds.

And come to rejoice in a single breath.
And the joyous beating of a holy heart.

To this day, you do not breathe alone.
Jeff Foster

Vorwort

Ungefähr zu der Zeit, als sie 30 Jahre alt wurde, fand sich Martha in einer kuriosen Situation wieder. Sie hatte hart daran gearbeitet, verschiedene Aspekte ihrer Persönlichkeit zu verstehen und zu akzeptieren – sie hatte Psychologie studiert, jahrelang meditiert und unzählige Bücher über Selbstentwicklung und Spiritualität gelesen, von denen die meisten tatsächlich hilfreich waren. Sie hatte das Gefühl, sich selbst und ihre Vergangenheit dadurch ziemlich gut kennengelernt zu haben. Dennoch fühlte sie sich in sich selbst gefangen. Die emotionalen Wunden, die sie analysiert und akzeptiert hatte, schienen nicht heilen zu wollen. Verhaltensweisen, von denen sie wusste, dass sie nicht hilfreich waren, ließen sich nicht transformieren.

Etwa zur gleichen Zeit stand Abdel vor eine anderen Art Mauer. Er bemerkte, dass er oft nicht wusste, was er fühlte – oder ob er überhaupt etwas fühlte. Falls sein Herz heimlich vor Emotionen überfloss, wurde er in dieses Geheimnis jedenfalls nicht eingeweiht. Oder vielleicht hatte er auch einfach nur vergessen, wie man dem Herzen zuhört. In jedem Fall fühlte er sich, als wäre etwas in ihm nicht lebendig, als wäre sein Leben zu einem Einheitsgrau verblasst.

Wenn wir uns so auf die eine oder andere Weise emotional festgefahren fühlen, können wir versucht sein, uns selbst die Schuld dafür zu geben – vielleicht geben wir uns einfach nicht genug Mühe, sind nicht zufrieden genug mit dem, was wir haben, oder nicht bereit genug, die Vergangenheit loszulassen. Aber was, wenn das gar nicht das Problem ist? Wunden können nur dort geheilt werden, wo sie zugefügt wurden. Schätze können nur dort entdeckt werden, wo sie vergraben sind. Was spüren wir zuerst, wenn wir alten, emotionalen Schmerz berühren, wenn Trauer, Wut oder Panik aufgewühlt werden? Wir bekommen feuchte Hände, einen zittrigen oder flachen Atem, spüren vielleicht auch körperliche Empfindungen wie Taubheit, Hitze oder Kälte. Und was spüren wir zuerst, wenn Glück, Inspiration oder Zuversicht in uns aufsprudeln? Schmetterlinge im Bauch, eine Leichtigkeit in unseren Gliedern, ein Lächeln, das nicht bewusst aufgesetzt werden muss. Kurz gesagt: Wir spüren unseren Körper.

Die Vorstellung, dass Emotionen im Körper leben, ist nicht nur so ein Gefühl: Neue psychologische Studien zeigen, dass Menschen aus verschiedenen Kulturen dazu neigen, Emotionen in ähnlichen Körperregionen zu verorten. Zum Beispiel zieht Angst in der Regel die Brust zusammen, Wut brennt im Bauch – egal wo und wie man aufgewachsen ist. Sogar der Begriff »Emotion« basiert auf der Idee der körperlichen Bewegung – es ist etwas, das uns *bewegt* (oder sich durch uns *hindurch bewegt*). Mit anderen Worten: Verkörpertes Empfinden ist ein grundlegender Bestandteil jeder emotionalen Erfahrung.

Was passiert also, wenn der Kommunikationskanal zu unserer emotionalen, verkörperten Erfahrung unterbrochen oder zumindest verstopft ist? In der Regel haben uns unsere Eltern und Schulen besser darauf vorbereitet, uns mit unserem Intellekt auseinanderzusetzen als mit unserem Körper. Unsere Gefühle zu analysieren, gegen sie zu argumentieren, über sie zu sprechen – all das ist nicht die Muttersprache des Körpers, sondern die des Geistes. Und obwohl Körper und Geist selbstverständlich miteinander verwoben sind und sich gegenseitig unterstützen können, sind sie nicht dasselbe! Wie können wir also unseren Gefühlen in ihrem natürlichen Zuhause begegnen – auf der verkörperten Ebene? Eine Antwort auf diese Frage lautet: *zirkuläre Atemarbeit*.

Indem sie die Filter unseres Verstandes für eine Weile aufweicht, kann zirkuläre Atemarbeit (bzw. zirkuläres Breathwork) uns neue Wege eröffnen, um direkt mit unserem Körper zu kommunizieren und wirklich zu fühlen, was wir fühlen, anstatt es nur zu analysieren. Das gibt uns die Möglichkeit, das zu umarmen, was umarmt werden will, direkt an der verkörperten Quelle des Schmerzes – und das zu würdigen, was gewürdigt werden will, direkt an der verkörperten Quelle unserer Kraft. Das kann eine unglaublich heilsame Erfahrung sein, ist aber nicht immer eine einfache – nicht umsonst heißt es Atem*arbeit* und nicht Atem*spaß*. Nicht etwa, weil Breathwork körperlich besonders anstrengend ist – eine normale Session ist deutlich weniger intensiv als eine Joggingrunde am Sonntagmorgen. Auch können die körperlichen Vorteile (z. B. ein effektiveres Immunsystem) schon nach ein paar Sessions spürbar werden. Die »Arbeit« besteht vielmehr in dem Mut, dir selbst zu begegnen – deiner Schönheit und Kraft, aber auch deinen Wunden und Ängsten. Was es mit diesem Prozess genau auf sich hat, wie er funktioniert und wie du ihn für dich nutzen kannst, um deine eigenen inneren Landschaften besser kennenzulernen und glücklicher zu navigieren – das erkunden wir in diesem Buch.

Inhalt

TEIL I BREATHWORK VERSTEHEN

TEIL II BREATHWORK PRAKTIZIEREN

Teil I

Breathwork verstehen

1 Was ist Breathwork?

Hier sind wir also, am Beginn unserer gemeinsamen Lesereise. An diesem Punkt hast du vielleicht noch nie etwas von Breathwork oder Atemarbeit gehört, bis dir dieses Buch in die Hände fiel. Vielleicht hast du aber auch schon jahrelange Erfahrung mit Breathwork – in einem spezifischen Stil oder in vielen verschiedenen. Doch ganz gleich, mit welcher Vorgeschichte du dieses Buch in die Hände nimmst, zunächst einmal sollten wir erklären, um was es sich bei Breathwork eigentlich handelt. Denn wenn du schon einmal eine Internetsuche nach dem Stichwort »Breathwork« gestartet hast, wirst du vermutlich etwas verwirrt oder frustriert gewesen sein ob der oft widersprüchlichen Beschreibungen, die du vorgefunden hast. Wenn dir das bekannt vorkommt, hoffen wir, dass du am Ende dieses Kapitels eine angenehm »unschwammige« Antwort auf die Frage »Was ist Breathwork?« parat hast. Dafür geben wir dir erst mal einen kurzen Überblick über die vielen verschiedenen Atemtraditionen, die sich momentan unter dem Begriff »Breathwork« versammeln, und ordnen unsere Herangehensweise in dieses Ökosystem ein. Anschließend entwickeln wir einen konzeptionellen Rahmen, um die verschiedenen Arten von Breathwork anhand einiger zentraler Merkmale zu beschreiben, und nehmen dann die Atemarbeit unter die Lupe, auf die wir uns in diesem Buch konzentrieren: zirkuläres Breathwork. Zum Schluss dieses Kapitels erkunden wir dann, wo die Grenzen von Breathwork liegen, was es bewirken kann und – vielleicht noch wichtiger – was es nicht bewirken kann. Packen wir also unsere Staubwedel aus und fangen an, Ordnung im Atemchaos zu schaffen!

1.1 Die kurze Antwort

Als Erstes möchten wir so kurz wie möglich zusammenfassen, was wir eigentlich meinen, wenn wir von Breathwork sprechen. Dazu beantworten wir sieben grundlegende Fragen, die im Zusammenhang mit Breathwork am häufigsten gestellt werden.

1.1.1 Was ist Breathwork?

Wie wir eben schon kurz lamentiert haben, finden sich viele verschiedene Beschreibungen dessen, was Breathwork ist, und teilweise wird der Begriff sehr weit gefasst. Das *Oxford English Dictionary* zum Beispiel definiert Breathwork als »Übungen, Techniken und Therapien, bei denen die Art und Weise, wie man atmet, manipuliert wird«. Ein kürzlich erschienenes Buch geht sogar noch weiter und erklärt, dass »Breathwork heute jede Art von Manipulation des Atems für jeglichen Zweck beschreibt« (Coomer 2020). Das schließt definitiv alle möglichen Versionen von Breathwork ein. Wenn man ein bisschen unfair sein möchte, könnte man aber auch sagen, dass nach dieser Definition selbst ein Kind, das aus Protest die Luft anhält, um ein Eis zu bekommen, Breathwork betreibt. Andererseits kann man den Begriff auch sehr eng fassen – mit einer Definition, die zwar informativ und konkret ist, dadurch aber auch die Hälfte der Praktiken ausschließt, die sich heute Breathwork nennen. Beide Ansätze werden sicherlich einige Menschen verärgern oder verwirren. Unserer Meinung nach gibt es drei Hauptgründe, warum eine klare und dennoch umfassende Definition von Breathwork derzeit noch schwer zu finden ist:

- Es handelt sich bei Breathwork um ein relativ neues Konzept, das erst seit Kurzem überhaupt in Wörterbüchern auftaucht.
- Der Begriff wird von Praktizierenden recht flexibel verwendet, um unterschiedliche Praktiken zu beschreiben – was Sinn ergibt, schließlich stehen unscharfe Definitionen der erfolgreichen Ausübung der verschiedenen Atemtechniken nicht im Weg. Eine effektive Kommunikation über die diversen Traditionen hinweg wird so allerdings erschwert.
- Die Unterscheidung zwischen Breathwork und älteren Atemtechniken ist oft implizit. Zum Beispiel nehmen wir im Allgemeinen einfach an, dass Yoga-Atmung kein Breathwork ist. Allerdings sagt niemand explizit, warum das so ist. Die gleiche implizite Abgrenzung gilt auch für atembasierte Meditation.

In Kapitel 1.2 gehen wir noch genauer darauf ein, wie man die Landschaft der Breathwork-Praktiken am besten strukturieren kann. An dieser Stelle spulen wir aber schon einmal ein bisschen vor und präsentieren die beste Definition von Breathwork, die uns eingefallen ist:

> Breathwork ist jede Praxis, die seit Anfang des 20. Jahrhunderts erfunden wurde und bei der du tief und bewusst in einem Tempo atmest, das sich deutlich vom normalen Rhythmus unterscheidet, mit dem Ziel, dein geistiges und/oder körperliches Wohlbefinden und/oder deine Leistungsfähigkeit zu verbessern. Eine Untergruppe des Breathwork, die oft als »verbunden« (bzw. »conscious-connected«) bezeichnet wird (oder unter anderem auch als »holotropic«, »transformational« oder »rebirthing«) und die wir in diesem Buch »zirkulär« nennen, verwendet Atemtechniken, die nicht-alltägliche Bewusstseinszustände hervorrufen können, ähnlich denen, die mit Psychede-

lika erreicht werden. Breathwork-Formate können mit weiteren körperlichen oder rituellen Elementen (z. B. einem Sharingkreis, Begleitmusik oder intuitivem Zeichnen) ergänzt und allein oder in einer Gruppe durchgeführt werden, manchmal auch mit Unterstützung von geschulten Begleitern.

1.1.2 Wie hat sich Breathwork entwickelt?

Breathwork entstand in den 1970er Jahren als Teil der New-Age-Bewegung, vor allem zunächst für psychotherapeutische Zwecke. Die wichtigsten Traditionen, die beide in Kalifornien aufkamen, sind Rebirthing und Holotropic Breathwork. Rebirthing wurde mit dem Ziel entwickelt, sich an die eigene Geburt zu erinnern, um das Trauma zu verarbeiten, das damit unter Umständen verbunden ist (Orr & Ray 2007). Holotropic Breathwork wiederum wurde als eine Form der Psychotherapie entwickelt, die die psychedelisch unterstützte Therapie ersetzen sollte, die zu diesem Zeitpunkt kurz davor stand, gesetzlich verboten zu werden (Grof & Grof 2010). Für ihr psychotherapeutisches Anliegen setzten beide Traditionen auf intensives Atmen, um nicht-alltägliche Bewusstseinszustände (»non-ordinary states of consciousness« oder NOSCs) hervorzurufen, die denen von psychedelischen Erfahrungen ähneln (Havenith et al. 2025; Bahi et al. 2024; Lewis-Healey et al. 2024). Genauer gesagt wurden NOSCs vor allem dadurch erreicht, dass über einen längeren Zeitraum (15 Minuten bis mehrere Stunden) tiefer und schneller als normal geatmet wurde. Begleitet wurde dies von Übungen – vor, während oder nach der Atemarbeit –, die darauf ausgelegt waren, die Erfahrung zu vertiefen. In den 1970er Jahren war diese Form von hochintensiver Atmung die vorherrschende Art von Breathwork – und sie ist auch der Schwerpunkt dieses Buches. Heute werden die zahlreichen Varianten dieser Atemtechnik oft als »verbundenes Breathwork« bezeichnet. Weil dies aber nicht alle atmungsintensiven Breathwork-Traditionen umfasst (z. B. versteht sich Holotropic Breathwork meist nicht als verbundenes Atmen), nutzen wir hier »zirkuläres Breathwork« als Sammelbegriff für alle atmungsintensiven, potenziell psychedelischen Breathwork-Praktiken.

Seit den 1980er Jahren wurde der Begriff »Breathwork« allmählich erweitert und umfasst nun auch bewusste Atemtechniken, die nicht unbedingt starke NOSCs verursachen, etwa langsameres Atmen (z. B. Coherent Breathing), langsameres Atmen mit Atemanhalten (z. B. Box-Atmung, 4-7-8-Atmung) oder schnelleres Atmen mit Atemanhalten (z. B. die Wim-Hof-Methode). Unabhängig davon, ob sie auf eine Veränderung des Bewusstseins abzielen oder nicht, beruhen all diese Techniken aber auf einer tiefen Zwerchfellatmung (auch Bauchatmung genannt) – zumindest ist uns kein Breathwork-Stil bekannt, der eine flache Atmung verwendet.

1.1.3 Wer sind die Vorfahren von Breathwork?

Die Entstehungsgeschichte der zirkulären Atemarbeit ist ziemlich mysteriös (mehr dazu in Kapitel 2). Die Einflüsse sind jedoch eindeutig: Im Großen und Ganzen ist Breathwork das »Kind« von Yoga und Psychotherapie. Die frühesten dokumentierten westlichen Entwicklungen, die später zur Entstehung von Breathwork beitrugen, fanden im Wien der 1920er Jahre statt. Dort gehörte der Arzt und Psychoanalytiker Wilhelm Reich zu einer kleinen Gruppe, die sich von Sigmund Freuds gesprächsbasierter Therapie löste. Anders als sein ehemaliger Chef wandte sich Reich einem ganzheitlicheren Ansatz zu, nachdem er festgestellt hatte, wie Geist und Körper bei seinen Patienten dynamisch zusammenwirkten. Also begann er, während seiner Therapiesitzungen mit diversen körperzentrierten Methoden zu experimentieren, darunter Haltungsanalysen, verschiedene Arten von Berührungen und Atemmanipulationen. Wie es bei Innovatoren oft der Fall ist, war Reich eine recht schillernde Persönlichkeit. Das machte ihn bei den Mainstream-Psychoanalytikern ziemlich unbeliebt, worunter auch seine Karriere litt. Dennoch führte seine Arbeit zur Entwicklung der Körperpsychotherapie, einem wichtigen Zweig der modernen Psychotherapie (Rosendahl et al. 2021), und trug zur Entstehung von Breathwork bei.

Der zweite »Elternteil« von Breathwork stammt aus dem Osten: Dort wurde das Konzept des Atems als Brücke zwischen Körper und Geist schon seit Jahrtausenden von Yoga-Praktizierenden studiert und genutzt. Fast jede Atemtechnik, die man sich vorstellen kann – ob sie nun auf den Geist, den Körper oder beides abzielt –, findet sich bereits im Pranayama, jenem Yoga-Zweig, der sich auf die Atmung konzentriert.

1.1.4 Was unterscheidet Breathwork von anderen Selbstentwicklungspraktiken?

Obwohl es sowohl vom Yoga als auch von der Psychotherapie inspiriert ist, unterscheidet sich zirkuläres Breathwork deutlich von beiden. Und obwohl es definitiv einige Parallelen zu anderen Praktiken gibt, die dein Bewusstsein verändern können, ist Breathwork ein klar abgrenzbarer Ansatz.

Psychotherapie

Auch Breathwork kann zwar in Verbindung mit anderen Menschen praktiziert werden, zum Beispiel unter Anleitung einer Begleitperson und/oder gemeinsam mit anderen Teilnehmern, doch im Gegensatz zur Psychotherapie beruht die therapeutische Wirkung nicht zentral auf der Beziehung zwischen Patient und Therapeut bzw. Begleiter. Wenn du möchtest, kannst du Breathwork auch allein üben, ohne dass es wesentlich an Wirkung einbüßt. In diesem Sinne kann man Breathwork als eine Selbstheilungsübung betrachten. Oder wie unser Lehrer Stephen Monné gerne sagt: »Der Atem macht die Arbeit.« In manchen Sessions kann Begleitung jedoch sehr hilfreich sein, vor allem wenn du gerade erst anfängst oder dich mit Unterstützung intensiv in deine innere Arbeit vertiefen möchtest.

Psychedelika

Breathwork und Psychedelika können ähnliche innere Räume öffnen (Havenith et al. 2025; Bahi et al. 2024; Lewis-Healey et al. 2024). Jedoch verfügt Breathwork im Vergleich zu Psychedelika über einen einzigartigen Aspekt, der unserer Meinung nach entscheidend zu seinen positiven Effekten beiträgt: Die Atmenden können die Tiefe ihrer Erfahrung immer selbst kontrollieren. Denn beim Breathwork kannst du deine Erfahrung jederzeit innerhalb weniger Minuten unterbrechen, indem du einfach zu deinem normalen Atemrhythmus zurückkehrst. Mit anderen Worten: Anstatt die Erfahrungen, die eine psychedelische Substanz hervorruft, so lange zu erleben, wie die Substanz in deinem Körper verbleibt, ist die Entscheidungsgewalt über deine Erfahrungen bei Breathwork fest in deinem eigenen Körper verankert.

Yoga

Breathwork hat zwar einige Atemtechniken mit Pranayama gemeinsam, verlangt im Allgemeinen jedoch weniger Struktur und lässt stattdessen mehr Raum zum freien persönlichen Ausdruck. Beim Pranayama wird zum Beispiel in einer spezifischen Yoga-Position geatmet, oft im Rahmen von Fastenübungen. Zudem bewegt man sich während einer Session durch eine festgelegte Abfolge von Atemtechniken, im Kontext der Glaubenssätze des Yoga. Bei zirkulärem Breathwork dagegen konzentrieren sich die Sessions auf ein einziges, eher unkompliziertes Atemmuster und werden in der Regel auf dem Boden liegend durchgeführt, ohne dabei eine spezifische Körperhaltung einhalten zu müssen. Das Hauptziel ist, die bewusste Wahrnehmung für Emotionen und körperliche Empfindungen zu stärken – welche auch immer das in diesem Moment sein mögen.

Meditation

Breathwork-Praktiken mit langsameren Atemmustern können manchmal die Grenze zur Meditation verwischen, besonders wenn man nur drei bis fünf Mal pro Minute atmet. Und doch sind sie klar voneinander abgrenzbar: Breathwork ist generell etwas zielgerichteter und gibt ein spezifisches Atemmuster vor, während man gerade bei typischen Formen der Mindfulness-Meditation kein bestimmtes Ziel verfolgt und den Atem eher beobachtet als kontrolliert. Diese Differenz spiegelt sich auch in der Gehirnaktivität wider, denn Atemkontrolle und Atembewusstsein greifen auf sich überschneidende, aber dennoch unterschiedliche Gehirnnetzwerke zu (Herrero et al. 2018).

1.1.5 Wie wirksam ist Breathwork?

Dass Breathwork auf die eine oder andere Weise wirksam ist, steht nicht wirklich zur Debatte: Bei den meisten Menschen bewirkt Breathwork zumindest *etwas*. Langsameres Atmen führt oft zu einem Gefühl von Klarheit, Ruhe und Entspannung, während schnelleres Atmen in der Regel intensivere Veränderungen in deinem Geist und Körper auslösen wird – oft sogar schon beim ersten Versuch. Und regelmäßig Praktizierende sind sich einig, dass Breathwork ihr Leben verbessert. Doch die systematische Forschung zu den Effekten von Breathwork hat gerade erst begonnen. Zum Beispiel scheinen die meisten Menschen nach einer Breathwork-Session von manchmal herausfordernden, aber zugleich prinzipiell sehr positiven Effekten zu berichten. Doch gibt es messbare Langzeitwirkungen auf das Wohlbefinden? Und wenn ja, wie lange halten sie an? Und wäre die gleiche Art von Verbesserung auch eingetreten, wenn dieselben Menschen lediglich einen schönen Spaziergang gemacht hätten? Viele Fragen in diese Richtung sind bei Weitem noch nicht abgehandelt, doch immerhin gibt es inzwischen genug wissenschaftliche Breathwork-Studien, um den Goldstandard klinischer Tests durchzuführen: die Meta-Studie von randomisiert-kontrollierten Tests, also die Zusammenfassung mehrerer rigoroser Studien in einer großen Analyse, sodass Verzerrungen und Fehler einzelner Studien (hoffentlich) durch andere ausgeglichen werden. In einem solchen Meta-Review von zwölf Studien wurde festgestellt, dass Breathwork Stress reduziert und die psychische Gesundheit verbessert (Fincham et al. 2023a; Fincham et al. 2023b, c). In einer anderen Meta-Studie wurde festgestellt, dass Atemübungen, einschließlich Breathwork, bei der Behandlung von chronischen Rückenschmerzen genauso wirksam sind wie Physiotherapie (Anderson & Bliven 2017).

1.1.6 Wer kann Breathwork praktizieren?

Einer der schönen Aspekte an Breathwork ist, dass es außer deinem Atem nicht viel erfordert und die logistischen Hürden sehr niedrig sind. Es ist erschwinglich (oder auch gratis), die meisten Techniken lassen sich in wenigen Minuten erlernen, und man kann sie fast überall praktizieren, solange die Umgebung halbwegs ruhig und friedlich ist. Außerdem brauchst du dafür keine Ausrüstung, die du nicht ohnehin schon im Haus hast (z. B. eine Matratze oder eine Decke).

Es gibt allerdings ein paar gesundheitliche Aspekte, die Breathwork zum Risiko machen können. Dazu gehören etwa schwere Herz- oder Lungenprobleme, Epilepsie oder eine Vorgeschichte von psychotischen Episoden. Aber wenn du grundsätzlich gesund bist und nicht unter einer der Gegenanzeigen leidest, die wir in Kapitel 4.1 besprechen, dann gilt Breathwork als sehr ungefährlich. In den zwölf Studien der oben erwähnten Meta-Analyse wurden insgesamt 417 Teilnehmer getestet, und es gab keinen einzigen Bericht von ernsthaften unerwünschten Effekten (Fincham et al. 2023a, c). Vielleicht kann man die Sicherheit von Breathwork am besten dadurch veranschaulichen, dass es von Krebspatienten problemlos genutzt werden kann – sogar während der Chemotherapie-Infusion (Dhruva et al. 2012).

1.1.7 Wie fange ich an?

Vor allem solltest du dich von deiner Neugier leiten lassen! Eine der beliebtesten Arten, mit Breathwork zu beginnen, ist die Wim-Hof-Methode, vor allem in Kombination mit einer Kältetherapie: Sie ist besonders effektiv, wenn es darum geht, dein Bewusstsein dafür zu erweitern, wozu dein Körper so alles in der Lage ist. Wenn du viel zu tun hast, kannst du sogar im Auto langsame Breathwork-Techniken wie Coherent Breathing üben (natürlich nur, sofern du nicht selbst am Steuer sitzt). Und sobald du dich bereit für eine tiefere Erfahrung fühlst, kannst du eine begleitete Session mit verbundener Atemarbeit in Betracht ziehen. In jedem Fall lohnt es sich, mehrere Ansätze auszuprobieren, um eine Vorstellung von den verschiedenen Wirkungen zu bekommen und deinen Atem-Werkzeugkasten für unterschiedliche Situationen und Anforderungen zu rüsten.

So geht's weiter

Nach dieser kurzen Einführung hast du die Wahl: Wenn du Breathwork lieber auf eine praktische, körperzentrierte Weise kennenlernen möchtest, kannst du zu Teil 2 dieses Buches springen und direkt mit dem Üben beginnen. Wenn du dagegen erst einmal mehr über die Geschichte, Physiologie, Neurowissenschaft und Psychologie von Breathwork erfahren möchtest, blättere einfach weiter.

1.2 Die lange Antwort

Chaos ist nur Ordnung, die darauf wartet, entziffert zu werden.
José Saramago

1.2.1 Das Samurai-Erbe, das fast verloren ging

Lass uns dieses Kapitel mit einer Geschichte beginnen – der Geschichte eines kleinen Jungen namens Jigoro Kano. Jigoro Kano war ein schwächliches Kind. Als er in den 1870er Jahren in Japan aufwuchs, wurde er in der Schule wegen seiner kleinen Statur und seiner schulischen Erfolge häufig schikaniert (Watson 2008). Deshalb suchte er dringend nach einer Selbstverteidigungsmethode. Am besten etwas, mit dem er auch gegen größere und stärkere Mitschüler ankam. Zum Glück gab es da einen Freund der Familie, der ihm ein paar Griffe zeigen konnte. Diese Bewegungen stammten aus dem Jiu-Jitsu, einer Kampfsportart, die von Samurai-Kriegern verwendet wurde und die man einsetzen kann, wenn man ohne Waffe einem bewaffneten Gegner entgegentreten muss. Dementsprechend umfasst Jiu-Jitsu Nahkampftechniken wie Würfe, Haltegriffe und Gelenkblockaden. Wegen der schweren Rüstung, die die Samurai im Kampf trugen, ging es dabei insbesondere darum, den Energieaufwand zu minimieren, indem man die Stärke des Gegners ausnutzt (Würfe) und auf verwundbare Körperstellen zielt (Gelenkblockaden). Das war genau das, was der junge Jigoro Kano brauchte! Nachdem er eine Handvoll grundlegender Techniken erlernt und mit großem Erfolg gegen seine Peiniger eingesetzt hatte, wollte er mehr erfahren.

Doch Jiu-Jitsu war sowohl auf dem Schlachtfeld als auch gesellschaftlich im Abstieg begriffen: Japan setzte immer mehr Gewehre und Kanonen ein, und die Niederlage der Samurai beim Satsuma-Aufstand 1877, bei dem sie gegen die Meiji-Regierung rebellierten, besiegelte ihre Ära endgültig. Nach mehreren Jahren der erfolglosen Suche nach einem Lehrmeister kam Kano schließlich auf die Idee, sich in Knochensetzer-Kliniken zu erkundigen. Es gab nämlich das weitverbreitete Gerücht, dass viele Knochensetzer ehemalige Jiu-Jitsu-Praktizierende waren, weil sie sich mit Gelenkverrenkungen und Knochenbrüchen auskannten. Obwohl sich das Gerücht größtenteils als unwahr herausstellte, gelang es Kano schließlich, auf diesem Weg einen willigen Lehrer zu finden. Doch je mehr Jiu-Jitsu er lernte, desto mehr Probleme stellte er fest: Jede Schule lehrte eine andere Kombination von Techniken, von denen manche sogar geheim gehalten wurden. Darüber hinaus konnten viele Techniken nicht praktisch geübt werden, weil sie zu gefährlich waren. Andere Techniken wurden zwar geübt, führten aber regelmäßig zu Verletzungen, was viele Trainierende abschreckte. Oder wie Kano sich in einem Interview erinnerte: »Oft humpelte ich ins Dojo« (Watson 2008). Und schließlich war die Beurteilung der Schüler ein willkürlicher Prozess, der allein von der Meinung des Ausbilders abhing.

Nachdem er mehrere Stile trainiert hatte, erarbeitete Kano – inzwischen ein in Pädagogik versierter Hochschullehrer – die elementaren Prinzipien, die einem effizienten Jiu-Jitsu zugrunde liegen. Dann wählte er Techniken aus, die sowohl effektiv als auch sicher im regelmäßigen Training waren, und organisierte sie in einem System. Dieses System beinhaltete eine logische Sequenz von einfachen bis komplexen Techniken, wobei jeder »Lernblock« mit einem Gürtel einer anderen Farbe verbunden war. Die Bestätigung dieses Systems erfolgte schließlich durch einen historischen Wettbewerb, mit dem die Polizeibehörde von Tokio ermitteln wollte, welche Selbstverteidigungsmethode alle Polizisten in Japan trainieren sollten. Dabei kämpften traditionelle Jiu-Jitsu-Praktizierende gegen Kanos Schüler und wurden deutlich besiegt. Damit war es beschlossen: Die japanische Polizei würde Kanos Methode lernen. Der Name dieses Stils? Judo. So wurde die einst fast ausgestorbene Samurai-Kunst des Nahkampfes zu einer modernen Kampfsportart, die seit 1964 sogar olympisch ist.

Wenn das ein Märchen wäre, würden wir die Erzählung hier mit einem »Und wenn sie nicht gestorben sind, so leben sie noch heute« abrunden. Doch schnell wurde es wieder chaotisch! Kanos Schüler begannen, das neue Judosystem auf der ganzen Welt zu lehren. In Ländern wie Frankreich, Südkorea und Kuba wurde Judo begeistert aufgenommen, in Brasilien und der Sowjetunion lief es dagegen etwas anders. In Brasilien hatte Hélio Gracie, ein Mann, der so schmächtig war wie Kano, eine besondere Vorliebe für Judotechniken am Boden, wo er größere Gegner zermürben und überlisten konnte. Darin wurde er ein Meister und konnte der Versuchung nicht widerstehen, seinen eigenen Namen darauf zu setzen: Gracie Jiu-Jitsu. Was der Rest der Welt dann noch einmal umbenannte in Brasilianisches Jiu-Jitsu. In Russland wiederum wurden einige von Kano verworfene Techniken wieder eingeführt, dafür andere aufgegeben, und die sowjetische Armee fügte dann noch Techniken aus dem Thaiboxen hinzu: Geboren war das Combat-Sambo.

Kurz gesagt: Innerhalb weniger Jahrzehnte wurde das Chaos der unzähligen japanischen Jiu-Jitsu-Schulen in die Ordnung des Judo verwandelt, aus dem sich durch die weltweite Verbreitung sodann wieder chaotisch viele verschiedene Praktiken entwickelten. Warum? Zum Teil wohl einfach, weil Menschen es lieben, immer wieder mal »das Rad neu zu erfinden«. Aber wahrscheinlich noch wichtiger: Jedes kohärente System muss bestimmte Aspekte ausschließen, um kohärent zu sein – und irgendjemand findet sich immer, der eine Leidenschaft für diese ausgeschlossenen Aspekte hat. So bleibt stets eine Spannung zwischen Ordnung und Chaos bestehen, zwischen konservativen und innovativen Kräften. Beide Enden des Spektrums haben ihre Vorzüge, und im besten Fall schaffen sie gemeinsam Stabilität und Fortschritt. In ihrem Extrem können sie aber auch zu Stagnation, Instabilität oder Rückschritt führen. Deshalb schwanken die meisten erfolgreichen menschlichen Aktivitäten im Laufe der Zeit mehr oder weniger sanft zwischen Konservatismus und Innovation hin und her.

1.2.2 Ein zerstreutes Feld

Was hat das alles mit Breathwork zu tun? Nun, Breathwork als Feld bewegt sich derzeit eher am chaotischen Ende des Spektrums als am kohärenten. Ähnlich wie beim Jiu-Jitsu des 19. Jahrhunderts gibt es eine Vielzahl von Schulen, mit überlappenden Praktiken, aber unterschiedlichen Interpretationen und Schwerpunkten. Wie wir in Kapitel 1.1 gesehen haben, gibt es noch nicht einmal eine einheitliche Definition dessen, was Breathwork im Kern ausmacht.

Wenn du zum Beispiel eine Internetrecherche zu Breathwork vornimmst, wirst du zwar eine Menge Informationen finden, allerdings fügen sich diese zu keinem kohärenten Bild. So wird etwa dasselbe Wort in verschiedenen Bedeutungen verwendet (z. B. »Hyperventilation« als gefährlicher medizinischer Zustand oder als fundamentaler und harmloser Bestandteil vieler Breathwork-Techniken). Unterschiedliche Namen werden benutzt, um dasselbe zu beschreiben (z. B. Conscious-Connected und Transformational Breathwork). Und schließlich werden Tatsachenbehauptungen selten durch Belege gestützt. Nehmen wir beispielsweise die weitverbreitete Idee, wonach

Breathwork den Körper entgiftet. Wird diese Behauptung aufgestellt, werden die vermeintlich entfernten Giftstoffe nie spezifiziert und die Entgiftung auch nicht gemessen. Um es klar zu sagen: Vielleicht hilft Breathwork, Giftstoffe aus dem Körper zu entfernen, vielleicht auch nicht. Diese Frage kann natürlich jeder für sich beantworten, es ist aber wichtig klarzustellen, dass es sich dabei um Meinungen handelt, nicht um Fakten. Denn bisher gibt es keine klaren Beweise in die eine oder andere Richtung – wir wissen es einfach nicht.

Diese Art von Kuddelmuddel ist für die Langlebigkeit einer Praxis normalerweise nicht sehr hilfreich. Genau wie beim Jiu-Jitsu im 19. Jahrhundert schien die Verbreitung von Breathwork in den 1990er Jahren zu stagnieren oder vielleicht sogar zu schrumpfen. Doch in den letzten Jahren scheint die Popularität von Breathwork regelrecht zu explodieren, sowohl was die Medienpräsenz als auch was das Interesse der Wissenschaft angeht. Mehrere glückliche Entwicklungen haben dazu beigetragen, dass Breathwork vor dem Aussterben bewahrt blieb. Einer der wichtigsten Faktoren ist aus unserer Sicht die Ankunft der »Alchemisten« – Leuten, die die besten Aspekte verschiedener Breathwork-Stile verschmolzen und in puncto Klarheit, Verständlichkeit und einfache Anwendung überarbeitet haben. Ein bisschen wie Jigoro Kano.

Mehr über den langsamen Niedergang und die plötzliche Renaissance von Breathwork erfährst du in Kapitel 2.5. In der Zwischenzeit stellt der nächste Abschnitt unseren Beitrag vor, mit dem wir das heutige Breathwork-Feld etwas klarer zu strukturieren versuchen und dir Werkzeuge an die Hand geben, um seine vielen Ausläufer einzuordnen.

1.2.3 Breathwork – noch mal definiert!

In Kapitel 1.1 haben wir unsere Definition von Breathwork bereits formuliert. Zur Erinnerung:

> Breathwork ist jede Praxis, die seit Anfang des 20. Jahrhunderts erfunden wurde und bei der du tief und bewusst in einem Tempo atmest, das sich deutlich vom normalen Rhythmus unterscheidet, mit dem Ziel, dein geistiges und/oder körperliches Wohlbefinden und/oder deine Leistungsfähigkeit zu verbessern. Eine Untergruppe des Breathwork, die oft als »verbunden« (bzw. »conscious-connected«) bezeichnet wird (oder unter anderem auch als »holotropic«, »transformational« oder »rebirthing«) und die wir in diesem Buch »zirkulär« nennen, verwendet Atemtechniken, die nicht-alltägliche Bewusstseinszustände hervorrufen können, ähnlich denen, die mit Psychedelika erreicht werden. Breathwork-Formate können mit weiteren körperlichen oder rituellen Elementen (z. B. einem Sharingkreis, Begleitmusik oder intuitivem Zeichnen) ergänzt und allein oder in einer Gruppe durchgeführt werden, manchmal auch mit Unterstützung von geschulten Begleitern.

Wenn du mit dieser Definition zufrieden bist oder keine Lust hast, das oben erwähnte Kuddelmuddel im Breathwork-Feld tiefer zu analysieren, kannst du die nächsten paar Seiten gerne überspringen. Wenn du dagegen neugierig bist, wie wir auf diese Definition gekommen sind und wie sie sich auf verschiedene Breathwork-Varianten bezieht, dann laden wir dich nun auf einen kurzen Ausflug ins Breathwork-Nerd-Land ein!

Unsere Definition ist eine (leicht empörte) Reaktion auf die Breathwork-Informationen, die wir online und in Büchern gefunden haben. Nicht zu vergessen: Chaos ist oft ein Kennzeichen eines schnell wachsenden, innovativen Feldes und nicht per se etwas Negatives. Doch irgendwann braucht es eben auch Klarheit – auf die eine oder andere Weise. Fangen wir also ganz am Anfang an: Eine Definition ist eine Aussage oder Regel, die die Bedeutung eines Konzepts festlegt und die Grenzen dafür setzt, was zu diesem Konzept gehört und was nicht. Die derzeit im Umlauf befindlichen Definitionen von Breathwork stoßen unserer Meinung nach jedoch in fünf Aspekten an ihre Grenzen, die wir mit unserer eigenen beheben wollen:

1. Geschichte

Die Bedeutung des Wortes »Breathwork« hat sich seit den 1970er Jahren weiterentwickelt (Einzelheiten dazu in den Kapiteln 2.3 bis 2.5). Die Bedeutung aus den 1970er Jahren wird durch die Definition von Kylea Taylor in *The Breathwork Experience* (1994) gut wiedergegeben: »Erfahrungsbasierte Arbeit mit beschleunigter Atmung, die einen nichtalltäglichen Bewusstseinszustand herbeiführt« (Taylor 1994). Historisch gesehen war dies tatsächlich die erste Bedeutung von Breathwork. Und auch heute noch verwenden Praktizierende der einen oder anderen Schule, die wir hier unter dem Sammelbegriff der zirkulären Atemarbeit zusammenfassen, »Breathwork« oft in dieser eingegrenzten Bedeutung. Doch Breathwork hat sich seither stark verändert und neue wertvolle Techniken hinzugewonnen, wie zum Beispiel die Box-Atmung, Coherent Breathing, zyklisches Seufzen oder die Wim-Hof-Methode, die alle den Atem gezielt einsetzen, um das Wohlbefinden zu verbessern. Mit unserer Definition wollen wir diese spannenden Neuzugänge mit einbeziehen.

2. Wirkung

Eine der Wirkungen der Atemarbeit, die selten oder nie in Definitionen erwähnt wird, obwohl sie ziemlich zentral ist, ist das Auftreten von nicht-alltäglichen Bewusstseinszuständen (NOSCs). Wir finden, das muss ausdrücklich erwähnt werden, schon allein als Warnung, aber auch, weil NOSCs höchstwahrscheinlich vielen der langfristigen Vorteile von Breathwork zugrunde liegen. Deshalb haben wir diesen Punkt in unsere Definition aufgenommen.

3. Abgrenzung zur Tradition

Obwohl die meisten Menschen Pranayama, Tummo und andere traditionelle Praktiken von Breathwork unterscheiden, wird diese Unterscheidung oft nicht explizit gemacht. Eine gute Definition muss aber auch die Grenzen eines Wortes festlegen. Wir finden, dass eine zeitliche Abgrenzung – das 20. Jahrhundert – gut geeignet ist, um diese

Grenze klar zu ziehen. Eine andere Möglichkeit ist eine Abgrenzung anhand der Herkunft: Während Breathwork in der westlichen Medizin und Psychotherapie verwurzelt ist, stammen Pranayama und Tummo ursprünglich aus den östlichen Religionen und Philosophien. Seit Kurzem gibt es wachsende Tendenzen, die Grenzen zwischen Pranayama und Breathwork zu verwischen. Ein Beispiel dafür ist die Definition von Jesse Coomer in seinem *Practical Guide to Breathwork*: »Heute bezieht sich Breathwork auf jede Art von Atemmanipulation zu jedem Zweck« (Coomer 2020). Das mag eine bewusste Entscheidung sein, denn die in Coomers Buch beschriebenen Atemübungen beinhalten auch Pranayama-Techniken. Allerdings sind diese Techniken in einer Weise angepasst, dass viele ausgebildete Yogalehrer sie als inkorrektes Pranayama ansehen könnten. Um zu vermeiden, dass wir traditionelle Praktiken, die wir womöglich nicht komplett verstehen, dem Breathwork einverleiben, halten wir es für wichtig, es ausdrücklich als eine moderne westliche Technik zu definieren (siehe auch Kapitel 2 über die Ursprünge von Breathwork).

4. Abgrenzung zur Meditation

Eine weitere Unterscheidung, die sich zu beachten lohnt, ist die Abgrenzung zwischen Atemwahrnehmung und Atemmanipulation. Atemwahrnehmung – also der Prozess, bewusst auf die eigene Atmung zu achten – ist kein Breathwork, wenn sie isoliert durchgeführt wird. Solche Ansätze sind eher als meditative Praktiken zu betrachten. Bei zirkulären Breathwork-Praktiken würde ein kontinuierliches Bewusstsein des eigenen Atems sogar als Ablenkung betrachtet werden, da eine derart fokussierte Aufmerksamkeit wahrscheinlich das Auftreten nicht-alltäglicher Bewusstseinszustände beeinträchtigen würde. In seiner Essenz ist das entscheidende Element von Breathwork vielmehr die bewusste Steuerung des Atems. Bei manchen Breathwork-Techniken spielt Atemwahrnehmung natürlich dennoch eine Rolle, was den etwas unscharfen Übergang zwischen Meditation und Breathwork erklärt.

5. Abgrenzung zu medizinischen und sportlichen Übungen

Da unsere Definition so schon lang und komplex genug ist, haben wir beschlossen, einige Aspekte unerwähnt zu lassen. Der wichtigste davon ist, dass unsere Definition in ihrer jetzigen Form kein Atemtraining ausschließt, das nur »um des Atmens willen« durchgeführt wird, zum Beispiel bei der Wiederherstellung der Lungenfunktion durch medizinische Rehabilitationsübungen oder bei der Erweiterung der Lungenfunktion, etwa wenn Atempausen für das Sporttauchen geübt werden.

Nachdem wir nun fünf Schwierigkeiten aktueller Breathwork-Definitionen besprochen haben, wollen wir mit diesem Wissen bewaffnet ein konkretes Beispiel anschauen. Die International Breathwork Foundation (IBF) definiert Breathwork als »ein erfahrungsbasiertes Studien- und Praxisfeld, das eine Vielzahl von Atemtechniken umfasst, die individuell und in Gruppen angewandt werden, um die Selbstwahrnehmung zu kultivieren und das körperliche, emotionale, kognitive oder spirituelle Wohlbefinden zu steigern« (https://ibfbreathwork.org/breathwork-definitions/). Wie du an dieser Stelle schon erahnen kannst, fehlen der IBF-Definition ein paar klare Grenzen. Fällt Pranayama unter den Begriff »Breathwork«? Gehören Übungen zur Atemverlängerung beim Wettkampftauchen dazu? Das grundlegende Problem hier ist, dass die IBF-Definition von Menschen geschrieben wurde, die bereits wissen, was Breathwork ist, und dass sie überwiegend von Menschen gelesen wird, die ebenfalls wissen, was Breathwork ist. Dieses Beispiel zeigt also vor allem noch einmal, wie schwer es ist, die Grenzen von Breathwork genau zu umreißen und sie gleichzeitig kurz und bündig zu formulieren.

Drei Anhaltspunkte, um jede Art von Breathwork einzuordnen

Es gibt also noch keinen klaren Konsens darüber, wie sich Breathwork als Feld »offiziell« definieren soll. Unsere obige Definition ist ein Versuch, diesen Prozess einen kleinen Schritt weiterzubringen. Doch ob das Breathwork-Feld nun präzise definiert ist oder nicht, in der Zwischenzeit können wir schon mal ein paar Anhaltspunkte festlegen, anhand derer wir uns leichter im Breathwork-Ökosystem zurechtfinden und verschiedene Techniken einordnen können.

1. Kultur: Psychotherapie, Medizin/Biohacking, Spiritualität

Dieser Punkt bezieht sich auf den vorherrschenden kulturellen Hintergrund, in dem eine Breathwork-Praxis verwurzelt ist. Denn die prägende Kultur des jeweiligen Stils beeinflusst die Art und Weise, wie Breathwork-Erfahrungen interpretiert werden, ebenso wie Elemente von Set und Setting[1]. Sie sagt dir auch viel über die Art von Menschen, auf die du wahrscheinlich treffen wirst, die Art, wie über die Praxis gesprochen wird, und die Praxis selbst. Wie wir in Kapitel 2 noch genauer sehen werden, konzentrieren sich Breathwork-Gemeinschaften in der Regel auf eine von drei dominanten Kulturen oder Gemeinschaften: die Psychotherapie-Kultur, die sich vor allem auf die therapeutische Wirkung von nicht-alltäglichen Bewusstseinszuständen konzentriert; die Medizin- oder Biohacking-Kultur, die Breathwork vorrangig nutzt, um physiologische Prozesse zur Gesundheits- und Leistungsverbesserung zu verändern; und spirituelle Breathwork-Gemeinschaften, die Breathwork mit traditionellen Elementen spiritueller Erfahrung verbinden, zum Beispiel mit dem yogischen Chakra-System oder dem Schamanismus.

2. Zweck: Geist/Gefühle, Gesundheit/Stress, Leistung

Dieser Punkt betrifft das »Warum« von Breathwork, also die Frage, auf welche Aspekte deines Wohlbefindens eine bestimmte Atemtechnik abzielt. Die häufigsten Kategorien sind kognitives und emotionales Wohlbefinden, Gesundheit und Stressbewältigung sowie Leistungssteigerung (körperlich und/oder kognitiv). Zu beachten ist dabei,

---

1 »Set und Setting« ist ein Konzept, das wir aus dem psychedelischen Lexikon übernommen haben. Es bezieht sich auf die eigene Einstellung (»Mindset«, abgekürzt »Set«) und das physische und soziale Umfeld (»Setting«), in dem Menschen eine Erfahrung mit veränderten Bewusstseinszuständen machen.

dass sich diese Kategorien auf den erklärten Zweck einer Technik beziehen – ob dieser Zweck dann auch nachweisbar erfüllt wird, ist eine andere Frage.

3. Atemmuster: Geschwindigkeit, Tiefe, Rhythmus, Abfolge
Abschließend spielt natürlich auch das verwendete Atemmuster eine Rolle. Ist der Atem schneller oder langsamer als normal, erfolgt er durch die Nase oder den Mund, tief im Bauch oder flach? Beinhaltet die Technik Atempausen? Wie sieht die Gesamtabfolge der einzelnen Schritte aus? Dieser Anhaltspunkt wird verständlicherweise umso aussagekräftiger, je erfahrener du in Breathwork bist. Dennoch kann man die Wirkung eines Breathwork-Stils auch ohne viel Erfahrung anhand des Atemmusters vorhersagen. Langsame, tiefe Nasenatmung zielt in der Regel darauf ab, dich zu beruhigen und Stress abzubauen. Schnelle, tiefe Mundatmung zielt in der Regel darauf ab, nicht-alltägliche Bewusstseinszustände zu erzeugen. Und komplexere Techniken, die zum Beispiel auch Atempausen beinhalten, werden in der Regel mit Stressbewältigung, Belastbarkeit und Leistung in Verbindung gebracht (siehe Abbildung 1.1).

Sieben Fragen, um jede Art von Breathwork einzuordnen

Das eben besprochene Gerüst von drei Anhaltspunkten (Kultur, Zweck, Atemmuster) hilft dir, um Breathwork-Techniken besser zu verstehen und leichter einzuschätzen, ob sie mit deinen Motivationen und Vorlieben übereinstimmen. Abgesehen von den generellen Zielen und Techniken eines Breathwork-Stils ist es auch wichtig, genau darauf zu achten, wie er in der Praxis umgesetzt wird. Denn Breathwork wird von Menschen gemacht. Und Menschen sind nun mal menschlich: Unsere diversen Talente und Er-

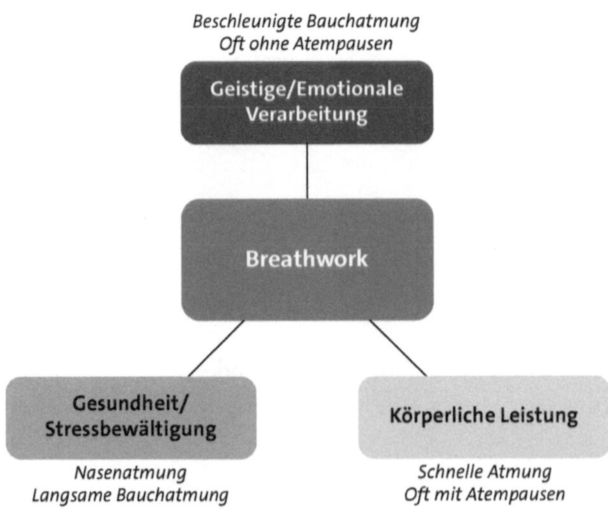

Abb. 1.1: Die drei Lebensbereiche, die durch Breathwork hauptsächlich beeinflusst werden, sowie das jeweils typische Atemmuster.

fahrungen, unser emotionales Temperament, unsere ethischen Ansichten usw. färben alles, was wir tun – und damit auch, wie eine Breathwork-Schule gestaltet und geführt wird und wie sie sich im Laufe der Zeit weiterentwickelt. Um mit diesen subtileren Variationen umgehen zu können, haben wir eine Liste von sieben Fragen aufgestellt, die wir selbst gerne durchgehen, wenn wir versuchen, einen für uns neuen Breathwork-Stil zu verstehen:

	Frage	**Erläuterung**
1	Wie ist das Atemmuster (Nasen- oder Mundatmung, Tempo etc.) und wie lange dauert eine Sitzung?	Das ist eine grundlegende Orientierung: Was wirst du praktisch machen und wie sehr unterscheidet es sich von »normaler« Atmung?
2	Was sind neben dem Atemmuster zusätzliche Elemente des Stils?	Dies sind weitere grundlegende Informationen: Werden die Sitzungen allein oder angeleitet, einzeln oder in einer Gruppe durchgeführt? Welche spezifischen Interventionen kannst du von den Leitenden erwarten (z. B. Stimmarbeit, Körperarbeit)? Gibt es Musik, eine bestimmte Körperhaltung, vorbereitende Aktivitäten?
3	Was ist der kulturelle Kontext?	Geht es bei der Praxis nur um die Atmung und das Wohlbefinden oder gibt es noch andere Elemente? Ist die Atemarbeit zum Beispiel in kulturelle Elemente des Yoga eingebettet?
4	Was sind die behaupteten Vorteile?	Breathwork kann viele Vorteile mit sich bringen – in vernünftigen Grenzen. Sind die Vorteile, die hervorgehoben werden, vage oder spezifisch? Klein oder riesig? Konzentrieren sie sich auf einen bestimmten Aspekt des Wohlbefindens oder auf die ganze Palette? Wenn behauptet wird, dass der Breathwork-Stil alle Bereiche deines Lebens immens und sofort verbessert, könnte das ein bisschen zu optimistisch sein.
5	Inwieweit ist der Stil evidenzbasiert?	Wenn Behauptungen (z. B. über potenzielle Vorteile) aufgestellt werden, werden sie mit Beweisen belegt? Sind die Behauptungen mit externen Quellen und/oder mit eigenen Erfahrungen verknüpft? Wenn du hörst, dass Breathwork X oder Y bewirkt, gibt es dann auch eine Antwort darauf, wie das passiert?
6	Ist die Herkunft klar erkennbar?	In fast allen Fällen erfinden Menschen nicht einfach brandneue Atemmuster, sondern entwickeln sie auf die eine oder andere Weise aus bestehenden Praktiken. Wir alle lernen irgendwann einmal von irgendjemand. Wenn also eine Organisation behauptet, dass sie ihren Breathwork-Stil völlig im Alleingang erfunden hat, kann es nützlich sein, das genauer unter die Lupe zu nehmen.

	Frage	Erläuterung
7	Wie sehen die Führungsstruktur und das Wirtschaftsmodell aus?	Hier kommen wir zum besonders »menschlichen« Ende unserer sieben Fragen. Wenn jemand etwas kreiert, das für andere hilfreich und wohltuend ist, ist es nur natürlich, dieser Person Dankbarkeit und Respekt entgegenzubringen. Gleichzeitig haben wir Menschen manchmal die etwas unglückliche Tendenz, gute Dinge mit einer spezifischen Person synonym zu setzen – und dadurch ihren Nutzen zu begrenzen. Wenn sich eine Breathwork-Schule intensiv auf eine Führungspersönlichkeit konzentriert, raten wir dir, das bewusst wahrzunehmen und Vorsicht walten zu lassen. Oft damit verbunden: Wenn Sessions oder Retreats preislich im oberen Bereich liegen, lohnt es sich zu fragen, warum das so ist.

So geht's weiter

Nachdem wir uns nun etwas allgemeiner der Definition von Breathwork gewidmet haben, tauchen wir im nächsten Kapitel tiefer in den Stil ein, auf den sich dieses Buch konzentriert: die zirkuläre Atemarbeit.

1.3 Zirkuläre Atemarbeit

1.3.1 Die Freude des Namenerfindens

Ein Geständnis: Als wir dieses Buch geschrieben haben, haben wir den Begriff »zirkuläre Atemarbeit« bzw. »zirkuläres Breathwork« frei erfunden. Warum haben wir nicht einen bestehenden Begriff wie »bewusst verbundene Atemarbeit« bzw. »Conscious-Connected Breathwork« (CCB) verwendet, um die Art von intensiver, immersiver Atemtechnik zu beschreiben, auf die wir uns hier konzentrieren wollen? Immerhin ist der Name CCB schon länger im Umlauf. Warum also ein neuer Name? Hauptsächlich aus konzeptuellen und ein bisschen auch aus »politischen« Gründen.

Der Begriff »bewusst verbundenes Atmen« eignet sich hervorragend, um ein Bild davon zu zeichnen, was die Praxis tatsächlich beinhaltet: Atemzüge werden miteinander »verbunden«, indem die Pausen zwischen Ein- und Ausatmen (und umgekehrt) bewusst aufgehoben werden. Der Haken an der Sache ist, dass es mittlerweile eine ganze Reihe von Techniken gibt, auf die diese Beschreibung ebenfalls zutrifft, die man aber nicht als CCB bezeichnen würde: einige langsam verbundene Atemtechniken (z.B. kohärentes Atmen), die Wim-Hof-Methode (die verbundene Atmung mit Atempausen abwechselt), die Kriya-Atmung des Sudarshan Kriya Yoga (die zwischen drei verschiedenen Atemgeschwindigkeiten pendelt) und natürlich verschiedene Pranayama-Techniken.

Der andere, »politischere« Grund ist, dass nicht alle Traditionen des intensiven, immersiven Atmens unter dem Oberbegriff CCB zusammengefasst werden möchten. Zum Beispiel wären wohl nicht alle Praktizierenden des holotropen Atmens damit einverstanden, dass Holotropic Breathwork zur Familie der bewusst verbundenen Breathwork-Techniken gehört.

Deshalb wollten wir einen neuen, klaren und hoffentlich einprägsamen Namen finden, der alle Breathwork-Praktiken unter sich versammelt, bei denen intensives Atmen eingesetzt wird, um nicht-alltägliche Bewusstseinszustände zu erreichen – und zwar auf eine Art und Weise, die keine dieser Traditionen »beleidigt«. So kam es zum Sammelbegriff der »zirkulären Atemarbeit«!

Nachdem das geklärt ist, schauen wir uns die wichtigsten Merkmale von zirkulären Breathwork-Techniken an. Dafür nutzen wir die in Kapitel 1.2 eingeführten drei Anhaltspunkte: Atemmuster, Zweck und Kultur.

1.3.2 Atemmuster

Die Atemmuster im Breathwork-Feld können unterschiedlich komplex sein. Zirkuläre Breathwork-Praktiken sind da eher am simpleren Ende des Spektrums angesiedelt:

- Der Atemrhythmus ist schneller als normal, etwa 20 Atemzüge pro Minute.
- Du atmest tief, setzt dein Zwerchfell voll ein und füllst deine Lungen so »vom Bauch bis zum Brustkorb«.
- In vielen Stilen der zirkulären Atemarbeit wird die Mundatmung bevorzugt.
- Anders als bei der normalen Atmung gibt es keine Pausen zwischen Ein- und Ausatmen, vielmehr sind diese kreisförmig (also zirkulär) miteinander verbunden.
- Die Einatmung ist idealerweise länger als die Ausatmung (ungefähr im Verhältnis 2:1).
- Das Einatmen ist aktiv, das Ausatmen so entspannt wie möglich.
- Auf diese Weise atmest du mindestens 15 Minuten lang. Eine feste zeitliche Obergrenze gibt es nicht – manche Traditionen atmen 20 bis 40 Minuten lang in diesem aktiven Rhythmus, andere dehnen die Praxis auf drei, manchmal sogar vier Stunden aus.
- Die bevorzugte Körperposition ist das Liegen auf einer bequemen Matratze.

Das ist schon alles! Eine genauere praktische Anleitung für eine typische zirkuläre Breathwork-Session findest du in Kapitel 5.2. Nun vermittelt eine Liste mit acht Punkten zwar nicht sofort den Eindruck von blendender Simplizität, aber wenn du sie erst einmal praktisch ausprobiert hast, fühlt sich diese Art zu atmen wirklich ganz einfach an. Daher würden wir dir empfehlen, erste Breathwork-Sessions mit dieser »Basisversion« des zirkulären Atmens zu beginnen. Sie ist wahrscheinlich die effizienteste Atemtechnik, um nicht-alltägliche Bewusstseinszustände zu erreichen. Oft kommt es allerdings vor, dass Teilnehmer im Laufe einer Session in ein anderes Atemmuster abdriften, das sich für sie »natürlicher« anfühlt. Das ist in der Regel aber kein Problem.

Bevor wir gleich auf andere Komponenten der zirkulären Atemarbeit eingehen, ist es noch wichtig zu erwähnen, dass das Atemmuster das einzig notwendige und ausreichende Element beim zirkulären Breathwork ist. Mit anderen Worten: Die meisten Effekte, die du beim zirkulären Breathwork erlebst, beruhen auf der Atemtechnik – und ohne die Atemtechnik gehört es nicht in die zirkuläre Breathwork-Familie.

1.3.3 Zweck

Der Hauptgrund, warum Menschen zirkuläre Atemarbeit praktizieren und sich dadurch die Kraft nicht-alltäglicher Bewusstseinszustände zunutze machen, ist die Suche nach psychologischem Wohlbefinden, mit einigen körperlichen Vorteilen als Bonus.

1.3.4 Kultur und Zusatzelemente

An dieser Stelle kommen wir erst mal auf die Definition der International Breathwork Foundation für Conscious-Connected Breathwork zurück. Demnach ist CCB »ein erfahrungsbasiertes Studien- und Praxisfeld, das bewusstes verbundenes Atmen und Körper-Geist-Praktiken einsetzt, um die körperlichen, emotionalen, mentalen und spirituellen Ebenen des Seins zu unterstützen. (...) Es gibt verschiedene CCB-Schulen, unter anderem Rebirthing, Holotropic Breathwork, Integrative Breathwork, Clarity Breathwork, Shamanic Breathwork und Transformational Breathwork. Der Schwerpunkt, der auf die verschiedenen Komponenten der Session gelegt wird, sowie die unterschiedlichen theoretischen und spirituellen Rahmenbedingungen bestimmen die Unterschiede zwischen den verschiedenen Schulen des CCB« (https://ibfbreathwork.org/breathwork-definitions/).

Wir stellen also erneut fest: Es gibt eine Vielzahl von Breathwork-Schulen. Diese Schulen unterscheiden sich dahingehend, welche Komponenten der Breathwork-Session sie betonen und welche theoretischen und spirituellen Denkprinzipien sie anwenden. Es gibt Schulen, deren Ansatz sich vor allem an der Psychotherapie orientiert, etwa das Holotropic Breathwork oder die Reich-Atemarbeit. Andere Schulen, zum Beispiel Shamanic Breathwork und Rebirthing, setzen einen größeren Schwerpunkt auf spirituelle Erfahrungselemente.

Ausgehend von diesen unterschiedlichen Prinzipien ist in den jeweiligen Stilen der zirkulären Atemarbeit die grundlegende Atemtechnik von verschiedenen Zusatzelementen umgeben. Davon sind die wichtigsten:

- Musik ist eine beinahe universelle Komponente bei zirkulären Breathwork-Sessions.

- Gruppenerfahrungen, möglicherweise mit Gesprächen vor und nach der Breathwork-Session.
- Die Anwesenheit einer Person (»Sitter«), die der Session beiwohnt. Breathwork-Sessions mit Sittern werden normalerweise in Zweierpaaren durchgeführt, sodass man abwechselnd atmet und beobachtet.
- Die Anwesenheit von geschulten Begleitern, die die Atmenden auf verschiedene Weise unterstützen. Zum Beispiel durch Körperarbeit: der Einsatz von Berührungen, um unterschiedliche Prozesse zu fördern, etwa die Stabilisierung oder Eingrenzung einer Erfahrung oder das Lösen und Befreien von Emotionen. Ein weiteres Beispiel ist die Stimmarbeit: der unterstützende Einsatz der Stimme, von wortlosen Klängen, etwa Zischen oder Summen, bis hin zum Gebrauch von Worten. Ähnlich wie bei der Körperarbeit reicht das Spektrum hier von beruhigend bis zu emotional befreiend.

Je nach dem konzeptuellen Rahmen einer Breathwork-Schule gibt es außerdem oft zusätzliche Elemente vor und nach der Session. Und die können noch vielfältiger ausfallen als die Ergänzungen während der Sitzung. So können vorbereitende Übungen Meditation und andere körperzentrierte Praktiken wie meditativen Tanz oder Shaking (siehe Kapitel 5.1) beinhalten, aber auch das Setzen von Intentionen – eine Übung, bei der die Atmenden eine Absicht erarbeiten, der sie sich in der Sitzung zuwenden möchten. Demgegenüber sind Integrationselemente nach der Session etwas weniger verbreitet. Dazu gehört zum Beispiel das Mandalazeichnen, zu dem Teilnehmer der holotropen Atemarbeit traditionell nach ihrer Session eingeladen werden. Diese Übung soll den Atmenden helfen, auf nonverbale Weise die Erfahrungen der Session in ihre Gefühlswelt und ihr Leben zu integrieren. Ein weiteres Integrationselement ist der Sharing- oder Gesprächskreis, der in vielen Traditionen nach Gruppensitzungen üblich ist. Die eigenen Erfahrungen in Worte zu fassen und dabei urteilsfreie Aufmerksamkeit und Unterstützung von einer Gemeinschaft zu erleben, kann eine große Hilfe sein, um diese Erfahrungen ins Alltagsbewusstsein zu integrieren.

So geht's weiter

Zirkuläres Breathwork kann viel Gutes bewirken – davon sind wir überzeugt. Das heißt aber nicht, dass Breathwork ein Allheilmittel ist! Bevor wir uns also mit der historischen Entwicklung, der Neurowissenschaft und der Psychologie der zirkulären Atemarbeit auseinandersetzen, werfen wir im nächsten Kapitel zunächst einen genaueren Blick auf Dinge, die Breathwork *nicht* kann.

1.4 Die Grenzen von Breathwork

Der Mensch ist ein Allesfresser. Das gilt sowohl auf der physischen als auch auf der psychischen Ebene. Um die glücklichste Version deines Lebens zu leben brauchst du Fähigkeiten, Unterstützung und Inspirationen aus vielen verschiedenen Quellen. Wir glauben, dass Breathwork definitiv ein paar großartige Zutaten zu deinem persönlichen psychologischen Menü beitragen kann. Es kann dir definitiv helfen, deine Gedanken, Gefühle, Handlungen und Umstände harmonischer miteinander in Einklang zu bringen. Allerdings ist Breathwork, wie alles im Leben, kein Allheilmittel. Und wenn deine psychologische Kost nur aus Breathwork besteht, wirst du vielleicht feststellen, dass du mit Lebensherausforderungen konfrontiert bist, die sich besser auf andere Weise angehen lassen. Selbst wenn auf dich keine der konkreten Kontraindikationen für Breathwork zutreffen, die wir in Kapitel 4.1 besprechen, kann es dennoch nützlich sein, dir einen Moment Zeit zu nehmen und für dich selbst zu hinterfragen: Ist Breathwork der beste Weg, um mit den Lebensbereichen zu arbeiten, die im Moment deine Aufmerksamkeit verlangen? Hier sind einige Beispiele für Themen, bei denen wir festgestellt haben, dass andere Werkzeuge und Herangehensweisen (zusammen mit oder anstelle von Breathwork) hilfreicher sein können.

1.4.1 Struktur im Alltag

Breathwork, und insbesondere zirkuläres Breathwork, kann dir auf jeden Fall dabei helfen, zu umreißen, wie ein gutes Leben für dich aussieht. Solche Einsichten und Lösungen können aber stark von weiteren strukturierenden Praktiken profitieren (Therapie, gewaltfreie Kommunikation, Meditation etc.), um sie in praktische Schritte in deinem Alltag umzusetzen.

Nehmen wir zum Beispiel an, du kämpfst mit einer Abhängigkeit. Dann könnte Breathwork dir helfen, emotionale Wunden und Muster zu verarbeiten, die mit dieser Abhängigkeit zusammenhängen. Es kann dir ermöglichen, direkter wahrzunehmen, wie sich die Sucht in deinem Körper anfühlt, oder es kann dich dabei unterstützen, Teile von dir kennenzulernen, die aus voller Kraft leben wollen. Das ist super, aber im Alltag wirst du mit deiner Sucht auch auf der praktischen Ebene umgehen müssen. Dabei kann etwa ein Zwölf-Schritte-Programm helfen oder auch andere Unterstützungssysteme, die dir eine praktische Struktur dafür geben, was zu tun ist, wenn du dich in einem Kontext befindest, der deine Sucht triggern könnte. Oder du hast eine schwierige Zeit in deiner Beziehung hinter dir und in einer Breathwork-Session wird dir klar, dass dein Partner im Kern immer noch genau der richtige Mensch für dich ist. Jetzt, wo du das deutlich gespürt hast, ist es vielleicht trotzdem eine gute Idee für euch, eine Paartherapie oder einen Kurs für gewaltfreie Kommunikation zu besuchen, um euch mit den alltäglichen Gewohnheiten auseinanderzusetzen, die eure Liebe füreinander überschattet haben.

Nur weil du etwas tief gefühlt und verstanden hast, bedeutet das nicht, dass du automatisch alle nötigen Kenntnisse hast, um herauszufinden, wie die praktische Realisierung konkret aussehen könnte, oder dass du auf dich allein gestellt die Ausdauer hast, diese Realisierung über Höhen und Tiefen hinweg durchzuziehen. Such dir also die Werkzeuge, die du brauchst, um deine Einsichten effektiv in Taten umzusetzen!

1.4.2 Gesundheit

Wie wir in Kapitel 3 sehen werden, kann Breathwork eine ganze Menge gesundheitliche Nutzen haben, unter anderem eine effizientere Immunantwort, eine verbesserte Herzratenvariabilität und natürlich gesündere Atemgewohnheiten. Man kann sogar argumentieren, dass Entzündungs- und Stresskrankheiten durch regelmäßiges Breathwork verhindert oder vielleicht sogar behoben werden können, weil Breathwork sowohl Entzündungen als auch Stress reduziert (Kox et al. 2014; Zwaag et al. 2022, 2023; Fincham et al. 2023a, c). Und ganz allgemein gesprochen, ist die Behauptung, dass bewussteres Atmen gute Dinge für die geistige und körperliche Gesundheit leistet, sicher nicht abwegig (Fokkema 1999; Fincham et al. 2023a; Fincham et al. 2023c). Das bedeutet aber nicht, dass man mit Breathwork alle Gesundheitsprobleme angehen kann. Es wird weder gebrochene Knochen noch Diabetes wie von Zauberhand heilen. Und noch wichtiger: Es ist auch kein Wundermittel gegen subtilere Beschwerden wie Hormon- oder Nährstoffimbalancen. Breathwork kann uns helfen, empfänglicher für die Signale des Körpers zu sein und besser in der Lage, bewusst auf diese zu reagieren (mehr dazu in Kapitel 3.5). Und doch, wie das Sprichwort schon sagt: Einsicht ist die halbe Miete. Die halbe, nicht die ganze!

Wenn man das Gefühl hat, dass etwas nicht stimmt mit der Art, wie man seinen Körper und sein Leben erlebt, dann kann es verlockend sein, solche Wahrnehmungen auf einer rein emotionalen oder psychologischen Ebene anzugehen. Aber manchmal ist es wirklich vor allem dein Körper, der dir sagt, dass etwas nicht stimmt. Und dann ist es am besten, dich als Erstes um deinen Körper zu kümmern, damit er dein persönliches Wachstum auf anderen Ebenen besser unterstützen kann. Ob du dazu Ärzte, Ernährungsberater, Fitnesstrainer oder ein Orakel konsultierst – das bleibt ganz dir überlassen!

1.4.3 Die einfachen Dinge

An den letzten Punkt anknüpfend: Nicht alle Probleme, die sich auf der emotionalen oder kognitiven Ebene zeigen, lassen sich auch am besten auf emotionaler oder kognitiver Ebene lösen. Nehmen wir an, du leidest unter Ängsten, die zumindest teilweise durch die Tatsache genährt werden, dass du kein festes Einkommen hast. Dann kann dir Breathwork helfen, diese Ängste wahrzunehmen, eine konstruktive Einstellung und vielleicht sogar kreative Lösungen zu finden, um deine Lebenssituation zu verändern. Womöglich gibt dir Breathwork auch die Energie, um diese Lösungen in die Tat umzusetzen. Das ist natürlich viel wert. Ein Schritt, der wahrscheinlich auch dramatisch helfen würde, wäre aber, zuerst eine stabilere Einkommensquelle zu finden. Denn niemand, absolut niemand, ist in Bestform, wenn nicht klar ist, woher die nächste Mahlzeit kommen soll. Ähnlich verhält es sich, wenn du dich zum Beispiel ausschließlich von Fertiggerichten ernährst und dich oft deprimiert oder energielos fühlst: Breathwork kann dir helfen, die Signale deines Körpers deutlicher zu spüren. Aber eine Umstellung auf Essgewohnheiten, die dein Wohlbefinden besser unterstützen, ist in diesem Moment wahrscheinlich der Schritt, der dringender ansteht. Insofern: Für manche Probleme gibt es einfache, praktische Lösungen – und Breathwork kann und soll diese nicht ersetzen.

1.4.4 Manchmal ist weniger mehr

In der Regel hilft uns zirkuläres Breathwork, *mehr* zu fühlen – unseren Körper, unsere Emotionen, unsere Gedankenmuster etc. vollständiger wahrzunehmen und uns bewusst mit ihnen auseinanderzusetzen. Und mehr zu fühlen ist großartig! Oder? Na ja, um eine anonyme weise Person zu zitieren: »Alles im Leben hat seine Zeit.« Denn es gibt auch Zeiten, in denen es tatsächlich hilfreich ist, weniger zu fühlen. Ein einfaches Beispiel: Nehmen wir an, du hast morgen eine Prüfung, ein Vorstellungsgespräch oder eine Geschäftsverhandlung. Auf die eine oder andere Weise wirst du dein Pokerface brauchen, um das zu navigieren, was gerne als die »reale Welt« bezeichnet wird. Vielleicht ist das also nicht der richtige Zeitpunkt, um mit zirkulärem Breathwork Gefühle und Empfindungen hochzubringen, die dir noch neu sind. Stattdessen bringt es in diesem Moment vielleicht mehr, Atemtechniken anzuwenden, die auf Entspannung und Erdung ausgerichtet sind, etwa die Box-Atmung (siehe Kapitel 2.4).

Dieses Prinzip gilt auch für die Trauma-Verarbeitung. Es gibt einen Grund, dass so viele, die ein schweres Trauma erlebt haben, diese Erfahrungen und Gefühle lange Zeit unterdrücken. Die Büchse der Pandora der unterdrückten Gefühle bewusst zu öffnen, ist definitiv ein zentraler Schritt in der Trauma-Heilung. Ebenso wichtig aber ist es, dass man diesen Schritt dann macht, wenn man tatsächlich auch bereit dafür ist, sich mit dem Inhalt der Büchse auseinanderzusetzen. Hier sind einige der wichtigsten Elemente, die dir bei der Verarbeitung traumatischer Erfahrungen helfen können:

- Physische Sicherheit: Ein Trauma zu verarbeiten, während man sich gleichzeitig Gedanken darüber machen muss, wie man die Miete bezahlen soll, kann eine ziemlich miserable Erfahrung sein.
- Ausreichende innere und äußere Distanz zum traumatischen Kontext, damit du nicht das Gefühl hast, gleich wieder hinuntergezogen zu werden, sobald du dich damit beschäftigst.

- Positive Lebenserfahrungen, in denen du dich verankern kannst, wenn ein Trauma deine Wahrnehmung zu verdunkeln droht.
- Ein stützendes Netzwerk von Liebe, Freundschaft und Vertrauen, von Menschen, die dich auffangen können und wollen, wenn du fällst.

Es ist nicht nötig, dass all diese Elemente in deinem Leben perfekt vorhanden sind. Aber wenn du den Eindruck hast, dass dir die meisten oder alle davon fehlen, dann führen Ansätze wie Breathwork, die traumabezogene Gefühle an die Oberfläche bringen können, womöglich zu ziemlich schmerzhaften Integrationsprozessen. In solchen Fällen ist es vermutlich besser, die Gefühle noch eine Zeit lang hinunterzuschlucken (oder besser: sie behutsam anzugehen, z. B. mit weniger intensiv verkörperten Methoden wie Meditation oder kognitiver Verhaltenstherapie) und dich darauf zu konzentrieren, dich selbst in eine Lebenssituation zu bringen, in der du die Büchse sicher und mit der nötigen Rückendeckung öffnen kannst. Breathwork wird immer noch da sein, um dich dabei zu unterstützen, *mehr* zu fühlen, wenn für dich der richtige Zeitpunkt gekommen ist.

1.4.5 Maslows Bedürfnispyramide

In vielerlei Hinsicht sind alle Punkte, die wir gerade besprochen haben, Beispiele eines allgemeineren Prinzips: Abraham Maslows berühmter Bedürfnispyramide (Maslow 1943). Maslows einfache Idee lautet wie folgt: Wir Menschen werden immer Bedürfnisse und Wünsche haben, nur treten diese in der Regel nicht alle zur gleichen Zeit auf. Es gibt die offensichtlichen, wie Nahrung, Unterkunft und körperliche Sicherheit. Dann gibt es die Tatsache, dass wir zutiefst soziale Wesen sind: Wir sehnen uns nach Zugehörigkeit, Liebe und Respekt. Außerdem sind wir neugierig und mögen es, unsere Sicht auf die Welt zu erweitern. Hier kommen die Bedürfnisse nach kognitivem und ästhetischem »Denkfutter« ins Spiel. Und schließlich fühlen sich viele von uns auch zu Dingen hingezogen, die man typischerweise als spirituell bezeichnen würde: eine tief gefühlte Verbindung zu unserer eigenen Natur und zur Welt um uns herum (mehr dazu in den Kapiteln 3.5 und 3.6). Wobei spirituelle Bedürfnisse nicht genau dasselbe sind wie religiöse. Die religiöse Praxis erfüllt oft soziale Bedürfnisse (z. B. nach Gemeinschaft und Zugehörigkeit) ebenso wie spirituelle.

Der Grund, warum diese verschiedenen Bedürfnisse von Maslow in einer Pyramide dargestellt werden, ist, dass einige von ihnen fundamentaler sind als andere. Nur wenige Menschen werden sich um ihr Ansehen in der Gesellschaft sorgen, während sie von einem Löwen gejagt werden. Und es ist schwer, dein Interesse für Quantenphysik zu entdecken, wenn du tagtäglich mit dysfunktionalen Familienverhältnissen zu kämpfen hast. Typischerweise (und wie bei jeder Regel gibt es natürlich auch hier Ausnahmen und Komplikationen) kommen soziale Bedürfnisse zum Vorschein, wenn unsere körperlichen Bedürfnisse befriedigt sind; kognitive und ästhetische Interessen

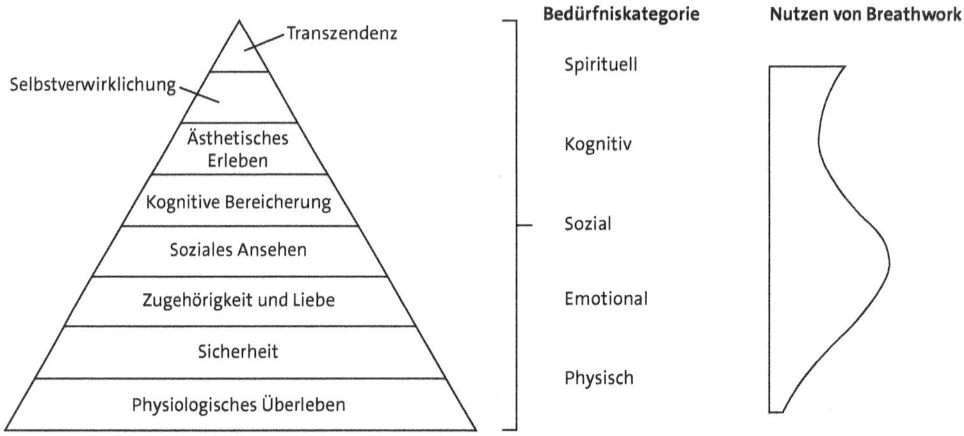

Abb. 1.2: Maslows Bedürfnispyramide und eine Einschätzung, wie nützlich Breathwork auf der jeweiligen Ebene sein kann.

treten an die Oberfläche, wenn unsere sozialen Bedürfnisse abgedeckt sind; und spirituelle Berufungen werden sichtbar, wenn alle anderen Bedürfnisse zumindest zu einem gewissen Grad gestillt sind.

Was hat das alles mit Breathwork zu tun? Nun, zirkuläre Breathwork-Techniken sind im Allgemeinen ziemlich gut geeignet, um Themen auf der spirituellen und emotionalen Ebene anzugehen, mit ein paar kognitiven Einsichten, sozialer Unterstützung und gesundheitlichen Verbesserungen als Extrazutaten (siehe Abbildung 1.2). Wenn die Themen, die du im Moment am meisten verarbeiten willst und musst, sich also auf einer der Ebenen bewegen, die von Breathwork weniger effektiv angesprochen werden – wenn du etwa hauptsächlich mit alltäglicher Logistik, dem generellen Überleben oder der körperlichen Gesundheit zu kämpfen hast –, dann bietet es sich an, zunächst andere Werkzeuge zum Einsatz zu bringen.

So geht's weiter

Jetzt, wo du eine erste Vorstellung davon hast, was wir meinen, wenn wir in diesem Buch von Breathwork sprechen, was es bewirken und nicht bewirken kann, wollen wir uns als Nächstes anschauen, wie Breathwork zu dem geworden ist, was es heute ist.

2 Breathwork – Geschichte und Geschichten

Breathwork ist gleichzeitig sehr alt und sehr jung. Die Anfänge von Breathwork erstrecken sich über Jahrtausende zurück bis ins antike Asien. Gleichzeitig sind die Formen von Breathwork, auf die wir uns in diesem Buch konzentrieren, also die, die wir unter dem Begriff der »zirkulären Atemarbeit« versammeln, ein überraschend moderner Ast am Stammbaum der Atemtechniken. Im Laufe seines Wachstums hat sich dieser Neuzugang bald mit einer ganz eigenen Sammlung von Praktiken und Prinzipien aus den Feldern von Psycho- und Physiotherapie, Spiritualität und Biohacking umgeben. Zumindest ergibt sich dieses Bild aus den historischen Puzzleteilen, die wir finden konnten. Was nicht ganz einfach war, denn viele Atempraktiken scheinen mitunter in Vergessenheit zu geraten, um später wiederentdeckt zu werden. Dieser Kreislauf von Gedächtnisverlust und Wiedererinnerung prägt unser Verständnis von Breathwork und seinen Wurzeln bis heute, weshalb wir dieses Kapitel mit einer Geschichte der Atem-Vergesslichkeit beginnen.

2.1 Ein Fall von Gedächtnisverlust

> Atmen ist zu offensichtlich, um viel Neugier zu wecken, und Neugier ist die Seele der Forschung.
> *Carl Stough*

In den Kapiteln 2.2 bis 2.4 werden wir untersuchen, wie verschiedene Breathwork-Varianten entstanden sind und wie sie (zumindest in einigen Fällen) schließlich ihren Weg in die westliche Mainstream-Kultur gefunden haben. Doch bevor wir das tun, wollen wir ein seltsames Phänomen ansprechen, das uns aufgefallen ist, als wir versucht haben, die Breathwork-Biografie von den frühen Wurzeln bis zu den modernen Erscheinungsformen zu verfolgen: kollektive Amnesie! In der westlichen Kultur scheinen Atemtechniken aus irgendeinem Grund nicht haften zu bleiben, egal wie wirksam oder wissenschaftlich fundiert sie sind. Um zu veranschaulichen, was wir damit meinen, greifen wir hier drei Geschichten auf, auf die wir in James Nestors bahnbrechendem Buch *Breath: The New Science of a Lost Art* gestoßen sind (Nestor 2021).

2.1.1 Den Körper runterfahren – und wieder hoch

Yogi Swami Rama hatte lange in den unzugänglichsten Klöstern des Himalajas trainiert. Im Jahr 1970 wurde er dann in die Menninger-Klinik in Kansas eingeladen, wo Elmer und Alyce Green mit ihrem Team sich insbesondere für die Wechselwirkungen zwischen Geist und Körper interessierten. Sie wollten untersuchen, warum Meister des indischen Yoga augenscheinlich eine so außergewöhnliche Kontrolle über ihre Physiologie hatten. Mehr noch, die Yogis schienen diese Kontrolle durch das bloße Praktizieren von Atemübungen zu erlangen! In der traditionellen Yoga-Praxis wurde gelehrt, dass diese Atemtechniken das Prana manipulieren – die subtile Lebenskraft, die wir mit jedem Atemzug ansammeln. Swami Rama bestätigte die Forscher in ihrem Interesse: Im Labor der Menninger-Klinik war er in der Lage, seine Herzfrequenz, seine Gehirnströme und seine Hauttemperatur genauestens zu kontrollieren. In den Augen der westlichen Mediziner zeigte er physiologische Werte, die man eher mit jemandem in Verbindung bringen würde, der sich im Tiefschlaf oder im Koma befindet – oder sogar tot ist. Doch da saß er: bei vollem Bewusstsein, aufrecht und sehr lebendig. Was auch immer es Swami Ramas Körper erlaubte, solch ungewöhnliche Leistungen zu vollbringen – im Labor war es nicht leicht zu messen: Blutgase (O_2, CO_2), Blut-pH-Wert und Stresshormonspiegel schienen alle völlig normal zu sein.

Wie ist das möglich? Nun, entweder hatten die Greens einfach nicht die richtigen physiologischen Parameter gemessen, um zu verstehen, was genau Swami Rama mit seinem Körper anstellte – oder das mysteriöse Prana hatte tatsächlich seine Finger im Spiel, wie Yogis schon seit Jahrtausenden behaupten. So oder so werden wir es wohl nur schwer herausfinden, denn obwohl Swami Rama in der Öffentlichkeit Anerkennung fand und mehrere andere Yogis im Labor und im Fernsehen ähnliche Fähigkeiten präsentierten, schlief das wissenschaftliche Interesse schnell wieder ein. Vielleicht, weil die Fähigkeit, Herzfrequenz, Gehirnströme und Hauttemperatur bewusst zu kontrollieren, für die meisten Menschen kein besonders wichtiges Lebensziel ist, vor allem wenn es dafür Jahre mühsamer Übung braucht. Vielleicht auch, weil wir keine Theorie darüber haben, wie das vonstattengeht, sodass schwer zu entscheiden ist, wo und wie man mit der Forschung überhaupt ansetzen soll. Oder vielleicht, weil es keinen offensichtlichen Weg gibt, aus Atemyoga eine Pille zu machen. Angesichts der aktuellen Zunahme von Angststörungen, der weltweit häufigsten psychischen Störung, an der im Jahr 2019 rund 301 Millionen Menschen litten (https://www.who.int/news-room/fact-sheets/detail/anxiety-disorders), sollte man allerdings meinen, dass die Motivation, die bewusste Kontrolle von Herzfrequenz und Gehirnströmen zu untersuchen, wieder zunehmen würde. Denn heute wissen wir genau, dass diese direkt mit Stimmung und Stressniveau zusammenhängen. Doch bisher hat die Geschichte von Swami Rama noch keine neue Welle von Studien inspiriert – die Relation zwischen bewusstem Atem und Physiologie ist ein Nischenthema geblieben.

2.1.2 Ein starkes Rückgrat

Manche Kinder wachsen mit einer Wirbelsäule auf, die einfach nicht gerade bleiben will. Diese Fehlbildung wird Skoliose genannt und betrifft zwei bis drei Prozent der Bevölkerung (https://www.aans.org/patients/conditions-treatments/scoliosis/). Je mehr sich die Wirbelsäule verdreht und zur Seite biegt, desto mehr beeinträchtigt sie die Lebensqualität. In ihren schweren Formen erfordert Skoliose das Tragen eines Korsetts oder sogar Operationen. Einer unserer Jugendfreunde wuchs mit Skoliose auf, und im Alter von 20 Jahren hatte er bereits mehrere schwere Rückenoperationen hinter sich. Trotzdem hatte er noch nie etwas von Katharina Schroth gehört. Geschweige denn von der Idee, dass man seine Wirbelsäule wieder in die richtige Position *atmen* kann.

Katharina Schroth wurde 1894 in Dresden geboren, und im Alter von 16 Jahren war ihre Skoliose so schwerwiegend, dass sie ein Stahlkorsett tragen musste. Skoliose wurde damals vor allem durch mechanische »Begradigung« behandelt, was auf der simplen Vorstellung beruhte, dass etwas, das aus der Form geraten ist, auch wieder in seine Ursprungsform gebracht werden kann, wenn man nur genug Energie anwendet (Weiss 2011). So bestand die Standardtherapie für Skoliose darin, die Wirbelsäule von außen »einzurenken«, was die vereinten Kräfte von bis zu drei Therapeuten erforderte. Zusätzlich mussten Patienten im Alltag ein Metallkorsett tragen. Katharina Schroth hatte dazu aber andere Ideen, inspiriert von der Art, wie Luftballons beim Aufblasen alles in ihrer Umgebung aus dem Weg drücken. Warum also sollte man die Wirbelsäule nicht von innen statt von außen begradigen können, indem man die Kraft seiner Lungen nutzte? Sie begann, mit diesem Ansatz zu experimentieren, und schon bald hatte sie eine exzellente Kontrolle über ihre Atmung entwickelt – einschließlich der Fähigkeit, bewusst zu wählen, ob sie die linke oder die rechte Lungenhälfte mit Luft füllen wollte. Außerdem setzte sie verschiedene Dehnungsmethoden ein, um die Wirkung der Atmung auf ihre Wirbelsäule zu maximieren (eine Methode, die Rotationswinkelatmung genannt wird). Dieser Selbstversuch dauerte fünf Jahre, nach denen sie von ihrer Skoliose vollständig geheilt war und eine Zeit lang sogar professionelle Gymnastin wurde.

Andere Skoliose-Patienten hatten nicht solches Glück, und viele galten als unheilbar. Also begann Schroth, ihre Leidensgenossen zu behandeln. Innerhalb weniger Jahre leitete sie eine Klinik, in der 150 Menschen gleichzeitig betreut werden konnten. Diese Klinik ist noch heute aktiv! Später wurde Schroths Methode durch klinische Studien untermauert und aufgrund neuer Erkenntnisse weiter optimiert. Dennoch wird sie in der Skoliose-Dokumentation großer Krankenhäuser wie Johns Hopkins in Maryland (USA) oder von Gesundheitssystemen wie dem National Health Service (Großbritannien) nicht erwähnt. Während Metallkorsetts und Operationen als mögliche Behandlungswege explizit genannt werden (https://www.hopkinsmedicine.org/health/conditions-and-diseases/scoliosis), muss man schon sehr gezielt suchen, um herauszufinden, dass auch Johns Hopkins auf Anfrage Katharina Schroths Atemübungen anbietet (https://www.hopkinsmedicine.org/health/conditions-and-diseases/scoliosis/schroth-method-for-scoliosis).

Wie anders wäre das Leben unseres Schulfreundes verlaufen, wenn er auf seinem langen Behandlungsmarathon einen Schüler Katharina Schroths getroffen hätte? Vielleicht hätten zumindest einige der zehn Rückenoperationen im Alter von 16 bis 24 Jahren vermieden werden können. Vielleicht müsste er sich im Alter von 30 Jahren keine Gedanken über die elfte Operation machen. Es ist großartig, dass die Medizin so weit fortgeschritten ist, dass wir Patienten ein reichhaltiges Menü von Behandlungsansätzen anbieten können – von einfachen bis zu hochtechnischen. Aber sollte Katharina Schroths Methode auf diesem Menü nicht viel leichter zu finden sein?

2.1.3 Der Zwerchfellflüsterer

Während es die Schroth-Methode inzwischen auf die Liste der anerkannten medizinischen Verfahren geschafft hat (auch wenn sie dort oft überlesen wird), hat die nächste Geschichte ein weniger glückliches Ende. Wie Katharina Schroth war Carl Stough ein Außenseiter in der medizinischen Profession. Tatsächlich nahm er zunächst ein Problem in Angriff, das ganz und gar nichts mit Medizin zu tun hatte: Sein Ziel war es, herauszufinden, wie man besser singen kann. Stough wollte in den 1940er Jahren Chorleiter werden und war fasziniert von der Atemunterstützung, also der Fähigkeit von Sängern, einen langsamen und gleichmäßigen Luftstrom zur Unterstützung der Stimme zu erzeugen. Er stellte jedoch fest, dass diese Fähigkeit nicht sehr weit verbreitet war – viele Sänger schienen mit ihrer Atmung, und dadurch mit ihrer Stimme, zu kämpfen. Stough konzentrierte sich auf die Ausatmung – den Teil der Atmung, der für das Singen am zentralsten ist – und verfolgte dabei eine einzige Frage: Wie kann man sie robuster und stabiler machen? Seine Methode, die er später »Atemkoordination« nennen sollte, bestand darin, zu lernen, wie man korrekt ausatmet. Um das zu erreichen, setzte er verschiedene Übungen und Manipulationen ein, um die Atemmuskulatur zu stärken, aber auch, um ihre Entspannung besser kontrollieren zu können – die Ausatmung ist schließlich das Ergebnis eines entspannten Zwerchfells (die Kontraktion ist nur für die Einatmung erforderlich, siehe Kapitel 3.1). In der Folge gewannen Stoughs Chöre bei nationalen Wettbewerben, und bald darauf wurde er gebeten, die Sänger der berühmten Metropolitan Opera in New York zu trainieren. Mit anderen Worten: Die Welt wurde auf sein einzigartiges Verständnis der Atmung aufmerksam. Das galt auch für Maurice J. Small, einen Arzt am Veterans Affairs Hospital in New Jersey. Die Krankheit, die er behandelte, war das Lungenemphysem, und die Abteilung, die er leitete war überfüllt mit sterbenden Patienten. Beim Lungenemphysem handelt es sich um eine Zersetzung des Lungengewebes, wodurch weniger Sauerstoff aufgenommen werden kann, in der Regel verursacht durch Rauchen oder bestimmte industrielle Schadstoffe. Und obwohl der Gewebeschaden selbst unheilbar ist, lag Small mit seinem Interesse an Stoughs Atemmethode genau richtig: Seine Patienten atmeten sehr ineffizient, zu schnell und zu flach, und nutzten so ihre ohnehin begrenzte Atemkapazität nicht voll aus. Tatsächlich bewirkte Stoughs Methode im Veteranen-Krankenhaus kleine Wunder. Bettlägerigen Patienten, die nicht ohne Sauerstoffmasken auskamen, ging es plötzlich besser. Sie konnten die Masken absetzen, sich unterhalten und in manchen Fällen sogar spazieren gehen. Ein neuartiges bildgebendes Verfahren, die Cinefluorografie, zeigte, dass die Beweglichkeit des Zwerchfells durch Stoughs Behandlung stark zunahm. Das sprach sich herum, und Stough wiederholte seine kleinen Wunder in weiteren Krankenhäusern. Was für eine Erfolgsgeschichte!

Die hatte jedoch zwei nicht ganz kleine Haken. Erstens betrachtete Stough seine Methode als eine Kunst, die anderen nicht so ohne Weiteres vermittelt werden konnte, weshalb er seine Einsichten nicht formal mit anderen teilte. Zweitens reichte eine Gruppe von Ärzten eine Petition ein, um dem »esoterischen« Chorleiter die Behandlung von Patienten zu verbieten. Die Petition war angesichts der unbestreitbar positiven Ergebnisse der Behandlung zwar erfolglos, aber Stough fühlte sich davon derart vor den Kopf gestoßen, dass er sich nach ein paar Jahren anderen Tätigkeiten zuwandte. Infolgedessen ist seine Methode heute vollständig aus der Medizin verschwunden und hat lediglich als Trainingsprogramm für Sänger überlebt. Das verwundert doch sehr, denn so fragwürdig Stoughs Einstellung zur Wissensvermittlung auch sein mag, angesichts seiner beispiellosen und medizinisch eindeutig dokumentierten Behandlungserfolge ist es fast schon fahrlässig, dass keine größeren Anstrengungen unternommen wurden, seine Methode ausgiebiger zu erforschen und in die medizinische Praxis zu übernehmen.

Fassen wir also zusammen: Swami Ramas Methode, die Kommunikation zwischen Geist und Körper zu verbessern, wurde eher als Kuriosität angesehen denn als potenzieller Therapieansatz. Katharina Schroths Methode zur Behandlung von Skoliose hat es zwar ins Gesundheitssystem geschafft, bleibt aber im Einsatz hinter hochtechnologischen, invasiven Maßnahmen zurück. Und Carl Stoughs Methode zur Behandlung des Lungenemphysems ging völlig verloren, weil er nicht bereit war, sie systematisch zu lehren, und Ärzte nicht bereit waren, sie nachzuvollziehen.

In seinem Buch stellt James Nestor die naheliegende Frage: Warum? Warum vergessen wir immer wieder, wie man auf nützliche Weise atmet? Wir glauben, dass der gemeinsame Nenner, der die hier beschriebenen Fälle von Atem-Amnesie möglich machte, die Art ist, wie Atmung wahrgenommen wird. Würden ähnliche therapeutische Erfolge mit einer Pille oder einem chirurgischen Eingriff erzielt anstatt mit einer Atemtechnik – die Chancen stünden gut, dass die Methode längst weithin bekannt wäre und praktiziert würde. Dabei mögen finanzielle Anreize eine Rolle spielen. Aber bewusstes Atmen ist auch einfach seltsam, oder »zu offensichtlich«, wie Carl Stough es nannte. Auf den ersten Blick ist es eine simple Körperfunktion, der wir kaum Aufmerksamkeit schenken, solange alles glatt läuft. In Kapitel 3 werden wir jedoch sehen, dass die Atmung im Mittelpunkt eines eleganten und komplexen Netzwerks von Interaktionen mit dem Herz-Kreislauf-System, dem autonomen Nervensystem und dem Gehirn steht. Dadurch ist sie auch ein einzigartiger Hebel, um all diese Systeme effektiv umzugestalten. Allerdings ist es gerade diese Komplexität, die Ärzten bei der Anwendung einer Atemintervention das Gefühl geben kann, keine Kontrolle zu haben.

Bevor wir uns den Silberstreifen am Breathwork-Horizont zuwenden, noch ein letzter unangenehmer Gedanke: Wir haben hier drei Geschichten erzählt, die zwar mehr oder weniger vergessen, aber immerhin dokumentiert sind. Doch wie viele mehr mögen gänzlich in Vergessenheit geraten sein? Wie viele heilende Kräfte der Atmung übersehen wir bis heute? Die gute Nachricht ist: Atemzentrierte Therapien werden inzwischen viel ernster genommen. Es ist schwierig, einen genauen Zeitpunkt anzugeben, an dem sich das Blatt wendete. Im Hintergrund ist die Literatur über Pranayama bereits seit 1960 stetig gewachsen, wie auch die Literatur über Breathwork seit Mitte der 1980er Jahre. Auch die Zahl der wissenschaftlichen Studien über Atmung und Breathwork legt in den letzten Jahren langsam zu (siehe Kapitel 3). Andere Faktoren, die zu dieser Atem-Renaissance beitragen, könnten die wachsende Popularität von Yoga und die Renaissance von Psychedelika als therapeutisches Mittel sein. Dennoch glauben wir, dass der wichtigste Grund die Einführung von zwei sehr zugänglichen und beliebten Atempraktiken ist: Sudarshan Kriya Yoga und die Wim-Hof-Methode. Beide beinhalten Atemtechniken, die während einer kurzen Session in erster Linie das körperliche Wohlbefinden unterstützen, während längerer Sessions aber auch das psychische Wohlbefinden erhöhen können. Vor allem die Wim-Hof-Methode hat die Öffentlichkeit in den letzten Jahren in ihren Bann gezogen – wahrscheinlich durch Wim Hofs einzigartige Kombination von Charisma, einer Leidenschaft für das Aufstellen eindrucksvoller körperlicher Rekorde und seiner Offenheit für die Zusammenarbeit mit Wissenschaftlern. Daher nehmen wir diese beiden Methoden in Kapitel 2.5 auch besonders genau in den Blick.

So geht's weiter

Die westliche Kultur mag die Kräfte der Atmung immer wieder vergessen, in vielen anderen Kulturen haben bewusste Atemtechniken jedoch schon seit langer, langer Zeit ihren Weg in die kollektive Praxis gefunden. Im nächsten Kapitel befassen wir uns deshalb mit einigen der ältesten Wurzeln von Breathwork.

2.2 Die Wurzeln: Jahrtausendealte Traditionen

2.2.1 Zwei Manuskripte und ein paar Siegel

Die Idee, unser Wohlbefinden durch unsere Atmung zu verbessern, gibt es schon seit Langem. Wie lange, können wir leider nicht mit Sicherheit sagen. Schließlich haben nicht alle Kulturen ihre Praktiken dauerhaft dokumentiert, und nicht alles, was dokumentiert wurde, bleibt im Laufe der Geschichte erhalten. Fest steht jedoch, dass Atemtechniken in indischen und chinesischen Texten zwei bis drei Jahrhunderte vor unserer Zeitrechnung eindeutig beschrieben wurden. In China wurden Atemtechniken im

Daoyin verwendet, einer medizinischen Praxis, die Körperdehnungen mit verschiedenen Atemmustern kombinierte, um die Qi-Energie durch den Körper zu leiten und so die körperliche Gesundheit zu unterstützen (Kohn 2007, 2008). Mit Qi ist, ähnlich wie mit Prana, eine Art Lebensenergie gemeint, die auf eine bestimmte Weise fließen muss, um körperliche Gesundheit und spirituelle Reife zu erlangen. Die erste schriftliche Dokumentation des Daoyin ist das *Yinshu*, ein Manuskript, das in einem Grab gefunden wurde, das 186 v. u. Z. in Zhangjiashan (Provinz Hunan) verschlossen worden war. In diesem Dokument werden mehrere Atemtechniken erläutert, die später als die »Sechs Heilenden Laute« bekannt wurden und jeweils ein bestimmtes Organ und eine Liste von Beschwerden anvisieren (Kohn 2007, 2008). Anders als Yoga, das traditionell mit einem asketischen oder monastischen Lebensstil verbunden war, wurde Daoyin von der Oberschicht der chinesischen Gesellschaft praktiziert, um ihre Gesundheit und Langlebigkeit zu verbessern. Heute wird Daoyin nur noch selten in seiner ursprünglichen Form geübt, aber es ist eine der wichtigsten Grundlagen sowohl des Qigong als auch des Tai-Chi. Eine Besonderheit der chinesischen Atemtechniken ist, dass sie generell nicht in fixierten Körperpositionen ausgeführt werden, sondern in Kombination mit Ganzkörperbewegungen.

Es gibt allerdings neuere klinische Studien, in denen Daoyin als Zusatzbehandlung für chronisch obstruktive Lungenerkrankungen getestet wurde. Hier eine kurze Beschreibung einer der eingesetzten Übungen, wobei das untere Dantian einen Punkt um den Bauch, das obere Dantian einen Punkt um den Kopf bezeichnet: »Stehe mit den Füßen zusammen, bewege den linken Fuß in einem Winkel von 45 Grad einen Schritt nach vorne und hebe die Hände zum oberen Dantian. Trenne langsam die Hände, während du durch die Nase einatmest, und schließe die Hände zusammen, während du durch den Mund ausatmest. Bewege dann die Hände zum unteren Dantian. Trenne langsam die Hände, während du durch die Nase einatmest, und schließe die Hände zusammen, während du durch den Mund ausatmest. Wiederhole diese Sequenz dreimal. Dann drei weitere Male mit dem rechten Fuß wiederholen« (Chen et al. 2015).

In Indien wiederum findet sich eine klar dokumentierte Beschreibung von Atemtechniken in der *Bhagavad Gita*, einer hinduistischen Schrift, die um 500 bis 100 v. u. Z. verfasst wurde. Die *Bhagavad Gita* erzählt einen Dialog zwischen dem Prinzen Arjuna, der sich bei der Vorbereitung auf eine Schlacht in einem moralischen Dilemma befindet, und der Hindu-Gottheit Krishna. In den 700 Versen, in denen Arjuna und Krishna die ethischen Aspekte von Arjunas Kampf erörtern, schlägt Krishna mehrere Yoga-Übungen vor, die Arjuna helfen sollen, seinen Geist zu klären. Von diesen ist Vers 29 in Buch IV für unsere Zwecke besonders interessant, denn er beschreibt eine Technik des verbundenen Atmens, bei der der Luftstrom zudem freiwillig eingeschränkt wird: »Manche lassen die Einatmung in die Ausatmung übergehen, und andere lassen die Ausatmung in die Einatmung fließen. Beschränke den Weg des Ein- und Ausatmens, um den vitalen Atem zu kontrollieren« (*Bhagavad Gita* IV:29; Sargeant et al. 2009). Aus unserer Sicht klingt das sehr nach einer Beschreibung von Ujjayi Pranayama, einer bekannten yogischen Atemübung, die wegen des Geräusches, das sie durch die Verengung der Kehle erzeugt, auch Ozean-Atem genannt wird.

Wenn es um Indien geht, kratzen schriftliche Dokumente wie die *Bhagavad Gita* wahrscheinlich nur an der Oberfläche der faszinierenden und facettenreichen Atemübungen, die in verschiedenen Aspekten des täglichen Lebens angewendet werden – und das schon seit langer, langer Zeit. Wo sonst auf der Welt kann man Tausende von Menschen beobachten, die gemeinsam anspruchsvolle Pranayama-Übungen durchführen? Wo sonst auf der Welt gibt es eine Mannschaftssportart, bei der die Atemkontrolle eine zentrale Rolle spielt? Wenn dir das nicht bekannt vorkommt, schau dir das Spiel Kabaddi an, das womöglich genauso alt ist wie Yoga. Dabei stehen sich zwei siebenköpfige Teams gegenüber, und ein »Raider« läuft in das Gebiet des gegnerischen Teams und versucht, so viele Spieler wie möglich zu berühren, ohne festgehalten zu werden. Der Clou: Der Raider muss das alles in einem einzigen Atemzug tun. Genauer gesagt: mit einem Ausatmen. Um Betrug auszuschließen, muss der Raider dabei fortwährend »Kabaddi« sagen. Kabbadi ist keine geheime oder ausgestorbene Sportart, die wir für dieses Buch ausgegraben haben, sondern die zweitpopulärste Sportart in Indïen nach Kricket und der Nationalsport von Bangladesch. Vielleicht ist Kabbadi sogar die älteste Sportart der Welt! Und das bewusste Atmen ist mittendrin dabei.

Darauf, dass die Praxis der yogischen Atmung wohl noch viel weiter zurückreicht, als wir aus Manuskripten ablesen können, deutet ein archäologischer Fund hin. In den 1920er Jahren fanden Ausgrabungen in Mohenjo-Daro (im heutigen Pakistan) statt, das als ein wichtiges städtisches Zentrum der alten Industal-Zivilisation gilt. Dabei wurden Tausende von Siegeln – kleine Steinplatten, die zum Stempeln verwendet wurden – gefunden, die alle auf die Zeit um 2000 v. u. Z. datiert wurden. Neben der Industal-Schrift sind darauf meistens Tiere abgebildet. Einige wenige stechen dagegen durch die Darstellung einer zentralen menschenähnlichen Figur hervor. Das berühmteste ist das Pashupati-Siegel, das eine Figur umgeben von Tieren zeigt (siehe Abbildung 2.1). Das ist aus allen möglichen Gründen spannend, für Breathwork-Enthusiasten ist es allerdings besonders faszinierend, weil die Figur in einer yogischen Position zu sitzen scheint, mit vollem Brustkorb und angespanntem Bauch. Für Spekulationen über yogische Atempraktiken, die vor Jahrtausenden im Industal stattgefunden haben könnten, ist das allemal genug. Allerdings gibt es ein kleines Hindernis: Man weiß noch nicht, wie die Schrift des Industals zu übersetzen ist. Die Figuren sehen zwar so aus, als würden sie eine fortgeschrittene Yoga-Haltung namens Mulabandhasana einnehmen, aber das könnte im Jahr 2000 v. u. Z. auch etwas ganz anderes bedeutet haben.

Dies bringt uns zum letzten Aspekt östlicher, atembasierter Praktiken wie Yoga, Daoyin und Qigong, den wir hier ansprechen wollen. Sie alle beruhen auf dem Glauben an eine Art von Lebensenergie, Prana oder Qi, die für Wohlbefinden und spirituelles Wachstum auf eine spezielle Weise durch körpereigene Kanäle (Nadis oder Meridiane) fließen und in Chakren oder Dantians gespeichert werden muss. In diesem Rahmen ist die Atmung das Hauptwerkzeug, um Lebensenergie aufzunehmen und zu lenken. Weitere Werkzeuge sind die Bewegung des Körpers oder die Einhaltung bestimmter Körperpositionen. Die Idee eines »feinstofflichen Körpers«, der mit unserer sichtbaren und messbaren Physiologie koexistiert, wird – je nachdem wen man fragt – ent-

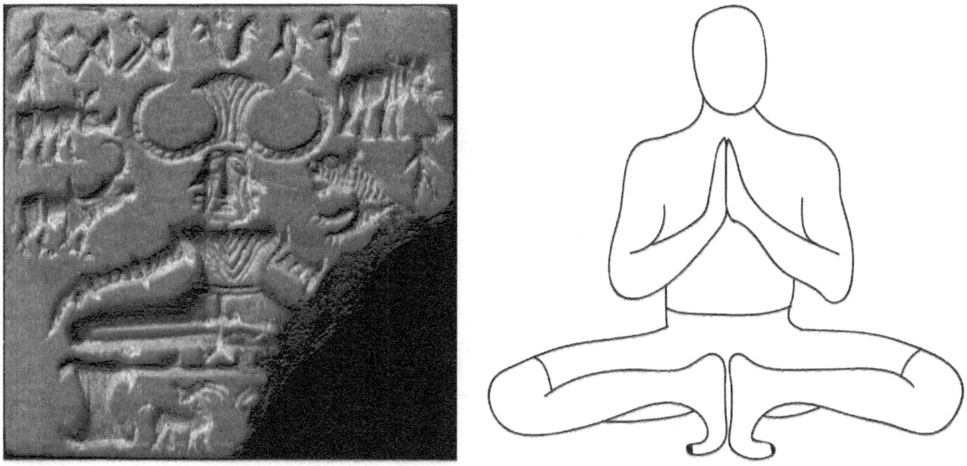

Abb. 2.1: Links: Pashupati-Siegel der Industal-Zivilisation. Rechts: Zeichnung der Mulabandhasana-Haltung, die heute noch in verschiedenen Yoga-Formen praktiziert wird.

weder pauschal abgelehnt oder von ganzem Herzen akzeptiert. Manche lehnen das Konzept mit der Begründung ab, dass ein solcher Feinstoff-Körper mit modernen, wissenschaftlichen Instrumenten nie nachgewiesen werden konnte. Andere akzeptieren es aufgrund ihrer eigenen Erfahrungen, gestützt durch die Berichte von Praktizierenden, die über Jahrtausende hinweg Selbstexperimente durchgeführt haben. Unserer Meinung nach schränken uns beide Sichtweisen letztlich ein. Stattdessen würden wir argumentieren, dass die pragmatischste Haltung darin besteht, weder Dinge als Tatsache zu akzeptieren, die nicht gemessen werden können, noch davon auszugehen, dass etwas reiner Aberglaube ist, nur weil es bisher nicht gemessen wurde. Schließlich ist es uns auch erst vor Kurzem gelungen, Phänomene wie Radioaktivität oder den Placebo-Effekt wissenschaftlich zu belegen. Wer weiß, was wir in den nächsten Jahrzehnten und Jahrhunderten noch über die Feinheiten des menschlichen Körpers herausfinden werden! Deshalb plädieren wir dafür, stets offen für die eigenen Erfahrungen zu bleiben, ohne sie streng so oder so zu interpretieren (mehr über die Macht des Nicht-Wissens bei Breathwork gibt es in Kapitel 5.5 zu lesen). In der Zwischenzeit kannst du »feinstoffliche Körpersysteme« wie Chakren oder Dantians in jedem Fall als Visualisierungshilfen für deine eigene Körperwahrnehmung nutzen – ob du persönlich an ihre physische Realität glaubst oder nicht.

2.2.2 Tibetisches Yoga

Im Laufe der Zeit sind aus den uralten Wurzeln der yogischen Atmung eine ganze Reihe verschiedener Ableger entstanden. Hoch oben im Himalaja verschmolzen tibetische Mönche yogische Atemübungen mit buddhistischen Meditationstraditionen und brachten so eine der kraftvollsten Atemtechniken hervor, die wir heute kennen: Tummo, der »Atem des inneren Feuers«. Laut Lama Thubten Yeshe, dem Autor von *The Bliss of Inner Fire*, kann das Ziel von Tummo wie folgt verstanden werden: »Inneres Feuer heißt auf Tibetisch tummo, und die wörtliche Bedeutung von tummo ist ›tapferes Weibchen‹. Tum bedeutet Mut oder Tapferkeit; mo, in der tibetischen Grammatik als weiblicher Modifikator verwendet, steht für die Weisheit der Nicht-Dualität.« Es ist der Mut, »alle Verblendungen und Aberglauben zu zerstören«, und das weibliche Element bezieht sich darauf, »unsere subtilste Bewusstseinsebene zu befähigen, (...) glückselige Weisheit zu verwirklichen« (Yeshe 1998).

Das sind hohe spirituelle Ziele! Um sie zu erreichen, nutzt Tummo als zentrales Element eine Technik namens Vasen-Atmung. Die Übenden atmen durch die Nase, mit einer langsamen, vollen Einatmung, gefolgt von einem langen Anhalten des Atems und einer starken, vollständigen Ausatmung. Während des Atemanhaltens werden die Bauch- und Beckenmuskeln angespannt, sodass der vorspringende Unterbauch die Form einer Vase annimmt. Dieser Atemzyklus wird dann viele Male wiederholt. Alternativ können auch fünf zusammenhängende Atemzyklen ohne Atemanhalten durchgeführt werden, gefolgt von einem Atemanhalten. Während der Vasen-Atmung visualisieren die Praktizierenden oft verschiedene Gottheiten und vor allem eine wärmende Flamme am Nabelchakra. Von außen betrachtet ist der spektakulärste Aspekt dieser Praxis, dass sie die Körpertemperatur erhöht (Kozhevnikov et al. 2013; mehr dazu in Kapitel 3.4). Genug, um mehrere nasse Laken zu trocknen, die im eisigen Himalaja-Winter um die Praktizierenden gewickelt werden. Das ist nämlich der Test, durch den die Tummo-Beherrschung in Klöstern geprüft wird.

Wann und wie ist Tummo entstanden? Tummo ist das erste der »Sechs Yogas von Naropa«, die unter die Rubrik des tibetischen, tantrischen Buddhismus fallen. Mehr noch, es wird als deren Grundlage betrachtet und ist Teil der höchsten Yoga-Tantra-Lehren, die nur durch Einweihung erlernt werden dürfen. Konkreter bedeutet das Folgendes: Naropa war der Schüler des einflussreichen indischen Yogi Tilopa aus dem elften Jahrhundert. Das Wissen über Tummo (und die anderen fünf Yogas) wurde laut seiner Entstehungssage direkt von Buddha gelehrt und dann von Schüler zu Schüler weitergegeben. Dabei wurde Naropa nur deshalb als Quelle herausgehoben, weil er der Erste war, der dieses Wissen den tibetischen Lamas überbrachte, die es dann dokumentierten. Naropas sechs Yogas genauer zu erörtern, würde den Rahmen dieses Buches sprengen, deshalb werden wir hier nur in ein paar Worten die Bedeutung des »Tantra« im tantrischen Buddhismus erklären. Das Wichtigste: Tantra hat in seiner ursprünglichen Form sehr wenig mit der westlichen Vorstellung zu tun, die sich vornehmlich um Sex dreht. Das Tantrayana (die Sammlung von Lehren und Praktiken rund um das Tantra) gilt im tibetischen Buddhismus als eine der fortgeschrittensten (geheimen) Lehren des Buddha und »das schnellste Fahrzeug zur vollkommenen Erleuchtung« (Yeshe 1998). Der Grund, warum es als so effektiv angesehen wird – und wahrscheinlich die Wurzel seiner sinnlichen Interpretation im Westen –, ist die Tatsache, dass das Tantrayana im Gegensatz zu traditionelleren buddhistischen Meditationspraktiken (Sutrayana) den menschlichen Wunsch nach Glück und Vergnügen als Energiequelle nutzt. Mit anderen Worten: Praktizierende erreichen spirituelles Wachstum nicht, indem sie ihre menschlichen Bedürfnisse und Impulse verleugnen oder unterdrücken, sondern sie als Treibstoff für ihre Praxis nutzen. Als eine der grundlegenden Techniken des Tantrayana ist Tummo ein wichtiger Teil dieser stärker verkörperten Praktiken, die ein besonders kraftvolles spirituelles Wachstum versprechen. Tatsächlich wird behauptet, dass Tantra »sofortige Befriedigung« bringt; dass es eminent praktisch und wissenschaftlich ist, weil es funktioniert, egal ob man daran glaubt oder nicht; und dass es das Einzige ist, was man braucht: »der geheime Schlüssel, der alle Einsichten eröffnet« (Yeshe 1998). Diese Behauptung einer vollständigen Methode, die schneller und effektiver ist als alles andere, sieht dem Kriya Yoga erstaunlich ähnlich – und das lernen wir als Nächstes kennen.

2.2.3 Kriya Yoga

Kriya Yoga ist eine weitere Variation der yogischen Atmung, mit einem etwas praktischeren und zielgerichteteren Ansatz – und je nachdem wen man fragt, ist es entweder sehr alt oder ganz jung. Nach seiner bekanntesten Entstehungsgeschichte ist Kriya Yoga im Vergleich zu anderen Yoga-Arten ziemlich jung: Es wurde 1868 von Lahiri Mahasaya eingeführt, der angibt, es von dem legendären unsterblichen Yogi Babaji erhalten zu haben, während er in der abgelegenen Stadt Ranikhet am Fuße des Himalajas als Buchhalter arbeitete. Berühmt wurde Kriya Yoga dann durch Paramahansa Yogananda, der 1920 auf Bitten seines Gurus, der selbst ein direkter Schüler von Lahiri Mahasaya war, in die USA auswanderte. Dort lehrte er eine Zeit lang und schrieb schließlich die *Autobiographie eines Yogi*, die zu einem bleibenden Klassiker der spirituellen Literatur wurde. Darin beschreibt er Kriya Yoga als eine moderne Wiederbelebung der Lehren, die Krishna dem Prinzen Arjuna beibrachte und die in der *Bhagavad Gita* überliefert sind.

Das absolute Gegenstück zu dieser Ursprungsgeschichte wird von dem bekannten Yoga-Lehrer Swami Satyananda Saraswati erzählt, und zwar kurz und knackig: »Es gibt keine Geschichte des Kriya Yoga zu erzählen. Seine Anfänge und Entwicklungen liegen verloren in der Vergangenheit. Es ist ein System, das so geheim geblieben ist, dass es nicht einmal einen Mythos gibt, der seinen Ursprung erklärt« (Saraswati 2009). Saraswati sieht darin jedoch eher einen Vorteil, denn so stehen der eigentlichen Praxis keinerlei historische Überlegungen oder Kontroversen im Wege. Was sein eigenes Training betrifft, so gibt er einfach an, wer ihm Kriya Yoga übermittelt hat, nämlich sein Vater. Lahiri Mahayasa, Yogananda und andere erkennt Saraswati zwar als legitime Kriya-Yoga-Praktizierende an, stellt aber unmissverständlich fest, dass »auch sie den Ursprung des Kriya Yoga nicht kennen.«

Die Praxis des Kriya Yoga kombiniert relativ vertraute Yoga-Elemente – »Asana (Körperhaltung), Bandha (physisch-psychische Blockaden), Mantra (spezielles Klangmuster, das subtile Wirkung und Veränderung hervorrufen kann), Pranayama (Manipulation des Atems zur Kontrolle des Prana)« – mit ein paar weniger bekannten yogischen Konzepten wie »Mudra (äußerer Ausdruck einer inneren Haltung) und Bewusstsein über psychische Passagen« (Saraswati 2009). Zur Erläuterung: Bandha ist einfach eine Muskelanspannung (etwa wenn man das Kinn auf die Brust drückt), die das Prana durch den »feinstofflichen Körper« leiten soll. Mudras sind Sequenzen von Asanas, Bandhas und Pranayama, die darauf abzielen, Energie durch das Chakra/Nadi-System zu bewegen, was im Zitat als »psychische Passagen« bezeichnet wird. Bei jedem einzelnen Kriya wird eine bestimmte Abfolge dieser Techniken angewendet. Allerdings wird nur eine Praxis als wesentlich angesehen, und die basiert auf dem Atem: Kriya Pranayama, das »eine Form von Ujjayi Pranayama beinhaltet, in Verbindung mit der Visualisierung« von Prana, das sich entlang der Wirbelsäule zwischen den verschiedenen Chakren hin und herbewegt (Saraswati 2009).

Kriya Yoga erhebt genau wie Tummo den Anspruch, ein vollständiges System zu sein: Nichts anderes sollte für die spirituelle Verwirklichung nötig sein. Oder in den Worten des Kriya-Praktikers und Autors J. C. Stevens: »Ersetze alle unnötigen Praktiken durch Kriya« (Stevens 2016). Wie Tummo erachtet Kriya Yoga introspektive Meditation nicht als notwendige Methode für den spirituellen Fortschritt. In diesem Sinne scheint Lahiri Mahasaya eine sehr praktische und undogmatische Auffassung davon gehabt zu haben, wie Kriya Yoga praktiziert werden soll – und die Regeln, die er für Kriya Yoga-Praktizierende aufstellte, spiegeln dies wider. Hier sind fünf, die uns besonders ins Auge gefallen sind:

1. Bleibe in deiner jetzigen Religion.
2. Strebe kein klösterliches Leben an, es sei denn, du hast dich bereits für diesen Lebensweg entschieden – es ist eine größere Herausforderung, einen Haushalt zu führen (Ehe, Job, Kinder), was einen stärkeren Geist und bessere Kriya Yoga-Ergebnisse zur Folge hat.
3. Lenke dich nicht ab, indem du Altare baust.
4. Kein Mensch ist ein Guru, sondern nur das Göttliche selbst.
5. Gründe auf keinen Fall eine Organisation, um Kriya Yoga zu verbreiten.

2.2.4 Sufi-Atmung

Schließlich, und vielleicht am überraschendsten, fanden Yoga-Atemtechniken auch ihren Weg in jenen Zweig des Islam, der als Sufismus bekannt ist. Sufismus ist die »mystische islamische Praxis, in der Muslime versuchen, die Wahrheit der göttlichen Liebe und des göttlichen Wissens durch direkte persönliche Erfahrungen mit Gott zu finden« (https://www.britannica.com/topic/Sufism/History). Die Sufi-Bewegung entstand aus dem frühen islamischen Asketismus, möglicherweise sogar aus dem vorislamischen, da Mohammed vor seinem Leben als Prophet schon Stille-Exerzitien, lange Fastenrituale und andere spirituelle Praktiken übte. Sufis sind gläubige Muslime, waren aber im Laufe der Geschichte immer offen für »spirituelle Technologien«, die von anderen Traditionen entwickelt wurden. Dies zeigt sich zum Beispiel in Marokko, wo Angehörige der Volksgruppe der Gnawa, die ursprünglich aus dem heutigen Nigeria stammten, als Sklaven ins Land gebracht wurden. Die Gnawa praktizierten schamanische Heilungsrituale und nutzten traditionelle hypnotische Musik, um Trancezustände in einer Art Exorzismusritual herbeizuführen. Nachdem sie ihre Freiheit wiedererlangt hatten, wurden die Gnawa in Sufi-Orden integriert, und ihre Rituale wurden in einer etwas abgewandelten Form beibehalten. Dies war besonders deshalb sinnvoll, weil die Sufis bereits ein verwandtes Ritual namens Samā' (inspirierte Versammlung) praktizierten, bei dem die Wiederholung einer Litanei, manchmal untermalt von Musik, für gemeinschaftliche Meditation und Gebete genutzt wurde und oft spontane Trancezustände auslöste. In diesem Kontext wurden die Gnawa-Praktiken einfach Teil des Sufi-Werkzeugkastens für Gemeinschaftsrituale.

Auf ähnliche Weise scheinen die Sufis auch Aspekte des Yoga übernommen zu haben. Die Einführung wird dem persischen Gelehrten al-Biruni aus dem 11. Jahrhundert zugeschrieben, der 16 Jahre lang in Indien lebte. Nach seiner Rückkehr in den Nahen Osten übersetzte er mehrere Sanskrit-Manuskripte ins Persische und Arabische – so auch das *Yogasutra* des Patanjali (Pines & Gelblum 1966).

Eines der yogischen Elemente, das am tiefsten in den Sufismus integriert wurde, war die bewusste Atmung. Ein bedeutender Sufi-Orden namens Naqschbandīya beispielsweise gründet sich auf elf Prinzipien. Das erste Prinzip? Die Kultivierung des Atembewusstseins. Trotzdem ist es schwer, zeitgenössische Dokumente über bewusste Atemtechniken im Sufismus zu finden. Das ergibt insofern Sinn, da andere Muslime Sufis traditionell verdächtigt haben, zumindest ein bisschen unorthodox zu sein, vielleicht sogar an der Grenze zur Ketzerei. Es war also klug, externe Einflüsse zu einem gewissen Grad zu verbergen – oder zumindest nicht schriftlich zu dokumentieren. So sind die einzigen zuverlässigen Quellen, die wir über Atemtechniken im Sufismus finden konnten, die Schriften von Hazrat Inayat Khan, einem indischen Sufi, der in den frühen 1900er Jahren in den Westen reiste und Sufi-Orden in Europa und Nordamerika gründete. Er schreibt: »Das Lesen von Büchern kann niemandem die Kontrolle über den Atem geben: Es bedarf der praktischen Übung. (…) Die Praxis des Atmens ist sehr schwierig und mühsam. Wir sehen Yogis, die stundenlang in der gleichen Position sitzen oder stehen, die stundenlang nachts oder vor dem Morgengrauen üben. Durch die Kontrolle des Atems wird alles gewonnen« (http://hazrat-inayat-khan.org/php/views.php?h1=28&h2=21).

In einem der von Hazrat Inayat Khan gegründeten Sufi-Orden stoßen wir zudem auf eine Atemtechnik, die elementarer Heilungsatem oder Vier-Elemente-Atmung genannt wird:

- Erde: Einatmen durch die Nase, Ausatmen durch die Nase.
- Wasser: Ein durch die Nase, aus durch den Mund.
- Feuer: Ein durch den Mund, aus durch die Nase.
- Luft: Ein durch den Mund, aus durch den Mund.
- Äther: Eine kleine Zugabe, um alle Elemente zusammenzubringen. Dabei atmet man durch die Nase ein und aus, aber jetzt so langsam, dass man seinen Atem kaum

spürt (und ja, der Äther ist die *fünfte* Technik der Vier-Elemente-Atmung – scheinbar zählt Äther also nicht als Element).

Für jedes Element wird eine Farbe visualisiert (Erde: Gelb. Wasser: Grün. Feuer: Rot. Luft: Blau), die durch den Körper fließt und die Seele reinigt. Man kann auch bei jedem Atemzug den Namen Gottes anrufen, sich auf universelle Liebe konzentrieren oder die Atemenergie als Licht visualisieren, das durch das Herz fließt. Wie eine Beschreibung anmerkt, ist es bei dieser Übung ebenso möglich, den Atem zum Drei- bis Vierfachen der normalen Geschwindigkeit zu beschleunigen und gleichzeitig flacher zu machen, ähnlich wie beim Kapalabhati Pranayama (https://liveanddare.com/sufi-meditation#4_Sufi_Breathing_Meditation). Mit solch intensiven Atem-Elementen haben Sufi-Praktiken wie die Vier-Elemente-Atmung sowohl Ähnlichkeiten mit Pranayama als auch mit Versionen der modernen Atemarbeit.

2.2.5 Schamanismus

Bisher haben wir uns bei unserer Suche nach den Ursprüngen der bewussten Atmung auf schriftliche Überlieferungen und archäologische Artefakte beschränkt. Dieser Ansatz führt natürlich dazu, dass weniger dokumentierte Traditionen wie der Schamanismus vernachlässigt werden. Schamanismus bezieht sich in diesem Zusammenhang auf Praktiken auf der ganzen Welt, die auf einigen gemeinsamen Prinzipien beruhen: Erstens basiert der Schamanismus auf dem Glauben an eine geistige Welt parallel zu unserer. Zweitens enthält der Schamanismus eine Reihe von Praktiken und Ritualen, die es Schamanen ermöglichen, veränderte Bewusstseinszustände zu erlangen. Diese sollen dazu dienen, mit der Geisteswelt Kontakt aufzunehmen, um therapeutische Ziele zu erreichen, etwa körperliche und geistige Gesundung und spirituelle Fortentwicklung. Mit anderen Worten: Im Schamanismus dienen veränderte Bewusstseinszustände oft dazu, uns tiefer mit der Welt in und um uns herum zu verbinden, sei es in Form von Tiergeistern, unseren Ahnen, dem Land, das uns trägt, oder unserem eigenen Körper. Meist versetzen sich die Schamanen selbst in Trancezustände, doch gibt es in einigen Kulturen auch Schamanenfiguren, die andere in veränderte Geisteszustände begleiten (z. B. die Gnawa mit Trancemusik und die Shipibo mit dem psychedelischen Pflanzengebräu Ayahuasca).

Da schamanische Praktiken in der Regel nicht verschriftlicht werden, sondern über Generationen hinweg durch persönliche Unterweisung weitergegeben werden, ist es schwierig festzustellen, ob einige von ihnen auch bewusstes Atmen beinhalten. Wenn man jedoch bedenkt, dass diese Praktiken im Kern darauf abzielen, das Bewusstsein zu verändern – sei es durch hypnotische Rituale, ausgedehnte körperliche Bewegung wie Trancetänze, Kreistänze oder Walkabouts, durch psychedelische Getränke oder Pulver –, dann scheint es recht unwahrscheinlich, dass nicht eine einzige schamanische Tradition die Kraft des Atems für dasselbe Ziel nutzbar gemacht hat. Tatsächlich gibt das oben erwähnte Pashupati-Siegel einige faszinierende, wenn auch hochspekulative Hinweise darauf, dass alle yogischen Atemtechniken, über die wir in diesem Kapitel gesprochen haben, in indischen schamanischen Praktiken verwurzelt sein könnten, die seither verloren gegangen sind. Und zwar so:

Eines der häufigsten Merkmale in schamanischen Traditionen ist die Anrufung von Tiergeistern. Die menschliche Figur auf dem Pashupati-Siegel, die von Tieren umgeben ist und eine gehörnte, helmähnliche Kopfbedeckung trägt, könnte ohne Weiteres einen Schamanen darstellen. Zudem sind viele Yoga-Haltungen von Tieren inspiriert und nach ihnen benannt. Darüber hinaus wird sowohl in der *Rigveda* als auch in der *Bhagavad Gita*, den Kerndokumenten der frühesten yogischen Traditionen, die Verwendung eines Gebräus namens Soma erwähnt, das eine faszinierende Ähnlichkeit mit rituellen psychedelischen Getränken aufweist, die häufig von Schamanen verwendet werden. In der *Rigveda* heißt es beispielsweise: »Wir haben das Soma getrunken; wir sind unsterblich geworden; wir sind zum Licht gegangen; wir haben die Götter gefunden« (*Rigveda*, 8.48.3). Soma wird gleichzeitig als Pflanze und als Gott betrachtet, nicht unähnlich dem Pflanzengebräu Ayahuasca, das eines der zentralen Elemente der schamanischen Traditionen im Amazonasgebiet darstellt.

Unseres Wissens gibt es keine weiteren historischen oder archäologischen Beweise, die uns sagen könnten, ob es eine direkte Verbindung zwischen schamanischen und yogischen Atemübungen in Indien gibt. Doch auch wenn wir diese Frage nicht mit Sicherheit beantworten können, erinnert uns diese Suche daran, dass schamanische Traditionen seit Langem als verkörpertes, meist nicht verschriftlichtes Archiv für therapeutisches und spirituelles Wissen dienen. Diese Rolle könnten sie durchaus auch für bewusste Atemtechniken gespielt haben, selbst wenn direkte Belege dafür heute fehlen.

So geht's weiter

Hier endet unsere Erkundungsreise durch die Geschichte der bewussten, therapeutischen Atemtechniken in verschiedenen Kulturen. Im nächsten Kapitel wenden wir uns dem 20. Jahrhundert zu und untersuchen, wie moderne Breathwork-Praktiken aus der Begegnung von Yoga und Psychotherapie geboren wurden.

2.3 Die neue Ära: Yoga trifft Psychotherapie

Die Geburtsgeschichte der zirkulären Atemarbeit

Wie wir im letzten Kapitel gesehen haben, ist das bewusste Atmen, in ganz unterschiedlichen Formen, schon ziemlich alt. Aber wie steht es mit der zirkulären Atemarbeit im Besonderen? Wann haben wir herausgefunden, dass wir eine tiefe, kontinuierliche Atmung nutzen können, um unser eigenes Bewusstsein tiefgreifend zu verändern? In diesem Kapitel untersuchen wir, wo, wann und wie das zirkuläre Breathwork in seiner modernen Form entstanden ist – und wen wir als seine Eltern betrachten können.

Als wir angefangen haben, dieses Kapitel zu schreiben, sollte der Titel eigentlich »Die Renaissance« lauten, denn wir gingen – wie viele im Breathwork-Feld – davon aus, dass heutige Breathwork-Techniken eine Wiederentdeckung von etwas sind, das es schon lange zuvor gab. Im Wesentlichen gingen wir von der Grundannahme aus, dass Breathwork eine Sammlung uralter Körper-Geist-Praktiken ist, die lediglich in einen modernen psychologischen Rahmen gepackt wurden. Tatsächlich schien uns zirkuläres Breathwork angesichts all der faszinierenden alten Atemtechniken, die wir gerade besprochen haben, eine Kombination aus drei Elementen zu sein:

1. einer uralten Atemtechnik, die im Yoga und verwandten Traditionen schon seit Jahrtausenden bekannt war,
2. der Idee, dass der Körper ein Tor zu emotionalen und unbewussten Prozessen ist – der Eckpfeiler sowohl alter Traditionen wie Tantra als auch moderner Ansätze wie zum Beispiel der Körperpsychotherapie –, und
3. einem ganzheitlichen Ansatz zum Wohlbefinden, wie er beispielsweise von der humanistischen Psychologie vertreten wird und bei dem alle Aspekte des Lebens, einschließlich körperlicher, emotionaler und geistiger Prozesse, willkommen sind.

Am Ende dieses Kapitels wirst du sehen, dass sich Punkt 2 und 3 zwar aus der belegten Geschichte von Breathwork nachvollziehen lassen – Punkt 1 aber gegen all unsere Erwartungen nicht. Die Vorannahme ist nun mal die Mutter aller Missverständnisse. Hier aber nun die Geschichte unserer Schnitzeljagd nach der Entstehungsgeschichte des zirkulären Breathwork.

Ein Mann in der Badewanne

Als wir mit der Recherche für dieses Kapitel begannen, haben wir fast den Verstand verloren, während wir versuchten, die Geschichte zu entwirren, die wir hier erzählen werden. Mit unserer Vorannahme über die uralten Wurzeln des Breathwork im Hinterkopf suchten wir nach einem Kontaktpunkt, an dem traditionelle Yoga-Atemtechniken ihren Weg in den Westen fanden und mit einer psychotherapeutischen Perspektive kombiniert wurden, um das moderne Breathwork zu formen. Die erste Breathwork-Tradition, die wir uns vornahmen, war Rebirthing, das mit seinem Geburtsdatum in den frühen 1970ern von vielen als der erste moderne Stil des zirkulären Breathwork angesehen wird. Der kalifornische Gründer des Rebirthing, Leonard Orr, schien auf den ersten Blick auch durchaus mit Yoga in Kontakt gekommen zu sein. In seinen Büchern verwendet er regelmäßig Vokabeln und Konzepte aus dem Yoga, darüber hinaus schreibt er dem Yoga-Meister Babaji – der zufällig auch eine zentrale Figur in der Kriya-Yoga-Lehre ist – die Inspiration für Rebirthing zu. Und doch bezieht Orr keine konkreten yogischen Atemtechniken in das Rebirthing ein. In seinen Schriften klingt es eher so, als hätte er mehr die allgemeine Kultur des Yoga verinnerlicht als konkrete Techniken. Tatsächlich scheint Orr nach eigenen Angaben ursprünglich gar nicht an der Atmung interessiert gewesen zu sein. Stattdessen lud er seine Kursteilnehmer ein, in großen Badewannen im Wasser zu treiben und durch Schnorchel zu atmen, um den Zustand im Mutterleib nachzuahmen. Laut Orr verfielen viele Praktizierende während ihrer Tauchexpeditionen in der Badewanne spontan in einen bestimmten Atemrhythmus, der zudem durch die Schnorchel besonders gut zu hören war. Tiefes Ein- und Ausatmen, verbunden in einem kontinuierlichen Kreis. Dieses zirkuläre Atemmuster erwies sich als derart wohltuend, dass Orr anfing, Menschen zu ermutigen, absichtlich so zu atmen. Das klingt nicht wirklich danach, als hätte er eine bestimmte Yoga-Praxis kopiert, sondern eher so, als wäre er durch eine Mischung aus Beobachtung, Intuition und glücklichen Zufällen auf die zirkulär verbundene Atmung gestoßen.

Das ist alles sehr spannend, aber es blieben einige Fragezeichen: Zum einen kam der Begriff »Breathwork« laut dem *Merriam-Webster*-Wörterbuch zum ersten Mal bereits in den 1920er Jahren auf, sodass Orr und die Rebirthing-Bewegung wohl etwas zu spät auf der Party erschienen, um als offizielle Erfinder zu gelten. Zum anderen widersprach Orrs intuitive Entdeckung der Rebirthing-Atmung unserer Vorstellung, wonach es sich beim modernen Breathwork um die Wiederentdeckung einer uralten Technik handelt – woran wir zu diesem Zeitpunkt noch fest glaubten. Außerdem schienen Orr und seine Freunde Superhippies gewesen zu sein, die zusammen in einer alten viktorianischen Villa in San Francisco lebten, in Badewannen hyperventilierten und von unsterblichen Yogis sprachen. Tatsächlich gibt Orr in seinem Buch *Rebirthing in the New Age* beiläufig eine Postadresse an, unter der sich Leser an »Babaji, Immortal Yogi Master« wenden können (Orr & Ray 2007). Diese Art von unerwarteten Informationen macht es nicht einfacher, nachprüfbare, historische Daten aus Orrs Schriften zu extrahieren.

Insofern waren wir erleichtert, als wir von der Reichschen Atemarbeit erfuhren. Erstens, weil Wilhelm Reich in den 1920er Jahren, also Jahrzehnte vor Leonard Orr, mit seiner Arbeit begann, und wir ja den oder die ursprünglichen Erfinder von Breathwork ausfindig machen wollten. Zweitens, weil Reich als Mediziner und Pionier der Psychotherapie eine glaubwürdigere Quelle zu sein schien. Und es ergab alles so viel Sinn: Reichs Version der Psychotherapie enthielt fast alle Elemente der Atemarbeit – die Idee, Geist und Körper durch den Atem zu verbinden, die Atmung der Patienten zu beobachten und zu lenken sowie Körperarbeit (also gezielte Berührung) als therapeutisches Mittel einzusetzen. Das Einzige, was zu fehlen schien, war die Atemtechnik selbst. Dabei ist die Technik der zirkulären Atemarbeit eigentlich ganz einfach: tiefe Zwerchfellatmung (also Bauchatmung), ohne Pausen zwischen Ein- und Ausatmung, in einem schnelleren Rhythmus als normal, über Minuten bis Stunden. Genau wie Orr könnte auch Reich von selbst auf diese Idee gekommen sein. Wenn nicht, umso besser: Kriya Yoga wurde 1920 von Paramahansa Yogananda im Westen eingeführt, und wie wir in Kapitel 2.2 gesehen haben, enthält diese Art von Yoga eine ganze Reihe von Atemtechniken. Einige davon könnten dem modernen Breathwork vielleicht deutlich ähneln, und ein neugieriger Geist wie Reich könnte sicherlich davon gehört haben. Diese These klang sehr vielversprechend: Offensichtlich wurde Breathwork in den 1920er Jahren als Verschmelzung der Reichschen Psychotherapie mit einer zirkulären Atmungstechnik aus dem Kriya Yoga erfunden. Also machten wir uns daran, Beweise für diese Geschichte zu suchen.

Doch unsere Suche verlief anders, als wir uns das vorgestellt hatten: Wir fanden schlicht und ergreifend nichts, was in Reichs Schriften oder in Lehrbüchern über seine Arbeit (Heller 2012) nach zirkulärer Atemarbeit klang. Der beste Hinweis, den wir für eine Art von zirkulärer Atemtechnik in der Reichschen Psychotherapie finden konnten, stammt von einem seiner Schüler: Alexander Lowen. In seinem Buch *Bioenergetik* beschreibt Lowen Sessions, die er mit Reich hatte, der sowohl sein Lehrer als auch sein Therapeut war. Er schreibt: »Für Reich (...) bestand der erste Schritt im therapeutischen Verfahren darin, den Patienten dazu zu bringen, leicht und tief zu atmen« (Lowen 1976). Trotz dieser eher unspezifischen Anweisung sehen einige der Erfahrungen, von denen Lowen berichtet, einer modernen Breathwork-Session sehr ähnlich. Dazu gehören körperliche Empfindungen wie Kribbeln und Krämpfe in den Händen (Tetanie, siehe Kapitel 5.3) oder auch das Auftauchen von Erinnerungen, die zu einer emotionalen Lösung führen. Und doch erwähnt Reich in seinen Schriften unseres Wissens nie irgendeine Art von intensivem Atmen als gezieltes Element seiner Therapiesitzungen. Die beste Erklärung, die uns für diese scheinbare Diskrepanz einfällt, ist, dass Reich seine Breathwork-Sessions »aus Versehen« durchführte, indem er seinen Klienten erlaubte, intuitiv in zirkuläre Atemmuster hinein- und hinauszupendeln. Dabei fehlte seinem Ansatz aber eine systematische, reproduzierbare Atemmethode. Mit anderen Worten: Reich scheint über die meisten der entscheidenden Elemente des zirkulären Breathwork »gestolpert« zu sein, sie aber nicht als Werkzeuge gesehen zu haben, die bewusst und systematisch eingesetzt werden können.

Reich hat also die Zirkularatmung vermutlich nicht per se bewusst als Therapieansatz erfunden. Aber wurden die Atemmuster, in die seine Klienten spontan verfielen, zumindest von den Atemtraditionen des Kriya Yoga inspiriert, auf die Reich und seine Schüler gestoßen sein könnten? Hier erlebten wir unsere nächste Enttäuschung: In den Büchern über Kriya Yoga konnten wir zwar viele Atemtechniken finden, aber keine, die der zirkulären Atemarbeit erkennbar ähnelte (z. B. mit tiefer, aber schneller Bauchatmung ohne große Zusatzelemente). Das war angesichts der strengen Einweihungs- und Geheimhaltungstraditionen des Kriya Yoga vielleicht nicht ganz überraschend: Demnach wären die kraftvollsten Atemtechniken wohl auch die geheimsten und am wenigsten öffentlich dokumentierten – und darunter fielen womöglich auch zirkuläre Atemtechniken. Im ersten Moment könnte man hier etwa an Sudarshan Kriya Yoga (SKY) denken, eine viel jüngere Form der Yoga-Atmung aus den 1980er Jahren, die eine zirkuläre Breathwork-Technik mit dem suggestiven Namen »Kriya-Atmung« enthält. Vielleicht ein Ausläufer einer mündlich überlieferten Atemkunst aus dem Kriya Yoga? Wohl nicht. Denn bei näherem Hinsehen scheint die Kriya-Atmung von SKY weder aus dem Pranayama noch aus anderen bestehenden Traditionen zu stammen. Stattdessen scheint sie von SKY-Gründer Ravi Shankar während einer zehntägigen Stillemeditation eigenständig erfunden worden zu sein (https://gurudev.artofliving.org/life/biography/). Außerdem haben inzwischen genug Schüler des Kriya Yoga ihr traditionelles Schweigegelübde gebrochen und ausführlich über dessen Atemtechniken geschrieben, die im Allgemeinen direkt vom Pranayama zu stammen scheinen. Insgesamt ist es insofern sehr unwahrscheinlich, dass eine zirkuläre Atemtechnik im Kriya Yoga bereits existierte, und doch kein einziges Mal erwähnt wurde.

An diesem Punkt hatten wir also nur noch wenige Argumente übrig, um unsere Annahme zu stützen, dass Wilhelm Reich Breathwork auf der Grundlage von uralten Yoga-Atemtechniken erfunden hatte. Damit wurde unsere ursprüngliche Hypothese nur noch von der Tatsache aufrechterhalten, dass uns die Geschichte einfach gefiel. Es war zwar im Prinzip möglich, dass es Quellen gab, die unsere Idee bestätigten, und wir sie einfach nicht gefunden hatten. Doch schließlich – zugegebenermaßen ziemlich spät – meldete sich unser wissenschaftliches Training zu Wort, und wir erinnerten uns an das Prinzip von Ockhams Rasiermesser: Wenn alle anderen Faktoren gleich sind, ist die simpelste Erklärung die wahrscheinlichste. Und die simpelste Erklärung war, dass sowohl Wilhelm Reich als auch später Leonard Orr eine Form der zirkulären Atemarbeit eher unabsichtlich und ohne die Hilfe alter Weisheiten entdeckt hatten. Wobei nur Orr die entscheidende Rolle des veränderten Atemrhythmus erkannte und ihn bewusst zu einem zentralen Bestandteil seines Ansatzes machte. Auf Grundlage der Informationen, die wir hatten, gab es also nur eine sinnvolle Schlussfolgerung: Es war einfach ein Mann in der Badewanne! Orr hat die erste bekannte Version der zirkulären Atemarbeit erfunden – genau so, wie er es immer behauptet hatte.

Du hast vielleicht bemerkt, dass wir hier gerade implizit eine weitere Vorannahme gemacht haben, also wollen wir sie auch explizit aussprechen: Unserer Meinung nach hat derjenige, der die Atemtechnik des zirkulären Breathwork erfunden hat, auch das gesamte zirkuläre Breathwork erfunden. Denn die Atemtechnik selbst ist das einzig notwendige und ausreichende Element, das alle Stile der zirkulären Atemarbeit verbindet. Aus dieser Perspektive sagen wir: Leonard Orr hat Rebirthing erfunden, die erste dokumentierte Form der zirkulären Atemarbeit.

In diesem Zusammenhang sollten wir noch einen weiteren potenziell kontroversen Punkt ansprechen. Man könnte ihn als das »kalifornische Breathwork-Wettrennen« bezeichnen. Orr behauptet, Rebirthing zwischen 1962 und 1976 entwickelt zu haben. 1977 veröffentlichte er das Buch *Rebirthing in the New Age*, in dem die verbundene Atmung klar beschrieben wird, inklusive aktivem Einatmen und passivem Ausatmen. In einem späteren Buch gibt er an, zu diesem Zeitpunkt »zehntausend Menschen erfolgreich durch eine Hyperventilationserfahrung begleitet zu haben« (Orr & Ray 2007). Um diese Zahl zu erreichen, brauchte es sicher ein paar Jahre, Orr muss also irgendwann zwischen 1962 und 1976 mit der Zirkularatmung begonnen haben. Zu dieser Zeit beschäftigten sich allerdings auch Stanislav und Christina Grof mit Atemtechniken – ebenfalls in Kalifornien. In ihrem Buch *Holotropic Breathwork* schreiben sie, ihren Ansatz »Mitte bis Ende der 1970er Jahre« entwickelt zu haben. Auf den ersten Blick können wir also davon ausgehen, dass Orr und seine Freunde zuerst die Ziellinie überquert haben. Aber natürlich ist es mit der Innovation so eine Sache: Da die Grofs und Orr etwa zur gleichen Zeit in derselben Gegend tätig waren, ist eine gegenseitige Inspiration nicht auszuschließen. Die Grofs erklären, dass sie in monatelangen Seminaren »Techniken, die von westlichen Therapeuten entwickelt wurden«, evaluiert haben, um zu ihrem spezifischen Atemrhythmus zu gelangen, erwähnen dabei aber keine Namen oder konkreten Entwicklungsschritte (Grof & Grof 2010). Das macht es etwas unklar, wie genau ihr Verständnis der Atemtechnik zustande kam. In der zweiten Auflage von *Holotropic Breathwork*, die Ende 2023 herauskam, wird die Sache noch komplizierter. Darin wird beschrieben, wie Stanislav Grof sich von den Beschreibungen von Menschen leiten ließ, die aus einer LSD-Erfahrung zurückkamen. Dabei entdeckte er bei einigen Klienten ein schnelleres, verbundenes Atemmuster und erfuhr, dass dies die Erfahrung intensivierte. Da Grof zu dieser Zeit, also um 1975 herum, auf der Suche nach nicht-pharmakologischen Alternativen zu LSD war, erregte das seine Aufmerksamkeit. Doch das sind mehr oder weniger alle bekannten Fakten. Fest steht im Prinzip nur, dass das Kalifornien der 1970er Jahre ein wahres Mekka der Breathwork-Innovation gewesen sein muss. Und ob Orr und die Grofs ihre weitgehend identischen Atemtechniken nun völlig unabhängig voneinander entwickelt haben oder nicht, die Grofs haben auf jeden Fall einige entscheidende Neuerungen eingeführt, die heute in den meisten Stilen des zirkulären Breathwork zu finden sind (z. B. der Einsatz von Musik).

All das brachte uns zu der Feststellung: Zirkuläre Atemtechniken, die darauf abzielen, nicht-alltägliche Bewusstseinszustände herbeizuführen, sind eine Erfindung des 20. Jahrhunderts, die sich unabhängig voneinander in Kalifornien (Rebirthing und Holotropic Breathwork) und Indien (die Kriya-Atmung, die in SKY praktiziert wird) ereignete. Das mag für einige umstritten sein, aber solange wir keine neuen Informationen haben, ist es die einleuchtendste Vermutung. Das heißt nicht, dass traditionelle und antike Kulturen nicht wussten, wie man veränderte Bewusstseinszustände herbeiführen kann. Denn das wussten sie sehr wohl, wie man an Schwitzhütten oder dem Trancetanz sieht (siehe Kapitel 3.6). Aus den Dokumenten, die wir finden konnten, geht jedoch hervor, dass sie dies nicht mit der Atmung als Hauptwerkzeug taten. Oder wenn doch, haben sie diese Praktiken wohl vor der Nachwelt äußerst geheim gehalten, sodass das moderne Breathwork nicht von ihnen abgeleitet werden konnte. Gleichzeitig gibt es mehrere uralte Atemtechniken wie Ujjayi Pranayama oder Vasen-Atmung, die nicht-alltägliche Bewusstseinszustände der meditativen Art herbeiführen – nur sind diese meist nicht so psychedelisch wie zirkuläres Breathwork (obwohl solche Unterschiede bei einem hohen Level der Meisterschaft wahrscheinlich verschwinden).

An dieser Stelle müssen wir einen Punkt noch mal betonen: Wie du in Kapitel 2.2 gesehen hast, gibt es verbundene Atmungsrhythmen, also die Verschmelzung von Ein- und Ausatmung durch das bewusste Weglassen der Pausen dazwischen, schon seit Langem. Die fundamentale Neuerung der zirkulären Atemarbeit besteht allerdings darin, die verbundene Atmung über einen längeren Zeitraum hinweg fortzusetzen, ohne zusätzliche Aktivitäten, die einen kognitiven Fokus erfordern (z. B. das Zählen von Atemzügen, das Abwechseln verschiedener Atemmuster, das Atemanhalten, das Anspannen bestimmter Muskeln, Visualisierungsübungen, das Rezitieren von Mantras und Ähnliches). Indem wir uns auf nichts anderes konzentrieren als auf den Atemrhythmus, der dazu noch so simpel ist, dass er kaum Aufmerksamkeit erfordert, schaffen wir den geistigen Raum für spontane veränderte Bewusstseinszustände. Das ist der

Grundgedanke, das Geheimrezept, wenn man so will, hinter der Kraft des zirkulären Breathwork!

Das also ist das Ergebnis unserer etwas unerwarteten Suche: Soweit wir bisher wissen, ist zirkuläres Breathwork etwas wirklich Neues – zwar fest in den Traditionen der Vergangenheit verwurzelt, aber dennoch eine grundlegende Innovation im Vergleich zu früheren Praktiken. Und das wichtigste Element – die täuschend einfache Atemtechnik – wurde höchstwahrscheinlich von Leonard Orr entdeckt, dem Mann in der Badewanne!

Kurz gesagt: Die Eltern der zirkulären Atemarbeit

Wilhelm Reich war der erste moderne Psychotherapeut, der die Atmung seiner Patienten in den Mittelpunkt stellte. Er entwickelte dabei auch wichtige Zusatzelemente (Stimmarbeit, Körperarbeit). Seine Patienten könnten in manchen Fällen spontan in ein zirkuläres Atemmuster verfallen sein, doch dies war nicht explizit Teil eines gezielten Ansatzes.

Die zirkuläre Atemarbeit an sich wurde zuerst von Leonard Orr und seiner Mitarbeiterin Sondra Ray entdeckt und formalisiert, unabhängig von ihnen vielleicht auch von Stanislav und Christina Grof, etwas später von Ravi Shankar. Sie alle können als die Begründer dieser Methode angesehen werden.

Direkte Verbindungen zu älteren Atemtechniken, die zirkuläre Breathwork-Ansätze inspiriert haben könnten, sind nicht nachweisbar. Zirkuläres Breathwork scheint eher intuitiv erfunden worden zu sein (von Orr in der Badewanne, von den Grofs bei der Betreuung von LSD-Trips und von Ravi Shankar bei der Stillemeditation).

In letzter Zeit wurde Breathwork von Wim Hof in der Mainstream-Kultur populär gemacht. In gewisser Weise hat er also ein neues Kapitel in der Breathwork-Geschichte aufgeschlagen.

Nachdem wir nun eine gewisse Vorstellung von der Entstehungsgeschichte des zirkulären Breathwork haben, wollen wir uns drei der bereits erwähnten modernen Varianten etwas näher anschauen.

Rebirthing

Da wir in diesem Kapitel ja bereits ein paar Aspekte des Rebirthing kennengelernt haben, füllen wir hier die verbliebenen Lücken. Rebirthing entstand anscheinend aus einer Reihe von glücklichen »spirituellen Zufällen« (Orr & van Laere 2011), aber wie das Sprichwort sagt, begünstigt das Glück nur den gut vorbereiteten Geist. Und Leonard Orr war vorbereitet. Er hatte es sich zur Gewohnheit gemacht, in seiner Badewanne zu meditieren, wo er bald anfing, nicht-alltägliche Bewusstseinszustände zu erleben, die sich besonders um seine Geburt drehten. Das Wiedererleben dieser Ereignisse verschaffte ihm Einsichten über sich selbst und das Leben als Ganzes – Erfahrungen, die er als sehr wertvoll und hilfreich empfand. Als er anfing, von seiner Badewannen-Praktik zu berichten, wollten andere das auch unbedingt ausprobieren und erlebten ähnliche Erfahrungen. So wurde aus dem einen Mann in der Badewanne eine ganze Badewannen-Gemeinschaft. Manche der Neulinge meinten dann, dass es gut wäre, wenn sie jemanden hätten, der sie während der Übung unterstützen könnte. So begann Orr, Sessions zu leiten, bei der Integration der Erfahrungen zu helfen und auszuprobieren, wie er die Praxis weiter verbessern konnte. Er experimentierte mit dem vollständigen Eintauchen ins Wasser mithilfe eines Schnorchels, um die Erfahrung im Mutterleib noch besser zu simulieren, und dieses neue Vorgehen funktionierte sehr gut. Doch noch wichtiger: Der Schnorchel scheint Orr auf die Idee gebracht zu haben, verstärkt auf die Atmung zu achten. Dabei beobachtete er, dass die Teilnehmer irgendwann alle im gleichen Rhythmus atmeten und »das Einatmen mit dem Ausatmen verschmolzen« (Orr & van Laere 2011). Eine solche verbundene Atmung führte dann oft zu dem, was Orr eine »Atembefreiung« nannte. Durch solche Atembefreiungen lehrte er seine Schüler, »das Drama loszulassen«. Darüber hinaus konnten während der Sessions neben der Atemtechnik auch Affirmationen eingesetzt werden, also Aussagen, die uns dabei helfen können, unsere Gedanken in eine positivere Richtung zu lenken. Auch beruhigende Berührungen – was wir heute als Teil der Körperarbeit ansehen – fanden Anwendung (Orr & Ray 2007).

Orrs letzte und wichtigste Erkenntnis war, dass das verbundene Atmen selbst den größten Teil der Arbeit leistet. Das Untertauchen im Wasser und andere Aspekte sind zwar potenzielle Verstärker, doch die Atemtechnik ist das zentral notwendige und ausreichende Element. Darauf aufbauend entwickelte er ein Verfahren, bei dem die ersten zehn Sessions »trockene« Atemübungen mit Nasenatmung waren, wodurch die resultierenden Erfahrungen sanfter und leichter zu begleiten waren. Erst danach empfahl er »nasse« Sessions mit Mundatmung, um tiefer in die Selbsterfahrung einzutauchen. Diese Reihenfolge ist bis heute die Standardmethode beim Rebirthing.

Abschließend zwei kurze Anmerkungen: Zum einen gibt es im Breathwork-Feld die populäre Vorstellung, dass die zirkulär verbundene Atmung die natürliche Grundatmung von Kindern ist, solange sie keinen Stress oder traumatisierende Ereignisse erleben. Erst dann fangen wir an, zwischen Ein- und Ausatmung den Atem anzuhalten, uns anzuspannen und den »natürlichen« Fluss des Atems zu unterbrechen. Intuitiv ergibt das viel Sinn, wenn man an das bekannte Phänomen denkt, dass uns angesichts einer stressigen oder schockierenden Situation »der Atem stockt«. Diese ganze Idee stammt mit einiger Wahrscheinlichkeit aus dem Rebirthing, denn dabei scheinen Menschen ihr Ein- und Ausatmen zu verschmelzen, wenn sie zu einer jüngeren Version ihrer selbst zurückkehren. Allerdings konnten wir bisher keine wissenschaftliche Studie finden, die diese These stützt (oder auch nur testet).

Ein weiterer faszinierender Beitrag von Orr zum Breathwork-Feld, den wir nicht unerwähnt lassen möchten, ist sein »Multi-Guru-System«. Dieser Begriff wurde von seiner langjährigen Mitarbeiterin Sondra Ray geprägt und beschreibt Orrs Idee, dass Dezentralisierung in spirituellen Organisationen äußerst wertvoll ist (Orr & Ray 2007). Seiner Meinung nach neigt eine Gemeinschaft, die sich um eine einzelne Figur, einen einzelnen Guru, dreht, mit der Zeit dazu, auf die eine oder andere Weise fragil zu werden. Nur sehr wenige Menschen können die Dankbarkeit und Bewunderung von Hunderten, Tausenden oder sogar Zehntausenden Menschen empfangen, ohne ihr Ego aufzublähen und/oder die Macht zu missbrauchen, die mit dieser Position einhergeht. Ein Multi-Guru-System verringert die Last des überwältigenden positiven Feedbacks und erlaubt es gleichzeitig, sich gegenseitig zur Verantwortung zu ziehen.

Holotropic Breathwork

Auch die holotrope Atemarbeit haben wir in groben Zügen bereits besprochen, lass uns also auch hier lediglich ein paar Lücken füllen. Stanislav und Christina Grof sind eine Art Yang zu Leonard Orrs Yin. Seinen esoterischen und ungeplanten Erkundungen der menschlichen Natur setzten sie einen eher akademischen, psychologischen Ansatz entgegen. Na ja, nicht ganz. Laut der kürzlich erschienenen überarbeiteten Fassung ihres bahnbrechenden Buches *Holotropic Breathwork* entdeckten auch die Grofs Breathwork durch eine Reihe von zufälligen Beobachtungen. Zumindest in dieser Hinsicht sind sich die beiden Stile also ähnlich. Die Umstände waren dagegen recht unterschiedlich. Während Orr sich von seinen eigenen Badewannen-Erfahrungen leiten ließ und sich klar auf das Ziel des Rebirthing konzentrierte, waren die Grofs generell auf experimentelle Therapien spezialisiert, darunter LSD-gestützte Psychotherapie und Yoga: Stanislav ist Psychiater, Christina war Hatha-Yoga-Lehrerin. Bei der Arbeit mit Menschen, die am Ende ihrer LSD-Erfahrung standen, machte Stanislav Grof zwei wichtige Beobachtungen:

1. In einigen Fällen verspürten Patienten gegen Ende ihrer LSD-Erfahrung starke körperliche Schmerzen an verschiedenen Körperstellen, verbunden mit heftigen Emotionen. Sie baten Grof dann oft, Druck auf diese Stellen auszuüben. Dieser Kontakt löste oft körperliche Empfindungen wie »Zittern, Husten, Schreien und Würgen« oder gar »Erbrechen« aus, die sich nach etwa 20 Minuten in einem Gefühl der Entspannung und des Friedens auflösten. Und der körperliche Schmerz war dann auch verschwunden.
2. Später wählte Grof bei unabgeschlossenen LSD-Erfahrungen einen direkteren Ansatz, indem er am Ende der Session ausgehend von den körperlichen Empfindungen der Patienten Druck auf verschiedene Kontaktpunkte ausübte, um die zugrunde liegenden emotionalen Prozesse freizusetzen. Und »während er dies tat, begannen mehrere Patienten spontan schnell zu atmen – in einer sakkadischen Atmung, ähnlich wie eine Bhastrika-Atmung vor der Siddha-Yoga-Meditation.[2] Sie berichteten ihm, dass diese Atmung ihre Erfahrungen intensivierte, als ob sie in die Mitte ihrer Session zurückkehrten. Diese Beobachtung zeigte ihm, dass schnelleres Atmen

2 Leser, die sowohl mit Bhastrika Pranayama als auch mit holotropischem Breathwork vertraut sind, stellen hier vielleicht fest, dass zwischen diesen beiden Atemtechniken immer noch eine ziemlich große Kluft besteht. Wie genau die Grofs von der Bhastrika-ähnlichen Atmung mancher Klienten auf den spezifischen Atemrhythmus für Breathwork kamen, wird in ihrem Buch nicht genauer erläutert.

unbewusstes Material an die Oberfläche des Bewusstseins bringen kann« (Grof & Grof 2023).

Zunächst wird also die Körperarbeit (in Anlehnung an Reich, Lowen und andere) im spezifischen Kontext der LSD-unterstützten Therapie wiederentdeckt. Dann wird die Idee etabliert, dass eine bestimmte Art der Atmung Menschen in einen veränderten Bewusstseinszustand versetzen kann. Zudem ist die holotrope Atemarbeit der erste Breathwork-Stil, der die Verwendung von Musik einführte. Dies ist ein direktes Erbe aus der Arbeit mit Psychedelika und heute ein universelles Merkmal der meisten Breathwork-Varianten. Eine weitere Neuerung in der holotropen Atemarbeit ist, dass die Teilnehmer Sessions in Paaren erleben, wobei sie sich beim Breathwork abwechseln. Der nicht atmende Teilnehmer, Sitter genannt, sitzt neben dem atmenden Teilnehmer, um ihn zu beobachten und (passiv) zu unterstützen. Dieses Arrangement begann zufällig, als Stanislav Grof sich eines Tages kurz vor einem großen Workshop den Rücken verrenkte und sich nicht mehr bewegen konnte. Das Ergebnis gefiel den Teilnehmern so gut, dass sie nicht mehr zu dem Modell zurückkehren wollten, bei dem die Atmenden lediglich von einem Begleiter unterstützt werden. Das bedeutet nicht, dass Sitter die Begleiter ersetzen, sondern dass beide der Session auf ihrer Weise beiwohnen. Darüber hinaus scheinen die Grofs auch die Ersten gewesen zu sein, die systematische Integrationspraktiken einführten: Am Ende einer holotropen Breathwork-Session werden die Teilnehmer aufgefordert, der Inspiration ihrer Erfahrung folgend ein Mandala zu zeichnen. Diese Aktivität wird als nonverbaler Integrationsschritt angesehen.

Als Mitglied der Forschergemeinschaft der humanistischen Psychologie und auf Grundlage seiner Erfahrungen mit psychedelischer Therapie trug Stanislav Grof schließlich maßgeblich zur Entwicklung der transpersonalen Psychologie bei – dem Versuch, spirituelle und transzendente Aspekte der menschlichen Erfahrung in den Rahmen der modernen Psychologie zu integrieren (Grof & Grof 2010). Die transpersonale Psychologie nutzten die Grofs dann, um ihren Breathwork-Ansatz weiter auszugestalten. Doch obwohl diese akademischen Bemühungen definitiv sehr hilfreich waren, konnten sie den »starken Widerstand« des »akademischen Mainstreams« nicht völlig verhindern (Grof & Grof 2010). Die Grofs stellten fest, dass das zentrale Problem wohl schlicht in der Natur der Erkenntnisse über veränderte Bewusstseinszustände liegt: Diese Erkenntnisse lassen sich nicht durch kleine Anpassungen in bestehende Theorien der menschlichen Psychologie integrieren, sondern können nur durch einen Paradigmenwechsel Teil der wissenschaftlichen Landschaft werden. Und Paradigmenwechsel stoßen eben in der Regel auf erbitterten Widerstand. Auf einer praktischeren Ebene können Psychotherapeuten aus Sicht der Grofs Breathwork nur dann akzeptieren, wenn sie das »Wesen der therapeutischen Intervention und die Rolle des Therapeuten neu definieren. Denn bei Breathwork muss der Therapeut von seiner aktiven Rolle zurücktreten und eine eher unterstützende Rolle einnehmen, um einem Prozess zu dienen, der im Kern ein Selbstheilungsprozess ist« (Grof & Grof 2023).

Bewusst-verbundene Atemarbeit

Aus der Pionierarbeit von Holotropic Breathwork und Rebirthing haben sich vielfältige Ableger entwickelt, die man jedoch alle unter dem Begriff »bewusst-verbundene Atemarbeit« bzw. »Conscious-Connected Breathwork« zusammenfassen kann. Soweit wir das beurteilen können, übernimmt jede Praxis, die in unsere Definition von bewusst-verbundenem Breathwork fällt, Elemente aus dem Rebirthing und aus der holotropen Atemarbeit und fügt mitunter eine persönliche Interpretation, einen kulturellen Rahmen oder eine Technik aus anderen Kontexten hinzu. Beispielsweise haben verschiedene Mitglieder der Rebirthing-Gemeinschaft ihre eigenen Stile entwickelt, unter ihnen Sondra Ray, die beim Liberation Breathing eine Verbindung mit der Energie der »göttlichen Mutter« hinzufügte, und Judith Kravitz, die beim Transformational Breathwork ihre Erfahrung als Seelsorgerin einbrachte. Auf vergleichbare Weise modifizierten Lehrer des holotropen Breathwork die Originalmethode, zum Beispiel Jacquelyn Small, die beim Integrative Breathwork meditative Selbsthypnose einbaute.

Zusammenfassung: Die Geschichte der zirkulären Breathwork-Traditionen

In Abbildung 2.2 zeigen wir eine breite Palette von zirkulären Breathwork-Traditionen und wie sie im Laufe der Zeit miteinander in Verbindung gestanden haben könnten. Der Schwerpunkt liegt hier auf Techniken, die veränderte Bewusstseinszustände ähnlich denen von Psychedelika hervorrufen können. Dabei handelt es sich in der Regel um schnelle, intensive Atemtechniken – Techniken mit langsamer Atmung werden hier also nicht berücksichtigt. Kurz gesagt sind die wichtigsten Zweige der modernen zirkulären Breathwork-Familie Holotropic Breathwork, Conscious-Connected Breathwork, Rebirthing, die Wim-Hof-Atmung und Sudarshan Kriya Yoga. Die Haupteinflüsse dieser Ansätze sind zwei alte Traditionen: Tummo und Kriya Yoga. Beide werden heute noch praktiziert und unterscheiden sich in mancher Hinsicht klar von zirkulären Breathwork-Techniken – Tummo nutzt typischerweise langsamere Atemrhythmen und Kriya Yoga enthält eine Reihe verschiedener Atemansätze, aber keine die direkt darauf ausgelegt zu sein scheinen, stark veränderte Bewusstseinszustände zu begünstigen. Weitere Einflüsse des zirkulären Breathwork sind die humanistische Psychologie und die reichianische Psychotherapie, einschließlich neo-reichianischer Ansätze wie zum Beispiel die Bioenergetik. Gerade Letztere hat mindestens einen wichtigen Beitrag geleistet: die von Alexander Lowen entwickelte Idee der Erdung (Grounding), eine Methode, um aus veränderten Bewusstseinszuständen »auf die Erde« zurückzukehren. Dabei geht es darum, mit der Realität, mit dem Boden, auf dem wir stehen, und dem Körper im Allgemeinen (wieder) in Kontakt zu kommen. Dafür steht eine Vielzahl an Übungen zur Verfügung – die vermutlich in ähnlicher Weise schon seit sehr langer Zeit Teil schamanischer Praktiken sind.

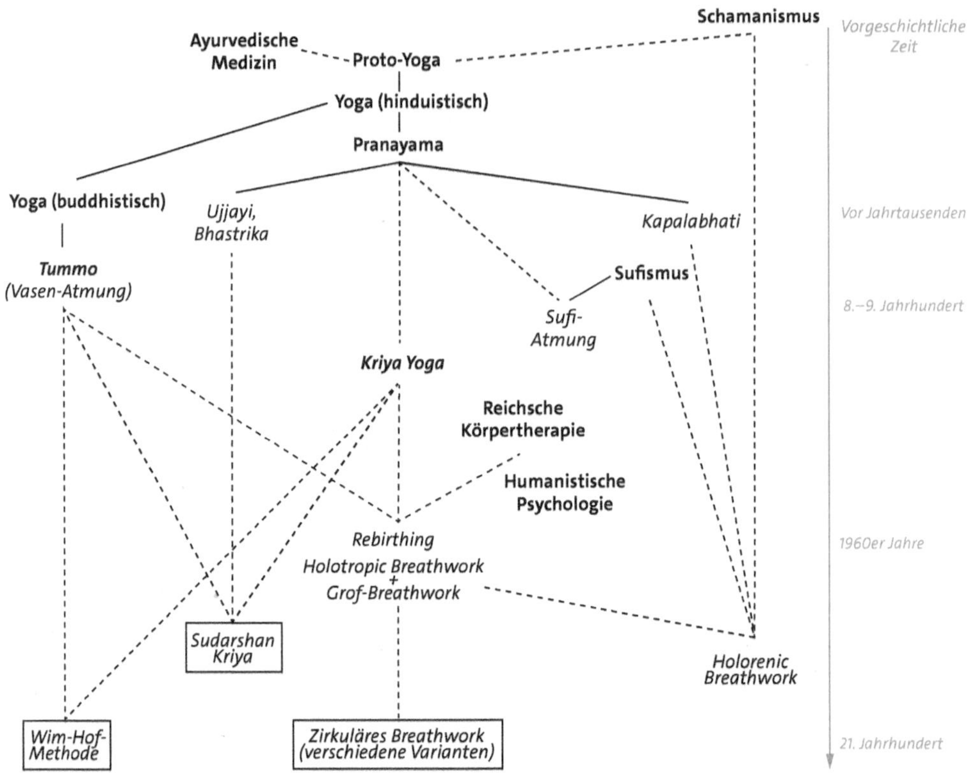

Abb. 2.2: Evolutionsdiagramm von Atemtechniken, die psychedelische Bewusstseinszustände hervorrufen können. Beispiele von Techniken, die in diese Rubrik fallen, sind kursiv gedruckt, verwandte Traditionen sind fett gedruckt. Die durchgezogenen Linien bedeuten: von einer bestimmten Tradition direkt abgeleitet. Gestrichelte Linien: enthält Elemente einer anderen Tradition. In den Kästen stehen die heutzutage beliebtesten Techniken (angepasst übernommen aus Fincham et al. 2023a).

So geht's weiter

Nachdem wir uns nun mit der Entstehungsgeschichte des Breathwork beschäftigt haben, nehmen wir im nächsten Kapitel eine sehr viel aktuellere Entwicklung in den Blick: die Biohacker.

2.4 Die Biohacker: Von der Medizin zur Hochleistung

Das Wichtigste zuerst: Ein Biohacker ist grob gesagt »jemand, der Technologie, Drogen oder andere chemische Substanzen wie Hormone einsetzt, um seinen körperlichen und geistigen Zustand zu verbessern« (*Cambridge Dictionary*)[3]. In dieser Definition ist der Gedanke des Selbstversuchs bereits enthalten, was bedeutet, dass Biohacking generell außerhalb eines traditionellen medizinischen oder naturwissenschaftlichen Forschungsumfelds stattfindet. Da sich das Biohacking zunächst einmal auf Selbstexperimente gründet, fehlen natürlich auch die strengen Kontrollversuche und statistischen Analysen, die man normalerweise einsetzt, um Ergebnisse auf größere Personengruppen zu verallgemeinern. Daher finden sich Einsichten, die beim Biohacking gewonnen wurden, nur selten in wissenschaftlichen Fachzeitschriften wieder. Die Türen zur traditionellen akademischen Welt sind vielleicht nicht völlig verschlossen, aber definitiv etwas rostig. Und wie die Atempraktiken dringt auch das Biohacking kaum bis ins Mainstream-Bewusstsein vor – und wenn doch, dann meist nur in seinen extremeren Ausformungen. Im Jahr 2024 war das etwa Bryan Johnson, ein 1977 geborener Unternehmer, der versucht, seinen Alterungsprozess umzukehren, um seine Lebensspanne so weit wie möglich zu verlängern. Obwohl sein Ansatz durchaus vielversprechend ist hinsichtlich Biomarker und Wohlbefinden, ist er im Moment allerdings noch nicht leicht übertragbar, denn seine Anti-Aging-Kur kostet derzeit angeblich zwei Millionen Dollar pro Jahr. Und was Johnsons Hauptziel, nicht zu sterben, angeht, werden wir wohl erst in Jahrzehnten wissen, ob es funktioniert hat. Wenn nicht – dann schon früher.

Ungeachtet verschiedener Vorbehalte ist Johnsons Versuch ein klares Beispiel dafür, dass es beim Biohacking gegenwärtig viele neue, aufregende und manchmal auch verrückte Pfade zu erforschen gibt. Für die Zwecke dieses Buches wollen wir uns dabei auf Menschen beschränken, die systematisch ihre Atmung manipulieren, um körperliche Verbesserungen zu erzielen, die sie auch quantifizieren. Früher wären diese Menschen womöglich als »Pulmonauten« (vom lateinischen *pulmo* für »Lunge« und dem griechischen *naútēs* für »Seemann«) bezeichnet worden, doch das Wort ist heute so gut wie ausgestorben, also bleiben wir einfach beim Biohacker.

2.4.1 Biofeedback: Die Muse des Biohackers

Die Idee, dass man seinen Körper überhaupt ohne die Hilfe von Medikamenten, Maschinen oder sportlichen Einsatz dramatisch verändern kann, ist in manchen Kulturen schon sehr alt, in der westlichen aber eher neu. Eine der ersten eindrucksvollen

---

3 Es gibt allerdings noch eine zweite Bedeutung, wonach ein Biohacker jemand ist, der Experimente mit biologischem Material durchführt, aber kein offizieller Experte oder professioneller Wissenschaftler ist.

Demonstrationen dieses Prinzips entsprang der Zusammenarbeit zwischen den medizinischen Forschern Elmer und Alyce Green und Swami Rama.[4] Swami Rama war, wie bereits erwähnt, ein hochrangiger Yogi, der in den Klöstern des Himalajas ausgebildet wurde und später in den Westen reiste, um sich und seine Methoden von Wissenschaftlern untersuchen zu lassen (siehe Kapitel 2.1). Elmer und Alyce Green wiederum leisteten Pionierarbeit bei der Erforschung der Körper-Geist-Koordination. Besonders interessierten sie sich für psychosomatische Krankheiten, also natürliche körperliche Reaktionen auf psychischen Stress, die sich dann jedoch zu dauerhaften und damit problematischen Symptomen entwickeln. Das können zum Beispiel eine erhöhte Herzfrequenz, eine verkrampfte Atmung oder auch Muskelverspannungen sein, die sowohl dem Körper als auch dem Geist in einer Art destruktiver Rückkopplungsschleife einen permanenten Ausnahmezustand signalisieren.

Um solche Teufelskreise zu durchbrechen, entwickelten die Greens in der Forschungsabteilung der Menninger-Stiftung in Kansas das Biofeedback: die Idee, dass Menschen sich selbst trainieren können, um gezielt die Kontrolle über Körperfunktionen zu erlangen, die normalerweise unfreiwillig sind. Die grundlegende Methode besteht darin, eine Körperfunktion (z. B. die Herzfrequenz) mit Geräten zu messen, sie den Patienten anzuzeigen und sie dann durch verschiedene Übungen anzuleiten, diese Körperfunktion mental zu beeinflussen, um sie wieder auf einen gesunden Ausgangswert zu bringen. Mit anderen Worten: Biofeedback ist eine Methode, die darauf abzielt, Körperfunktionen ins Gleichgewicht zu bringen, indem man 1. kontinuierlich eine Messung dieser Körperfunktion anzeigt und 2. Patienten trainiert, diese Messung bewusst zu verändern.

Als Swami Rama 1970 die Menninger-Stiftung besuchte (siehe Abbildung 2.3), erforschten die Greens das Biofeedback bereits seit Jahren – und in nur wenigen Tagen pulverisierte Swami Rama die bisher gemessenen Grenzen dessen, in welchem Ausmaß ein Mensch allein durch seinen Willen seinen Körper manipulieren kann:

1. Kontrolle der Hauttemperatur: Er erzeugte einen Temperaturunterschied von 5,5 °C zwischen zwei Stellen auf seiner Hand, die lediglich fünf Zentimeter voneinander entfernt waren. Und das innerhalb von zwei Minuten. Dies ist wahrscheinlich auf die bewusste Steuerung des lokalen Blutflusses zurückzuführen, da keine Muskelanspannung festgestellt wurde.

---

4 Wir haben in diesem Buch versucht, uns generell nicht auf die Arbeit von Menschen mit fragwürdigem Verhalten zu stützen. Swami Rama (1925–1996) ist einer dieser Menschen. Er wurde mehrfach des sexuellen Missbrauchs seiner Anhänger beschuldigt und ein Mal wegen sexueller Nötigung verurteilt. Soweit wir wissen, war seine Zusammenarbeit mit westlichen Wissenschaftlern jedoch einzigartig und die erste ihrer Art. Es ist auch ein Teil seiner Arbeit, der nicht durch sein Verhalten gegenüber seinen Anhängern belastet ist. Trotzdem ist Swami Ramas Geschichte eine Erinnerung, dass je heller das Licht, desto dunkler der Schatten, wie das Sprichwort sagt. Auch das ist ein Grund, warum wir Leonard Orrs Multi-Guru-System so interessant finden: Bis zu einem gewissen Grad kann es die Möglichkeit des Missbrauchs der Guru-Position entschärfen (siehe Kapitel 2.3).

2. Kontrolle der Herzfrequenz: Er ließ sein Herz vier- bis fünfmal schneller schlagen als normal, mit etwa 300 Kontraktionen pro Minute – eine Geschwindigkeit, bei der das Herz keine Zeit mehr hat, effektiv Blut zu pumpen. Bei Nicht-Yogis wäre dies eine Herzrhythmusstörung namens Vorhofflattern – ein Zustand, der sofortige ärztliche Hilfe erfordert. Verständlicherweise wurden die Forscher dabei ziemlich nervös, doch an diesem Punkt wird es dich wohl kaum überraschen, dass es Swami Rama dabei blendend ging.
3. Kontrolle der Gehirnwellen: Er konnte (zu einem gewissen Grad) auswählen, welche Rhythmen und Muster in seiner Gehirnaktivität auftraten. Während Biofeedback-trainierte Personen oft auch lernen, bestimmte Gehirnrhythmen zu verstärken oder zu verringern, schien Swami Rama stattdessen bestimmte Geisteszustände aufzurufen, die wiederum mit spezifischen neuronalen Mustern einhergingen.

Natürlich hat nicht jeder die Zeit, sich durch jahrelange Übung die von Swami Rama demonstrierte Körperbeherrschung anzueignen. Dennoch zeigte er eindrucksvoll, was prinzipiell möglich ist – eine Inspiration für viele Biohacker, die solche und andere Effekte am eigenen Körper erleben wollten. Auf dieser Grundlage werden heute Biofeedback-Therapien in Krankenhäusern wie der Mayo Clinic als Behandlungsoption für Schmerz- und Stressmanagement angeboten, und ihre klinische Wirksamkeit hat sich bei verschiedenen Erkrankungen wie Angstzuständen, chronischen Schmerzen, Epilepsie und Bluthochdruck als robust erwiesen (Yucha & Montgomery 2008).

Biofeedback entwickelte sich also über mehrere Jahrzehnte hinweg zu einer allgemein akzeptierten und beliebten Gesundheitspraxis. Auf dem Weg stieß es aber auch auf viele, vielleicht überraschende, Widerstände. In den Worten Elmer Greens (Green 1999): »Die offensichtlichste Ähnlichkeit besteht darin, dass sowohl Yoga als auch Biofeedback-Training Systeme der Selbstregulierung sind, im Gegensatz zur [externen] Programmierung durch Hypnose, Medikamente oder direkte chirurgische Eingriffe am Patienten. Beim Yoga folgt der Patient zwar einem System, um die Selbstregulierung zu erlernen, aber er allein ist für dessen Anwendung verantwortlich. Das gleiche Maß an Selbstverantwortung findet sich beim Biofeedback-Training. Die Geräte tun nichts anderes, als physiologische Vorgänge zu messen und dem Patienten diese Informationen zu präsentieren (meist über Monitore oder Töne), aber es dauert manchmal zwei oder drei Wochen, bis ein Patient von der passiven Natur der Biofeedback-Geräte überzeugt ist und auf einer tiefen Ebene erkennt, dass hier niemand mithilft außer ihm selbst. Die Geräte sagen ihm etwas über sich selbst, aber das ist alles. Sie sind nur ein Spiegelbild innerer Ereignisse.«

Dieses Zitat verdeutlicht zwei wichtige Punkte, die erklären, warum Biofeedback als Körper-Geist-Intervention etwas gewöhnungsbedürftig sein kann:

1. Rückkopplungsschleifen sind komisch: Rückkopplung bedeutet, dass zwei oder mehr Dinge miteinander in Wechselwirkung stehen. Zum Beispiel: A beeinflusst B, was wiederum A beeinflusst usw. Im Fall von Biofeedback stehen drei Dinge in Wechselwirkung miteinander: Körper → Maschine → Geist → Körper → Maschine → Geist ... Wo hört das auf? Wie stabilisiert es sich? Um diese Fragen ernsthaft be-

antworten zu können, müsste man erst ein paar Universitätskurse über dynamische Systeme belegen, denn die einzige Möglichkeit, stabile Lösungen für diese Art von dynamischer Dreier-Interaktion zu finden, ist, das Ganze in Gleichungen aufzuschreiben. Das steht in krassem Gegensatz zu den direkten Linien, mit denen wir in der Schulmedizin viel eher vertraut sind: Du nimmst eine Pille, schneidest den Blinddarm raus oder sprichst mit einem Therapeuten – und es folgt eine Wirkung. Simpel. Keine Wechselwirkungen und dynamischen Kreisläufe, über die man als Patient nachdenken muss. Wobei natürlich jeder, der ein wenig medizinisch bewandert ist, weiß, dass selbst vermeintlich simple lineare Beziehungen in Wirklichkeit sehr komplex sind. Aber zurück zu Greens Patienten: Manche von ihnen versuchten, die Rückkopplungsschleife, deren Teil sie waren, zu einem linearen Prozess zu vereinfachen, indem sie sich selbst davon überzeugten, dass die Maschine aktiv Einfluss auf sie ausübte. So erschien die Frage der Kausalität wieder geklärt: Die Maschine veränderte den Zustand ihres Körpers. Ihren eigenen Geist strichen sie dabei komplett aus der Gleichung.
2. Selbstregulierung ist komisch: Die meisten Menschen glauben einfach nicht, dass sie bestimmte Körperfunktionen selbst regulieren können. Und das ergibt Sinn. Die meisten inneren Körperfunktionen wie Herzschlag, Körpertemperatur oder Verdauung werden automatisch durch unterbewusste Prozesse gesteuert, das erfahren wir von Geburt an. Ein weiterer Faktor ist wohl auch die Art und Weise, wie das Gesundheitswesen heute funktioniert: Typischerweise untersucht dich ein Arzt und sagt dir dann, was mit dir los ist und wie du damit umgehen sollst. Deine persönliche Denkweise ist zu keinem Zeitpunkt Teil der Lösung. Du glaubst also vielleicht ohnehin schon, dass es unmöglich ist, deine Körperfunktionen geistig zu steuern, und dein Gesundheitsdienstleister tut das ebenfalls. Diskussion zu Ende? Nein, denn den Unterschied macht hier die Übung – Selbstregulierung ist nur durch regelmäßiges Training möglich!

Die Experimente von Swami Rama und die Erfolge von Biofeedback im Allgemeinen zeigen also zweierlei: Zum einen ist die Verbindung zwischen unserem Körper und unserem Geist oftmals besser als Tanz zu verstehen denn als mechanischer Ablauf. Das mag etwas kompliziert sein – ist aber auch wunderschön. Zum anderen dürfen wir uns zutrauen, unsere Gesundheit und unsere Erfahrung der Welt viel stärker zu gestalten, als uns üblicherweise beigebracht wird. Der geschulte Geist kann zu einem weitaus größeren Grad mit dem Körper kommunizieren, als wir denken. Und wenn wir Geist und Körper in Einklang bringen, steigt unser Wohlbefinden enorm. Das ist die Hoffnung, der Treibstoff, der die Biohacking-Bewegung antreibt – und der Grund dafür, dass Selbstversuche ein vielversprechender Weg zum medizinischen Fortschritt sein können.

Um zurück zum Atem zu kommen: Was haben die Selbstversuche der Atem-Biohacker also ergeben? Das können wir als eine Mischung aus den folgenden Elementen zusammenfassen:

1. Wiederentdeckung der yogischen Atemtechniken, die jedoch in einem physiologischen Rahmen verankert werden.

2. Anpassung an westliche Teilnehmer in dem Sinne, dass nur die Atemtechnik beibehalten wird und andere yogische Elemente entfernt werden.
3. Innovation auf der Grundlage von Selbstversuchen und Beobachtungen.
4. Messung von Ergebniswerten, um die Wirkung von Atemtechniken zu quantifizieren.

Im Folgenden stellen wir einige der bekanntesten Ansätze vor, die diesen Punkten Rechnung tragen.

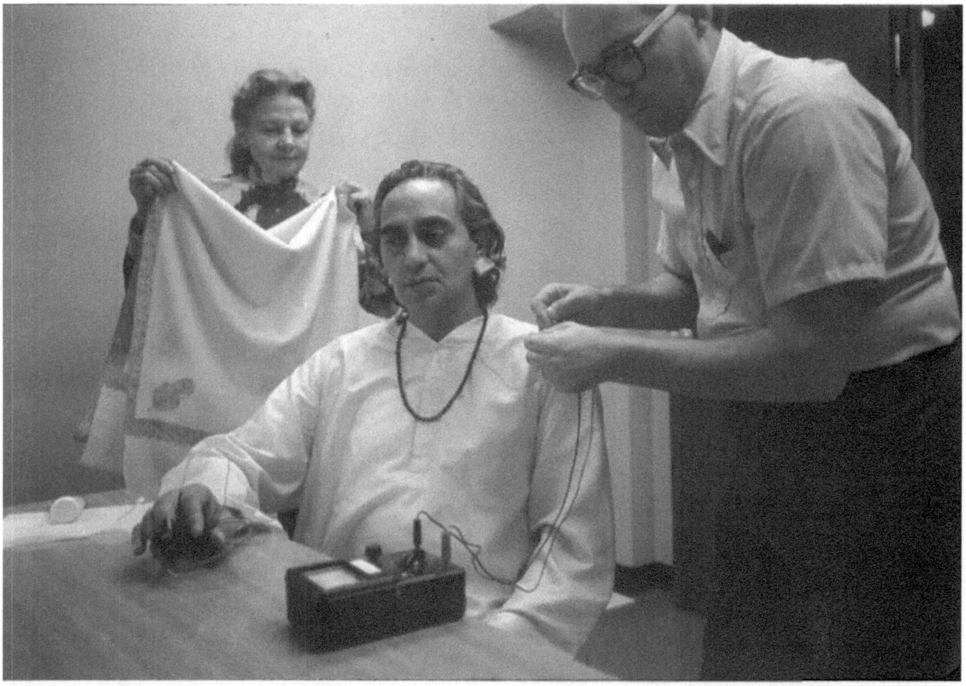

Abb. 2.3: Swami Rama in den Laboren der Menninger-Stiftung mit Alyce und Elmer Green.

Den Atem anhalten

Lange Zeit war extremes Atemanhalten die Domäne von Freitauchern. Sie trainierten, die Luft länger anzuhalten, um dadurch tiefer tauchen zu können. An sich würde das nicht unter unsere Definition von Breathwork fallen. Doch schon bald wurde klar, dass das Atemanhalten zu Hypoxie und Hyperkapnie (zu wenig O_2 und zu viel CO_2 im Blut) führt – und obwohl das erst mal schädlich klingt und im Extremfall tödlich enden kann, kann es in kleinen Dosen auch hilfreich sein. Mit anderen Worten: Es handelt sich um einen Fall von Hormesis, bei dem ein bisschen Gift auf lange Sicht stärker macht (mehr dazu in Kapitel 3.5). Ein bekanntes Beispiel von Hormesis ist das Höhentraining, das manche Spitzensportler absolvieren, um die Sauerstoffverwertung ihres Körpers zu verbessern. Ähnlich bewirken Atem-Anhalte-Übungen über drei bis fünf Wochen bei Läufern Leistungssteigerungen von drei bis vier Prozent. Diese Verbesserung scheint durch mindestens zwei Veränderungen unterstützt zu werden: Das Herz pumpt bis zu 30 Prozent mehr Blut pro Schlag, und das Blut selbst hat eine bis zu zehn Prozent höhere Hämoglobinkonzentration (Harbour et al. 2022). Zusammen bedeutet das, dass das Blut schneller fließt und dabei mehr Sauerstoff transportiert. Zu den längerfristigen körperlichen Anpassungen an regelmäßiges Atemanhalten gehört auch eine gesteigerte Toleranz gegenüber erhöhten CO_2-Werten im Blut. Dies wiederum kann zu einer verbesserten Sauerstoffversorgung der Muskeln führen und eine ruhigere Atemfrequenz ermöglichen.

Atemanhalten oder Atempausen finden sich als Element in vielen verschiedenen Atemtechniken, auf drei davon werden wir hier noch genauer zu sprechen kommen: die Box-Atmung, die 4-7-8-Atmung und die Wim-Hof-Methode.

Langsames Atmen

Der Mensch atmet normalerweise etwa 10- bis 20-mal pro Minute. Langsames Atmen definiert damit jede Übung, bei der die Atemfrequenz unter dem Normalwert liegt, typischerweise zwischen vier und zehn Atemzügen pro Minute. Bei allen uns bekannten Techniken geht langsame Atmung Hand in Hand mit tiefer Atmung: Man atmet vollständig ein und aus und setzt dabei das Zwerchfell ein, indem man den Bauch nach außen und nach innen drückt (die sogenannte Bauch- oder Zwerchfellatmung). Dabei hat eine Studie aus dem Jahr 2015 gezeigt, dass es für Probanden ziemlich schwierig ist, langsam, also zum Beispiel mit drei bis sieben Atemzügen pro Minute, zu atmen, ohne vorher die Bauchatmung zu trainieren (Stromberg et al. 2015).

Es ist allgemein bekannt, dass ein tiefer Atemzug dabei helfen kann, sich zu entspannen. Dieser tiefe Atemzug ist vielleicht eher ein Seufzer (siehe dazu auch den Abschnitt über »zyklisches Seufzen« weiter unten) als eine verlangsamte Version deiner normalen Atmung. Dennoch, langsamer und tiefer zu atmen ist in Stresssituationen generell eine gute Idee. Aber kann es auch über die unmittelbare Situation hinaus nützlich sein? Auf jeden Fall. Langsames Atmen hat bei gesunden Testpersonen eine Reihe von physiologischen und psychologischen Vorteilen ergeben, etwa eine erhöhte Belastbarkeit und Entspannung, verringerte Angst und einen niedrigeren Blutdruck (Laborde et al. 2022). Man kann sogar argumentieren, dass die meisten von uns aufgrund der Stressfaktoren des modernen Lebens ineffizient – also zu schnell und zu flach – atmen, sodass nur wenige von uns in Bezug auf die Atmung ihr gesündestes oder natürlichstes Leben führen. Und genauso wie direkter Kontakt mit natürlichen Umgebungen die Stimmung hebt (Fleming et al. 2024), kann auch ein natürlicheres Atemmuster unser Wohlbefinden verbessern.

Dabei kommt vor allem die Veränderung des sogenannten sympathovagalen Gleichgewichts zum Tragen, des Verhältnisses zwischen parasympathischer und sympathischer Aktivität (Russo et al. 2017). In aller Kürze: Parasympathikus und Sympathikus sind die beiden Hauptzweige des autonomen Nervensystems. Der Parasympathikus steuert Ruhe und Verdauung (Rest and Digest), der Sympathikus Kampf oder Flucht (Fight or Flight). Oft heißt es, dass langsames Atmen die Sympathikus-Aktivität reduziert, so als würde man den Fuß eine Weile vom Gaspedal nehmen. Das stimmt auch. Forscher weisen aber darauf hin, dass langsames Atmen noch mehr bewirken kann. Russo et al. kommen zu dem Schluss, dass es »in der Lage ist, ein optimales sympathovagales Gleichgewicht zu schaffen und die autonome Reaktion auf körperlichen und mentalen Stress zu optimieren«. Mit anderen Worten: Es kann den Körper in einen ausgeglicheneren Zustand versetzen, in dem er auch effektiver auf die Herausforderungen des Lebens reagieren kann. Im Einklang mit dieser Idee ergab eine systematische Meta-Analyse, die 223 Studien zur langsamen Atmung untersuchte, dass ein Stellvertreterindex für das sympathovagale Gleichgewicht – die Herzratenvariabilität – durch langsame Atmung optimiert wird. Und dieser Effekt scheint ziemlich lange anzuhalten, von ein paar Tagen bis womöglich sogar Wochen nach einem entsprechenden Training (Laborde et al. 2022).

Die Buteyko-Methode

Konstantin Buteyko war einer der ersten Biohacker, auch wenn er sich selbst wohl nicht so bezeichnet hätte. Als 29-jähriger Arzt im Moskau der 1950er Jahre litt er selbst an schwerem, scheinbar unbehandelbarem Bluthochdruck, mit fürchterlichen Kopfschmerzen und allen möglichen Organbeschwerden als Folge. Seine behandelnden Ärzte gaben ihm maximal ein Jahr zu leben, doch wie viele Biohacker wurde Buteyko zu seinem eigenen Patienten – schließlich ist Not die Mutter der Erfindung. Eines seiner persönlichen Interessen als Mediziner war die Verbindung zwischen Atemgewohnheiten und verschiedenen klinischen Diagnosen. In seiner Forschung zu diesem Thema war ihm ein simpler Zusammenhang aufgefallen: Je kranker seine Patienten waren, desto schneller und tiefer schienen sie oft zu atmen (ein bisschen wie beim zirkulären Breathwork, aber ununterbrochen). Davon ausgehend beschloss Buteyko, einfach genau das Gegenteil zu machen: Er begann, langsamer und seichter zu atmen. Seine Symptome besserten sich fast über Nacht – und so nachhaltig, dass er erst 2003 im reifen Alter von 80 Jahren starb. Im Vergleich zu den Prognosen seiner Ärzte hatten seine Atemübungen ihm also scheinbar eine 50 Jahre längere Lebenszeit beschert!

Im Laufe seiner langen und fruchtbaren Karriere stellte Buteyko die These auf, dass viele Menschen konstant hyperventilieren. Das führt zu einem chronisch niedrigen CO_2-Spiegel im Blut (Hypokapnie genannt), wodurch wiederum alle Organe weniger Sauerstoff erhalten (den dafür verantwortlichen Bohr-Effekt besprechen wir in Kapitel 3.4). Seine Lösung für dieses Problem bestand aus drei Elementen: 1. eine verringerte Atemintensität, was sich erreichen lässt durch 2. Nasenatmung und 3. bewusste Entspannung. Klinische Studien, die Buteykos Ansatz in der damaligen Sowjetunion testeten, zeigten positive Effekte etwa bei Asthma, aber bis heute ist die wissenschaftliche Beweislage für die Buteyko-Methode recht dünn (Bruton & Lewith 2005). Die Nasenatmung an sich ist jedoch fraglos nützlich, sowohl physiologisch (Harbour et al.

2022; Nestor 2021) als auch kognitiv (Zelano et al. 2016). Insofern kann es sein, dass die Buteyko-Methode vor allem durch ihre Anwendung einer langsamen Nasenatmung wirkt. Wie viele andere Elemente zusätzlich etwas beitragen, gilt es noch herauszufinden. Doch für die grundsätzliche Einsicht, dass es sich lohnt, unseren alltäglichen Atemgewohnheiten intensive Aufmerksamkeit zu schenken – dafür können wir Konstantin Buteyko in jedem Fall dankbar sein.

Kohärentes Atmen

Diese 2005 eingeführte Technik beinhaltet ein langsames, zusammenhängendes Atemmuster mit einer Zielgeschwindigkeit von fünf Atemzügen pro Minute und einem Verhältnis von 1:1 zwischen Ein- und Ausatmen, also sechs Sekunden einatmen, sechs Sekunden ausatmen (Elliott & Edmonson 2005). Die zugrunde liegende Hypothese des kohärenten Atmens bzw. Coherent Breathing ist, dass diese Atemfrequenz mit den Rhythmen des Blutkreislaufs resoniert, die ebenfalls in dieser Frequenz auftreten (siehe Kapitel 3.4). Es wird angenommen, dass diese Resonanz eine »ateminduzierte Blutwelle« verursacht, die durch den Körper rauscht und auch als »Valsalva-Welle« bekannt ist. Ganz im Sinne des Biohacking-Ansatzes kann die Valsalva-Welle gemessen und trainiert werden, wodurch anscheinend »eine verbesserte Gehirnfunktion durch eine verbesserte Durchblutung des Gehirns« erreicht wird (https://coherentbreathing.com/).

So weit, so faszinierend. Man darf allerdings nicht unterschlagen, dass die klinischen Beweise für diese Ideen derzeit noch etwas widersprüchlich sind. Und dieses Buch ist kaum der richtige Ort, um diese Widersprüche ein für alle Mal zu klären. Deshalb wollen wir hier nur ein paar grundlegende Beobachtungen erwähnen. Zunächst einmal finden wir persönlich zehn Minuten kohärentes Atmen subjektiv ausgesprochen entspannend. Ähnlich ging es über 600 Krankenpflegern, die über einen Zeitraum von acht Wochen täglich zehn Minuten kohärentes Atmen praktizierten und dabei Verbesserungen bei Depressionen, Schlaflosigkeit und Belastbarkeit feststellten (DeGraves et al. 2024). Zu beachten ist jedoch, dass es in dieser Studie keine Kontrollgruppe gab und die Atemfrequenz nicht streng auf fünf Atemzüge pro Minute fixiert war. Klinische Studien, in denen eine Kombination aus kohärentem Atmen und Yoga bei Kriegsveteranen mit schwerer Depression getestet wurde, haben ebenfalls eine vielversprechende Verbesserung des Wohlbefindens gezeigt, mit der Einschränkung, dass diese Verbesserungen nicht mit anderen Interventionen verglichen wurden (Streeter et al. 2017). Hier kommen nun die angesprochenen Widersprüche ins Spiel: Im Jahr 2023 ergab eine Studie mit 400 Teilnehmern, dass zehn Minuten tägliches kohärentes Atmen zwar das Wohlbefinden verbessert, aber keine stärkeren Effekte hat als eine alternative Placebo-Atemübung (Fincham et al. 2023b). Dazu ist allerdings anzumerken, dass Stephen Elliott, der Begründer des kohärenten Atmens, 20 Minuten pro Tag als angemessene Dauer nennt, um Ergebnisse zu erzielen (Elliott & Edmonson 2005). Insofern war die Interventionsdauer der Studie vielleicht einfach ein bisschen zu knapp. Ebenso möglich ist, dass das wichtigste Merkmal der kohärenten Atmung nicht die

Valsalva-Welle ist, sondern der einfache Schritt, für eine Weile bewusst die Kontrolle über den eigenen Atem zu übernehmen. Warum hat also niemand die Valsalva-Wellen der Menschen systematisch gemessen, um zu prüfen, ob sie relevant sind oder nicht? Ein Grund dafür könnte sein, dass die kohärente Atmung erst vor Kurzem eingeführt wurde. Außerdem ist die Biohacking-Prozedur, bei der man arterielle Blutdruckwellen misst und trainiert, durch mehrere Patente geschützt. Das ist per se kein Hindernis für die Forschung, aber allein der Aufwand, der nötig ist, um eine Studie aus akademischen Gründen von Patentansprüchen zu befreien, kann Wissenschaftler abschrecken. Es bleibt zu hoffen, dass in den kommenden Jahren neue Studien diese Hürde nehmen und Licht in die physiologischen Mechanismen der kohärenten Atmung bringen.

Box-Atmung

Eine der attraktivsten Eigenschaften der Box-Atmung ist ihre Einfachheit: einatmen, Atem anhalten, ausatmen, Atem anhalten. Die Atmung erfolgt durch die Nase und jede Phase hat genau die gleiche Dauer, üblich sind zum Beispiel viermal vier Sekunden für einen vollen Zyklus. Wenn die Box-Atmung in diesem Tempo geübt wird, ist sie eine Variante der langsamen Atmung. Bildlich kann man sich die vier gleich langen Atemphasen als Quadrat vorstellen. Oder eben als Box – daher der Name.

Obwohl die Box-Atmung simpel ist, kann sie eine große Wirkung haben. Unter anderem wird sie vom US-Militär zur Stressbewältigung und Leistungsverbesserung eingesetzt – daher ist sie auch als »taktische Atmung« bekannt (Grossman & Christensen 2004). Ein Stresstest, während dem die Probanden ein Horror-Shooter-Videospiel spielten, bestätigt diesen Einsatz: Die Box-Atmung reduzierte Stressmarker wie Herzfrequenz und Kortisolspiegel deutlich (Bouchard et al. 2012).

Doch bevor wir jetzt alle begeistert in Quadraten atmen, müssen wir auch hier einschränkend den Placebo-Effekt ansprechen. Gerade bei therapeutischen Praktiken ist dieser besonders effektiv: Wenn du beschließt, dich besser zu fühlen, oder glaubst, dass du dich durch eine Aktivität besser fühlen wirst, dann ist die Wahrscheinlichkeit groß, dass das auch der Fall sein wird. Und zwar messbar. Deshalb ist die Frage, die wir uns bei jeder Atemtechnik stellen müssen, nicht, ob sie hilft, sondern ob sie mehr hilft als eine gut gewählte Kontrollbedingung. Könnte also zum Beispiel ein Gebet oder auch das zehnmalige Wiederholen der Parole »Alles wird gut« ähnlich entspannend wirken wie die Box-Atmung? Dafür, dass die Box-Atmung eine vom US-Militär angewendete Technik ist, scheinen sich bisher erstaunlich wenige Studien direkt mit dieser Frage beschäftigt zu haben. Die beiden neuesten zeigen immerhin, dass die Box-Atmung im Vergleich zu der etwas ungewöhnlichen Kontrollbedingung, ein Hörspiel über den Gebrauch einer Handfeuerwaffe anzuhören, die Treffsicherheit beim Schießen erhöht (Ibrahim et al. 2023), und dass sie in einem stressigen Kontext besser für die Stressbewältigung, aber schlechter für die Leistung ist als eine alternative Atemtechnik mit verlängertem Ausatmen (Röttger et al. 2021).

Im Jahr 2023 wurde die Box-Atmung schließlich direkt mit verschiedenen atembasierten Kontrollbedingungen verglichen: Achtsamkeitsmeditation, zyklischem Seufzen und zyklischer Hyperventilation mit Atempausen (Balban et al. 2023). Gesunde Studienteilnehmer übten einen Monat lang täglich fünf Minuten eine dieser Interventionen. Die allgemeine Stimmung und die Ängstlichkeit verbesserten sich glücklicherweise in allen Gruppen, wobei alle drei Atemgruppen positivere Ergebnisse verbuchen konnten als die Achtsamkeitsgruppe. Die Box-Atmung war (zumindest unter den Bedingungen dieser Studie) allerdings nicht die effektivste der drei getesteten Atemtechniken – diese Ehre gebührte dem zyklischen Seufzen.

Zyklisches Seufzen

Wenn du dieses Kapitel schon seit mehr als fünf Minuten liest, ist es wahrscheinlich, dass du dabei mindestens ein Mal geseufzt hast. Hoffentlich nicht wegen des Inhalts, sondern einfach, weil wir im Durchschnitt alle fünf Minuten seufzen. Genau wie die normale Atmung wird auch das Seufzen automatisch ausgelöst und nur selten bewusst wahrgenommen. Beim Seufzen atmen wir üblicherweise ziemlich schnell und tief ein, gefolgt von einem langen Ausatmen und einer kurzen Atempause. Auf diese Weise wird etwa die doppelte Menge an Luft in die Lunge gepumpt (Del Negro et al. 2018). Das ist wichtig, um kollabierte Alveolen wieder aufzufüllen, die winzigen Lungenbläschen, in denen der Gasaustausch – O_2 rein, CO_2 raus – stattfindet (siehe Kapitel 3.1). Diese Lungenbläschen kollabieren in regelmäßigen Abständen und brauchen dann einen hohen Luftdruck, um sich wieder aufzublähen und normal zu funktionieren. Neben diesem automatischen Seufzen gibt es natürlich auch bewusstere Seufzer, die mit Emotionen verbunden sind. Dazu gehören vor allem Erleichterung, Trauer, Frustration und Erschöpfung. Solche emotionalen Seufzer scheinen nicht nur dazu da zu sein, um bestimmte Emotionen nach außen hin auszudrücken, sondern auch, um uns dabei zu helfen, uns innerlich zu regulieren und wieder ins Gleichgewicht zu bringen, wenn wir diese Emotionen empfinden. Eine Hypothese betrachtet Seufzer sogar als »psychologische und physiologische Resetter« (Vlemincx et al. 2016). Wäre das Seufzen damit nicht ein interessantes Ziel für Biohacker? Einen natürlichen Entspannungsprozess hacken, um sich noch tiefer zu entspannen?

Genau das haben Balban und Kollegen in einer 2023 veröffentlichten Studie getan. Sie nahmen das natürliche Seufzen als Vorbild für eine bewusste Atemübung namens zyklisches Seufzen. Das zyklische Seufzen ist eine langsame, tiefe Atemtechnik, die leicht zu erlernen ist. Kurz gesagt besteht sie aus zwei aufeinanderfolgenden Einatmungen durch die Nase, gefolgt von einer vollen Ausatmung durch den Mund. Der einzige knifflige Aspekt ist das zweite Einatmen, das die Lungen so weit wie möglich füllen soll und kürzer sein kann als das erste Einatmen. Das klingt schon fast zu einfach – und doch ist das zyklische Seufzen laut der Studie eine der wirkungsvollsten Atemübungen, um das Wohlbefinden zu steigern. In nur fünf Minuten täglicher Übung verbesserte es das psychologische Wohlbefinden, indem es positive Emotionen verstärkte und negative Emotionen, insbesondere Angst, verringerte. Diese psychologischen Veränderungen gingen zudem mit physiologischen Veränderungen einher. Genauer gesagt begannen die Studienteilnehmer im Alltag langsamer zu atmen. Und je langsamer sie atmeten, desto besser wurde ihr psychologischer Zustand – eine interessante Parallele zum Ansatz von Konstantin Buteyko. Überraschenderweise waren diese Effekte additiv, das heißt, mit jedem zusätzlichen Tag des zyklischen Seufzens verringerte sich die Atemfrequenz weiter, nahmen Ängste ab und verbesserte sich die Stimmung und Lebenseinstellung. Und schließlich war das zyklische Seufzen– wie wir oben bereits gesehen haben – dabei deutlich effektiver als die Box-Atmung und die zyklische Hyperventilation mit Atempausen (Balban et al. 2023).

4-7-8-Atmung

Die 4-7-8-Atmung wurde von dem Arzt und Universitätsprofessor Andrew Weil entwickelt und ist vor allem als Entspannungsmethode und Schlafhilfe bekannt. Zwar haben wir so gut wie keine Studie gefunden, die die Wirkung der 4-7-8-Atmung mit effektiven Alternativen (etwa anderen Atemtechniken) verglichen hat, was aber definitiv belegt wurde, ist, dass sie im Vergleich zum Nichtstun eine lange Liste von Vorteilen mit sich bringt, darunter verringerte Angst, gesteigerte Belastbarkeit, positive Stimmung und eine erhöhte Herzratenvariabilität (Vierra et al. 2022).

Wie die anderen hier aufgeführten Techniken ist auch die 4-7-8-Atmung leicht zu erlernen, auch wenn man beim Zählen etwas aufmerksamer sein muss als beispielsweise bei der Box-Atmung: Zähle bis vier, während du durch die Nase einatmest, zähle bis sieben, während du die Luft anhältst, und atme dann durch den Mund aus, während du bis acht zählst. Je nachdem wie schnell man zählt, kommt man so auf drei bis fünf Atemzüge pro Minute, wodurch auch die 4-7-8-Atmung zur Kategorie der langsamen Atemtechniken gehört. Eine kleine Extra-Herausforderung besteht darin, dass dabei die Zungenspitze die ganze Zeit am Gaumen direkt hinter den oberen Vorderzähnen liegen soll. So strömt beim Ausatmen die Luft um deine Zunge herum und macht eine Art »Whoosh«-Geräusch. Die 4-7-8-Atmung ist außerdem die wohl kürzeste Übung auf dieser Liste: Auf der Website von Andrew Weil wird empfohlen, nur vier Atemzüge auf einmal zu machen (https://www.drweil.com/videos-features/videos/breathing-exercises-4-7-8-breath/).

Breathwork-Sequenzen

Zu guter Letzt gibt es einen wachsenden Trend unter Breathworkern, vor allem denen mit einem Biohacking-Hintergrund, sich ein Menü von Atemtechniken mit unterschiedlichen Wirkungen zusammenzustellen, das in einer einzigen Session absolviert wird, ähnlich wie bei traditionellen Yoga-Flows. Ein gutes Beispiel für diesen Ansatz ist das letzte Kapitel des Buches *A Practical Guide to Breathwork* von Jesse Coomer, das verschiedene Atemsequenzen anbietet. Jede von ihnen hat ein bestimmtes Ziel, etwa Aktivierung, Entspannung, sportliche Leistung, allgemeines Wohlbefinden oder Stärkung der Atemmuskulatur. Das macht viel Spaß, und wir würden dich auf jeden Fall ermutigen, es auszuprobieren. Zwei kleine Punkte gilt es dabei jedoch zu beachten: Zum einen werden jeder Atemtechnik einer Sequenz in der Regel ein oder zwei Hauptvorteile zugeschrieben. Das ist eine notwendige Vereinfachung, aber es ist wichtig, daran zu denken, dass es sich dabei trotzdem um eine Abkürzung handelt: Die Wirkungen des bewussten Atmens sind komplex und vielfältig und unser Wissen darüber entwickelt sich ständig weiter. Zum anderen mögen manche Komponenten einer Atemsequenz zwar wissenschaftlich getestet sein, doch die kombinierten Sequenzen sind es (noch) nicht. Sie entspringen der subjektiven Erfahrung und Intuition der Praktizierenden. Das ist nicht zu unterschätzen – Erfahrung und Intuition sind entscheidende Treibstoffe für neue Einsichten und Innovation! Und natürlich auch zentrale Aspekte des Biohacking. Vergiss dabei nur nicht, dass das Atem-Biohacking noch in den Kinderschuhen steckt und es noch eine Menge herauszufinden gibt.

So geht's weiter

Nach diesem Überblick über verschiedene Atemtechniken, die die Biohacking-Community entwickelt hat, untersuchen wir im nächsten Kapitel, wie seit relativ kurzer Zeit Erkenntnisse aus allen Breathwork-Stilen, die seit den 1970er Jahren entstanden sind, zusammengefügt werden, um sowohl den Körper als auch den Geist zu verändern.

2.5 Die Alchemisten: Magische Mischungen

> Viele haben von der Alchemie gesagt, dass sie dem Erschaffen von Gold und Silber dient. Für mich ist nicht das ihr Ziel, sondern allein zu beachten, welche Tugend und Heilkraft in einer Medizin liegen mögen.
> *Paracelsus*

2.5.1 Das Bühnenbild

Am Anfang von Kapitel 2 haben wir zunächst über den Stellenwert der Atmung im Allgemeinen und von Breathwork im Besonderen in unserem kollektiven Bewusstsein nachgedacht. Obwohl die bewusste Atmung eine kraftvolle Methode für Heilung und Wohlbefinden ist, ist sie bisher noch nicht in der Mainstream-Kultur angekommen und bleibt im aktuellen Gesundheitssystem ein Randthema. Wir glauben, das liegt vor allem daran, dass das bewusste Atmen zu simpel ist und sich viele Menschen deshalb nur schwer vorstellen können, dass es dramatische Vorteile bringen kann. Dazu ist es auch noch »billig«, sodass Pharmafirmen darauf keine profitablen Geschäftsmodelle aufbauen können, und zu vielfältig für klassische Ansätze des Gesundheitswesens – seine Vorteile sind zu breit über Psychologie und Physiologie hinweg verstreut und lassen sich derzeit nur schwer kausal erklären.

Daran anschließend haben wir die drei bisherigen Hauptphasen der Breathwork-Geschichte untersucht:

1. Die Wurzeln liegen in uralten Atemtechniken, die in umfassende Lebensweisen integriert und oft in ein Glaubenssystem eingebettet sind. Dazu gehören das chinesische Daoyin, das indische (bzw. hinduistische) Yoga, das tibetisch-buddhistische Yoga und der Sufi-Islam, aber auch andere Traditionen, deren Informationen im Laufe der Zeit verloren gegangen sind.
2. Während der Innovationswelle der 1970er Jahre wird Breathwork – die wohl effektivste Atemtechnik zum Erreichen nicht-alltäglicher Bewusstseinszustände – entwickelt und mit Körperpsychotherapie und humanistischer Psychologie verknüpft.
3. Die Biohacker wiederum vereinen altes Wissen und neue Technologien, um die wirkungsvollsten Wege zu finden, die Atmung für ein breites Spektrum von Zielen nutzbar zu machen.

Und wo stehen wir heute? In der gegenwärtigen Phase der Breathwork-Evolution scheinen wir endlich bereit zu sein, all die Erkenntnisse und Erfahrungen zusammenzuführen, die wir in den vorangegangenen Epochen gesammelt haben, und dabei – ganz im Sinne der Alchemie – die besten Aspekte verschiedener Breathwork-Traditionen zu kombinieren. Bevor wir dir mehr darüber erzählen, lass uns kurz das Bühnenbild betrachten, vor dem sich dieses aufregende neue Kapitel in der Geschichte der Atemarbeit abspielt.

Alle Breathwork-Innovationen, die wir in den letzten Kapiteln vorgestellt haben, sind aus unserer Sicht faszinierend und wertvoll, doch sie belegen eben auch, dass Breathwork ein ziemlich zersplittertes Feld ist, ohne übergreifendes System, das dabei helfen könnte, die verschiedenen Praktiken klar auseinanderzuhalten. Dieser Zustand tat der Bekanntheit und Beliebtheit von Breathwork lange keinen Gefallen. Obwohl es Breathwork in der modernen Form jetzt schon seit etwa fünf Jahrzehnten gibt, befand es sich den Großteil dieser Zeit im Dornröschenschlaf und wurde mehr oder weniger vom gleichen kleinen Personenkreis praktiziert, ohne darüber hinaus breites Interesse zu wecken. Selbst heute noch wirst du, wenn du Breathwork in einem Gespräch erwähnst, höchstwahrscheinlich einen verwunderten Blick ernten. Ganz anders als beispielsweise die Meditation, die etwa zur gleichen Zeit im Westen ankam wie Breathwork – doch heute findet man wohl kaum jemanden, der noch nie davon gehört hat. Warum hat Breathwork nicht ähnlich schnell den Mainstream erobert?

Wie vieles im Leben lässt sich das zumindest zum Teil auf seine »Eltern« zurückführen. Als Breathwork in den 1970er Jahren entwickelt wurde, geschah das in einer relativ abgeschotteten kulturellen Bewegung, einer dem Establishment eher abgewandten Gruppe von Menschen, die veränderte Bewusstseinszustände erkunden wollten – mit anderen Worten: »Psychonauten«! Oder auch: Hippies und einige alternative Psychotherapiekreise. Parallel dazu entwickelte sich eine weitere Form der Atemarbeit aus dem eher physiologischen Ansatz des Biohacking. Bis vor Kurzem haben diese Communitys nur selten miteinander kommuniziert, was es Breathwork schwer machte, eine eindeutige Identität auszubilden, die sich leichter im Mainstream hätte verbreiten lassen. Darüber hinaus glaubten viele Breathwork-Gründer (nicht ganz zu Unrecht), dass Atemarbeit am besten durch persönliche Unterweisung vermittelt wird, was auch erklärt, warum Dinge wie Social-Media-Tutorials oder zertifizierte psychotherapeutische Akkreditierungen für viele Breathworker kein selbstverständlicher Schritt waren. Doch dann änderte sich etwas. Was genau? Darum soll es im Rest dieses Kapitels gehen.

2.5.2 Die Alchemisten

Hier sind wir also, am Beginn der neuesten Breathwork-Ära: Auf der einen Seite haben wir die Psychonauten der 1970er Jahre, die eine neue Atemtechnik entdeckten, um auch ohne Psychedelika in nicht-alltägliche Bewusstseinszustände zu gelangen. Auf der anderen Seite haben wir die Biohacker, die die Auswirkungen yogischer Atemtechniken auf verschiedene physiologische Biomarker untersuchten und optimierten. Und nun kamen – endlich, muss man vielleicht sagen – einige Breathwork-Alchemisten auf die Idee, beide Ansätze miteinander zu verschmelzen. Ein paar von ihnen wollen wir hier genauer in den Blick nehmen.

Sudarshan Kriya Yoga

Sudarshan Kriya Yoga, oder SKY, wie es gemeinhin genannt wird, wurde in den 1980er Jahren von Ravi Shankar entwickelt. Und um einen potenziellen Streitpunkt direkt anzusprechen: Trotz des »Yoga« im Namen betrachten wir SKY als eine Form von Breathwork, weil es yogische Atemtechniken radikal vereinfacht und sie zu einer leicht zugänglichen Übung umgestaltet. Aus diesem Grund würden wir sagen, dass SKY eher ein entfernter Cousin von Yoga im klassischen Sinne ist. Im Kern besteht es aus einer Abfolge von drei Atemtechniken: Zwei sind vereinfachte Versionen ihrer yogischen Ausgangstechniken (Ujjayi und Bhastrika), eine ist eine völlig neue Atemtechnik namens Sudarshan Kriya (trotz des extrem ähnlichen Namens nicht zu verwechseln mit Kriya Yoga, über das wir unten ausführlicher sprechen werden). Sudarshan Kriya ist der Atemtechnik der zirkulären Atemarbeit zwar sehr ähnlich, da es sich durch eine verbundene, tiefe Atmung auszeichnet, beinhaltet aber auch Rhythmuswechsel, bei denen sich langsame, mittlere und schnelle Atemzüge abwechseln. Während einer SKY-Session durchläuft man also insgesamt drei Atemtechniken, die entspannen (Ujjayi), aktivieren (Bhastrika) und emotionale Katharsis und Einsichten ermöglichen (Sudarshan Kriya). So nimmt man alle physiologischen und psychologischen Langzeitnutzen der langsamen *und* der schnellen Atmung mit. Und all das ohne die Komplexität von Yoga: SKY kann selbst von einer völlig unerfahrenen Person in gut 30 Minuten erlernt werden. Wenn man das alles zusammennimmt, passt SKY genau in unsere Definition von Breathwork.

SKY-Sessions gibt es in kurzen und langen Formaten. Bei einer kurzen Sitzung bekommst du einen leichten Kick, während du die Kriya-Atmung ausführst. Perfekt, um in eine achtsame Meditation einzutauchen. Die lange Sitzung ähnelt dem zirkulären Breathwork mit seiner tiefen emotionalen Arbeit, unterstützt durch nicht-alltägliche Bewusstseinszustände. Dieser nahtlose Übergang zwischen milderen und tieferen Prozessen, die durch dieselbe Atemtechnik ermöglicht werden, ist ein Thema, das in diesem Kapitel noch häufiger auftauchen wird!

Die Wim-Hof-Methode

Wim Hof ist ein weiteres Beispiel für jemanden, der ausgehend von Yoga einen großartigen Weg gefunden hat, Breathwork für ein modernes Publikum aufzubereiten. Hofs Ansatzpunkt ist leicht nachzuvollziehen: Wir müssen gelegentlich körperliches Unbehagen erfahren, um gesund zu bleiben und widerstandsfähiger zu werden, etwa durch kalte Duschen oder Eisbäder (Stichwort Hormesis, siehe Kapitel 3.6). Dabei kann bewusstes Atmen ein Werkzeug sein, um mit solchen selbst auferlegten Herausforderungen besser umgehen zu können. Deshalb führte Hof eine Atemtechnik ein, die von Tummo abgeleitet ist, der tibetisch-buddhistischen Praxis, die manchmal auch als »inneres Feuer« bezeichnet wird (siehe Kapitel 2.2). Diese Technik kombiniert ein zirkuläres Atemmuster mit Atempausen. Ein typischer Zyklus besteht aus 40 tiefen, verbundenen Atemzügen, wonach man den Atem anhält, so lange man kann. Wenn das Atemanhalten unangenehm wird, atmet man tief ein und hält den Atem weitere 15 Sekunden an. Wenn du täglich zwei bis drei solche Atemzyklen durchläufst, »kostet« dich das nur etwa 10 bis 15 Minuten. Doch schon nach kurzer Zeit wirst du sehr wahrscheinlich Verbesserungen in deiner körperlichen und psychischen Belastbarkeit feststellen. Und noch unmittelbarer, während oder direkt nach der Session, ein angenehmes »Schwirren« im Kopf. Wenn du an diese kurze Session nun einfach noch ein paar Atemzyklen dranhängst, wirst du allmählich in einen Zustand übergehen, der sich sehr ähnlich anfühlt wie eine zirkuläre Breathwork-Session mit tieferen nicht-alltäglichen Bewusstseinszuständen.

Die SOMA-Atmung

Erfolg inspiriert. Und einer der Menschen, die sich von der ersten Breathwork-Welle inspirieren ließen, eine eigene Breathwork-Kreation zu schaffen, ist Niraj Naik. Naik verkörpert genau den Mix von Einflüssen, der die heutige alchemistische Atemarbeit prägt: Er hat Wurzeln in der Wissenschaft (er hat Pharmazie studiert), in der Tradition (Yoga und ayurvedische Medizin) und im Biohacking. Eine chronische Darmentzündung zwang ihn, mehr als ein Jahr lang das Haus nicht zu verlassen. Seine Ärzte sagten ihm, dass die Krankheit unheilbar sei und er für den Rest seines Lebens Medikamente brauchen würde, um seine Symptome zu lindern. Naik wollte sich damit aber nicht abfinden und begann, nach alternativen Lösungen zu suchen. Lange Rede, kurzer Sinn: Er heilte sich selbst. Durch ein Ernährungsregime, Yoga, Selbsthypnose, Klang- und

Musiktherapie – und Breathwork. Basierend auf dieser Erfahrung entwickelte er SOMA Breath, eine Kombination aus mehreren Atemtechniken des Pranayama und der Wim-Hof-Methode, dazu Musik und Videos, die Gehirnwellen verstärken sollen, um kreative und meditative Geisteszustände zu begünstigen. Eingebettet ist das alles in einen yogisch-ayurvedischen Rahmen. Eine aktuelle, bisher nur als Preprint veröffentlichte neurowissenschaftliche Studie, durchgeführt an der Universität von Cambridge, bestätigt die positiven Effekte von SOMA Breath auf das Wohlbefinden und zeigt auch einige erste Hinweise, dass die neuronalen »Fingerabdrücke« von SOMA Breath denen von psychedelischen Zuständen ähneln könnten (Lewis-Healey et al. 2024; siehe Kapitel 3.4).

SOMA Breath ist also definitiv ein faszinierendes neues Mitglied der Breathwork-Familie. In den kommenden Abschnitten dieses Kapitels werden wir uns dennoch auf SKY und die Wim-Hof-Methode konzentrieren, weil dies die beiden Ansätze sind, die Breathwork als Erste und am spürbarsten aus der Anonymität ins Rampenlicht geführt haben.

2.5.3 Wie die Alchemisten Atem in Gold verwandelten

Mit SKY, der Wim-Hof-Methode und etwas später SOMA Breath tauchten also ein paar Protagonisten auf der Bildfläche auf, die Breathwork in den letzten Jahrzehnten einem breiteren Publikum zugänglich machten. Wie haben diese Bewegungen es geschafft, Breathwork »an die Massen« zu bringen?

Frei klettern auf der »Trip-Leiter«

Vielleicht einer der interessantesten »Erfahrungsräume« bei Breathwork ist die Grenze zwischen gewöhnlichen und nicht-gewöhnlichen Bewusstseinszuständen (NOSCs). Wie können wir diese Grenze effektiv erreichen und überschreiten? Indem wir Atemtechniken nutzen, die im Prinzip beide Bewusstseinszustände erzeugen können – je nachdem wie lange man das Atemmuster beibehält – und Praktizierende nicht zwingend in Richtung NOSCs ziehen. Zum Vergleich: Bei Conscious-Connected Breathwork treten NOSCs oft innerhalb von Minuten auf, dauern in der Regel mindestens eine halbe Stunde, und sie früher zu unterbrechen fühlt sich generell ziemlich unangenehm an. Um die Anziehungskraft von NOSCs im Unterschied zu solchen mentalen »Tieftauch-Versionen« von Breathwork zu verringern, kann man zum Beispiel Atempausen einlegen oder das Atemtempo verlangsamen. Dadurch zieht die Atmung selbst die Praktizierenden weniger intensiv zu NOSCs hin. Hinzu kommt eine zweite »Bremse«: Die kognitive Beanspruchung durch komplexere Atemmuster, bei denen man beispielsweise Atemzüge zählt oder den Atem auf spezifische Weise anhält. Durch diese »Bremselemente« kann man leichter selbst bestimmen, wie weit man auf der »Trip-Leiter« klettern möchte – und die Länge der Session ist der zentrale, und simple, Hebel für diese Entscheidung (einen Überblick, wie verschiedene Breathwork-Stile sich der Grenze zwischen gewöhnlichem und nicht-gewöhnlichem Bewusstsein nähern, findest du in Abbildung 2.4).

Raus aus der subjektiven Nische

Um Breathwork besser in den Mainstream zu bringen, sind einige der erfolgreichsten modernen Breathwork-Traditionen völlig offen gegenüber wissenschaftlichen Tests, ja sie bemühen sich sogar aktiv um wissenschaftliche Validierung. Ihnen ist es zu verdanken, dass es inzwischen eine stattliche Anzahl wissenschaftlich fundierter Studien gibt, durch die Praktizierende genau erfahren können, welche Effekte und Mechanismen sie bei diesen Methoden erwarten können. So gibt es beispielsweise bereits Dutzende von klinischen Studien, die die Vorteile von SKY aufzeigen, etwa bei Stress und Angstzuständen, posttraumatischen Belastungsstörungen und vielem mehr (Hamilton-West et al. 2019; Vasudev et al. 2020; Chandra et al. 2017; Chhabra et al. 2024; siehe Kapitel 3).

Neben diesen beiden Schlüsselaspekten spielt natürlich auch ein Sinn für Simplizität eine Rolle, wie man am Beispiel SKY gut sehen kann:

1. Die beiden Pranayama-Atemtechniken von SKY (Ujjayi und Bhastrika) sind eine einfachere Version ihrer komplexeren Ausgangstechniken. In dem Klassiker *Light on Pranayama* von B. K. S. Iyengar hat Ujjayi beispielsweise 13 Trainingsstufen, von denen die ersten sieben allein der Vorbereitung dienen. In SKY lernst du nur eine einzige Version von Ujjayi.
2. Der Fokus liegt auf der Atemtechnik. Komplizierte Atempausen werden weggelassen. Dasselbe gilt für spezifische Sitzhaltungen (Asanas) und Muskelanspannungen (Bandhas).
3. Alle drei Atemtechniken von SKY haben einen eigenen Hauptnutzen: Die langsame Zwerchfellatmung (Ujjayi) dient der Entspannung, die schnelle flache Atmung (Bhastrika) der Energetisierung, die schnelle Zwerchfellatmung (Kriya) der emotionalen Verarbeitung durch veränderte Bewusstseinszustände. Damit decken sie gleichzeitig die drei wichtigsten Wirkungen ab, die man typischerweise durch Breathwork erreichen kann.

Dieselben Prinzipien können wir auch bei Wim Hof entdecken. Denn interessanterweise war Wim Hof gar nicht der Erste, der im Westen die Vorteile der Tummo-Atmung entdeckt und vermittelt hat (siehe etwa Maurice Daubard; Nestor 2021). Warum aber ist es ausgerechnet Hof gelungen, seine Methode an Tausende zu verbreiten?

Zunächst einmal hat er die Tummo-Atemtechnik vereinfacht, indem er Visualisierungen und Mantras entfernte. Auch die Atemfrequenz ist schneller und die Anzahl der Atemzüge vor der Atempause wurde von fünf auf etwa 30 bis 40 erhöht. Genau wie die Kriya-Atmung von SKY kommt das resultierende Atemmuster der grundlegenden Atemtechnik von zirkulärem Breathwork nahe. Was auch bedeutet, dass es NOSCs auslösen kann, wenn es über eine bestimmte Dauer hinaus beibehalten wird – diese variiert individuell, aber die meisten Menschen erleben nach 15 bis 20 Minuten deutliche Effekte. So bietet die Wim-Hof-Methode die zentralen Vorteile von Breathwork, einschließlich körperlicher Leistungsfähigkeit und Gesundheit sowie geistiger Belastbarkeit – und ermöglicht gleichzeitig emotionale Verarbeitung durch veränderte Bewusstseinszustände, wenn man die Session verlängert.

Gerade bei Wim Hof kommt nun noch ein Gespür für effektive Kommunikation hinzu. Abgesehen von seinem Charisma, das im Podcast-Zeitalter natürlich sehr hilfreich ist, schafft er auch unglaubliche körperliche Kraftakte und hat dabei mehrere Guinness-Weltrekorde aufgestellt, so zum Beispiel das weiteste Schwimmen unter Eis und die längste Zeit in direktem Ganzkörperkontakt mit Eis. Dabei arbeitete er auch mit Wissenschaftlern zusammen, um zu zeigen, dass diese Leistungen nicht auf einer ungewöhnlichen genetischen Disposition seinerseits beruhten, sondern von allen erreicht werden können, die nach seiner Methode trainieren. Das alles führt dazu, dass sein Breathwork-Ansatz nicht nur das »Stammpublikum« der Atemarbeit anspricht, sondern im Prinzip alle, die sich einfach besser fühlen wollen.

Sowohl SKY als auch die Wim-Hof-Methode fragen also: Was sind die effektivsten, sichersten und einfachsten Atemtechniken, die wir aus der Vielzahl an Breathwork-Traditionen herausdestillieren können? Wie können wir diese so verpacken, dass Menschen sie gerne und regelmäßig praktizieren? Beide Ansätze kann man in ein paar Tagen erlernen, und egal ob du einen Kurs in Deutschland, Südkorea oder Neuseeland belegst, du wirst genau die gleichen Inhalte lernen. Und beide haben sich in Bezug auf ihren Nutzen für Gesundheit und Wohlbefinden wissenschaftlich bewährt. Und genau wie Judo, nachdem Jigoro Kano es vereinfacht, klar strukturiert und rigorosen Effizienztests ausgesetzt hatte, werden SKY und die Wim-Hof-Methode deshalb heute von Millionen Menschen weltweit praktiziert. Man kann sogar so weit gehen zu behaupten, dass SKY und vor allem die Wim-Hof-Methode das wachsende Interesse an Breathwork, das wir derzeit erleben, mehr oder weniger im Alleingang vorangetrieben haben.

Das ist unsere Hauptbotschaft in diesem Kapitel: Ravi Shankar und Wim Hof (und später Niraj Naik) haben Breathwork-Methoden entwickelt, die leicht zu erlernen, transparent strukturiert und in Bezug auf ihren Nutzen potenziell *vollständig* sind. Ihre Kerninnovation bestand darin, eine Atemtechnik zu entwickeln, die in einer kurzen Session angenehm und wohltuend ist, aber in längeren Sessions auch nicht-alltägliche Bewusstseinszustände erzeugen kann. Da beide Schulen sehr offen für wissenschaftliche Untersuchungen sind, häufen sich nun zunehmend Beweise dafür, wie wirksam SKY und die Wim-Hof-Methode sind. Dadurch reformiert SKY das Yoga von innen heraus – denn SKY ist immer noch am beliebtesten in Indien, auch wenn es sich durch die Art of Living Foundation gerade schnell weltweit verbreitet. Die Wim-Hof-Methode wiederum bringt Breathwork in den Mainstream der westlichen Kultur. Und da eine steigende Flut alle Boote hebt, werden auch alle anderen Breathwork-Stile im Kielwasser von SKY und der Wim-Hof-Methode immer beliebter.

An dieser Stelle sollten wir kurz den Unterschied zwischen den Methoden der Breathwork-Alchemisten und den »klassischen« zirkulären Breathwork-Stilen wie Conscious-Connected, Holotropic und Rebirthing Breathwork ansprechen: Erstens erfordern die Atemtechniken der Alchemisten verbale Instruktionen über die gesamte Session hinweg. Das erzeugt eine kognitive Beanspruchung, die nicht-alltägliche Bewusstseinszustände generell etwas seichter hält als beim klassischen zirkulären Breathwork. Zweitens verzichten alchemistische Breathwork-Ansätze typischerweise auf individuelle Begleitung und vor allem auf Berührung und Körperarbeit. Einerseits können sie dadurch ihre Nutzerzahlen schneller steigern, insbesondere online, andererseits bedeutet es, dass sie an eine Grenze stoßen, was die Tiefe und Intensität der Erfahrungen angeht, die sie eröffnen – und sicher begleiten – können.

Damit sind wir in der Gegenwart angekommen, einer aufregenden Zeit in der Geschichte der Atemarbeit, mit viel Innovation, viel Wachstumspotenzial – und noch vielen unbeantworteten Fragen. Runden wir also dieses Kapitel mit einer Geschichte ab, die (nur) auf den ersten Blick nichts mit Breathwork zu tun hat!

2.5.4 Die Frauen wussten es

Die Geschichte von Ignaz Semmelweis wird oft im Medizinstudium gelehrt. Abdel selbst hat sie in einem Medizin-Vorbereitungskurs an der Universität gehört und sie als eine Geschichte über Neugier, Mut und Innovation in Erinnerung behalten. Die Geschichte eines jungen Arztes, der durch seine scharfe Beobachtungsgabe eine lebensrettende Entdeckung machte. Heute sehen wir sie dagegen eher als eine bemerkenswert düstere Geschichte über die Schwierigkeit des gesellschaftlichen Wandels und den Wert gelebter Erfahrung. Sie geht folgendermaßen: Im 19. Jahrhundert gab es im Wiener Allgemeinen Krankenhaus zwei Kliniken für schwangere Frauen. In einer der Kliniken starben Frauen viel öfter bei der Geburt als in der anderen. Als Semmelweis dies bemerkte, begann er nach möglichen Ursachen zu suchen. Lange Rede, kurzer Sinn: Es waren Medizinstudenten, die bei Geburten assistierten, ohne sich vorher die Hände zu waschen, und so die werdenden Mütter während der Geburt ansteckten. Semmelweis war ein einfallsreicher Mann und installierte daraufhin überall in der Klinik chlorhaltige Handwaschanlagen. Daraufhin sank die Schwangerensterblichkeit in der »gefährlichen« Klinik von 18 Prozent auf 2,5 Prozent (Wykticky & Skopec 1983). Was für ein Triumph! Und eigentlich ein tolles Happy End. In Wirklichkeit aber wurden Semmelweis' Erkenntnisse abgelehnt, seine Kollegen wiesen ihn sogar in eine psychiatrische Anstalt ein, wo er nach zwei Wochen starb, wahrscheinlich aufgrund von Prügeln durch die Wärter. Erst als Louis Pasteur Jahre später die Keimtheorie einführte und damit eine theoretische Erklärung für Semmelweis' Beobachtungen lieferte, wurden sie vom medizinischen Establishment akzeptiert. So weit, so deprimierend! Doch jetzt kommt das Faszinierende: Lange vor Pasteur und sogar noch vor Semmelweis schien jede Frau in Wien über die beiden Kliniken Bescheid zu wissen. Und da die Kliniken an abwechselnden Tagen geöffnet hatten, zögerten Frauen ihre Entbindung so lange wie möglich hinaus, um die »tödlichere« Klinik zu vermeiden. Oder sie entbanden im Zweifelsfall lieber zu Hause, weil das immer noch weniger gefährlich war. Die Frauen wussten es! Schon lange. Sie hatten keine Theorie über das Problem, aber sie wussten, wie sie damit umgehen konnten – einfach aus gelebter Erfahrung.

Wir glauben, dass wir mit Breathwork an einem ähnlichen Punkt sind (zum Glück jedoch nicht, was das Sterblichkeitsrisiko angeht). Wir wissen es! Wir haben noch keine perfekte Interpretation oder solide theoretische Grundlage. Es fehlen noch viele Studien. Doch aus gelebter Erfahrung wissen wir, und viele andere Praktizierende auch, dass dem Atmen viel mehr Aufmerksamkeit geschenkt werden sollte und dass Breathwork breiter eingesetzt werden kann, als es bisher getan wird – sei es in der Medizin oder in der Psychotherapie. Wir hoffen, dass dieses Buch zumindest einen kleinen Schritt dazu beitragen kann.

So geht's weiter

Damit sind wir am Ende unseres historischen Überblicks angelangt. Als Nächstes gehen wir der Frage nach, wie Breathwork tatsächlich in uns wirkt, und tauchen dabei tief in die Physiologie, Psychologie und Neurowissenschaft von Breathwork ein.

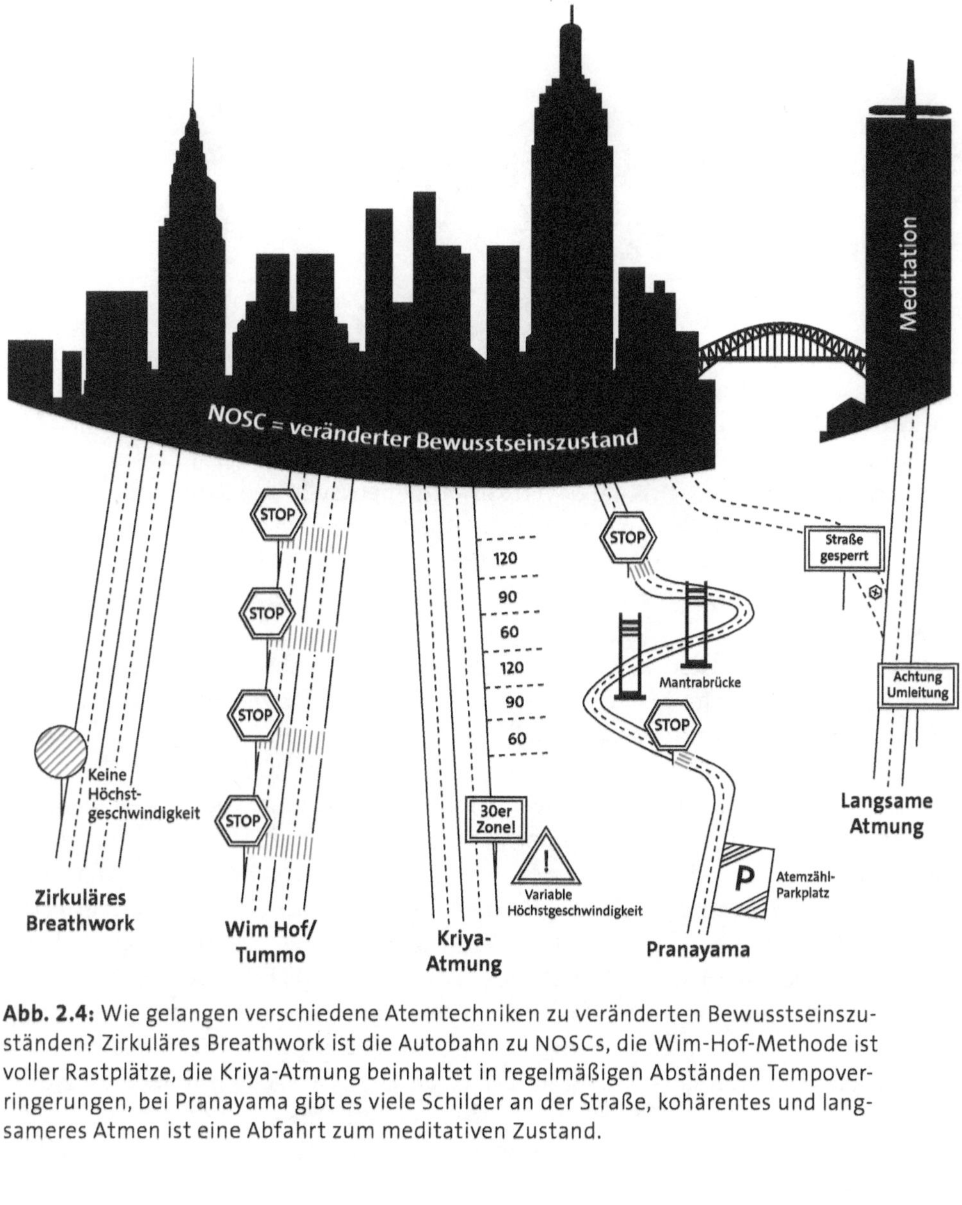

Abb. 2.4: Wie gelangen verschiedene Atemtechniken zu veränderten Bewusstseinszuständen? Zirkuläres Breathwork ist die Autobahn zu NOSCs, die Wim-Hof-Methode ist voller Rastplätze, die Kriya-Atmung beinhaltet in regelmäßigen Abständen Temporverringerungen, bei Pranayama gibt es viele Schilder an der Straße, kohärentes und langsameres Atmen ist eine Abfahrt zum meditativen Zustand.

3 Wie funktioniert zirkuläres Breathwork?

In diesem Kapitel begeben wir uns auf Schatzsuche, um herauszufinden, was zirkuläre Atemarbeit mit deinem Körper und insbesondere mit deinem Gehirn anstellt. Warum eine Schatzsuche und nicht eine einfache, geradlinige Erklärung? Weil wir bisher nur bruchstückhaft verstehen, wie Breathwork funktioniert. Mit diesen Anhaltspunkten werden wir uns ein Bild davon zusammenpuzzeln, wie dein Atem und dein Gehirn miteinander verwoben sind; wie Breathwork diese Relationen verschiebt und sich so auf deinen Körper, dein Gehirn und deinen Geist auswirkt; und wie sich diese Verschiebungen dynamisch entfalten – sowohl innerhalb einer Breathwork-Session als auch langfristig.

Bevor wir uns Theorien und Experimente anschauen, die die Beziehungen zwischen Atem, Körper und Gehirn beleuchten, lass uns mit einem kurzen Hinweis einsteigen, den du beim Lesen im Hinterkopf behalten solltest: Ganz gleich, wie gut wir die physiologischen und neuronalen Mechanismen verstehen, die zu Breathwork-Erfahrungen führen – auf der subjektiven Ebene wirken diese Erfahrungen häufig trotzdem wie ein kleines Wunder. In unseren Sessions haben wir selbst erlebt, wie Klienten Frieden mit ihren verstorbenen Eltern schlossen, wie sie ihren inneren Krieger fanden, der sie durch schwierige Lebenskonflikte begleitet, und wie sie sich an ihre Fähigkeit erinnerten, ohne Vorbehalte zu lieben. Solche Erfahrungen kommen natürlich nicht in jeder Session vor. Aber wenn sie dir begegnen, wird dir vermutlich ziemlich egal sein, ob sie durch deinen Blut-pH-Wert oder durch präfrontale Serotoninausschüttung hervorgerufen wurden. Denn in vielerlei Hinsicht können solche Erfahrungen weder erklärt werden – noch müssen sie das. Sie sind einfach da, auf ihre eigene wundersame Weise.

Und trotzdem wollen wir nun tief in die wissenschaftlichen Grundlagen von Breathwork einsteigen. Warum? Zum einen weil wir glauben: Wenn wir die grundlegenden Bestandteile aufklären, die in einer Breathwork-Session zum Tragen kommen, dann kann das Menschen helfen, den dabei stattfindenden Prozessen mit mehr Vertrauen zu begegnen – oder besser gesagt: mit weniger Misstrauen. Zum anderen weil wir überzeugt sind: Wissenschaftliche Erkenntnisse können uns als Breathwork-Community eine solide Basis geben, mit der wir gemeinsam bestimmen können, wann und wie Breathwork am besten eingesetzt werden kann. Und schließlich: Wenn wir die beeindruckenden Fähigkeiten sehen, zu denen unser Körper in der Lage ist – etwa die Fähigkeit, uns mit ein paar tiefen Atemzügen völlig neue Erlebniswelten zu eröffnen –, dann kann uns das daran erinnern, dass das Leben an sich schon ziemlich magisch ist, mit oder ohne Zusätze wie göttliche Interventionen oder archetypische Energien (wenn diese Konzepte für dich nützlich sind, respektieren wir das natürlich absolut). Einfach atmen! Mehr braucht es nicht.

In diesem Sinne, lass uns die wissenschaftliche Schatzsuche beginnen, indem wir zunächst herausfinden, wie die normale Atmung im Gehirn funktioniert. Anschließend gehen wir einen Schritt weiter und fragen, welche physischen, neuronalen und psychologischen Mechanismen durch zirkuläre Atemarbeit in Gang kommen, die über die normale Atmung hinausgehen.

3.1 Atem

Der Atem ist eine der elementaren Arten, wie unser Körper mit seiner Umgebung in Verbindung tritt – einer der ersten Prozesse, die bei unserer Geburt aufleben, und einer der letzten, die mit uns sterben. Selbst wenn wir sonst auf keine Weise mit unserer Umwelt interagieren – wenn wir nichts sehen, hören, berühren oder essen –, die Luft, die uns umgibt, strömt doch in einem gleichmäßigen Rhythmus durch unseren Körper. Und wenn wir diesen rhythmischen Luftstrom bewusst verstärken, kann er alles von unserem Immunsystem bis hin zu unseren Gedanken und Gefühlen koordinieren. Wie kreiert unser Körper diesen kontinuierlichen, lebenslangen Tanz mit seiner Umwelt? In diesem Kapitel erforschen wir die physischen Mechanismen der Atmung, bevor wir uns danach das Zusammenspiel von Gehirn und Atem anschauen.

Grundsätzlich kannst du dir jeden Atemzug als einen Kreislauf aus drei Schritten vorstellen: Einatmen, Postinhalationsphase, Ausatmen. Beim Einatmen drückt das Zwerchfell – der Muskel, der wie eine horizontale Decke zwischen Lunge und Bauch sitzt – nach unten. Dadurch entsteht ein Leerraum in der Brust. Deine Lungen dehnen sich aus, um diesen Raum zu füllen, und erzeugen so einen Unterdruck (also einen Sog), der Luft in die Lungen einsaugt wie ein sanfter Staubsauger. Das geht natürlich nur, wenn dem Luftstrom keine Hindernisse im Weg stehen – wenn also deine Kehle offen ist, du zum Beispiel nicht gleichzeitig Essen hinunterschluckst, und Nase oder Mund frei sind. Und das erfordert eine Menge Koordination zwischen deinem Zwerchfell und den Muskeln in und um Hals, Mund und Gesicht. Nach dem Einatmen bleibt das Zwerchfell in der Postinhalationsphase eine Zeit lang in seinem gedehnten Zustand – bis zum Ausatmen. Wenn du dich einfach nur ausruhst und nicht viel über deinen Atem nachdenkst, verläuft das Ausatmen völlig passiv. Dein Zwerchfell entspannt sich, sodass es wieder nach oben flutscht, deine Lunge schrumpft auf ihre ursprüngliche Größe zurück und presst dabei Luft heraus. Wenn du dagegen zum Beispiel Sport treibst oder absichtlich aktiv ausatmest, ziehen zusätzliche Muskeln das Zwerchfell nach oben, pressen die Lunge zusammen und stoßen die Luft dadurch stärker aus.

Jedes Mal wenn du einatmest, füllen sich deine Lungen mit Luft. Genauer gesagt mit einer Mischung aus 21 Prozent Sauerstoff (O_2), 78 Prozent Stickstoff und 1 Prozent anderen Gasen, darunter ein erstaunlich geringer Anteil von 0,04 Prozent Kohlendioxid (CO_2). Obwohl Stickstoff den weitaus größten Anteil ausmacht, kannst du ihn in den folgenden Kapiteln völlig ignorieren, denn er scheint in deinem Körper keine Aufgabe zu erfüllen – er ist sozusagen nur zu Besuch. Wenn dieses Luftgemisch die Lunge erreicht, verteilt es sich auf 300 Millionen winzige, blasenartige Kammern, die Alveolen genannt werden. Diese sind eng umgeben von ebenso winzigen Blutgefäßen. Die Wände zwischen Alveolen und Blutgefäßen sind so dünn, dass Gase mehr oder weniger frei hindurchströmen können. Und wenn Gase sich frei bewegen können, breiten sie sich gerne gleichmäßig aus. Das ist deshalb sehr praktisch, weil das Blut, das an den Alveolen vorbeiströmt, mehr CO_2 enthält als die Luft, die du einatmest. Dadurch geht etwas CO_2 aus dem Blut ganz von selbst in die Alveolen über, um die Konzentration auszugleichen. Gleichzeitig enthält die Luft, die du einatmest, mehr O_2 als das sie umgebende Blut, sodass O_2 aus den Alveolen in die Blutgefäße überwechselt. Auf diese Weise tankt dein Blut bei den Alveolen O_2 auf und transportiert es zu den Zellen im ganzen Körper, die es dann zur Energiegewinnung nutzen. Das Nebenprodukt dieses Prozesses ist CO_2, das vom Blut wiederum zur Lunge transportiert wird, wo es über die Alveolen von dir ausgeatmet wird. Aus diesem Grund enthält ausgeatmete Luft in der Regel nur 17 Prozent O_2 (statt 21 Prozent beim Einatmen) und die gleichen 78 Prozent Stickstoff, mit 4 Prozent (statt 0,04 Prozent) aber deutlich mehr CO_2.

Wie du siehst, ist der Tanz, bei dem Luft und Blut in deiner Lunge kontinuierlich Moleküle miteinander tauschen, sehr präzise austariert. Wie wir in Kapitel 3.4 besprechen werden, bringt die zirkuläre Atemarbeit diesen Tanz absichtlich ganz schön durcheinander, mit faszinierenden Folgen für Körper, Gehirn – und Geist.

So geht's weiter

Jetzt, da wir ein allgemeines Bild davon haben, wie dein Körper die zyklischen Bewegungen des Atmens umsetzt, wollen wir die Hauptakteure kennenlernen, die diese Bewegungen in deinem Gehirn gestalten und ausbalancieren.

3.2 Gehirn

Bevor wir uns mit der Frage beschäftigen, wie dein Atem und dein Gehirn sich gegenseitig beeinflussen, lass uns einen kurzen Blick auf die neuronalen Akteure werfen, die an diesem Tanz beteiligt sind. Wenn du einen Hintergrund in Neurowissenschaften, Medizin, Psychologie oder Ähnlichem hast (oder dich schlicht nicht besonders dafür interessierst, welcher Neuronenhaufen nun mit welchem anderen Neuronenhaufen kommuniziert, um bestimmte Dinge im Gehirn zu regeln), dann kannst du dieses Kapitel gerne nur querlesen oder sogar ganz überspringen. Wenn du dich dafür entscheidest weiterzulesen, sei gewarnt: Wir halten dieses Kapitel so simpel wie möglich, und in gewisser Weise sind simple Erklärungen von komplexen Vorgängen immer ein bisschen »falsch«. Hast du bisher allerdings noch keine großen Ausflüge in die Welt der Neurowissenschaften unternommen und willst jetzt mehr wissen, dann herzlich willkommen bei diesem Crashkurs! Wir werden uns dabei auf die Teile des Nervensystems konzentrieren, die im Zusammenhang mit Breathwork besonders relevant sind. Los geht's!

Quer durch das Tierreich kommen Nervensysteme in allen möglichen faszinierenden Formen und Größen vor. Bei Würmern sieht es meist wie eine fein gewebte Leiter aus Nervenknoten aus, die sich über die gesamte Länge des Körpers erstreckt. Bei Tintenfischen besteht es aus mehreren »Mini-Gehirnen«, die jeweils einen Arm steuern, zusammen mit einem weiteren »Mini-Gehirn«, das visuelle Signale verarbeitet. Diese großteils unabhängigen »Mini-Gehirne« sind lose miteinander verbunden durch ein zentrales Gehirn, das nur etwa zehn Prozent aller Neuronen enthält. Quallen dagegen haben überhaupt keine separaten Neurone. Stattdessen werden Körperbewegungen und Ähnliches von einem neuronalen »Spinnennetz« gesteuert, das Signale kontinuierlich weiterleitet, ohne von einem Neuron zum anderen springen zu müssen. Im Gegensatz zu Quallen, Tintenfischen oder Würmern haben Säugetiere (also auch wir Menschen) ihre Verarbeitungskapazitäten in einem einzigen Gehirn zentralisiert, wo die meisten ihrer Neuronen dicht zusammengepackt sind. Von dort aus ziehen sich lange Signalwege durch den Rest des Körpers. Das Schöne an dieser Kompaktlösung ist, dass sie den Neuronen die Möglichkeit gibt, sich weitläufig miteinander zu verbinden und sich gegenseitig flexibel zu beeinflussen. Das wiederum verleiht uns Menschen die Fähigkeit, auf viele verschiedene kreative Weisen zu handeln, mehrere widersprüchliche Gedanken und Motivationen gleichzeitig zu haben – und uns selbst anzuzweifeln, zu kommentieren und zu beurteilen. Hurra!

3.2.1 Die Spieler

Was müssen wir über die verschiedenen Teile des menschlichen Nervensystems wissen, um Atem und Atemarbeit zu verstehen? Zunächst einmal ist es nützlich, sich das Nervensystem in drei groben Teilen vorzustellen: Überleben, Denken und Fühlen (siehe Abbildung 3.1). An dieser Stelle werden einige neurowissenschaftlich versierte Leser sicher das Gesicht verziehen, da diese drei Bereiche und ihre Funktionen in Wirklichkeit ständig miteinander verflochten sind, sodass die hier formulierte Trennung zwischen ihnen ziemlich künstlich ist. Aber für eine allgemein verständliche Landkarte sind künstliche Grenzen nun mal super, wie jeder Kartograf bestätigen kann, der schon mal Nationen in verschiedenen Farben dargestellt hat. Werfen wir also einen genaueren Blick auf diese drei leicht künstlich definierten Zonen unseres Gehirns.

Überleben: autonomes Nervensystem, Hirnstamm und Mittelhirn

Wenn du dir das Gehirn als einen großen Blumenkohl vorstellst, sitzen die Bereiche, die für dein Überleben verantwortlich sind, entlang des Stiels, von Kontrollzentren wie dem Hypothalamus im Mittelhirn über Dutzende dicht verwobene Neuronengruppen (sogenannte Kerne) entlang des Hirnstamms bis hin zum autonomen Nervensystem (ANS). Das ANS hat seinen Ursprung in mehreren Kernen am oberen Ende der Wirbelsäule und erstreckt sich über die sympathischen und parasympathischen Nervensysteme die gesamte Wirbelsäule hinunter, und von dort durch den ganzen Körper. Zusammen regulieren all diese Komponenten kontinuierlich die vielen Basisfunktionen, die dein Überleben sichern – ob du gerade darüber nachdenkst oder nicht. Einige Beispiele für autonome Funktionen sind Herzschlag, Pupillengröße, Formen der Temperaturregulierung wie Schwitzen und Frösteln, Speichelproduktion, Verdauung, sexuelle Erregung – und natürlich auch die Atmung, sofern du sie nicht bewusst kontrollierst.

Als Hauptmanager deines physiologischen Körperzustands kommuniziert das ANS mit Organen und Muskeln im ganzen Körper (Kandel et al. 2012; Low 2011; McCorry 2007; Gibbons 2019). Man kann sich das ANS als Kollaboration zweier komplementärer, und manchmal auch konkurrierender, Netzwerke vorstellen: dem sympathischen und dem parasympathischen System. In beiden Systemen ziehen Nervenbündel, die dem oberen Ende des Rückenmarks entspringen, durch die Wirbelsäule und fächern sich dort über die gesamte Länge hinweg auf, um Organe im ganzen Körper zu erreichen. Dazu zählen zum Beispiel Pupillen, Tränen- und Speichelkanäle, Schweißdrüsen, Kehlkopfmuskeln, Herz, Magen, Darm, Blase und Genitalien. Der Unterschied zwischen Sympathikus und Parasympathikus besteht darin, dass der Sympathikus meist Mechanismen auslöst, die den Körper auf Aktionen (d. h. Kampf oder Flucht) vorbereiten, während der Parasympathikus weitgehend für die Entspannung (d. h. Ruhe und Verdauung) zuständig ist. Zu diesem Zweck öffnet der Sympathikus die Atemwege, um die Atemkapazität zu erhöhen; er beschleunigt die Herzfrequenz und den Blutdruck, um die Muskeln mit Energie zu versorgen; erweitert die Pupillen, um mehr visuelle Informationen zu sammeln; bringt den Körper zum Schwitzen und verzögert die Verdauung (Kandel et al. 2012; Jänig & McLachlan 1992). Denn wozu soll man Nahrung verarbeiten, wenn man sich auf der Flucht oder mitten im Kampf befindet? Das parasympathische Nervensystem hingegen bewirkt fast genau das Gegenteil: Es verengt sanft die Atemwege, verlangsamt das Herz, senkt den Blutdruck und steigert alle Aspekte der Verdauung (Speichelproduktion, Stuhlgang, Urinproduktion; McCorry 2007; Gibbons 2019). Das heißt aber nicht, dass sich Sympathikus und Parasympathikus immer abwechseln müssen: Meistens sind beide Systeme zumindest bis zu einem gewissen Grad gleichzeitig aktiv, nur verschiebt sich dieses Gleichgewicht eben manchmal zugunsten des einen oder des anderen (Ondicova & Mravec 2010; Buijs 2013).

Wer aber sagt dem ANS, was es im jeweiligen Moment tun soll? Eine der wichtigsten Steuerungsinstanzen des ANS ist der Hypothalamus. Der Hypothalamus empfängt und integriert Informationen vornehmlich aus zwei Quellen: Von »oben« in Form von Signalen aus dem Neo-, Meso- und Allokortex (d. h. den »denkenden« und »fühlenden«

Teilen deines Gehirns, auf die wir gleich noch eingehend zu sprechen kommen); und von »unten« in Form von Nachrichten aus viszeralen sensorischen Neuronen. Diese Neurone sind über den ganzen Körper verstreut und überwachen wichtige physiologische Parameter wie Blutzucker, Sauerstoff (O_2), Kohlendioxid (CO_2), Blutdruck sowie die Zusammensetzung deines Mageninhalts. Der wohl faszinierendste »Wächter« im Zusammenhang mit der Atmung ist der Glomus caroticum. Dabei handelt es sich um eine kleine Gruppe von Neuronen, die um die Halsschlagader gewickelt sind und unter anderem die O_2-CO_2-Balance in deinem Blut überwachen.

Auf Grundlage all dieser Informationen nutzt der Hypothalamus seine direkten Verbindungen zu den ANS-Kernen am oberen Ende der Wirbelsäule, um die Aktivität von Sympathikus und Parasympathikus je nach den aktuellen Bedürfnissen zu erhöhen oder zu verringern. Darüber hinaus setzt der Hypothalamus (in enger Zusammenarbeit mit der Hypophyse, den Nebennieren und der Schilddrüse) Hormone frei, um deinen physiologischen Zustand noch weitergehend an die aktuellen Herausforderungen anzupassen. Durch die Freisetzung verschiedener Kombinationen von Dopamin, Oxytocin, Orexin, Vasopressin, Adrenalin und Noradrenalin steuern der Hypothalamus und die mit ihm zusammenarbeitenden Drüsen grundlegende Funktionen wie Körpertemperatur (einschließlich Schweißproduktion), Hunger und Durst, Verdauung und Urinproduktion, Herzfrequenz und Blutdruck, Schlaf und Wachsein, Pupillenerweiterung, soziale Bindung und Stimmung, aber auch weniger allgegenwärtige Körperfunktionen wie Milchproduktion, Menstruationszyklus und Menopause.

Eine weitere wichtige Kontrollstruktur des ANS und einen potenziell entscheidenden Protagonisten im Breathwork-Spiel bilden die sieben Raphe-Kerne (mehr dazu in Kapitel 3.4). Sie sehen ein wenig wie eine Perlenkette aus, die entlang der Mittellinie des Hirnstamms zur Wirbelsäule hinunterführt (Hornung 2003). Obwohl alle sieben zumindest bis zu einem gewissen Grad miteinander verbunden sind (Bobillier et al. 1976), kann man doch zwei separate Gruppen identifizieren: Die oberen Raphe-Kerne (insbesondere der mediane und der dorsale) richten sich »nach oben« und setzen im gesamten Gehirn Serotonin frei. Sie sind insbesondere mit dem präfrontalen und dem cingulären Kortex, dem limbischen System und dem Hippocampus verbunden, das heißt mit entscheidenden Knotenpunkten für emotionale Verarbeitung und Gedächtnis.

Am anderen Ende der Perlenkette richten sich die unteren Raphe-Kerne (Nucleus magnus, pallidus und obscurus genannt) »nach unten« an Hirnstamm und Rückenmark. Während der Nucleus magnus Serotoninsignale in die Wirbelsäule sendet, um Schmerzsignale zu steuern und möglicherweise zu hemmen, scheint der Nucleus pallidus Immunreaktionen, einschließlich Fieber, zu steuern. Am interessantesten für Breathwork-Fans ist, dass der Nucleus obscurus den CO_2-Gehalt des Blutes überwacht und die Atmung entweder anregt oder hemmt, wenn er Abweichungen von der Norm feststellt (DePuy et al. 2011; Nuding et al. 2015). Alle drei unteren Raphe-Kerne haben zudem direkte Verbindungen zum Sympathikus, was bedeutet, dass sie dazu beitragen können, den Körper in den Fight-or-Flight-Modus zu versetzen (darauf werden wir in den kommenden Kapiteln noch des Öfteren zurückkommen).

Und schließlich ist eine der interessantesten Hirnstammstrukturen im Zusammenhang mit Breathwork das periaquäduktale Grau, kurz PAG. Das PAG ist ein kleines Bündel von Neuronen im Mittelhirn, das sich kaum verändert hat, seit unsere Vorfahren noch Fische waren. Eine der vielen coolen Eigenschaften des PAG ist, dass es als Türsteher für Schmerzsignale fungiert (unter anderem durch die Aktivierung des oben erwähnten Nucleus magnus). Je nach Kontext kann es den Anteil von körperlichen Schmerzsignalen, die in unser Bewusstsein vorgelassen werden, erhöhen oder verringern. Dazu sendet es dämpfende Impulse durch das Rückenmark, um solche Schmerzsignale abzuschneiden, noch bevor sie das Gehirn erreichen.

Darüber hinaus ist das PAG dafür entscheidend, wie wir innere und äußere Anzeichen von Gefahr wahrnehmen – und wie wir darauf reagieren. Wenn wir mit bestimmten sensorischen Botschaften konfrontiert werden (z. B. mit dem sich abzeichnenden Schatten eines Raubvogels), kann das PAG zwischen zwei entgegengesetzten Modi umschalten. Wenn die Sinneseindrücke darauf hindeuten, dass eine Bedrohung bekämpft oder abgewehrt werden kann, fährt das PAG den sympathischen Zweig des ANS hoch, wodurch sich Herzfrequenz, Muskelspannung und Blutdruck erhöhen, sodass wir auf Kampf oder Flucht eingestellt sind. Gleichzeitig sendet es Signale an höhere kortikale Bereiche, um unsere volle Aufmerksamkeit auf das bedrohliche Ereignis zu richten, damit wir die potenzielle Gefahr genauer beobachten und einschätzen können (also z. B. um zu erkennen, dass es sich bei dem Schatten doch nur um ein großes Blatt und nicht um einen Raubvogel handelt). Wenn andererseits die kombinierten sensorischen Informationen, die an das PAG gesendet werden, darauf hindeuten, dass die Bedrohung unausweichlich ist, reguliert es die körperliche Aktivierung herunter, indem es den parasympathischen Zweig des ANS aktiviert und eine Erstarrungsreaktion einleitet. Wie du dir vorstellen kannst, bedeutet dies auch, dass ein »überaktives« PAG eine ernsthafte Herausforderung für die psychische Gesundheit darstellt, indem es beispielsweise zu angstbedingten Problemen wie Panikattacken und Dissoziation beiträgt.

Abschließend lohnt es sich im Kontext von Breathwork, noch einen kurzen Blick auf zwei weitere evolutionär alte Gehirnstrukturen zu werfen, die mit so ziemlich allen Gehirnarealen kommunizieren: Thalamus und Claustrum. Der Thalamus ist bisher weitaus besser untersucht als das Claustrum, das für die Wissenschaft in vielerlei Hinsicht noch ein Geheimnis darstellt. Wir wissen aber immerhin, dass beide Areale über ein dichtes »Spinnennetz« von Verbindungen verfügen, quer durch alle drei Aufgabenbereiche des Gehirns: Denken, Fühlen, Überleben. Außerdem erfüllen beide Areale eine Schlüsselfunktion, wenn es darum geht, von einem Bewusstseinszustand zum anderen zu wechseln, also beispielsweise vom Schlafen zum Wachen oder auch vom Alltagsbewusstsein zu veränderten Bewusstseinszuständen (Crick & Koch 2005; Smith et al. 2020; Liaw & Augustine 2023; Atilgan et al. 2021; Redinbaugh et al. 2020; Whyte et al. 2024; Llinás & Ribary 2001; Ward 2013).

Denken: Neokortex

Am anderen Ende des Spektrums umfasst das Denken hauptsächlich den Neokortex (oder kurz Kortex), das heißt alle Bereiche, die wie ein Helm auf der Oberfläche deines Gehirns sitzen. Der Neokortex ist auch der Gehirnbereich, in dem sich Menschen am stärksten von anderen Säugetieren unterscheiden. Zunächst einmal ist der menschliche Neokortex im Gegensatz zu dem der meisten anderen Säugetiere sehr zerknittert, mit Bergen und Tälern, die ihm das typische, schrumpelige Blumenkohl-Aussehen verleihen. Diese Falten ermöglichen es dem menschlichen Neokortex nicht nur, mehr Neuronen als bei den meisten anderen Säugetieren (abgesehen von Elefanten, Walen und Delfinen) im recht begrenzten Raum des Schädels unterzubringen, sondern sie auch auf neue, kreative Weise miteinander zu verbinden.

Der Neokortex folgt einem groben Funktionsschema, in dem sich verschiedene kortikale Areale auf bestimmte Berechnungen konzentrieren (obwohl die Arbeitsteilung zwischen den Arealen in der Regel viel unschärfer ist, als wir glauben möchten). Beim Menschen sind die kortikalen Areale am Hinterkopf vor allem mit der Interpretation der visuellen Welt befasst. Die Areale an den Seiten neben den Ohren verarbeiten vorwiegend Geräusche, sind aber auch für die Sprachverarbeitung und die Integration von Sehen und Hören zuständig. Dazwischen, also im »Zentrum« des neokortikalen Helms, befinden sich der somatosensorische Kortex, der unseren Tastsinn repräsentiert, sowie einige multisensorische Bereiche, die zum Beispiel berechnen, wo du dich räumlich aufhältst, und mehrere motorische Bereiche, die deine körperlichen Bewegungen planen. Am vorderen Ende des Gehirns, direkt hinter der Stirn, liegen unter anderem der frontale und der präfrontale Kortex, die für abstraktere Konzepte und strategische Planung zuständig sind. Dazu gehören beispielsweise bewusste und unbewusste Entscheidungen darüber, wie und worauf wir unsere Aufmerksamkeit fokussieren, welche Folgen wir für unsere Handlungen vorhersagen, wie wir Verhaltensregeln lernen, wie wir Signale unserer emotionalen Verarbeitungszentren interpretieren, modifizieren und in Kontext setzen und wie wir vergangene und aktuelle Ziele und Motivationen in uns erleben. Diese Gehirnareale haben generell weitreichende Verbindungen zu den Zentren der Emotions- und Gedächtnisverarbeitung, die wir gleich noch genauer diskutieren werden. Daher fungieren sie oft als »Filter« oder »Moderatoren«, die dafür sorgen, dass deine primären Gefühle in angemessene Strategien und Handlungen umgesetzt werden – beispielsweise können sie dich davon abhalten, deinem Laptop einen Tritt zu versetzen, wenn er sich aus irgendeinem Grund weigert, zu starten.

Fühlen: Allokortex und Mesokortex

Zwischen dem ANS und dem Neokortex, also zwischen Überleben und abstraktem Denken, befinden sich die Gehirnareale, die sich mit vielen der vielleicht wesentlichsten Elemente unserer menschlichen Erfahrung befassen: Bauchgefühle, Emotionen und Erinnerungen, die oft nahtlos zwischen bewusster Erfahrung und unbewusster oder reflexartiger Reaktion hin und her wechseln. Wie du dir angesichts dieser Beschreibung wohl vorstellen kannst, koordinieren diese Areale auch maßgeblich die starken kognitiven und emotionalen Veränderungen, die durch Praktiken wie Breathwork ausgelöst werden können.

Eine der zentralen Strukturen des Allokortex ist der Hippocampus. Der Hippocampus ist eine Art zusammengerollte Struktur in der Mitte des Gehirns, die (gemeinsam mit einigen anderen wichtigen Hirnarealen wie dem entorhinalen Kortex, den wir hier ignorieren) dafür sorgt, dass Erinnerungen im gesamten Gehirn festgehalten und abgerufen werden. Wann auch immer irgendwo in deinem Gehirn eine Erfahrung als Erinnerung gespeichert wird, passiert das, weil dein Hippocampus die beteiligten Hirnareale wiederholt mit rhythmischer Aktivität »bombardiert«, die diese Erfahrung widerspiegelt. Und wenn du dich später an diese Erfahrung erinnerst, ist dein Hippocampus der Bibliothekar, der die entsprechenden Neurone heraussucht und reaktiviert. Es ist also nicht verwunderlich, dass der Hippocampus mit Arealen im ganzen Gehirn bestens verknüpft ist.

Der zweite große Teil des Allokortex mag ein wenig überraschen. Dir wird vielleicht aufgefallen sein, dass ein Sinn in unserer Tour durch den Neokortex unerwähnt blieb: der Geruchssinn. Der Grund dafür ist, dass der Geruch einer der evolutionär ältesten Sinne ist und sich deshalb gar nicht im Neokortex befindet. Die beteiligten Hirnstrukturen (vor allem der Riechkolben und der benachbarte piriforme Kortex) sind im Allokortex angesiedelt und arbeiten seit Äonen auf weitgehend unveränderte Art und Weise. Die grundlegende Organisation des Geruchssinns ist vom Fisch bis zum Primaten ziemlich gleich geblieben (Ache & Young 2005). Das bedeutet auch, dass das Geruchssystem direkte und starke Verbindungen zu der anderen superalten Teilstruktur des Allokortex hat: dem eben erwähnten Hippocampus. Diese starken Verbindungen sind auch der Grund, dass uns bestimmte Gerüche auf eine unmittelbare, körperlich fühlbare Weise in andere Lebensphasen zurückversetzen können, die wir mit anderen Sinnesdimensionen so nicht zu erleben scheinen. Warum gibt es diese starken Verbindungen? Schwer zu sagen. Vielleicht, weil unsere säugetierischen Vorfahren Erinnerungen an verschiedene Orte durch ihren Geruch kodiert haben? Wie auch immer es dazu gekommen sein mag, die Verbindungen zwischen dem Geruchssystem und dem Hippocampus sind besonders faszinierend, wenn man sich für die Dynamik der Atmung interessiert. Denn sie stellen die effektivste Route dar, über die der Atemrhythmus die neuronale Aktivität im gesamten Gehirn organisiert und synchronisiert (mehr dazu in Kapitel 3.3).

Um den Allokortex gewickelt finden wir den Mesokortex. Er bildet eine Art Brücke zwischen Allo- und Neokortex und enthält mehrere zentrale Knotenpunkte für die emotionale Verarbeitung. Hier schauen wir uns drei Hauptakteure etwas genauer an. Ein für Breathwork besonders wichtiger Teil des Mesokortex ist der cinguläre Kortex, der eng verbunden ist mit Gehirnarealen, die Emotionen, Gedächtnis und Handlungsstrategien (van Heukelum et al. 2020) verarbeiten, sowie mit dem ANS (d. h. den überlebensorientierten Gehirnteilen, über die wir oben gesprochen haben). Durch dieses massive Beziehungsgeflecht wirkt der cinguläre Kortex wie ein zentraler »Moderator«, der fundamentale Qualitäten unseres subjektiven Erlebens hoch- oder runterreguliert: Aufmerksamkeit, Angst, Wut, Schmerz, Freude, Überraschung, Enttäuschung – zusammen mit ihrem körperlichen Ausdruck über das ANS (z. B. ein schnellerer oder langsamerer Herzschlag, schwitzige Hände, gerötete Wangen usw.). Beim Menschen scheint insbesondere das hintere Ende des cingulären Kortex, der sogenannte posteriore cinguläre Kortex, auch für die Aufrechterhaltung eines kohärenten Selbstgefühls entscheidend zu sein, das heißt für unser subjektives Gefühl, dass es in uns ein kontinuierliches »Ich« gibt, das im Laufe der Zeit Lebenserfahrungen sammelt. Daher überrascht es nicht, dass der cinguläre Kortex einer der Brennpunkte ist, die in Studien über veränderte Bewusstseinszustände immer wieder auftauchen. Er wird beispielsweise durch Psychedelika stark herunterreguliert (Pollan 2019; Sampedro et al. 2017; Lewis et al. 2020; Doss et al. 2022; van Elk & Yaden 2022) – und je mehr der posteriore cinguläre Kortex während der psychedelischen Therapie abschaltet, desto größer die psychologischen Langzeitgewinne (Lewis et al. 2020; Sampedro et al. 2017; Doss et al. 2022).

Ein weiteres »gefühlszentriertes« Gehirnareal, das für Breathwork besonders wichtig ist, ist der insuläre Kortex, kurz Insula genannt. Die Insula versteckt sich in einer der tiefsten Falten des Neokortex und ist wie der cinguläre Kortex unglaublich gut mit dem gesamten Gehirn vernetzt. Sie empfängt Informationen von all unseren Sinnen – Sehen, Hören, Schmecken, Riechen, Berühren, Temperatur – und auch eine detaillierte Karte von interozeptiven Signalen, das heißt jener Empfindungen, die das Geschehen in unserem eigenen Körper widerspiegeln (beispielsweise Informationen über den Herzschlag, den Sauerstoffgehalt im Blut, die Verdauungstätigkeit wie auch über Schmerzen und Hunger). Außerdem ist die Insula eng mit so ziemlich allen Hirnregionen verbunden, die Emotionen, Motivation und Gedächtnis verarbeiten, einschließlich des cingulären Kortex, über den wir gerade gesprochen haben. Darüber hinaus kommuniziert sie mit den frontalen Kortexarealen, die für strategisches Denken und Ähnliches zuständig sind (siehe oben). Und schließlich steht sie auch in direkter Verbindung mit dem ANS. Dadurch kann sie viele der autonomen Funktionen modulieren, die von Emotionen beeinflusst werden, darunter Blutdruck und Herzfrequenz.

Insofern ist die Insula das Gehirnareal, das einer zentralen neuronalen Bibliothek unserer emotionalen Erfahrungen und der entsprechenden körperlichen Zustände am nächsten kommt. Diese Bibliothek reicht von Wut (und dem damit verbundenen Herzklopfen), Traurigkeit (unter Umständen verbunden mit Tränenproduktion), Angst (und den damit einhergehenden schweißnassen Händen) und Ekel (begleitet von dem Drang zu würgen) bis hin zu Überraschung (und der Art, wie sie uns den Atem stocken lässt), Glück (und dem damit verbundenen Herzflattern), Freude und Spaß sowie sozial relevanten Emotionen wie Vertrauen (zusammen mit der Entspannung, die es im Körper auslöst) und Empathie. Interessanterweise repräsentiert die Insula diese Emotionen unabhängig davon, wie sie zustande gekommen sind. Ob wir nun wegen einer Erinnerung, wegen eines Musikstücks, wegen einer gelesenen E-Mail oder aufgrund einer Ohrfeige traurig sind, der insuläre Kortex repräsentiert diese Traurigkeit gleichermaßen. Und auch wenn die Insula noch so viele Sinneseindrücke verarbeitet, hilft sie uns nicht dabei, diese Sinneseindrücke tatsächlich wahrzunehmen. Wenn jemand deinen insulären Kortex auf magische Weise ausschalten würde, sähe die Welt um dich herum genauso aus, würde genauso klingen und riechen wie vorher. Was sich jedoch ändern *würde*, ist, dass du nicht unbedingt wüsstest, was du davon halten sollst. Ist der Geruch dieser Blume angenehm oder ekelerregend? Ist der Anblick eines kleinen Hundes irritierend oder herzerwärmend? Ohne deine Insula wären diese Fragen nur schwer zu beantworten. Eines der extremsten Beispiele für dieses Prinzip sind Patienten, die nach einer Verletzung ihrer Insula schmerzresistent sind (Jones et al. 2010). Wobei schmerzresistent in diesem Fall nicht bedeutet, dass sie keine Schmerzen empfinden können – sie empfinden sie genauso wie der Rest von uns (unterstützt z.B. durch die Aktivität des PAG). Der Unterschied besteht darin, dass sie ohne eine funktionierende Insula schlicht kein Bedürfnis verspüren, zu reagieren. Sie erleben Schmerz nicht als etwas Negatives, sondern einfach als etwas, das existiert – was eine Zen-Haltung zum Leben wohl ein bisschen zu weit treibt. Weil die Insula derart zentral für die emotionale Bewertung unserer Erfahrungen ist, spielt sie natürlich auch eine zentrale Rolle bei veränderten Bewusstseinszuständen – und bei der langfristigen Neubewertung vergangener Erfahrungen, die daraus resultieren kann (Davis et al. 2020; Carhart-Harris & Friston 2019; Erritzoe et al. 2019; MacLean et al. 2011; Wagner et al. 2017; Doss et al. 2021; Murphy-Beiner & Soar 2020; Lebedev et al. 2016; Bouso et al. 2018; Close et al. 2020).

Ein weiterer wichtiger, aber etwas spezialisierterer Teil des Mesokortex ist die Amygdala. Die Amygdala fungiert als dritter zentraler Knotenpunkt der emotionalen Verarbeitung, wobei ihre rechte Hälfte vor allem an der Verarbeitung von Angst und Traurigkeit beteiligt ist, während die linke hauptsächlich zu Belohnungsgefühlen beizutragen scheint. Daher ist die Amygdala auch mit allen kognitiven Funktionen verbunden, die durch Emotionen im Allgemeinen und durch Angst im Besonderen moduliert werden können, so etwa mit dem Gedächtnis (Hippocampus), der Entscheidungsfindung und dem Selbstbild (cingulärer Kortex), dem Fight-or-Flight-Verhalten (Hypothalamus) und vielen anderen.

Ein Areal, das wir hier außer Acht lassen, ist das Kleinhirn – obwohl es zehnmal so viele Neuronen beinhaltet wie der Neokortex und für eine Menge großartiger Dinge verantwortlich ist, zum Beispiel dir dabei zu helfen, zu laufen, ohne auf die Nase zu fallen, und zu sprechen, ohne deine Zunge zu verschlucken. Der Grund, dass wir das Kleinhirn ignorieren, ist schlicht, dass es nicht viel zu den neuronalen Prozessen beizutragen scheint, die für Breathwork eine Rolle spielen. Deshalb werden wir es für den Rest dieses Buches respektvoll vergessen.

3.2.2 Das Spiel

Jetzt, wo wir die Teile des Gehirns kennengelernt haben, die für Breathwork am wichtigsten sind, wollen wir schauen, wie diese Areale Botschaften miteinander austauschen, um unsere individuelle Wahrnehmung der Welt zu erzeugen.

Neurotransmitter und Rezeptoren

Die grundlegendste Art, wie Neurone miteinander kommunizieren, ist, indem sie sich gegenseitig winzige Stromimpulse (sogenannte Aktionspotenziale) über ihre spindeldürren und oft sehr langen Arme zusenden. Wenn diese Aktionspotenziale an Kontaktpunkten (den Synapsen) ankommen, an denen ein Neuron ein anderes berührt (oder besser gesagt: beinahe berührt), setzen sie Botenmoleküle frei, die Neurotransmitter genannt werden. Diese Neurotransmitter schwärmen in den Raum zwischen den Neuronen, und wenn das benachbarte Neuron über die richtige Ausrüstung (die sogenannten Rezeptoren) verfügt, um sie zu empfangen, reagiert es darauf, indem es seine eigene Aktivität verändert: Botschaft angekommen!

Nun arbeitet das Gehirn nicht nur mit einem oder zwei verschiedenen Neurotransmittern, sondern mit Dutzenden – wahrscheinlich sind es sogar weit über hundert (Hyman 2005). Eine einfache Art, sich Neurotransmitter vorzustellen, ist es, sie als verschiedene »Nachrichten-Apps« für Neurone zu betrachten. Wenn ein Neuron aktiv wird, schüttet es einen Neurotransmitter an alle Neurone in der (näheren oder weiteren) Umgebung aus. Die Neuronen, die es kontaktiert, empfangen die Nachricht allerdings nur dann, wenn sie die richtigen Rezeptoren für den ausgesendeten Neurotransmitter besitzen (d.h. wenn sie die gleiche App installiert haben). Die gebräuchlichsten Neurotransmitter sind Glutamat, das meist aktivierend auf Empfänger-Neuronen wirkt, und Gamma-Aminobuttersäure (kurz GABA), die die Neuronen eher zum Schweigen bringt. Da diese beiden Botenstoffe überall im Gehirn auftreten, kann man sie sich als das neuronale Äquivalent von Instagram oder YouTube vorstellen. Am anderen Ende des Spektrums gibt es spezialisierte Transmittersysteme, die nur zwischen bestimmten Gruppen von Neuronen funktionieren. Diese Systeme kannst du dir also wie einen Familien-Groupchat oder einen privaten Slack-Kanal vorstellen.

Dopamin ist ein solcher spezialisierter Neurotransmitter. Es wird zwar manchmal als »Glücksmolekül« bezeichnet, aber vielleicht sollte man es eher ein Molekül der Zufriedenheit oder der Motivation nennen. Dopamin ist zum Beispiel am Werk, wenn wir eine instinktive Zufriedenheit darüber empfinden, Ressourcen oder Wissen anzusammeln, die unsere Überlebenschancen erhöhen. Das bedeutet nicht, dass Dopamin an und für sich ein besonders befriedigendes Molekül ist. Es ist einfach nur der Neurotransmitter, der als Botenstoff der Wahl von den Hirnarealen genutzt wird, die besonders an Gedanken, Handlungen und Erinnerungen im Zusammenhang mit Belohnung und Motivation beteiligt sind. So kommunizieren die beiden zentralen Dopaminproduzenten des Gehirns (Substantia nigra und ventrales tegmentales Areal) bevorzugt mit dem Striatum (einem zentralen Knotenpunkt der Belohnungswahrnehmung und Handlungsplanung), dem präfrontalen Kortex, dem cingulären Kortex und der Amygdala – also allen großen Knotenpunkten für Emotionen, Motivation und Planung, die wir oben bereits erwähnt haben. All diesen Neuronenclustern hilft Dopamin dabei, miteinander zu kommunizieren und herauszufinden, ob das, was wir gerade erleben, hilfreich ist oder nicht. Nur leider hat dieses Netzwerk mit dem modernen Leben nicht ganz Schritt gehalten. Wenn wir also hören, dass Superstar X sich scheiden lässt, reagiert unser Dopaminsystem, als hätten wir eine wichtige Tatsache über die sozialen Beziehungen in unserem Stamm aufgedeckt. Und wenn wir etwas über Waldbrände auf der anderen Seite des Planeten lesen, registriert unser Dopaminsystem eine Gefahr in der Nachbarschaft, die wir im Auge behalten müssen. Auch deshalb gibt es so etwas Klatschblätter und *Doomscrolling*.

Ähnlich verhält es sich mit dem Neurotransmitter Serotonin, der hauptsächlich von den Raphe-Kernen produziert wird. Von dort aus breitet er sich über Denk- und Gefühlsnetzwerke aus, einschließlich des cingulären Kortex und des Hippocampus wie auch einiger Bereiche, die gleichzeitig Teil des Dopaminnetzwerks sind. Dazu gehören Striatum, Amygdala und Substantia nigra, die insbesondere zu Belohnungs- oder Enttäuschungsgefühlen beitragen. Über diese weit verzweigten Verbindungen regulieren Serotoninsignale einige der wichtigsten Aufgaben, die unser Gehirn bewältigt: Grundstimmung und allgemeine emotionale Tendenzen, Lernen und Gedächtnis, Appetit und Schlaf. Das bedeutet auch: Wenn deine Serotoninsignale aus dem Gleichgewicht geraten, sinkt deine Lebensqualität wahrscheinlich an mehreren Fronten gleichzeitig: Du fühlst dich insgesamt schlecht, hast zusätzlich Konzentrationsschwierigkeiten, isst entweder zu viel oder zu wenig und hast Schlafprobleme etc. Aus diesem Grund sind die Raphe-Kerne auch der zentrale Angriffspunkt vieler stimmungsverändernder Therapeutika wie Antidepressiva (Nutt et al. 1999; Quentin et al. 2018) und klassischer Psychedelika (Kwan et al. 2022; Nichols et al. 2017; Vollenweider & Kometer 2010).

Netzwerke

Wie wir anhand der Dopamin- und Serotoninverbindungen sehen können, ist neuronale Aktivität nicht gleichmäßig über das Gehirn verteilt. Ganz wie bei von Menschenhand errichteten Städten und Dörfern sind einige Hirnareale besser miteinander vernetzt als andere, und zwar durch »Verarbeitungsautobahnen«, die die Aktivität effizient von einem Punkt zum nächsten transportieren. Andere Bereiche kommunizieren weniger miteinander, sodass die Aktivität in einem Bereich oft nicht auf den anderen überspringt. Vielleicht behindern sie sich sogar gegenseitig, oder sie konkurrieren um begrenzte Verarbeitungsressourcen (z. B. Aufmerksamkeit) – auch das ähnelt menschlichen Gesellschaften. Allianzen »befreundeter« Hirnareale, die sich wechselseitig beeinflussen, werden als Netzwerke bezeichnet, und mehrere solcher Netzwerke erstrecken sich über das ganze Gehirn. Einige von ihnen sind durch spezifische Neurotransmitter wie Dopamin miteinander verbunden, andere nicht. Und die Mitgliedschaft in einem Netzwerk ist nicht exklusiv. Oft wird Aktivität auch zwischen Arealen ausgetauscht, die an verschiedenen Netzwerken beteiligt sind, und manche Areale tragen zu mehreren Netzwerken gleichzeitig bei. Anders gesagt: Ein Gehirnnetzwerk ist vor allem eine Ansammlung von Hirnarealen, die etwas stärker dazu tendieren, gemeinsam aktiv zu sein, als andere.

Hier sind ein paar der am besten untersuchten Hirnnetzwerke des Menschen: Das Default Mode Network (DMN) leuchtet auf, wenn unsere Gedanken mehr oder weniger ziellos umherschweifen, ohne dass viele Informationen aus der Außenwelt verarbeitet werden; das Central Executive Network ermöglicht es dir, Herausforderungen fokussiert und zielgerichtet anzugehen; und das Salience Network hebt externe Reize (z. B. eine rote Ampel) hervor, die deine Verarbeitung wenn nötig vom Gedanken-Wandern zur konzentrierten Aufmerksamkeit verschieben. Von diesen drei Netzwerken ist das DMN dasjenige, das in den folgenden Kapiteln vor allem zur Sprache kommen wird. Der Grund dafür ist, dass es durch veränderte Bewusstseinszustände, wie sie unter anderem durch Breathwork ausgelöst werden, konsequent abgeschaltet wird (siehe Kapitel 3.5).

Das leuchtet ein, sobald man sich die Gehirnareale ansieht, die am DMN beteiligt sind: Da wäre zunächst der mediale präfrontale Kortex, der aktiv ist, wenn wir unsere persönliche Vergangenheit und Zukunft verarbeiten, uns an autobiografische Ereignisse erinnern, uns zukünftige Ziele setzen, Erwartungen bilden und lohnende Erfahrungen bewerten. Der posteriore cinguläre Kortex, den wir oben bereits kennengelernt haben, verarbeitet Informationen über das Ich, das Selbstbild sowie den wahrgenommenen Gemütszustand anderer Menschen. Zur Unterstützung dieser Funktionen helfen der Precuneus und der Gyrus angularis beim Zugriff auf Erinnerungen an bestimmte Ereignisse und bei der bewussten Wahrnehmung. Die Aktivität im DMN ist am stärksten, wenn du träumst, dich an die Vergangenheit erinnerst oder deine Zukunft planst. Die Aktivität ist außerdem stark, wenn du entweder über deine selbst definierte Identität und deine Geschichte oder über andere Menschen und deren Gedanken und Gefühle nachdenkst (Menon 2023; Yeshurun et al. 2021; Davey et al. 2016; Smallwood et al. 2021; Babo-Rebelo et al. 2016). Wie du siehst, überschneiden sich diese Prozesse ziemlich genau mit den mentalen Zuständen, die beispielsweise Meditationslehrer als »nicht im Moment präsent sein« bezeichnen – oder auch einfach als »Ego«. »Ego« ist in diesem Fall ein zusammenfassender Begriff für die begrenzte Version deiner selbst, die sich um deine Interessen kümmert, und zwar auf eine Weise, die diese Interessen als weitgehend getrennt vom Wohlergehen anderer betrachtet.

Oszillationen

Gehirne lieben es, zu oszillieren – ständig und in allen möglichen Geschwindigkeiten. Im Grunde genommen ist »Oszillation« schlicht eine Beschreibung für wellenförmige Aktivität, und die gibt es in vielen Gefilden. Genauso wie Wasser und Fußballfans bilden auch Neurone gerne wandernde Wellen. Das Interessante an den Wellen im Gehirn ist, dass sie in vielen verschiedenen Geschwindigkeiten auftreten, von weniger als 1 Hz (d. h. weniger als eine Aktivitätswelle pro Sekunde) bis zu etwa 200 Hz (d. h. 200 Wellen pro Sekunde). Innerhalb dieses Bereichs gibt es eine Reihe von Oszillations-

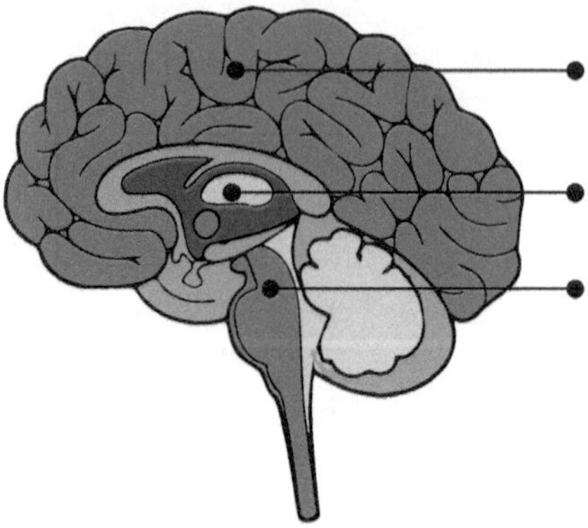

Abb. 3.1: Eine vereinfachte Darstellung des Nervensystems mit »denkendem«, »fühlendem« und »Überlebensgehirn«.

frequenzen, die das Gehirn in spezifischen Kontexten zu nutzen scheint. Im Hippocampus beispielsweise schwingt die Aktivität fast ständig mit einer Frequenz von etwa 5 bis 10 Wellen pro Sekunde (auch Theta genannt), und diese Schwingungen unterstützen direkt die Hauptaufgabe des Hippocampus, nämlich die Gedächtnisverarbeitung (Buzsáki 2002; Düzel et al. 2010; Nyhus & Curran 2010; Backus et al. 2016). Andere Oszillationsfrequenzen werden mit anderen Aspekten der neuronalen Verarbeitung in Verbindung gebracht: Schnelle Oszillationen von 40 bis 150 Wellen pro Sekunde (Gamma genannt) werden beispielsweise als »Fingerabdrücke« einer aufmerksamen Sinnesverarbeitung gesehen, während extrem langsame Oszillationen von 0,5 bis 4 Wellen pro Sekunde (Delta) vor allem im Schlaf auftreten.

So geht's weiter

Jetzt, wo wir die Bühne und die Hauptakteure kennen, können wir uns genauer ansehen, wie diese verschiedenen Teile des Gehirns miteinander »tanzen«, um die Atmung zu lenken – und umgekehrt: wie der Atem den Tanz der Neurone dirigiert.

3.3 Atem und Gehirn

Lange sind die Neurowissenschaften davon ausgegangen, dass die Atmung für das Gehirn vor allem eine Aufgabe erfüllt: es mit Sauerstoff zu versorgen. Die Forschung der letzten Jahre hat jedoch deutlich gemacht, dass Atem und Gehirn auf viel faszinierendere und komplexere Weise miteinander verflochten sind, als bisher angenommen. Der Atem kann neuronale Aktivität über verschiedene Hirnregionen hinweg wie ein unsichtbarer Dirigent harmonisieren, er kann dein Gehirn auf Wahrnehmung oder auf

Aktion polen und vieles mehr. In vielerlei Hinsicht bringen uns diese neuen wissenschaftlichen Erkenntnisse zurück zu Weisheiten, die seit Langem in traditionellen Wissenssystemen wie den yogischen Lehren weitergegeben werden: Die Art und Weise, wie wir atmen, beeinflusst zutiefst, was wir fühlen, denken und tun. In diesem Kapitel werden wir daher die Mechanismen näher ins Auge fassen, über die dein Gehirn deinen Atem formt – und umgekehrt!

3.3.1 Wie dein Gehirn deinen Atem formt

Die Atmung ist eine der wenigen Körperfunktionen, die über zwei völlig unterschiedliche Wege gesteuert werden kann: Einerseits über den Neokortex, der bewusste, geplante Handlungen initiiert, andererseits über das autonome Nervensystem (ANS), das all die lebenswichtigen Dinge reguliert, die du im Normalfall nicht bewusst steuerst, wie zum Beispiel deinen Herzschlag und deine Körpertemperatur. Da deine Atmung von beiden Systemen gleichermaßen bequem gelenkt werden kann, macht sie auch dann fröhlich weiter, wenn du gar nicht bewusst an sie denkst. Zugleich aber kannst du deine Atmung bei Bedarf mühelos bewusst steuern. Im Gegensatz dazu wird zum Beispiel dein Herzschlag konsequent vom ANS reguliert. Du kannst ihn also nicht direkt über den Kortex dirigieren, indem du etwa deinem Herz gedanklich vorschreibst, schneller zu schlagen.

Wenn du normal atmest, ohne dass du besonders auf deinen Atem achtest oder ihn kontrollierst, hat dein ANS das Sagen. Das Herzstück des ANS-Atemkreislaufs ist ein Trio kleiner Neuronenbündel. Eines dieser Neuronenbündel ist beim Einatmen am aktivsten, ein anderes in der Phase nach dem Einatmen (der Postinhalationsphase), ein drittes beim Ausatmen. Und weil sie alle miteinander vernetzt sind, können sie sich gegenseitig an- und abschalten, sodass die Aktivität zwischen ihnen wie in einer Art neuronalem Karussell herumkreiselt. Wie heißen diese drei Neuronengruppen? Nun, du wirst dich freuen zu erfahren, dass du gerade mit dem Prä-Bötzinger-Komplex, dem postinspiratorischen Komplex und der parafazialen respiratorischen Gruppe Bekanntschaft gemacht hast. Sie bilden einen Teil der ventralen respiratorischen Gruppe, die auch andere Cluster wie zum Beispiel den Bötzinger-Komplex enthält, der unter anderem dazu beiträgt, dass das Atemkarussell reibungslos läuft. Zusammen steuert dieses unaussprechliche Trio die Aktivität deines Zwerchfellnervs, der an deiner Wirbelsäule hinunterläuft und physische Atembewegungen in Gang setzt: Er ist eng mit den Muskeln um deine Lungen herum verbunden und sendet ihnen Signale, sich je nach Bedarf anzuspannen oder zu entspannen.

Dieses kleine Neuronenkarussell würde ausreichen, um deinen Atem in einem gleichmäßigen Rhythmus zu halten. Doch im wirklichen Leben atmen wir natürlich nicht immer auf die gleiche Art und Weise. Unser Atem verlangsamt sich, wenn wir schlafen, und er beschleunigt sich, wenn wir Sport treiben – oder auch wenn wir nervös, aufgeregt oder extrem fokussiert sind (Grassmann et al. 2016). Manchmal hören wir auch einen Moment lang einfach auf zu atmen, zum Beispiel wenn wir sehr überrascht oder konzentriert sind (Details zu einer besonders interessanten modernen Version dieses Phänomens, der sogenannten E-Mail-Apnoe, findest du hier: https://www.huffpost.com/entry/just-breathe-building-the_b_85651). Viele Emotionen haben sogar ihre eigenen charakteristischen Atemmuster (Boiten 1998; Boiten et al. 1994; Homma & Masaoka 2008; Guyon et al. 2020; Liu et al. 2022; eine äußerst unterhaltsame Lektüre über die Wechselwirkung zwischen Emotionen und ihren typischen Atemmustern findest du bei Philippot et al. 2002). Um unsere Atmung flexibel an die jeweilige Situation anzupassen, ist eine ganze Reihe von Hirnarealen mit dem eben vorgestellten zungenbrecherischen Trio verbunden. Hier sind einige interessante Beispiele.

Am Leben bleiben

Es wird dir wahrscheinlich nicht neu sein, dass eine falsche Mischung von Gasen in deinem Körper dich sehr schnell töten kann. Um das zu verhindern, hat unser Gehirn ein ausgeklügeltes System von Alarmglocken entwickelt, die unsere Atmung bei den geringsten Anzeichen von Problemen entsprechend regulieren. Der retrotrapezoide Kern zum Beispiel misst die CO_2-Konzentration (und den daraus resultierenden pH-Wert des Blutes) und erhöht die Atemfrequenz, wenn die CO_2-Konzentration zu hoch wird. In ähnlicher Weise registriert der Glomus caroticum die Blutkonzentrationen von O_2 und CO_2 in deiner Halsschlagader. Wenn diese Werte den grünen Bereich verlassen, sendet der Glomus caroticum Signale an die ventrale respiratorische Gruppe sowie an den Nucleus obscurus (siehe Kapitel 3.2 und 3.4). Gleiches gilt übrigens für mehrere Regionen des Hypothalamus. Ganz nach dem Motto: »Warum nur *eine* Alarmglocke, wenn man gleich mehrere haben kann?« Auch das Kleinhirn, das PAG (also das »Bedrohungserkennungszentrum«) und der Bötzinger-Komplex reagieren auf Sauerstoffmangel sowie auf abnormale Atemempfindungen wie Atemnot und Lufthunger (Keuchen) und erhöhen als Reaktion darauf die Intensität und Geschwindigkeit der Atmung. Dieser Mechanismus ist in den meisten Fällen sehr nützlich – und potenziell lebensrettend. Zugleich kann er aber unter den falschen Umständen auch zu einer weniger hilfreichen Dynamik beitragen, wie zum Beispiel zu der Art von Hyperventilation, die im Rahmen einer Panikattacke auftreten kann (Yackle et al. 2017).

Ruhe und Unruhe

Während die idealen Konzentrationen zum Beispiel von O_2 und CO_2 im Körper recht klar definiert sind, ist die Art der Atmung, die zur Aufrechterhaltung dieser idealen Werte in verschiedenen Situationen erforderlich ist, sehr unterschiedlich. So sieht etwa die ideale Atmung im Schlaf oder während du ruhst ganz anders aus als bei intensiver körperlicher Aktivität. Diese Anpassungen an dein Verhalten werden wiederum von einer ganzen Reihe von Hirnarealen koordiniert. So scheint der hintere Teil des Hypothalamus besonders für die erhöhte Atmung bei sportlicher Aktivität zuständig zu sein. Gleichzeitig modulieren andere Teile des Hypothalamus deinen Atemrhythmus nicht nur in Abhängigkeit zur Tageszeit, sondern auch in Relation zum Schlaf- und Wachzustand. Zu guter Letzt kann das PAG die Atemfrequenz als Teil einer Fight-or-Flight-Reaktion (durch das sympathische Nervensystem) auf eine wahrgenommene Bedrohung erhöhen. Es kann aber auch zum Beispiel ein Anhalten des Atems bei einer Angststarre auslösen (über das parasympathische Nervensystem; Faull et al. 2019; Schottelkotte & Crone 2022).

Gefühle

Viele unserer Gefühle wie Angst, Wut und Stress bis hin zu Aufregung und Überraschung gehen mit spezifischen Atemmustern einher (Boiten 1998; Homma & Masaoka 2008). Die Amygdala, das wichtigste Gehirnareal für die Verarbeitung von Furcht und Angst, ist beispielsweise direkt mit dem Prä-Bötzinger-Komplex verbunden, der die Atemgeschwindigkeit in beängstigenden Situationen erhöht. Dasselbe gilt für den Hypothalamus, der Stressreaktionen an alle wichtigen Atemzentren weiterleitet und die Atemgeschwindigkeit entsprechend anpasst.

Damit kommen wir zur zweiten Route, über die dein Gehirn deinen Atem steuern kann – die bewusste. Nehmen wir einmal an, du hast, ohne viel nachzudenken, einfach vor dich hin geatmet, als du plötzlich beschließt, dir Zeit für kohärentes Atmen zu nehmen. Du setzt dich also auf dein Meditationskissen und beginnst, langsam durch die Nase ein- und auszuatmen, wobei du die Atempausen dazwischen weglässt. Hier übernimmt ein zweiter Atemkontrollweg das Kommando: der Kortex (d.h. das »denkende« Gehirn). Diese Route hat ihren Ursprung hauptsächlich in den drei großen motorischen Arealen deines Kortex – dem motorischen Kortex, dem prämotorischen Kortex und dem ergänzenden motorischen Kortex (Gandevia & Rothwell 1987; Schottelkotte & Crone 2022). Und hier wird die Geschichte deutlich simpler als bei der autonomen Atmung. Genauso wie die motorischen Areale des Kortex Nerven im ganzen Körper in exakten Sequenzen und Intensitäten aktivieren, um etwa die Hände, die Beine oder das Gesicht in einer spezifischen Weise zu bewegen, steuern sie auch den Zwerchfellnerv und sagen ihm, wie er das Zwerchfell mit der von dir gewählten Intensität und Geschwindigkeit anspannen und wieder entspannen soll. Das wiederum sorgt dafür, dass Luft in deine Lunge oder aus ihr hinaus fließt – exakt nach deinen kortikalen Anweisungen. Kein Zwischenstopp im Stammhirn und auch keine großen modulierenden Signale von Dutzenden anderen Hirnarealen – einfach nur eine direkte Nachricht von deinen drei kortikalen Motorarealen an das Zwerchfell, die ihm mitteilt, was es wann tun soll.

Das Erstaunliche an diesen beiden Routen der Atemkontrolle ist, wie nahtlos sie ineinander übergehen können. Das kann jeder bestätigen, der schon einmal bei der Meditation die Konzentration verloren hat und unbewusst in einen automatischen Atemrhythmus zurückgefallen ist. Ein weiteres Beispiel für diesen fließenden Übergang zwischen bewusster und automatischer Atmung ist das Anhalten des Atems: Während das Atemanhalten an sich in der Regel bewusst erfolgt, scheint der Atemrhythmus danach automatisch wieder einzusetzen. In ähnlicher Weise kann es im Rahmen einer Breathwork-Session, die wir meist mit einer bewusst kontrollierten Atmung beginnen, passieren, dass im Laufe der Zeit dein ANS die Kontrolle übernimmt. Aber unabhängig davon, ob du bewusst oder automatisch atmest – dein Atemmuster verändert beispielsweise nicht nur die Sauerstoffkonzentration in deinem Blut, sondern auch die Art und Weise, wie dein Gehirn die Welt verarbeitet. Mit anderen Worten: wie du denkst und fühlst! Wie das funktioniert, erkunden wir im nächsten Abschnitt.

3.3.2 Wie dein Atem dein Gehirn formt

Wahrscheinlich weil wir Menschen simple Geschichten lieben, haben wir die Atmung lange Zeit als Einbahnstraße betrachtet: Das Gehirn sagt der Lunge, was sie zu tun hat. Ende der Geschichte. Die Idee, dass die Beziehung zwischen Gehirn und Atem eine wechselseitige ist, ist in den Neurowissenschaften daher noch ziemlich neu, doch die bisherigen Forschungsergebnisse zeigen, dass der Atemrhythmus die neuronale Aktivität in erheblichem Maße steuert. Und zwar nicht nur über eine, nicht über zwei, sondern über ganze drei weitgehend unabhängige und komplementäre Routen!

Aufwachen

Erinnerst du dich an unser Trio von unaussprechlichen Atemkontrollzentren? Nun, es hat sich herausgestellt, dass der Prä-Bötzinger-Komplex (d. h. der Teil des Trios, der das Einatmen steuert) auch mit einem anderen Hirnstammbereich namens Locus coeruleus verbunden ist (Yackle et al. 2017; Allen et al. 2023; Melnychuk et al. 2018). Warum ist das relevant? Weil der Locus coeruleus die zentrale Quelle für Noradrenalin in deinem Körper ist. Und Noradrenalin ist eines der wichtigsten Botenmoleküle, die dich aufwecken, deine Aufmerksamkeit schärfen und dich in Handlungsbereitschaft versetzen. Noradrenalin ist derart entscheidend für diesen Prozess, dass es im ganzen Gehirn als Neurotransmitter und im ganzen Körper als Hormon wirkt. Das bedeutet, dass unsere allgemeine Wachsamkeit mit jedem Einatmen ein wenig zunimmt (Kluger & Gross 2021, 2020; Kluger et al. 2021).

Den Brustkorb wahrnehmen

So wie der Zwerchfellnerv vom Gehirn zum Zwerchfell absteigt, um dessen Bewegungen zu koordinieren, werden im Gegenzug Informationen darüber, wie sich der Brustkorb und das Zwerchfell ausdehnen (oder zusammenziehen), über den Vagusnerv an das Gehirn geleitet (Schottelkotte & Crone 2022). Eines der wichtigsten Gehirnareale, die diese Informationen verarbeiten, ist der somatosensorische Kortex. Er ist das Areal, das am stärksten auf taktile Informationen reagiert – er enthält sogar eine umfassende Landkarte von Hautempfindungen des gesamten Körpers. Aus diesem Grund verursacht der Rhythmus, in dem dein Atem deinen Brustkorb ausdehnt und zusammenzieht, auch rhythmische Aktivität in deinem somatosensorischen Kortex (Kluger & Gross 2020). Und die verbreitet sich dann weiter durch die vielen Gehirnareale, die mit ihm im Austausch stehen (Kluger & Gross 2021; Allen et al. 2023; Rojas-Líbano et al. 2018).

Die Welt riechen

Während die ersten beiden hier beschriebenen Routen bereits dazu beitragen, die Aktivität in einer Reihe von Hirnarealen auf deinen Atemrhythmus abzustimmen, verläuft der bei Weitem stärkste Nachrichtenkanal vom Atem zum Gehirn durch deine Nase. Genauer gesagt über den Riechkolben, einen der Knotenpunkte im Gehirn, die Gerüche verarbeiten. Der Riechkolben ist einer der evolutionär ältesten und am besten vernetzten Teile des Gehirns. Er steht in direkter Verbindung zu praktisch allen Hirnregionen, die maßgeblich an Gedächtnis, Emotionen und Entscheidungsfindung beteiligt sind, wie zum Beispiel Hippocampus, Amygdala und präfrontaler Kortex (Bagur et al. 2021; Insausti et al. 2002; Ito et al. 2014; Nigri et al. 2013; Zelano et al. 2016). Wenn du durch die Nase einatmest, wird dein Riechkolben durch Geruchsmoleküle aktiviert – und übrigens auch schon durch den Luftstrom selbst (Yao et al. 2020)! Und wenn dein Riechkolben in Aktion tritt, tun dies auch die vielen mit ihm verbundenen Hirnareale. Diese »Ansteckung« mit geruchsbezogener neuronaler Aktivität scheint die stärkste Triebkraft für atembasierte Hirnrhythmen zu sein: Etwa 80 Prozent von ihnen verschwinden, wenn man durch den Mund statt durch die Nase atmet (Zelano et al. 2016) oder wenn der Riechkolben fehlt (Ito et al. 2014).

Daher trägt diese Route wahrscheinlich auch zentral dazu bei, wie meditative Atemübungen die Gehirnaktivität – und den Geist – harmonisieren. Bei den neuronalen Effekten von Breathwork dagegen spielt dieser Mechanismus wohl keine wesentliche Rolle. Der Grund dafür ist simpel: Die meisten Menschen atmen bei zirkulärem Breathwork lieber durch den Mund.

Gehirnwellen im Einklang

Gemeinsam ermöglichen diese drei Kommunikationsrouten unserem Atem, die Aktivität im gesamten Gehirn zu koordinieren. Das ist besonders überraschend, weil unser Atem so viel langsamer ist als unser Gehirn. Der Mensch atmet normalerweise etwa 12- bis 18-mal *pro Minute*. Ein Neuron hingegen kann bis zu 60-mal *pro Sekunde* aktiv sein. Auch neuronale Oszillationen, also die Wellen rhythmischer Aktivität in einer Gruppe von Neuronen, können mit einer Geschwindigkeit von bis zu 100 oder sogar 200 Wellen pro Sekunde ablaufen. Würden unsere Neurone dagegen eins zu eins unserem Atemrhythmus folgen, wäre das ein bisschen so, als würden wir mit einem Schritt pro Stunde tanzen. Eine direkte Eins-zu-eins-Synchronisation zwischen Atem und Neuronen würde also nicht so gut funktionieren. Stattdessen definiert unser Atem Zeitfenster, die zu besonders großen Ausbrüchen von (viel schnellerer) neuronaler Aktivität einladen. Beispielsweise wurde nachgewiesen, dass Oszillationen in einer Reihe von Frequenzen, die für die Kommunikation im Gehirn wichtig sind, auf den Wellen unseres Atems durch Areale im gesamten Gehirn »surfen« (Herrero et al. 2018; Kluger & Gross 2021; Karalis & Sirota 2022; Lockmann et al. 2018; Zelano et al. 2016; Biskamp et al. 2017; Moberly et al. 2018; Bagur et al. 2021; Ito et al. 2014; Rojas-Líbano et al. 2018). Einen guten Überblick darüber, wie schnellere und langsamere neuronale Rhythmen jeweils mit unserem Atem zusammenhängen, findest du im Review von Tort et al. (2018).

Gedanken und Handlungen in Einklang bringen

Die Art, wie der Rhythmus unseres Atems schnelle und langsame Aktivitätswellen im Gehirn orchestriert, mutet ein bisschen an wie ein eleganter Tanz. Aber ist das wichtig? Verändert es, wie wir unsere Welt erleben? In den letzten Jahren häufen sich die Belege, dass dies tatsächlich der Fall ist. Es hat sich herausgestellt, dass wir die Welt nicht auf dieselbe Weise sehen, wenn wir ein- oder ausatmen. Besser gesagt: Wir sehen die Welt beim Einatmen einfach etwas schärfer – zum Beispiel indem wir schwache visuelle Reize bemerken, die unerwartet auftauchen (Kluger et al. 2021; Leupin & Britz 2024). Und nicht nur das: Wir sind auch besser darin, Wörter zu erkennen, mathematische Rätsel zu lösen, 3D-Formen zu verstehen (Perl et al. 2019), Geräusche zu hören und zu unterscheiden, visuelle Bewegungen wahrzunehmen, uns an Bilder zu erinnern und emotionale Gesichtsausdrücke zu identifizieren (Zelano et al. 2016; Johannknecht & Kayser 2022). Merkwürdigerweise erkennen wir sogar unsere eigene Stimme besser wieder (Orepic et al. 2022).

Die Vorstellung, dass unser Gehirn während des Einatmens mehr sensorische Informationen verarbeiten kann, passt zu allen drei oben diskutierten Feedbackrouten zwischen Atem und Gehirn: Zu Beginn jedes Einatmens wird unsere Aufmerksamkeit durch die Freisetzung von Noradrenalin erhöht, zudem werden der somatosensorische Kortex und der Riechkolben stimuliert, die dann wiederum weitere Gehirnareale aktivieren. Der Riechkolben spielt bei dieser sensorischen Verstärkung eine besonders tragende Rolle: Die meisten atembedingten kognitiven Verbesserungen treten nur dann auf, wenn der Mensch durch die Nase atmet. Um es poetisch auszudrücken: Wenn wir einatmen, riechen wir nicht nur die Welt, sondern öffnen ihr auch all unsere anderen Sinne.

Und was ist mit dem Ausatmen? Ist das einfach nur die »uncoole« Hälfte des Atemzyklus? Ganz und gar nicht. Wenn es darum geht, unsere geistigen Fähigkeiten zu steigern, haben Ein- und Ausatmung ihren Einfluss offenbar ziemlich genau zwischen Wahrnehmen und Handeln aufgeteilt (Heck et al. 2022). Wenn Menschen die Freiheit haben, eine Handlung (z. B. einen Tastendruck) zu beginnen, wann immer sie wollen, tun sie dies überwiegend während der Ausatmung – ohne sich dessen bewusst zu sein (Park et al. 2020). Wenn sich die Einatmungsphase dem Ende zuneigt, steigt das sogenannte Bereitschaftspotenzial (ein neuronaler, im EEG sichtbarer »Fingerabdruck«, der typischerweise erscheint, bevor Menschen eine Entscheidung treffen oder eine Handlung beginnen), um dann in der frühen Phase der Ausatmung seinen Höhepunkt zu erreichen. Gleichzeitig werden sensorische Informationen, die im Aktionsmodus besonders nützlich sind, beim Ausatmen besser wahrgenommen. Dazu gehört die eigene Körperwahrnehmung, etwa das Bewusstsein des Herzschlags, und das Empfinden von Hautberührungen (Zaccaro et al. 2022; Allen et al. 2023; Heck et al. 2019). Mit anderen Worten: Jedes Einatmen lädt unser Gehirn ein, mehr von der Welt aufzunehmen, und jedes Ausatmen unterstützt unsere Fähigkeit, auf diese Erfahrungen aktiv zu reagieren.

Während diese Erkenntnisse für die Neurowissenschaften recht neu und unerwartet sind, scheint dies für uns Menschen – zumindest auf einer unterbewussten Ebene – keine Neuigkeit zu sein. Mehrere Studien haben gezeigt, dass wir, wenn das Timing einer Aufgabe vorhersehbar ist, dazu neigen, unsere Atmung unbewusst so auszurichten, dass der Erfolg maximiert wird. So richten wir das Einatmen auf Wahrnehmungs- und das Ausatmen auf Handlungsaufgaben aus (Perl et al. 2019; Grund et al. 2022; Johannknecht & Kayser 2022).

3.3.3 Wie dein Atem dein ANS formt

So wie der Atem als Metronom für das neuronale Orchester im Gehirn dient, strukturiert er auch die Aktivität des ANS und damit die physiologischen Prozesse im gesamten Körper. Dies geschieht mit jedem einzelnen Atemzug, aber auch auf viel längeren Zeitskalen, basierend auf deinen allgemeinen Atemgewohnheiten über Wochen und Monate hinweg.

Schauen wir uns zunächst die Dynamik des einzelnen Atemzugs genauer an. Wie wir im vorigen Abschnitt gesehen haben, schärft jedes Einatmen die sensorische Verarbeitung im Gehirn, während jedes Ausatmen die Handlungsbereitschaft steigert. Eine ähnliche rhythmische Umschaltung sehen wir im ANS: Wenn du mit dem Einatmen beginnst, feuern deine Sympathikus-Nerven, und deine Herzfrequenz und dein Blutdruck erhöhen sich (Seals et al. 1993; Badra et al. 2001; Oneda et al. 2010; Eckberg 2003; Rothlisberger et al. 2003). Du bist wach! Während des weiteren Einatmens flacht diese sympathische Aktivität ab, und zu Beginn des Ausatmens wird sie weitgehend durch parasympathische Aktivität (d. h. Ruhe und Verdauung) ersetzt. Während des Ausatmens steigt die Sympathikus-Aktivität dann wieder an, sodass der Körper zu Beginn des nächsten Einatmens wieder in den Wachmodus umschaltet (Seals et al. 1993; Oneda et al. 2010). Aufgrund dieser Dynamik sind interne ANS-Signale, zum Beispiel über die Verdauung und den Blutzucker, am einfachsten gegen Ende des Einatmens und zu Beginn des Ausatmens wahrzunehmen, weil sie dann nicht von der atembezogenen sympathischen Aktivität »übertönt« werden (Eckberg 2000, 2003). Das passt auch sehr gut zu der Erkenntnis, dass man den eigenen Körper am Anfang des Ausatmens am genauesten wahrnehmen kann (siehe oben; Zaccaro et al. 2022; Heck et al. 2022).

Das alles bedeutet auch, dass du mit jedem einzelnen Atemzug deinen Sympathikus und deinen Parasympathikus ein Stück weit darin trainierst, einander abwechselnd die Kontrolle zu überlassen. Die Praxis des atembasierten Biofeedbacks nutzt diesen Mechanismus ganz bewusst, um die Flexibilität zu verbessern, mit der dein ANS auf die Herausforderungen des Lebens reagiert (Vaschillo et al. 2006; Lehrer et al. 2003; Saul et al. 1991). Und das funktioniert so: Dein ANS ist ein bisschen wie eine Stimmgabel – es hat eine Lieblingsfrequenz, bei der die Aktivierung am intensivsten zwischen Sympathikus und Parasympathikus hin- und herschwingt (Vaschillo et al. 2006; Lehrer et al. 2003; Oneda et al. 2010). Diese bevorzugte Frequenz scheint bei jedem Menschen etwas anders zu sein, liegt aber in der Regel bei etwa fünf bis sieben Zyklen pro Minute, ist also etwas langsamer als der typische Atemrhythmus (Vaschillo et al. 2006). Warum? Kurz gesagt wird diese Vorliebe höchstwahrscheinlich durch die Geschwindigkeit bestimmt, mit der die Blutdrucksensoren in deinen Arterien das ANS aktivieren können. Das tun sie, um deine Herzfrequenz so anzupassen, dass dein Blutdruck in einem gesunden Bereich bleibt. Und wenn die (para-)sympathischen Signale deines Atems und deiner Blutdrucksensoren übereinstimmen, kommt es zu besonders großen Ausschlägen der ANS-Aktivierung – was eben der Fall ist, wenn du etwa sechsmal pro Minute atmest. Bei regelmäßiger Übung scheint dies deinen Sympathikus und Parasympathikus darin zu trainieren, in einem breiteren Intensitätsbereich zu agieren und sich gegenseitig flexibler abzulösen (Vaschillo et al. 2006; Lehrer et al. 2003). Dadurch bist du stabiler entspannt, wenn in deinem Leben gerade nichts besonders Schwieriges passiert, kannst dich aber gleichzeitig bei Herausforderungen leichter aktivieren. (Wenn du durch diese Erklärung Lust auf langsame Atemtechniken bekommen hast, findest du in Kapitel 6 Tipps, wie du sie jeden Tag üben kannst.)

Über die ANS-Dynamik des einzelnen Atemzugs hinaus beeinflussen deine allgemeinen Atemgewohnheiten über längere Zeiträume auch dein grundsätzliches sympathisch-parasympathisches Gleichgewicht. Die genauen Mechanismen dafür sind noch umstritten, wobei die infrage kommenden Akteure von CO_2-Sensoren im Hirnstamm über Blutdrucksensoren bis zu Dehnungssensoren in der Lunge reichen, die den Parasympathikus aktivieren (Jerath et al. 2006; Eckberg 2000; De Boer et al. 1986; Badra et al. 2001; Fokkema 1999; Rothlisberger et al. 2003; Vaschillo et al. 2006).

Wie auch immer der genaue Mechanismus aussieht – es scheint, dass dein ANS und dein Atemrhythmus in einer kontinuierlichen Rückkopplungsschleife miteinander verbunden sind. Wie wir zu Beginn dieses Kapitels gesehen haben, beeinflusst dein ANS die Atmung, indem es beispielsweise die Atemwege erweitert, wenn du dich im Fight-or-Flight-Modus befindest, und diese wieder in den Normalzustand versetzt, wenn du in den Rest-and-Digest-Modus wechselst. Das funktioniert auch andersherum: Dein Atem steuert den Zustand deines ANS. Konkret unterdrückt eine langsame und/oder tiefe Atmung (wie z. B. bei der Meditation) Sympathikussignale und ruft den Parasympathikus auf den Plan, was Entspannung, eine langsamere Herzfrequenz, eine höhere Herzratenvariabilität und einen niedrigeren Blutdruck fördert (Jerath et al. 2006; Oneda et al. 2010; De Couck et al. 2019). Im Gegensatz dazu bringt eine schnelle und/oder flache Atmung (wie sie vor allem bei panischer Hyperventilation auftritt) den Sympathikus in Gang, was eine schnellere Herzfrequenz, einen höheren Blutdruck, eine geringere Herzratenvariabilität und eine stärkere Muskelanspannung zur Folge hat (Badra et al. 2001). Da überrascht es nicht, dass dieser Mechanismus von Atemübungen aller Art systematisch genutzt wird – um entweder Aktivierung (Kox et al. 2012, 2014; Zwaag et al. 2022; Muzik et al. 2018) oder Entspannung zu fördern (Jerath et al. 2006; Oneda et al. 2010; De Couck et al. 2019).[5] Solltest du bereits mit dem typischen Atemrhythmus der zirkulären Atemarbeit vertraut sein, fällt dir an dieser Stelle vielleicht auf, dass er eine etwas seltsame Mischung darstellt: Die erhöhte Atemgeschwindigkeit begünstigt vor allem die sympathische Aktivität, doch gleichzeitig stimuliert die Tiefe der Atmung auch das parasympathische System. Mit anderen Worten: Zirkuläres Breathwork ist perfekt geeignet, um atembezogene ANS-Signale im Vergleich zu ihrer üblichen Dynamik durcheinanderzubringen. Und dieses Durchmischen und Umwerfen üblicher Dynamiken ist genau das, worauf wir mit der zirkulären Atemarbeit abzielen!

So geht's weiter
So viel zum alltäglichen Tanz von Gehirn und Atem. Als Nächstes schauen wir uns an, wie Breathwork diesem Tanz neue Muster und Dynamiken hinzufügt und wie diese wiederum verändern, auf welche Art und Weise wir die Welt und uns selbst erleben.

3.4 In der Session

Jetzt haben wir also eine Idee davon, wie Atem und Gehirn sich normalerweise gegenseitig formen. Aber was passiert mit diesem Tanz, wenn du in einen zirkulären Atemrhythmus wechselst (eine praktische Anleitung dazu findest du in Kapitel 5.2)? Unser Wissen darüber, was während einer Breathwork-Session geschieht, ähnelt ein bisschen einem etwas merkwürdigen Körper-Geist-Sandwich: Auf der körperlichen wie auf der mentalen Ebene finden sich solide Informationen. Die Sandwich-Mitte hingegen enthält nur ziemlich schwammige Erklärungsversuche darüber, wie diese körperlichen und geistigen Prozesse durch das Gehirn miteinander verknüpft sein könnten. Beginnen wir also an einem der handfesten Enden: beim Geist.

---

5 Für ein großartiges Review über die Auswirkungen des langsamen Atmens, siehe Zaccaro et al. 2018.

3.4.1 Der Sandwich-Deckel: Geist und Bewusstsein

Wie stark kann Breathwork deinen Geist wirklich verändern? Sehr stark, wenn du willst. Sicher, die ersten Auswirkungen, die du zu Beginn einer Breathwork-Session bemerkst, mögen womöglich nicht so beeindruckend sein: Du fühlst dich vielleicht etwas benommen oder schwindelig, hast Schwierigkeiten zu denken oder dich zu konzentrieren, und vielleicht kribbelt deine Haut (was Parästhesie genannt wird). Es kann auch sein, dass es sich mühsam anfühlt, zirkulär zu atmen – eine Beobachtung, auf die wir zurückkommen, wenn wir über die mögliche Rolle der Raphe-Kerne beim Breathwork sprechen. Außerdem könntest du Muskelkrämpfe (z. B. in den Händen oder im Kiefer) bekommen. Das wird als »Tetanie« bezeichnet und kommt später ebenfalls noch einmal zur Sprache (Agadzhanyan et al. 2003; Rafferty et al. 1992; für eine ausführliche Diskussion möglicher Breathwork-Effekte siehe Kapitel 5.3). So weit, so unspektakulär.

Doch je tiefer du dich in die Sitzung hineinbewegst, desto interessantere Dinge können passieren. Wenn du schon einmal an einer tiefen Breathwork-Session teilgenommen hast, wirst du erfahren haben, dass dein Bewusstsein ganz sicher nicht dasselbe war wie im Alltag. Vielleicht hast du spontan geweint, geschrien oder gelacht, oder dein Körper hat sich in einer Weise bewegt oder geschüttelt, die du weder erwartet noch geplant hast. Womöglich hast du auch plötzliche Einsichten oder intensive Rückblenden erlebt oder imaginäre Begegnungen mit Personen, Objekten oder »Energien« erfahren, die du in dem Moment deutlich sehen, hören oder berühren konntest.

Diese Abweichung vom Alltagsbewusstsein macht Breathwork per Definition zu einem Teil der Familie nicht-alltäglicher Bewusstseinszustände (NOSCs; Ludwig 1966). Wie der Name schon sagt, sind NOSCs mentale Zustände, die deutlich vom normalen Wachbewusstsein abweichen, unabhängig davon, ob man sie durch spontane physiologische Prozesse, psychologische Praktiken oder pharmakologische Interventionen erreicht. Darunter fallen zum Beispiel Träume und luzides Träumen, Meditation, Hypnose, Trance sowie psychedelische und Nahtoderfahrungen (Preller & Vollenweider 2018; Newberg & Yaden 2018; Timmermann et al. 2023; Franco Corso et al. 2023). In dieser Familie sind die engsten Verwandten von Breathwork wahrscheinlich psychedelische und hypnotische Zustände. Warum? Um diese Frage zu beantworten, schauen wir uns eine Beispielsession an. Diese Session haben wir vor einigen Jahren mit einer Klientin durchgeführt, die als Kind ihre Mutter verloren hatte. Hier ist ihr Bericht, den wir aus dem Gedächtnis aufgeschrieben haben:

»Ich spürte dunkle Energie in meiner unteren Bauchregion und versuchte, diese Energie durch meinen Atem aus dem Körper zu bewegen. Als ich ausatmete, sah ich eine Wolke aus dunkler Energie, die sich nach oben weg von mir bewegte. Die Wolke begann, den Himmel zu verdunkeln, doch dann brach ein leuchtendes blaues Licht von oben durch. Ich spürte sofort die Gegenwart meiner Mutter in diesem blauen Licht. Als ich mit dem blauen Licht Kontakt aufnahm, spürte ich, wie sich die dunkle Energie in meinem Bauch in ein Gefühl der Wut auf meine Mutter verwandelte. Es war, als wäre ich wieder ein Kind und würde sie anschreien: ›Warum hast du mich verlassen, als ich noch so klein war?‹ Im blauen Licht spürte ich, dass meine Mutter meine Wut verstand und dass es ihr zutiefst leidtat, dass sie mich so früh verlassen musste. Ich spürte, wie ich in einen tiefen Zustand von Sicherheit und Behaglichkeit versank, immer noch umgeben von blauem Licht. Es fühlte sich an, als wäre eine große Last von mir abgefallen, die ich all die Jahre mit mir herumgetragen hatte, ohne es zu merken.« Einige Wochen später erzählte die Klientin, dass sie seit der Sitzung ein anhaltendes Gefühl der Versöhnung und des Friedens verspüre.

Nun ist nicht jede Breathwork-Erfahrung auf so offensichtliche Weise unvergesslich – denn das ist nicht immer das, was dein System am meisten braucht! Und doch beleuchtet dieses Beispiel viele Elemente, die bei Breathwork immer wieder auftauchen (Sviderskaya & Bykov 2006; Franco Corso et al. 2023; Havenith et al. 2025; Canello et al. n. d.; Metcalf n. d.):

- *Beeinträchtigte Aufmerksamkeit und Kognition:* Hätte man unsere Klientin mitten in ihrer Erfahrung gebeten, einen Mathetest, eine Gehaltsverhandlung oder eine Partie Tetris zu absolvieren, wäre das wahrscheinlich nicht gut ausgegangen (Krus et al. 1963; Quednow et al. 2012; Carter et al. 2005; Timmermann et al. 2023).
- *Transzendenz von Zeit und Raum:* Die Wahrnehmung von Zeit und Raum wird fließender und potenziell verzerrt. Ereignisse werden »im Jetzt« und nicht in Relation zu Vergangenheit und Zukunft wahrgenommen. Objektiv gesehen dauerte die Erfahrung unserer Klientin wahrscheinlich 10 bis 15 Minuten, für sie aber fühlte sie sich »zeitlos« an (Wittmann 2018; Studerus et al. 2011; Maclean et al. 2012).
- *Veränderte Wahrnehmung:* »Visionen« und andere Sinneserfahrungen können wie aus dem Nichts entstehen, und was wir wahrnehmen, kann neue Bedeutungen annehmen. Unsere Klientin sah zum Beispiel nicht nur ein blaues Licht, sie identifizierte auch sofort die Anwesenheit ihrer Mutter in diesem Licht und gab ihm so eine neue Bedeutung. In ähnlicher Weise spürte sie eine Energie in ihrem Körper, die sie dann als dunkle Wolke visualisierte und als Manifestation ihrer alten Wut verstand (Dittrich 1998; Studerus et al. 2010, 2011).
- *Verkörperte und ungefilterte Empfindungen:* Während viele Arten von NOSCs mit einer Veränderung der Sinneswahrnehmung einhergehen, scheinen verkörperte oder interozeptive Erfahrungen (d. h. Empfindungen, die im Körper gefühlt werden) eine besonders zentrale Rolle bei Breathwork zu spielen. In unserem Beispiel beginnt die Erfahrung mit einer lebhaften körperlichen Empfindung: Eine dunkle Energie, die im Bauch sitzt und ausgeatmet werden muss. Mit anderen Worten: Der Prozess ist in einem tief verkörperten Gefühl verankert, und dieses Gefühl hat eine unmittelbare, klare Bedeutung für die Klientin, ohne dass es einer intellektuellen Analyse oder Interpretation bedarf (Close et al. 2020; Watts & Luoma 2020; Blevins 2023; Walther & van Schie 2024).
- *Ego-Auflösung und Selbsttranszendenz:* Dieser Aspekt bezieht sich auf einen Prozess, in dem die typischen Grenzen unserer bewussten Identität – unser Selbstbild, unsere persönliche Geschichte, unsere Bedürfnisse und Interessen usw. – verschwimmen und oft durch ein Gefühl der Verbundenheit ersetzt werden (siehe unten). In unserem Beispiel kann man dieses Verschwimmen der Ich-Grenzen etwa daran erkennen, dass die Klientin nahtlos zwischen ihrem gegenwärtigen und ih-

rem Kindheits-Ich wechselt und die Kommunikation zwischen ihr und ihrer Mutter wortlos »in ihrem Kopf« stattfindet (Preller & Vollenweider 2018; Ko et al. 2022; Timmermann et al. 2023).

- *Ehrfurcht, universelle Verbindung und »Heiligkeit«:* Das Gefühl, zutiefst mit etwas verbunden zu sein, das größer ist als wir selbst – ganz gleich, ob wir uns das als das Universum, Gott (in welcher Interpretation auch immer), die Menschheit, den Funken des Lebens in uns allen oder etwas ganz anderes vorstellen. Diese Verbindung wird oft als »heilig« erlebt, nicht unbedingt auf religiöse Art, sondern im Sinne von etwas Kostbarem, spirituell Bedeutsamen – etwas, das die Seele nährt. In unserem Beispiel erlebte unsere Klientin Ehrfurcht angesichts ihrer Verbindung zu dem blauen Licht ihrer Mutter und des Gefühls der Vergebung und Erleichterung, das darauf folgte (Ko et al. 2022; Maclean et al. 2011, 2012; Keltner 2024; Pollan 2019).
- *Noetische Qualität:* Der Begriff »noetisch« bezieht sich auf eine Erfahrung, die ein tiefes Gefühl von essenzieller Wahrheit vermittelt. Unsere Klientin hatte keinen Zweifel daran, dass ihre Mutter es bedauerte, sie verlassen zu müssen, oder dass ihr eigener aufgestauter Ärger über dieses Lebensereignis während der Sitzung ihren Körper in einer dunklen Wolke verließ. Diese Erfahrungen fühlten sich grundlegend wahr an, ohne dass sie getestet, bewiesen oder erklärt werden mussten (Maclean et al. 2012; Studerus et al. 2011; Yaden et al. 2017a).
- *Einsicht:* In unserem Beispiel erlebte unsere Klientin nicht nur eine interessante Begegnung mit dem Geist ihrer Mutter – sie nahm auch die konkrete, tief empfundene Einsicht mit, dass sie jahrelang unbewusst Wut auf ihre Mutter in sich getragen hatte und nun bereit war, diese Wut loszulassen (Pollan 2019; Studerus et al. 2011; Timmermann et al. 2023).
- *Unbeschreiblichkeit:* Der kurze Erfahrungsbericht unserer Klientin reicht vermutlich bei Weitem nicht aus, um die Intensität und den Reichtum der Wahrnehmungen und Emotionen zu beschreiben, denen sie in diesem Moment begegnete. Das macht die Erfahrung »unbeschreiblich«, es ist also unmöglich, sie vollständig in Worte zu fassen (Maclean et al. 2012).
- *Nachhaltige Wirkung:* Unsere Klientin spürte ein anhaltendes Gefühl des Friedens und der Erleichterung, das auch in den Wochen nach ihrer Erfahrung nicht nachließ. Sie hat ihren Ärger nicht nur »verstanden« oder »analysiert«, sondern sie scheint ihre emotionale Beziehung zu einem entscheidenden Lebensereignis dauerhaft verändert zu haben (Lebedev et al. 2016; Bouso et al. 2018; MacLean et al. 2011; Erritzoe et al. 2019; Jiménez-Garrido et al. 2020; Studerus et al. 2011).

Die vielen Referenzen in dieser Liste machen deutlich, dass sich die hier hervorgehobenen Erlebnisqualitäten weitgehend mit den zentralen Qualitäten anderer NOSCs überschneiden, insbesondere von psychedelischen und hypnotischen Zuständen sowie anderen Formen mystischer und Trance-Erfahrungen (Ludwig 1966; Stace 1960; Dietrich 2003; Dietrich & Al-Shawaf 2018; Studerus et al. 2011; Maclean et al. 2012; Preller & Vollenweider 2018; Ko et al. 2022; Newberg & Yaden 2018; Yaden et al. 2017b). Wenn sie mit denselben Standardfragebögen gemessen werden, mit denen man üblicherweise psychedelische oder hypnotische Erfahrungen quantifiziert (z. B. das Mystical Experience Questionnaire und die 11-Dimensional Altered States of Consciousness Scale; Pahnke & Richards n. d.; Dittrich 1998; Studerus et al. 2010; Griffiths et al. 2016; Ko et al. 2022; Pekala 1991; Pekala & Kumar 1986; Canello et al. n. d.; Riba et al. 2001), dann sind Breathwork-Erfahrungen nur schwer von beispielsweise einem Psilocybin-Trip zu unterscheiden (Havenith et al. 2025; Canello et al. n. d.; Rock et al. 2015; Bahi et al. 2024). Aber wie gelangt man innerhalb von 15 Minuten von einem leicht veränderten Atemrhythmus zu einem symbolischen Gespräch mit einem toten Elternteil? Wie schafft ein veränderter Atem ein verändertes Bewusstsein? Um diese Frage zu beantworten, müssen wir uns auf eine Art Schnitzeljagd begeben, bei der wir Hinweisen von der klar charakterisierten Physiologie der Hyperventilation (d. h. der intensiven Atmung) zu ihren weitgehend unerforschten Auswirkungen auf die neuronale Kommunikation nachspüren.

3.4.2 Der Sandwich-Boden: Physiologie

Die neuronalen Effekte von Breathwork sind bis heute ein ziemliches Rätsel geblieben, die physiologischen Mechanismen hingegen haben wir weitaus besser erforscht. In den letzten 50 Jahren hat eine ganze Reihe von Physiologen zwar nicht Breathwork direkt studiert, aber Narkoseunfälle und die Physiologie von Panikattacken. Und dabei setzten sie – zu unserem Glück – die Hyperventilation als experimentelles Mittel ein, um bestimmte Aspekte solcher Notfallsituationen im Labor zu imitieren (z. B. Terekhin & Forster 2006).

Nun ist zirkuläre Atemarbeit natürlich nicht genau dasselbe wie die Art von Hyperventilation, die zum Beispiel bei einer Panikattacke auftreten kann. Während einer Panikattacke atmet man zwar oft schnell, aber auch flach, was bedeutet, dass sich der Brustkorb nicht wirklich ausdehnt. Dies signalisiert dem Hirnstamm über den Vagusnerv, dass man eigentlich mehr atmen müsste, was dazu führt, dass man noch schneller hyperventiliert – und so weiter. Im Gegensatz dazu atmet man bei Breathwork schnell und *tief*, wobei man den Brustkorb so weit wie möglich ausdehnt. Dadurch aktiviert man vermutlich sowohl sympathische als auch parasympathische Signale. Außerdem sind während einer Panikattacke viele Stresszentren im Gehirn hochaktiv, etwa die Amygdala und der Hypothalamus. Bei einer Breathwork-Session dagegen beginnt man idealerweise entspannt und neugierig auf die kommenden Erfahrungen, sodass »stressige« Gehirnbereiche hier höchstwahrscheinlich nicht auf Hochtouren laufen.

Das ändert nichts an der Tatsache, dass sich die grundlegenden körperlichen Prozesse bei Breathwork und beim »ungünstigen« Hyperventilieren ähneln, zum Beispiel was den Sauerstoff- (O_2) und den Kohlendioxidgehalt (CO_2) im Blut betrifft. Diese Parallelen sind an sich schon faszinierend, und in Kapitel 3.6 werden wir näher erkunden, was sie bedeuten könnten. Und obwohl die meisten hier erwähnten Studien Hyperventilation in einem nicht-therapeutischen Umfeld untersuchen (ohne Yogamatten,

Begleiter oder Inzens), sind die prinzipiellen physiologischen Mechanismen höchstwahrscheinlich robust genug, um sie auf Breathwork übertragen zu können. Fangen wir also am Anfang an: Was passiert in deinem Körper, wenn du Breathwork machst?

O_2-CO_2-Balance

Einer der ersten Aspekte, die sich ändern, wenn du deine Atmung auf ein zirkuläres Muster umstellst, ist, dass die O_2-Sättigung des Bluts um etwa 40 Prozent ansteigt. Für alle, die präzise Zahlen mögen: Der typische paO_2-Wert (der O_2-Druck im Blut) von ca. 100 mmHg steigt auf 140 mmHg (Kox et al. 2014; Zwaag et al. 2022; Bednarczyk et al. 1990). In der medizinischen Fachsprache wird dies als »Hyperoxygenierung« bezeichnet. Gleichzeitig sinkt die CO_2-Sättigung im Blut dramatisch um etwa 50 Prozent von einem typischen $paCO_2$-Wert (der CO_2-Druck im Blut) von etwa 40 mmHg auf 15 bis 20 mmHg (Havenith et al. 2025; Zwaag et al. 2022; Bednarczyk et al. 1990; Tercero et al. 2021; Inbar et al. 2022; Krapf et al. 1995; Stäubli et al. 1994). Dieser CO_2-Abfall wird auch als »Hypokapnie« bezeichnet. Doch warum verschiebt sich das O_2-CO_2-Gleichgewicht auf diese Weise? Indem man nicht nur schneller, sondern auch tiefer atmet, intensiviert man den Austausch von O_2 und CO_2 in der Lunge (Inbar et al. 2022). Dadurch wird ständig O_2 »nachgefüllt«, während CO_2 schneller als sonst aus dem Körper entfernt wird.

Interessanterweise würde ein Arzt, der deine CO_2-Werte während einer Breathwork-Session untersucht, dir wohl freundlich, aber bestimmt vorschlagen, dich schleunigst auf den Weg ins nächste Krankenhaus zu machen. Bevor du jetzt erschrickst – das bedeutet keineswegs, dass du dich beim Breathwork in medizinische Gefahr begibst! Tatsächlich konnten wir keine Anzeichen dafür finden, dass die Art der vorübergehenden CO_2-Senkung, die während einer Breathwork-Session auftritt, für gesunde Erwachsene ernsthafte Gesundheitsrisiken birgt (siehe jedoch Kapitel 4.1 für bestimmte Kontraindikationen). Wenn dein CO_2-Wert im Blut dagegen mitten in der Supermarktschlange plötzlich auf 15 mmHg abfallen würde, bedeutete das wahrscheinlich, dass etwas mit deinem Herzen (z. B. Herzinsuffizienz), deiner Lunge (z. B. chronisch obstruktive Lungenerkrankung) oder deinem Blut (z. B. Sepsis) absolut nicht in Ordnung ist (Inbar et al. 2022; Krapf et al. 1995).

Die veränderte O_2-CO_2-Balance bei Breathwork scheint ein entscheidender physiologischer Auslöser für die NOSCs zu sein, die bei Breathwork auftreten können. In einer kürzlich von uns durchgeführten Studie (Havenith et al. 2025) haben wir erfahrene Breathwork-Praktizierende gebeten, die Tiefe ihrer subjektiven Erfahrung während einer Session zu beurteilen, während wir gleichzeitig ihre CO_2-Sättigung gemessen haben. Sinkende CO_2-Werte waren eng mit Veränderungen des Bewusstseins verbunden: Ohne einen CO_2-Abfall erlebten Teilnehmer fast nie einen NOSC – und umgekehrt gelang es niemandem bei einer sehr niedrigen CO_2-Sättigung komplett in seinem Alltagsbewusstsein zu bleiben. Interessant dabei ist, dass eine niedrige CO_2-Sättigung zwar ein entscheidender anfänglicher Auslöser für NOSCs zu sein scheint, doch sobald ein NOSC einmal begonnen hat, kann er eine ganze Weile lang (bis zu 30 Minuten) aufrechterhalten werden, selbst wenn der CO_2-Gehalt wieder zum Normalwert zurückgekehrt ist. Dies deutet darauf hin, dass die durch die Atmung ausgelösten Veränderungen der O_2-CO_2-Balance eine Schwellenbedingung darstellen, die es Breathwork-Praktizierenden ermöglicht, in NOSCs einzutreten, die sich dann zumindest eine Zeit lang ohne weitere physiologische Unterstützung »selbst erhalten« (mehr dazu in Kapitel 3.6).

Blut-pH-Wert

Wenn man das Verhältnis der im Blut gelösten Gase verändert, verändert man definitionsgemäß auch den Blut-pH-Wert. Bei der zirkulären Atemarbeit gibt man CO_2-Moleküle verstärkt ab, während man O_2-Moleküle erhöht aufnimmt (siehe oben). Dadurch verschiebt sich der Blut-pH-Wert von den üblichen etwa 7,4 (nur leicht über dem neutralen pH-Wert von 7,0) zu einem noch basischeren, weniger sauren pH-Wert von etwa 7,6 bis 7,8 (Nuding et al. 2015; Kox et al. 2014; Zwaag et al. 2022; Stäubli et al. 1994; Bednarczyk et al. 1990; Krapf et al. 1995). Dieses Phänomen nennt man auch »respiratorische Alkalose«. Wenn man bedenkt, dass die pH-Skala von 0 (mit Magensäure bei ca. 1) bis 14 (mit Bleichmittel bei ca. 13) reicht, mag eine Verschiebung von 7,4 auf 7,7 nicht wie ein weltbewegendes Ereignis erscheinen. Doch tatsächlich ist eine solche Veränderung ziemlich ungewöhnlich, denn unser Körper hält seinen pH-Wert gerne stabil. So liegen die normalen pH-Werte gesunder Menschen dicht beieinander – zwischen 7,35 und 7,45. In diesem Kontext ist ein plötzlicher Sprung auf einen pH-Wert von 7,6 oder sogar 7,8 für unseren Körper durchaus eine Neuigkeit!

Sympathikus-Aktivierung

Wie wir in Kapitel 3.2 besprochen haben, besteht das autonome Nervensystem (ANS) aus zwei komplementären Zweigen: dem Sympathikus (Kampf oder Flucht) und dem Parasympathikus (Ruhe und Verdauung). Und wie du wohl schon erraten hast, lädt Breathwork in erster Linie nicht gerade zum Ausruhen und Verdauen ein. Denn sobald der CO_2-Gehalt im Blut ernsthaft zu sinken beginnt, treten mehrere Kernelemente des Sympathikus in Aktion. Zum einen steigen die Konzentrationen von Adrenalin und Noradrenalin im Blut massiv an – laut einer Studie um satte 360 bzw. 150 Prozent (Stäubli et al. 1994; Krapf et al. 1995; Zwaag et al. 2022). Das wiederum bereitet den Körper darauf vor, in Aktion zu treten: Adrenalin erhöht die Herzfrequenz von einer typischen Ruhefrequenz von etwa 70 Schlägen pro Minute auf 90 bis 110 Schläge pro Minute (Kox et al. 2014; Krapf et al. 1995; Stäubli et al. 1994; Tercero et al. 2021; Zwaag et al. 2022; Kenealy et al. 1986; Canello et al. n. d.). Gleichzeitig verengt Noradrenalin die Blutgefäße, was zu einem erhöhten Blutdruck führt (Stäubli et al. 1994; Krapf et al. 1995; Kox et al. 2014; Tercero et al. 2021), während die Herzratenvariabilität (HRV) sinkt (Canello et al. n. d.). Die HRV gibt einen praktischen Überblick darüber, wie veränderlich die Herzfrequenz ist. »Veränderlich« mag sich womöglich zunächst wie etwas Negatives anhören, ist aber grundsätzlich gut für dich: Es bedeutet nämlich, dass sich dein Herz flexibel an unterschiedliche Anforderungen anpassen kann. So spiegelt die HRV sowohl körperliche als auch geistige Fitness wider und verringert sich bei physischem und psychischem Stress (Shaffer & Ginsberg 2017; Billman 2011; Malik & Camm 1993; Tsuji et al. 1996; Tiwari et al. n. d.). Während einer Breathwork-Session sinkt die HRV im Allgemeinen erst einmal, was wahrscheinlich mit der sympathischen Aktivierung zusammenhängt, die dabei ausgelöst wird. Aber keine Sorge, nach der Sitzung steigt sie wieder an und verbessert sich meist sogar im Vergleich zu typischen Werten vor der Session (Canello et al. n. d.; Cervantes & Puente 2014).

Und das ist noch nicht alles: Als Antwort auf den fallenden CO_2-Spiegel weiten sich auch die Pupillen (Stäubli et al. 1994), das Immunsystem produziert 42 Prozent mehr Lymphozyten und das Blut produziert 8 Prozent mehr Thrombozyten – also Blutzellen, die Wunden verschließen – sowie 10 Prozent mehr rote Blutkörperchen (Straub & Buhlmann 1970; Stäubli et al. 1985, 1986, 1994). Mit anderen Worten: Dein Körper bereitet dich darauf vor, genau wahrzunehmen, was auch immer auf dich zukommt, entschlossen darauf zu reagieren und Infektionen oder Wunden zu heilen, die aus der Situation resultieren könnten. Nur besteht die Situation beim Breathwork natürlich einfach darin, dass du ziemlich intensiv atmest, während du bequem auf einer Matratze liegst. Nicht allzu gefährlich also, aber dein Körper nimmt das offensichtlich trotzdem recht ernst.

Und wer sendet das Signal, das deinen Sympathikus bei Breathwork überhaupt in Gang bringt? Zunächst einmal scheint die Aktivierung des Sympathikus auf dem Abfall der CO_2-Sättigung im Blut zu beruhen, denn wenn CO_2 künstlich ergänzt wird, dann bleibt der Sympathikus stumm (Krapf et al. 1995). Wie genau er den CO_2-Gehalt im Blut registriert, ist noch umstritten, aber ein guter Kandidat sind die CO_2-sensitiven Neuronen in den Raphe-Kernen (mehr dazu unten; siehe auch Nuding et al. 2015).

Blutzufuhr zum Gehirn

Wenn die CO_2-Sättigung im Blut sinkt und der pH-Wert in Richtung eines ungewöhnlich alkalischen Wertes von 7,7 oder 7,8 ansteigt, beginnt das Gehirn, seine Pforten vor all diesen Merkwürdigkeiten zu schließen (Szabo et al. 2011; Bednarczyk et al. 1990; Ainslie & Duffin 2009; Kety & Schmidt 1946; Ito et al. 2003; Kontos et al. 1977). Genauer gesagt verengt es seine Arterien, wodurch der Blutfluss um bis zu 50 Prozent reduziert wird. Sprich: Je weniger CO_2 im Blut, desto weniger Blut schafft es ins Gehirn (Bednarczyk et al. 1990; Tercero et al. 2021; Ainslie & Duffin 2009; Bullock et al. 2021; van Lieshout & Secher 2008; Stäubli et al. 1994).

Darüber hinaus geschieht dies auf höchst selektive Weise: Die Durchblutung nimmt zwar im gesamten Gehirn etwas ab, aber die am stärksten betroffenen Areale liegen meist im Neokortex (d. h. im »denkenden« Gehirn, siehe Kapitel 3.2), wobei auch einige Bereiche des Mesokortex (d. h. des »fühlenden« Gehirns) betroffen sind. Der größte Rückgang der Blutzufuhr wurde im frontalen, parietalen und temporalen Kortex sowie im cingulären und insulären Kortex festgestellt (Posse et al. 1997; Wise et al. 2004; Terekhin & Forster 2006). Zwar steigt der O_2-Gehalt des Blutes während einer Breathwork-Session, doch das kann die Tatsache nicht ausgleichen, dass einige dieser Areale weniger als die Hälfte ihres normalen Blutvolumens erhalten. Mit anderen Worten: In diesen Arealen wird die O_2-Versorgung besonders dünn, und das begrenzt höchstwahrscheinlich die neuronale Aktivität, die sie produzieren können.

Aber wie bestimmt der pH-Wert des Blutes, welche Gehirnareale mit Blut versorgt werden und welche nicht? Um diese Frage zu beantworten, ist es zunächst einmal hilfreich, sich daran zu erinnern, dass die Blutgefäße im Gehirn ähnlich organisiert sind wie das Straßennetz eines Landes: Es gibt ein paar große, zentrale Autobahnen (in diesem Fall die Arteria medialis und die Arteria posterior), von denen kleinere Straßen abzweigen, die sich in immer noch kleinere Straßen aufteilen, über die man in die Stadtviertel und Dörfer gelangt, in denen die Menschen (oder in diesem Fall die Neurone) wohnen. Die großen Blutautobahnen können vielleicht ein oder zwei Fahrspuren schließen. Dabei werden sie vom Noradrenalin unterstützt, das vom Sympathikus ausgeschüttet wird und die Blutgefäße im ganzen Körper einschließlich des Gehirns verengt (siehe oben). Diese allgemeine Verengung der Blutgefäße scheint aber höchstens 20 Prozent des Rückgangs der Blutzufuhr zum Gehirn auszumachen (Peebles et al. 2012; van Lieshout & Secher 2008). Das liegt daran, dass die wirklich gravierenden Straßensperren vor allem in den kleineren Blutgefäßen errichtet werden (Busija 1984). Und diese Sperren werden durch lokale Faktoren wie Größe, Anzahl und pH-Empfindlichkeit der Blutgefäße in der Nachbarschaft bestimmt. Mit anderen Worten: In manchen neuronalen Stadtteilen werden Barrikaden errichtet, sobald sie merkwürdiges alkalisches Blut auf sich zukommen sehen, während andere solchen ungewöhnlichen Zuläufen gegenüber toleranter sind.

Einer der Hauptakteure in diesen Verhandlungen sind wahrscheinlich die Astrozyten. Astrozyten galten früher als Helferzellen, die die umliegenden Neurone nach Bedarf füttern und reinigen. In den letzten Jahren hat sich aber herausgestellt, dass Astrozyten sich eher wie Talentmanager verhalten: Sie verhandeln im Namen ihrer Neurone deren Energieversorgung und sorgen so dafür, dass die Neurone bei Bedarf zu Höchstleistungen auflaufen können (Hasel & Liddelow 2021; Nedergaard et al. 2003). Am wichtigsten ist in diesem Zusammenhang, dass Astrozyten sich sehr für den pH-Wert des Blutes interessieren (Theparambil et al. 2020; Gourine et al. 2010). Deshalb würde es Sinn ergeben, dass die lokale Astrozyten-Gemeinschaft entscheidet, inwieweit die Blutzufuhr unterbrochen werden soll, wenn der pH-Wert des Blutes ansteigt. Dazu passt auch die Beobachtung, dass die am stärksten betroffenen Gehirnareale oft Teile des Neokortex sind, deren Aktivität ohnehin insgesamt stärker schwankt. Subkortikale und Hirnstamm-Areale sind dagegen gleichmäßiger aktiv, schließlich sind sie damit beschäftigt, dich am Leben zu erhalten – da ist es gut, wenn sie keine großen Pausen einlegen! Man kann daher vermuten, dass Neurone und Astrozyten außerhalb des Neokortex weniger an dramatische Schwankungen des Blutflusses gewöhnt sind, weshalb die Blutversorgung im »fühlenden« und »überlebenden« Gehirn trotz pH-Schwankungen stabiler bleibt. Eine solche selektive Blockade des Blutflusses erklärt nicht nur Effekte wie Schwindel am Anfang einer Breathwork-Session, sondern hat auch faszinierende Implikationen für die neuronale Verarbeitung im weiteren Verlauf der Session.

Mehr ist weniger: Der Bohr-Effekt

Abgesehen von der Gefäßverengung, über die wir gerade gesprochen haben, gibt es auch noch einen anderen Grund, warum mehr Sauerstoff im Blut nicht immer zu mehr Sauerstoff im Gehirn führt: den Bohr-Effekt. Und der funktioniert so: Die Sauerstoffverteilung in deinem Körper ist generell nach dem Marxschen Prinzip »Jeder nach seinen Fähigkeiten, jedem nach seinen Bedürfnissen« organisiert. Anders gesagt, dein Blut liefert nicht einfach wahllos Sauerstoff überallhin. Nein, das Hämoglobin in deinem Blut entscheidet, welche Gewebe am dringendsten Sauerstoff brauchen, und gibt dort O_2-Moleküle frei. Wie trifft Hämoglobin diese Entscheidung? Durch unseren alten Freund, den Blut-pH-Wert.

Verschiedene Körperteile, dein Gehirn eingeschlossen, sind in jedem Moment natürlich unterschiedlich aktiv. Und je aktiver sie sind, desto mehr CO_2 produzieren sie, was das Blut in ihrer Nachbarschaft wiederum saurer macht. Dadurch ist unter normalen Umständen der Blut-pH-Wert in einem Körperteil ein guter Spiegel dafür, wie aktiv er gerade ist und wie viel O_2 er deshalb braucht, um effektiv sein Ding zu machen. Durch den Bohr-Effekt (von dem dänischen Physiologen Christian Bohr und seinem Team 1904 entdeckt) antwortet dein Blut direkt auf diese erhöhte Nachfrage: dein Bluthämoglobin hält O_2-Moleküle fest, wenn es in alkalinen (d. h. CO_2-armen) Umgebungen herumschwimmt, aber lockert seinen Griff, wenn das Blut in seiner Umgebung sauer (d. h. CO_2-reich) wird. Dadurch wird O_2 am meisten in den Körperteilen abgegeben, die am eifrigsten beschäftigt sind.

Das ist normalerweise ein wunderbar elegantes Verteilungssystem – bis jemand anfängt, über längere Zeit intensiv zu atmen und so den Blut-pH-Wert im ganzen Körper zu entsäuern. Auf einmal stehen wir da mit extrem O_2-gesättigtem Blut, das trotzdem nirgendwo viel O_2 abliefert, weil die normalen »Sauerstoff hierher bitte!«-Signale nicht funktionieren.

Neuronale Hyperaktivität

Ein alkalischer Blut-pH-Wert hat einen weiteren interessanten Effekt: Neurone werden davon sehr, sehr aufgeregt. Dies führt wahrscheinlich dazu, dass auf die übliche neuronale Aktivität noch eine Schippe draufgelegt wird. Diese zusätzliche neuronale Aufregung zeigt sich zum Beispiel darin, dass die per EEG gemessenen Aktivitätswellen größer werden, und zwar über alle Frequenzen hinweg – von langsamen bis zu schnellen Wellen (Kennealy et al. 1986; Zwiener et al. 1998). Das ist auch der Grund für die bereits erwähnte Tetanie – wenn die Neurone, die deine Muskeln antreiben, hyperaktiv werden, bringt das spontane Muskelkrämpfe mit sich (Han et al. 2015).

Im Gehirn scheint diese erhöhte neuronale Erregbarkeit zumindest teilweise den Aktivitätsrückgang aufzuwiegen, der mit einer verringerten Durchblutung einhergeht, insbesondere in subkortikalen Arealen. Bei Patienten mit einer Vorgeschichte von Epilepsie kann Breathwork deshalb akute Anfälle auslösen (Caspers & Speckmann 1972; Salvati & Beenhakker 2019; Salvati et al. 2022; Achenbach-Ng et al. 1994; Guaranha et al.

2005; Rana et al. 2023; Wirrell et al. 1996), daher ist Epilepsie auch eine der wichtigsten Kontraindikationen für Breathwork (siehe Kapitel 4.1).

Wieso aber ist alkalisches Blut überhaupt so aufregend für Neurone? Die bekannteste Antwort auf diese Frage ist: Kalzium. In einer alkalischeren Umgebung bindet sich Kalzium öfter an Albumin – und sobald es gebunden ist, kann es von den Neuronen nicht mehr genutzt werden. Dieser Mangel an freiem Kalzium bringt wiederum viele aktivierende Rezeptoren auf Hochtouren, vor allem die für Glutamat und N-Methyl-D-Aspartat (NMDA; siehe Kapitel 3.2; Salvati & Beenhakker 2019; Han et al. 2015). Im Jahr 2005 entdeckten Dulla et al. zudem einen weiteren wichtigen Kommunikationsweg, über den ein hoher pH-Wert im Blut zu hyperaktiven Neuronen führt: Adenosin. Wenn der pH-Wert der Zerebrospinalflüssigkeit, die alle Neuronen umgibt, alkalischer als gewöhnlich ist, wird das erregende Transmittermolekül Adenosintriphosphat (ATP) nicht mehr so stark zu dem hemmenden Transmitter Adenosin umgebaut. Das Ergebnis ist ein doppelter Knalleffekt: mehr Erregung der Neurone über ATP-Rezeptoren und weniger Hemmung über Adenosin-Rezeptoren (Dulla et al. 2005). Für eine super Zusammenfassung aller Gründe, warum Hyperventilation die neuronale Erregbarkeit erhöht, empfehlen wir die Übersichtsarbeit von Obara et al. (2008).

Signale im Hirnstamm: Die Raphe-Kerne

Wenn die CO_2-Konzentration im Blut sinkt und der pH-Wert des Blutes steigt, wird diese Veränderung von Sensorzellen beispielsweise im Glomus caroticum erfasst, das sich ein bisschen wie eine Schlingpflanze um die Halsschlagader windet. Diese Sensoren registrieren kontinuierlich die Gaskonzentration und den pH-Wert des Blutes, das durch die Halsschlagader fließt. Die registrierten Veränderungen werden dann an eine ganze Reihe von Kernen (d. h. Neuronengruppen) im Hirnstamm weitergeleitet, die normalerweise helfen, die Atmung anzupassen, um Blutgaskonzentrationen auszugleichen. Viele dieser Kerne werden besonders durch hohe CO_2-Konzentrationen (d. h. einen niedrigen Blut-pH-Wert) aktiviert, da dies gemeinhin bedeutet, dass man Gefahr läuft, zu ersticken. Einige Gehirnareale wie der bereits erwähnte Nucleus raphe obscurus reagieren jedoch auch auf ungewöhnlich niedrige CO_2-Konzentrationen (d. h. einen hohen Blut-pH-Wert), wie sie bei Breathwork auftreten. Wenn die CO_2-Sättigung unter einen üblicherweise tolerierten Wert fällt, erhöhen viele Neurone in den unteren Raphe-Kernen ihre Aktivität, bis man den Atem verlangsamt oder für eine Weile eine Atempause einlegt (Nuding et al. 2015). Das ist wahrscheinlich auch der Grund, warum viele Menschen etwa nach zehn Minuten Breathwork den Drang verspüren, den Atem zu verlangsamen oder anzuhalten. Deine Raphe-Kerne (zusammen mit einigen anderen Hirnstammkernen) sagen dir, dass es Zeit für eine Atempause ist!

Die Experimente, die diese Dynamik bisher nachgewiesen haben, konzentrieren sich in der Regel auf recht kurze Phasen der Hyperventilation (unter zehn Minuten). Es ist allerdings naheliegend, dass die Raphe-Kerne ihre Aktivität weiter erhöhen, wenn jemand trotz ihrer Stoppsignale über längere Zeit hyperventiliert. Wenn das tatsächlich der Fall ist, sind zwei Auswirkungen zu erwarten: Erstens befinden sich die Raphe-

Kerne in der perfekten Position, um das sympathische Nervensystem zu aktivieren (Jansen et al. 1995; Nishitani et al. 2019), was den Körper in den Aktionsmodus versetzt (siehe oben). Zweitens sind alle sieben Raphe-Kerne zumindest teilweise miteinander verbunden (Bobillier et al. 1976; Hornung 2003). Wenn Breathwork also eine erhöhte Aktivität in den unteren Raphe-Kernen auslöst, könnte diese Aktivität durchaus auch auf die oberen Raphe-Kerne übergreifen, die die zentrale Serotoninquelle für das gesamte Gehirn darstellen. Ein solcher Mechanismus ist bisher zwar weder experimentell getestet noch bewiesen worden, dennoch würde er gut zu den anderen Hinweisen passen, die wir bisher gesammelt haben: Indem du ununterbrochen zirkulär weiteratmest, auch wenn deine unteren Raphe-Kerne dich auffordern, damit aufzuhören, könnte es sein, dass du alle Raphe-Kerne und damit dein gesamtes Gehirn und ANS in einen Zustand hoher Serotoninausschüttung versetzt – ähnlich dem Zustand, der durch Psychedelika ausgelöst wird (Brouwer & Carhart-Harris 2021; Kwan et al. 2022; weitere Spekulationen über diesen Signalweg findest du in Kapitel 3.6).

Serotoninrausch

Einen weiteren hochinteressanten Hinweis kann man aus einer Studie von Nishikawa et al. (2005) ableiten. Diese zeigt, dass ein höherer O_2-Gehalt im Blut zu einer höheren Serotoninausschüttung im Gehirn führt. Der Grund dafür ist, dass das Gehirn leichter Serotonin produzieren kann, je besser die O_2-Versorgung ist. In ihrem Experiment stellten Nishikawa et al. sogar einen dramatischen Anstieg des Serotoninspiegels um 50 Prozent fest, wenn Menschen Luft mit einem O_2-Gehalt von zuerst 15 und dann 60 Prozent einatmeten.

Nun wissen wir zwar noch nicht genau, wie sich dieser Effekt auf die O_2-Werte übertragen lässt, die man normalerweise während einer Breathwork-Session erreicht. Das ist besonders schwer vorherzusagen, weil in den kortikalen Arealen, in denen die Blutzufuhr stark vermindert ist, ein geringeres Volumen an besonders O_2-reichem Blut wahrscheinlich immer noch zu einem Gesamtverlust an verfügbarem O_2 im Vergleich zur normalen Atmung führt. Da der Blutfluss im »Gefühls-« und »Überlebensgehirn« jedoch nicht so stark reduziert ist, sollte das verfügbare O_2 dort immerhin zu einem gewissen Grad zunehmen. Dazu gehören auch die Raphe-Kerne, die möglicherweise ohnehin schon Überstunden machen, um Serotonin freizusetzen. Fügt man all diese Puzzleteile zusammen, besteht eine gute Chance, dass Breathwork zumindest einen kleinen Serotoninschub in unserem Gehirn auslöst – oder vielleicht sogar einen großen.

Am Ende dieses Teils unserer Spurensuche wissen wir also Folgendes: Wenn du zirkulär atmest, steigt der O_2-Spiegel deines Blutes, während der CO_2-Spiegel sinkt. Dadurch steigt wiederum der pH-Wert deines Blutes, sodass es alkalischer wird. Mit anderen Worten: Deine Physiologie wird ziemlich aufgemischt. Dies alarmiert Sensoren in deinem Gehirn, einschließlich der Serotonin-produzierenden Raphe-Kerne. Außerdem wird der sympathische Zweig deines ANS in Gang gesetzt, was eine Adrenalin- und

Noradrenalinausschüttung verursacht, deinen Herzschlag beschleunigt, deine Blutgefäße verengt, deinen Blutdruck erhöht und deine Herzratenvariabilität senkt. Das wiederum verringert die Blutzufuhr zu deinem Gehirn drastisch, insbesondere zum »denkenden« Gehirn. Gleichzeitig führt der merkwürdige pH-Wert deines Blutes dazu, dass die allgemeine neuronale Erregbarkeit steigt, und die höhere O_2-Sättigung des Blutes erleichtert die Produktion von Serotonin – vor allem in deinem »Gefühls-« und »Überlebensgehirn« (eine visuelle Zusammenfassung findest du in Abbildung 3.2).

Doch ab hier verläuft die Spur auf einmal ziemlich im Sand – oder weist zumindest eine ernsthafte Lücke auf, die erst mal übersprungen sein will. Warum existiert diese Lücke? Dieser Frage gehen wir im nächsten Abschnitt nach.

3.4.3 Die schwammige Sandwich-Füllung

Damit sind wir bei den neuronalen Effekten von Breathwork angelangt. Und darüber lässt sich gar nicht viel sagen! Warum? Nun ja, wie wir in Kapitel 5.3 näher erläutern werden, kann Breathwork eine ganze Menge verschiedener Dinge bewirken. Während einer Session können Menschen lachen, weinen, schreien, sich schütteln, tanzen oder auch einschlafen. Was sie jedoch im Allgemeinen nicht tun, ist, mit völlig entspanntem Gesicht absolut still zu liegen. Das stellt ein echtes Hindernis dar, wenn man herausfinden will, was Breathwork im Gehirn bewirkt, denn so ziemlich jede Technik zur Aufzeichnung neuronaler Signale bei Menschen setzt voraus, dass die Versuchsteilnehmer ihren Kopf und ihr Gesicht so wenig wie möglich bewegen. Selbst kleine Muskelbewegungen, etwa beim Lächeln oder Stirnrunzeln, können die neuronalen Signale, die wir aufzeichnen wollen, völlig überschatten.

Aus diesem Grund haben wir bisher nur sehr wenige direkte Einsichten darin, was während einer Breathwork-Session genau im Gehirn vor sich geht. Fast alle verfügbaren Studien, die sich mit den neuronalen Effekten von intensiver Atmung befassen, haben bisher mit Hyperventilation über eine Dauer von zwei bis fünf Minuten gearbeitet. Es wäre also überraschend, wenn die neuronalen »Fingerabdrücke« von Breathwork und von kurzer Hyperventilation identisch wären – schließlich sind die subjektiven Erfahrungen, die sie hervorrufen, komplett unterschiedlich. Selbst wenn wir davon ausgehen, dass uns Studien über kurze Hyperventilation Hinweise darauf geben können, was im Gehirn bei andauernder zirkulärer Atmung passiert, ist es schwierig, aufgrund der bisherigen Ergebnisse ein klares Bild zu zeichnen. So wurde zwar in mehreren Studien eine Zunahme der neuronalen Gesamtaktivität während der Hyperventilation beobachtet (Kennealy et al. 1986), zugleich zeigten andere Studien aber eine Abnahme von neuronalen Antworten auf externe Stimuli wie zum Beispiel Berührung und Geräusche (Terekhin & Forster 2006; Nakata et al. 2023; Huttunen et al. 1999). Jensen et al. (2002) berichten hingegen, dass die neuronalen Antworten auf visuelle Reize zunahmen. Ebenso unklar scheint, auf welche Weise Hyperventilation oszillatorische (d. h. wellenförmige) neuronale Aktivität moduliert. So berichten Kennealy et al. (1986)

von einer Verlangsamung von Oszillationen von normalerweise etwa neun Wellen pro Sekunde auf etwa sechs Wellen pro Sekunde. Im Gegensatz dazu beobachteten Bullock et al. (2021) lediglich eine Vergrößerung von Oszillationen, aber bei gleicher Geschwindigkeit, also ohne jegliche Verlangsamung. All diese Befunde können sich durchaus als stimmig erweisen, sobald weitere Teile des Puzzles ihren richtigen Platz gefunden haben. Im Moment ergeben sie jedoch noch kein besonders eindeutiges Bild der neuronalen Dynamiken, die wir während einer Breathwork-Session erwarten können.

Die erste Studie, die es unseres Wissens nach wagte, neuronale Aktivität während der zirkulären Atmung direkt zu analysieren, wurde von Sviderskaya & Bykov 2006 durchgeführt. Dabei wurden EEG-Signale von 44 Teilnehmern während einer einstündigen Breathwork-Session aufgezeichnet. Danach wurden die Teilnehmer gebeten, ihre subjektiven Erfahrungen genau zu beschreiben. Sviderskaya & Bykov zerlegten die einstündigen EEG-Aufzeichnungen dann in zwölf Abschnitte von je fünf Minuten – zumindest diejenigen, die nicht zu viel Signalrauschen, etwa durch Bewegung oder Muskelspannung, enthielten. Anhand dieser Fünf-Minuten-Datenabschnitte stellten sie fest, dass während Breathwork die Synchronisation zwischen den Hirnarealen im Allgemeinen abnimmt, was bedeutet, dass die neuronale Aktivität verschiedener Areale nicht genau gleichzeitig auftritt oder demselben Rhythmus folgt. Parallel dazu wurden langsame Oszillationen (weniger als zwölf Aktivitätswellen pro Sekunde) überall größer. Das ist aber noch nicht alles: Da Sviderskaya & Bykov einen umfassenden Katalog der subjektiven Erfahrungen der Teilnehmenden zusammengestellt hatten, konnten sie vergleichen, ob Menschen mit unterschiedlichen subjektiven Erfahrungen auch unterschiedliche Gehirnmuster aufwiesen. So zeigten Personen, die später von Visionen berichteten, eine geringere Zunahme an langsamen neuronalen Oszillationen. Stattdessen hatten sie mehr Ausbrüche von schnellen Oszillationen (über 25 Wellen pro Sekunde), insbesondere in der ersten Hälfte der Session.

Nach dieser ersten Studie scheinen die Neurowissenschaften eine Pause eingelegt zu haben. Denn die nächsten, die die neuronalen »Fingerabdrücke« von zirkulärem Breathwork erkundeten, tauchten erst fast 20 Jahre später auf. Bahi et al. (2024) sammelten EEG-Aufnahmen vor und nach einer Breathwork-Session. Im Gegensatz zu Sviderskaya & Bykov fanden sie interessanterweise heraus, dass langsame Oszillationen (bis zu 20 Aktivitätswellen pro Sekunde) nach Breathwork kleiner wurden, während schnelle Oszillationen (mehr als 25 Aktivitätswellen pro Sekunde) zunahmen. Aber das war natürlich nicht während einer Breathwork-Session – vielleicht also werden beispielsweise langsame Oszillationen während der Session größer und nehmen danach ab? Diese Fragen können zukünftige Studien hoffentlich beantworten.

Nur ein paar Monate nach Bahi et al. veröffentlichten Lewis-Healey et al. eine Studie (2024), für die sie nicht Breathwork ins Labor brachten, sondern das Labor in die Breathwork-Session. Genauer gesagt gaben sie ihren Versuchsteilnehmern tragbare EEG-Geräte mit nach Hause und baten sie, dort SOMA-Breath-Sessions mit Online-Instruktion durchzuführen. Nun sind SOMA-Breath-Sessions vielleicht etwas meditativer und weniger immersiv als manche anderen zirkulären Breathwork-Stile, die zum Beispiel eine längere Dauer, Gruppensettings oder persönliche Begleitung beinhalten, aber SOMA Breath ist definitiv Teil der zirkulären Breathwork-Familie (siehe Kapitel 2.5). Insofern haben Lewis-Healey et al. unseres Wissens nach die zweite Studie vorgelegt, die es geschafft hat, neuronale Aktivität während einer Breathwork-Session aufzunehmen. Ausgehend von den »hausgemachten« EEG-Aufnahmen ihrer Teilnehmer, berichten auch sie von einer Verkleinerung der langsamen Oszillationen – ähnlich wie Bahi et al. und im Gegensatz zu Sviderskaya & Bykov. Aber nicht nur das – sie fanden zudem faszinierende Parallelen zwischen den neuronalen »Fingerabdrücken« von Breathwork und psychedelischen Erfahrungen, vor allem eine deutliche Abnahme in der Vorhersagbarkeit der neuronalen Aktivität. Oder anders gesagt: eine Zunahme an Chaos! Über diese Beobachtung werden wir gegen Ende dieses Kapitels noch ausführlicher sprechen.

Diese Studien geben uns einen ersten, faszinierenden Einblick in die Gehirndynamiken, die mit verschiedenen Arten von Breathwork-Erfahrungen einhergehen. Dennoch ist ein großer Teil dieser Geschichte bisher noch nicht erzählt – schließlich werden verstärkte langsame Oszillationen beispielsweise auch während des Schlafs beobachtet (Timofeev & Chauvette 2017; Akeju & Brown 2017; Cantero et al. 2002) und reduzierte langsame Oszillationen treten auch auf, wenn wir unseren Sinneseindrücken Aufmerksamkeit schenken (Lange et al. 2014; Jensen et al. 2012; Mo et al. 2013). Solche Änderungen können daher nicht die ganze Antwort auf die Frage sein, wie Breathwork unser Gehirn formt. Es ist also noch viel wissenschaftliche Detektivarbeit nötig, um die entscheidenden neuronalen Aktivitätsmuster zu verstehen, welche die einzigartigen Erfahrungen unterstützen, die durch Breathwork entstehen können.

3.4.4 Fischen nach Antworten

Und hier endet unser wissenschaftliches Wissen über Breathwork und das Gehirn auch schon wieder. Wenn wir mehr erfahren wollen, müssen wir uns am eigenen Schopf aus dem Sumpf des Nicht-Wissens ziehen. Und die besten Werkzeuge dafür, die wir finden können, sind andere NOSCs, insbesondere solche, die durch Psychedelika ausgelöst werden. Wie wir bereits erörtert haben, weisen Breathwork-Erfahrungen einige Ähnlichkeiten mit subjektiven Erfahrungen auf, von denen Menschen nach der Einnahme von Psychedelika berichten. Und wie wir in Kapitel 3.5 sehen werden, überschneiden sich auch ihre Langzeitwirkungen deutlich. Auf dieser Grundlage können wir annehmen, dass vielleicht auch die Gehirnzustände, die Breathwork und Psychedelika hervorrufen, zumindest zu einem gewissen Grad verwandt sind. Das ist natürlich reine Spekulation, und vergleichbare subjektive Erfahrungen können manchmal auch auf ganz unterschiedlichen neuronalen Wegen erreicht werden. Aber da dies der Aufhänger ist, den wir gewählt haben, um unseren Schopf in die Höhe zu ziehen, wollen wir für den Moment einmal so tun, als ob dies bewiesen wäre. Also: Wenn die durch Breathwork hervorgerufenen Gehirnzustände denen ähneln, die durch Psychedelika entstehen, wie sähe das dann aus? Nun, nicht alle psychedelischen Zustände sind gleich, und sie neigen dazu, Dynamiken über ein großes und komplexes Netzwerk von Hirnarealen und Neurotransmittern hinweg zu umfassen (Newberg & Yaden 2018; Ballentine et al. 2022). Dennoch gibt es drei grundlegende Qualitäten, die für verschiedene psychedelische Gehirnzustände recht konsistent dokumentiert wurden.

1. Serotonin als Hauptauslöser

Auch wenn verschiedene psychedelische Substanzen auf recht unterschiedliche Gruppen von Neurotransmittern und Rezeptoren abzielen, scheint Serotonin bei so gut wie allen eine zentrale Rolle zu spielen (Brouwer & Carhart-Harris 2021; Nichols 2016). Mit anderen Worten: Es ist schwer, eine psychedelische Erfahrung auszulösen, ohne zumindest ein paar Serotoninrezeptoren der einen oder anderen Art zu aktivieren (Ray 2010; Nichols 2016). Könnte Breathwork das ebenfalls tun? Nach dem, was wir wissen, ist das definitiv möglich: Es gibt nicht nur einen realistischen Weg, wie Breathwork die Serotoninausschüttung der Raphe-Kerne erhöhen kann, sondern die höhere O_2-Sättigung des Blutes erleichtert es dem Gehirn wahrscheinlich auch, Serotonin zu produzieren. Ob diese Mechanismen allein für psychedelische Mengen von Serotonin ausreichen, ist im Moment noch schwer zu sagen, aber ein Anfang ist jedenfalls gemacht!

2. Deaktivierung des Default Mode Network

Ein weiteres gemeinsames Merkmal von Psychedelika ist, dass beim Verlassen des Alltagsbewusstseins die Gehirnareale verstummen, die an der Planung, Vorhersage und Bewertung von Ereignissen beteiligt sind – und an all den anderen »Kommentaren zum Leben«, die typischerweise in unserem Kopf ablaufen. Dieses Phänomen wird als »vorübergehende Hypofrontalität« bezeichnet (Newberg & Yaden 2018; Dietrich 2003; Dietrich & Al-Shawaf 2018; Vaitl et al. 2005; siehe auch Kapitel 3.2). Es überrascht nicht, dass viele der Bereiche, die beim Eintritt in psychedelische Bewusstseinszustände still werden, Teil des Default Mode Network (DMN) sind. Zur Erinnerung: Das DMN ist ein Netz miteinander verbundener Hirnareale, die gemeinsam einen Großteil dessen konstruieren, was wir als Ich erleben: Sie definieren unser Selbstbild und unsere Identität, erinnern sich an unsere persönliche Vergangenheit, prognostizieren und planen unsere persönliche Zukunft und berechnen, wie andere uns sehen und auf uns reagieren (Andrews-Hanna 2012; Babo-Rebelo et al. 2016; Menon 2023; Yeshurun et al. 2021; Davey et al. 2016). Während psychedelischer Zustände kommen einige der zentralen Knotenpunkte des DMN, wie der posteriore cinguläre Kortex und der mediale präfrontale Kortex, deutlich zur Ruhe (Carhart-Harris et al. 2012; Muthukumaraswamy et al. 2013; Palhano-Fontes et al. 2015; Barrett & Griffiths 2018; Pasquini et al. 2020; Mason et al. 2020; Madsen et al. 2021; Alamia et al. 2020). Hinzu kommt, dass die Kommunikation zwischen den Mitgliedern des DMN sowie zwischen dem DMN und dem Rest des Gehirns heruntergefahren wird (Tagliazucchi et al. 2014; Kometer et al. 2015; Preller et al. 2018; Gattuso et al. 2023; Madsen et al. 2021; Pasquini et al. 2020; Smigielski et al. 2019; Mason et al. 2020). Und dies ist nicht einmal nur ein kurzer, vorübergehender Effekt – die Kommunikation innerhalb des DMN kann noch Tage und sogar Wochen nach einer psychedelischen Erfahrung unterbrochen sein (Daws et al. 2022; Gattuso et al. 2023); und regelmäßige Nutzer psychedelischer Substanzen wie Ayahuasca zeigen eine dauerhafte Ausdünnung des posterioren cingulären Kortex (Bouso et al. 2015). Um es etwas poetischer auszudrücken: Durch psychedelische Substanzen ausgelöste veränderte Bewusstseinszustände erschweren es deinem Gehirn, dir die einstudierte Geschichte darüber zu erzählen, wer du bist und wie die Welt funktioniert.[6]

Was die Frage angeht, wie ähnliche Netzwerkveränderungen bei Breathwork ablaufen könnten, haben wir bereits einen vielversprechenden Mechanismus gesehen: Die selektive Verringerung des Blutflusses in Hirnregionen entlang des temporalen, parietalen, frontalen und cingulären Kortex. Viele von ihnen (einschließlich des immer faszinierenden posterioren cingulären Kortex) sind Teil des DMN – es kann also gut sein, dass wir durch die Verringerung der CO_2-Sättigung unseres Blutes unser DMN auf natürliche Weise ein wenig in den Würgegriff nehmen.

3. Anarchie

Liebst du Anarchie? Auf Psychedelika tut dein Gehirn das auf jeden Fall! Während psychedelischer Zustände wird die neuronale Kommunikation flexibler und chaotischer, sowohl zeitlich als auch räumlich. Zeitlich, weil die Dynamik der neuronalen Aktivität, also der Zeitpunkt, zu dem verschiedene Neurone und Hirnareale aktiv werden oder verstummen, weniger vorhersehbar wird (Tagliazucchi et al. 2014; Lebedev et al. 2016; Timmermann et al. 2019; Cavanna et al. 2018). Räumlich, weil die Routen, über die Aktivität von einem Hirnareal zum nächsten fließt, weitverzweigter und flexibler werden (Roseman et al. 2014; Barrett et al. 2020; Mason et al. 2020; Pasquini et al. 2020; Rijsketic et al. 2023). So wird die Kommunikation zwischen Hirnarealen weniger hierarchisch, sodass höhere kognitive Areale wie die im DMN öfter den Mund halten, während niedrigere sensorische Areale mehr zu Wort kommen als sonst (Sampedro et al. 2017; Preller et al. 2018; Alamia et al. 2020; Rijsketic et al. 2023). Zu dieser Aufweichung der typischen Kommunikationswege gehört auch die parallele Aktivierung von Sympathikus und Parasympathikus, die normalerweise eher abwechselnd arbeiten (Bonnelle et al. 2024; Kiely & Gellhorn 1972; Newberg & Iversen 2003; Newberg & Yaden 2018). Mit anderen Worten: Jeder spricht mit jedem, querbeet und gleichzeitig (Müller et al. 2018; Barrett et al. 2020; Mason et al. 2020; Pasquini et al. 2020; Gattuso et al. 2023). Und wie die Abschaltung des DMN scheinen auch diese Veränderungen eine ganze Weile anzuhalten. So stellten Barrett et al. (2020) fest, dass die Gehirnaktivität einen Monat nach einer Psilocybin-Einnahme immer noch stärker von der sensorischen Wahrnehmung dominiert wurde als sonst. Und Daws et al. (2022) fanden heraus, dass

6 Eine hervorragende Zusammenfassung der durch Psychedelika ausgelösten Netzwerkveränderungen kannst du in der Übersichtsarbeit von Gattuso et al. (2023) nachlesen.

drei Wochen nach einer Psilocybin-Behandlung Gehirnnetzwerke stärker miteinander verbunden waren und die Netzwerkzusammensetzung flexibler war.

Die Ergebnisse von Sviderskaya & Bykov (2006) und Lewis-Healey et al. (2024) geben einen ersten Hinweis darauf, dass Breathwork in der Lage sein könnte, ähnlich »anarchische« Gehirnzustände auszulösen: Ihre EEG-Aufzeichnungen zeigen, dass die rhythmische Aktivität verschiedener Hirnareale während einer Breathwork-Sitzung weniger synchronisiert und vielfältiger (d.h. unvorhersehbarer) war. All diese Mechanismen könnten in einer Art neuronalem Robin-Hood-Schema zusammenarbeiten, indem sie von den »Reichen« nehmen und den »Armen« geben: Schließlich erhöhen sie die allgemeine neuronale Erregbarkeit, drosseln aber gleichzeitig die O_2-Versorgung höherer kognitiver Gehirnareale. Infolgedessen sollten alle Areale ähnliche Chancen haben zu kommunizieren – und das eben auch über Pfade, die womöglich nicht ganz so ausgetreten sind. Wenn dazu noch die Serotoninausschüttung zunimmt, würde das eine zusätzliche allgemeine, gehirnübergreifende Aktivierung verursachen, die die Grenzen der herkömmlichen Kommunikationswege überschreiten kann (Nichols 2016; Carhart-Harris & Friston 2019; Mason et al. 2020; Barrett & Griffiths 2018).

Der Joker: Endogenes DMT

All diese Prozesse zusammen sind möglicherweise schon stark genug, um NOSCs auszulösen. Es kann aber auch sein, dass sie zusätzliche Hilfe von endogenem Dimethyltryptamin (DMT) erhalten, sprich DMT, das nicht aus externen Quellen stammt, sondern vom Gehirn selbst produziert wird.

DMT ist einer der ältesten psychedelischen Stoffe, die der Menschheit bekannt sind. In seiner reinen Form kann es beispielsweise durch Rauchen eingenommen werden. Es ist auch der Hauptbestandteil des psychedelischen Ayahuasca-Gebräus. Dieses wird seit Jahrhunderten, wenn nicht Jahrtausenden, in Amazonasgemeinden zu spirituellen und therapeutischen Zwecken verwendet, hat aber in den letzten Jahrzehnten auch weltweit an Popularität gewonnen (Labate & Jungaberle 2011; Domínguez-Clavé et al. 2016; Jiménez-Garrido et al. 2020). Im Gehirn aktiviert DMT die Serotoninrezeptoren – es kann sie sogar stärker aktivieren als Serotonin selbst (Rickli et al. 2016)! Und als eines der klassischen Psychedelika auf Serotoninbasis löst es alle neuronalen Dynamiken aus, die für psychedelische Zustände typisch sind. Dazu gehören auch die, über die wir gerade gesprochen haben, etwa die Schwächung des DMN und die Auflockerung etablierter Kommunikationsmuster (Timmermann et al. 2019; Tagliazucchi et al. 2016; Gattuso et al. 2023). Wenn also Breathwork das Gehirn dazu bringen könnte, DMT zu produzieren, würde das erklären, warum Breathwork-Erfahrungen und psychedelische Zustände uns so ähnlich erscheinen. Denn sie würden ja genau dasselbe System anzapfen, nur eben einmal auf internem und einmal auf externem Wege.

Das wäre sicher eine erfreulich elegante Geschichte, nur wissen wir noch nicht, ob sie auch wahr ist. Die Frage, ob das Gehirn seinen eigenen hausgemachten Vorrat an DMT für besondere Anlässe zusammenbraut, wird bereits seit Jahrzehnten heftig diskutiert und eine klare Antwort ist noch nicht in Sicht (Nichols 2018; Nichols & Nichols 2020; Barker 2018; Jiménez & Bouso 2022; Dean et al. 2019; Dean 2018; Strassman 1995, 2000). Feststeht, dass der menschliche Körper über alle Zutaten verfügt, die zum DMT-Brauen nötig sind (Saavedra et al. 1973; Cozzi et al. 2009; Dean 2018; Dean et al. 2019; Barker 2018; Comai et al. 2010; Jiménez & Bouso 2022). Die Frage ist nur, ob er diese Bestandteile tatsächlich im Gehirn zusammenmischt (für Hinweise, dass das zumindest möglich ist, siehe Christian et al. 1976; Dean et al. 2019; Barker 2018, 2022; Barker et al. 1981, 2013); für Gegenargumente siehe Nichols 2018; Nichols & Nichols 2020). Falls dem so ist, ist die nächste Frage, ob das gehirneigene DMT lediglich in kleinen Mengen für den »Hausgebrauch« produziert wird, etwa um Neurone zu schützen und zu reparieren (Frecska et al. 2013; Szabo & Frecska 2016; Rijsketic et al. 2023; Jiménez & Bouso 2022) – oder ob es auch in Mengen auftauchen kann, die das Bewusstsein ernsthaft verändern (Dean et al. 2019).

Das ist besonders schwer herauszufinden, denn selbst wenn DMT im Gehirn produziert wird, neigt es dazu, schnell wieder zu zerfallen. Die typische Zeit, die DMT im Gehirn verbringt, bevor es wieder in seine Bestandteile zerfällt, beträgt sechs Minuten (Sitaram et al. 1987; Jiménez & Bouso 2022). Und selbst wenn man DMT schnell genug messen könnte, bevor es wieder auseinanderfällt, wird es wahrscheinlich nicht überall im Gehirn gleichmäßig produziert – was bedeutet, dass man wissen müsste, wo genau man danach suchen muss (Jiménez & Bouso 2022). Zusammengenommen machen diese Hindernisse es ziemlich schwer, endogenes DMT auf frischer Tat zu ertappen (Burchett & Hicks 2006; Barker 2022; Kärkkäinen et al. 2005; Jiménez & Bouso 2022).

Das bringt uns zu den für dieses Buch interessantesten Fragen: Wie wahrscheinlich ist es, dass DMT während einer Breathwork-Session im Gehirn produziert wird? Und ist es plausibel, dass DMT die Hauptrolle in der neuronalen Breathwork-Show spielt? Das könnte tatsächlich der Fall sein: Denn zufälligerweise mag Monoaminoxidase (MAO) – das Molekül, das DMT in seine Bestandteile zerlegt – gerne viel O_2. Ohne O_2 hört MAO auf, DMT auseinanderzunehmen, was bedeutet, dass DMT in größeren Mengen präsent bleibt (Barker et al. 1981; Jiménez & Bouso 2022). Und das wiederum ermöglicht es DMT, die MAO-Produktion zu sabotieren und dadurch eine Rückkopplungsschleife mit steigender DMT-Konzentration in Gang zu setzen (Meller et al. 1977; Waldmeier & Maître 1977).

Doch warum sollte das Gehirn über einen Mechanismus zur Erhöhung der DMT-Konzentration bei O_2-Mangel verfügen? Weil DMT nicht hauptberuflich als Psychedelikum arbeitet, sondern auch noch einige andere Jobs im Gehirn zu übernehmen scheint. Dazu zählt vor allem auch, Neurone vor den negativen Wirkungen von Sauerstoffmangel zu schützen, indem es ihre sogenannten Sigma-Rezeptoren aktiviert (Szabo 2015; Szabo et al. 2016; Jiménez & Bouso 2022). Wenn also dem Gehirn O_2 fehlt, könnte es anfangen, DMT als neuronales Schutzschild zu produzieren. Und wie bereits beschrieben, wird während einer Breathwork-Session die Blut- und damit die Sauerstoffzufuhr stark eingeschränkt, besonders in Zentren der mentalen Kontrolle und Planung wie dem präfrontalen Kortex.

Wenn wir nun diese Informationen alle zusammenfügen, kommt folgendes Bild zustande: Während der zirkulären Atmung sammelt sich intern produziertes DMT vor

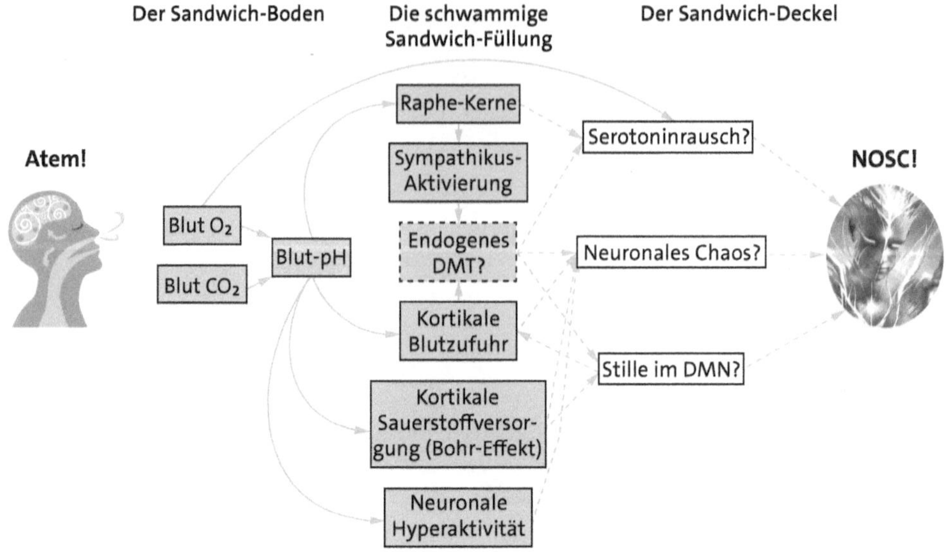

Abb. 3.2: Physiologische, neuronale und mentale Prozesse, die zusammenwirken könnten, um nicht-alltägliche Bewusstseinszustände während des Breathwork zu erzeugen.

allem in Hirnregionen mit geringer kortikaler Durchblutung an, weil es in diesen Bereichen nicht von seinem Erzfeind MAO bekämpft werden kann. Dazu gehören der präfrontale, parietale und cinguläre Kortex – dieselben Bereiche also, die auch bei anderen NOSCs (einschließlich psychedelischer Zustände) besonders stark betroffen sind (Calabrò et al. 2015; Timmermann et al. 2023; Rijsketic et al. 2023). »Zufall? Ich glaube nicht, lieber Watson.«

Kurzum, es scheint also, dass Breathwork in der Lage ist, deinen Körper in einen physischen Zustand zu versetzen, den man als »glücklichen Kampf-oder-Flucht-Modus« bezeichnen könnte – dein sympathisches Nervensystem läuft auf Hochtouren, die Blutzufuhr zu deinem Kortex ist verringert und gleichzeitig wird vermutlich mehr Serotonin ausgeschüttet. Diese recht ungewöhnliche Konstellation macht es möglich, viele der klassischen neuronalen »Fingerabdrücke« von (psychedelischen und anderen) NOSCs hervorzurufen:

1. Serotoninrausch – möglicherweise ausgelöst durch die Aktivierung der Raphe-Kerne, die hohe O_2-Sättigung des Blutes in subkortikalen Gehirnarealen oder durch endogenes DMT, das die Serotoninrezeptoren wie ein Vorschlaghammer trifft.
2. Stille im DMN – möglicherweise erreicht durch eine verringerte Durchblutung der im DMN involvierten kortikalen Bereiche.
3. Unvorhersehbare und nicht-hierarchische Kommunikation zwischen den Neuronen im gesamten Gehirn – möglicherweise hervorgerufen durch die allgemein erhöhte Erregbarkeit der Neurone wie auch durch die Tatsache, dass das »Gefühls-« und »Überlebensgehirn« mehr Sauerstoff bekommt als sonst und gleichzeitig weniger von der eingeschränkten Durchblutung betroffen ist. Dies wiederum gibt den

»Gefühls-« und »Überlebensarealen« die Möglichkeit, eine Revolution gegen die »denkenden« Areale am oberen Ende der kortikalen Hierarchie zu starten.

Das sind alles sehr spannende Geschichten, doch zum jetzigen Zeitpunkt sind sie wirklich nur das – Geschichten. Hoffentlich keine schlechten oder völlig verrückten, hoffentlich Geschichten mit einer robusten Grundlage in der Realität! In jedem Fall aber sind sie noch großenteils ungetestet. Deshalb freuen wir uns sehr darauf, in den kommenden Jahren Studien zu lesen (und zu ihnen beizutragen), die diese faszinierenden Dynamiken durch die Brille der Wissenschaft genauer erkunden.

So geht's weiter

Jetzt, wo wir eine Vorstellung davon haben, was in Körper, Gehirn und Geist während einer Breathwork-Session vor sich gehen könnte, wollen wir in den Blick nehmen, welche langfristigen Veränderungen du erwarten kannst, wenn du (mehr oder weniger) regelmäßig Breathwork praktizierst.

3.5 Jenseits der Session

Ich frage mich oft: Was muss passieren, bevor wir gemeinsam eine Welt erschaffen können, die uns dazu einlädt, hier zu sein, wirklich hier zu sein? Und wie können wir diese Welt erschaffen, wenn wir sie selbst bereits verlassen haben? Wo ist die Brücke zurück zum Hier?
Jeff Brown

Breathwork bewirkt also ungewöhnliche Dinge in deinem Gehirn und deinem ganzen Körper. Das ist sicher eine spannende Sache, aber wenn das alles wäre, würde es wohl eher als interessante einmalige Erfahrung taugen und weniger als potenziell lebenslange Praxis. Deshalb wollen wir uns als Nächstes der Frage widmen: Was kann Breathwork langfristig in deinem Leben bewirken?

Persönliche Berichte von Menschen, die regelmäßig Breathwork praktizieren, zeichnen ein Bild von einem emotional offeneren Leben, von einer besseren Beziehung zu ihrem Körper und ihrer Lebensgeschichte, von mehr Selbstbewusstsein, bewussteren Entscheidungen und einem lebendigeren Netzwerk menschlicher Verbindungen. Ob diese subjektiven Erzählungen über persönliches Wachstum und Lebenszufriedenheit so auch auf dich zutreffen, kannst du am besten überprüfen, indem du deine eigenen Breathwork-Erfahrungen sammelst – und ein großer Teil dieses Buches ist dafür da, dich genau dabei zu unterstützen. Aber da diese Art von Selbstexperiment eine Weile dauern kann, werfen wir hier einen Blick auf wissenschaftliche Studien, die Breathwork-Praktizierende über die Session hinaus begleitet haben. Wie wir bereits erwähnt haben, stecken wissenschaftliche Erkenntnisse über Breathwork noch in den

Kinderschuhen. Doch schon die bisherigen Erkenntnisse deuten auf eine hoffnungsvolle Liste positiver körperlicher und geistiger Langzeiteffekte hin. Beginnen wir am körperlichen Ende des Spektrums.

Zunächst einmal kann eine regelmäßige Breathwork-Praxis deinem Körper helfen, widerstandsfähiger zu werden. Die wahrscheinlich besten Daten, die momentan dazu vorliegen, stammen aus einer Handvoll Studien zur Wim-Hof-Methode, die von einem Forschungsteam um Dr. Matthijs Kox am Radboud University Medical Center in Nijmegen durchgeführt wurden. Laut ihren Befunden lassen sich die offensichtlichsten physiologischen Langzeitvorteile von Breathwork als drei miteinander verknüpfte Prozesse beschreiben: eine präzisere Immunreaktion, abgemilderte Entzündungsprozesse und eine verbesserte Kommunikation mit dem ANS.

Nun ist die Wim-Hof-Methode ein etwas spezielles Mitglied der Breathwork-Familie, weil sie neben der zirkulären Atmung auch die Konfrontation mit Kälte beinhaltet, zum Beispiel durch Eisbäder oder kalte Duschen (mehr dazu in den Kapiteln 1 und 6). Wenn also bis vor Kurzem über gesundheitliche Vorteile dieser Methode berichtet wurde, stellte sich stets die Frage: Liegt das an der Atmung, den kalten Duschen oder an beidem? Glücklicherweise haben sich neuere Studien derselben Forschungsgruppe (Zwaag et al. 2022, 2023) dieser Frage angenommen, und es stellte sich heraus, dass die zirkuläre Atmung tatsächlich einen großen Teil des gesundheitlichen Nutzens der Wim-Hof-Methode stemmt.

Zunächst einmal scheint das zirkuläre Atmen die Kampffähigkeit des Immunsystems zu stärken. Um das zu beweisen, haben Kox et al. (2014) Freiwilligen einige ziemlich unangenehme E. coli-Bakterien injiziert. Die Hälfte der Teilnehmer hatte noch nie Breathwork irgendeiner Art praktiziert, die andere Hälfte wurde vor ihrer Begegnung mit E. coli zehn Tage lang in der Wim-Hof-Methode geschult. Diese Gruppe atmete dann auch während der E. coli-Injektionen zirkulär. Dadurch stieg das Adrenalin bei den Wim-Hof-geschulten Teilnehmern zunächst viel stärker an. Doch schon etwa eine Stunde nach der Injektion begannen bei der Breathwork-Gruppe entzündungshemmende Signale zuzunehmen, während Entzündungssignale und Kortisol sanken. Mit anderen Worten: Das Immunsystem reagierte schnell und entschieden auf die Herausforderung, die ihm gestellt wurde, und entspannte sich dann gleich wieder, sobald sie gemeistert war. Deshalb waren die Krankheitssymptome der Teilnehmer, die Breathwork praktizierten, insgesamt milder und verschwanden innerhalb von zwei bis drei Stunden vollständig. Im Gegensatz dazu hatten die unerfahrenen Teilnehmer rund sieben bis acht Stunden mit etwa doppelt so vielen Krankheitssymptomen zu kämpfen.

Durch die zirkuläre Atmung lernt das Immunsystem also scheinbar, bei Bedarf härter zuzuschlagen und den Rest der Zeit eine Pause einzulegen. Das führt auch zu einem niedrigeren Basisniveau an Entzündung (Kox et al. 2014; Zwaag et al. 2022, 2023). Das sind besonders gute Nachrichten für Menschen mit chronischen Autoimmunerkrankungen wie Arthritis und Asthma. Doch alle anderen profitieren natürlich auch davon, denn viele von uns tragen übermäßige Mengen von Entzündungszellen mit sich herum. Das überrascht nicht, wenn man bedenkt, dass einige der Hauptfaktoren für chronische Entzündung Stress, Schlafmangel, Umweltverschmutzung, Giftstoffe, regelmäßiger Alkoholkonsum und Rauchen sind – und für viele von uns sind wohl zumindest einige dieser Faktoren recht regelmäßige Besucher in unserem Leben. Eine chronisch erhöhte Entzündung äußert sich typischerweise durch Symptome wie Müdigkeit, Verdauungsprobleme, Gewichtsprobleme oder schlechte Laune. Zirkuläres Atmen reduziert die Produktion von Entzündungszellen drastisch – mit oder ohne Atempausen, mit oder ohne Eisbäder (Zwaag et al. 2022). Das kommt nicht nur der körperlichen, sondern auch der geistigen Gesundheit zugute. Zunächst einmal hängt das natürlich schlicht damit zusammen, dass wir alle glücklicher sind, wenn wir uns weniger krank fühlen. Weniger Müdigkeit plus weniger Verdauungsstörungen ist gleich mehr Lebensglück! Es gibt aber auch noch einen direkteren Zusammenhang: Entzündungen intensivieren oft Depressionen – und zwar massiv (Lee & Giuliani 2019). Indem man also Entzündungen aus seinem Körper beseitigt, entfernt man einen der zentralen physischen Prozesse, die Depressionen verstärken können.

Apropos psychische Gesundheit: Schauen wir uns mal an, wie Breathwork deine Gefühlswelt langfristig verändern kann. Bevor wir das tun, zunächst ein Wort der Vorsicht: Bis vor Kurzem wurde Breathwork-Forschung so gut wie gar nicht gefördert, deshalb stoßen fast alle Studien, die bisher durchgeführt wurden, in mehrfacher Hinsicht an Grenzen. Erstens arbeiten sie in der Regel mit kleinen Teilnehmerzahlen, sodass schwer zu sagen ist, inwieweit sich die Ergebnisse über die Studie hinaus verallgemeinern lassen. Zweitens sind die Menschen, die bisher mutig oder verrückt genug waren, trotz Geldmangels und fehlender Unterstützung Breathwork-Studien durchzuführen, oft Menschen, die eigene positive Erfahrungen mit Breathwork gemacht haben (zu dieser Gruppe gehören natürlich auch wir selbst). Das muss nichts Schlechtes sein – schließlich bedeutet es, dass sie ein Gefühl dafür haben, was ihre Teilnehmer erleben könnten. Es bedeutet allerdings auch, dass viele der bisher veröffentlichten Studien von Forschern durchgeführt wurden, die schon vorher aus persönlicher Erfahrung von der Heilkraft von Breathwork überzeugt waren. Diese Überzeugung allein kann dazu führen, dass sich die Teilnehmer nach der Session besser fühlen (Benedetti 2020; Colagiuri et al. 2015; Enck & Zipfel 2019; Hartogsohn 2016; Moerman & Jonas 2002). Und sie kann natürlich auch beeinflussen, wie Daten gesammelt und interpretiert werden. Die geringen Teilnehmerzahlen in den meisten bisherigen Breathwork-Studien bedeuten überdies, dass es in vielen Fällen keine richtige experimentelle Kontrollgruppe gibt. Viele beschreiben die Wirkungen von Breathwork sogar gänzlich ohne Vergleichsmaßstab. In diesen Fällen ist es schwer zu sagen, ob zum Beispiel eine Verbesserung der psychischen Gesundheit wirklich auf Breathwork zurückzuführen ist oder darauf, dass die Teilnehmer glauben, etwas Hilfreiches zu tun (der berühmte Placebo-Effekt), oder darauf, dass sie eine paar Stunden in freundlicher Gesellschaft verbringen konnten, oder vielleicht auch nur darauf, dass Zeit vergangen ist (van Elk & Fried 2023; Morina et al. 2014; Vriends et al. 2014; Walters 2000; Whiteford et al. 2013; Radha & Lopus 2021; Kazdin 2021).

Trotz dieser Vorbehalte deuten die Daten, die uns bisher vorliegen, darauf hin, dass Breathwork robuste Nutzen mit sich bringt, wenn es darum geht, einige der am weitesten verbreiteten und schwerwiegendsten psychischen Störungen unserer Zeit anzugehen (Mokdad et al. 2016). So hat sich gezeigt, dass Breathwork dabei helfen kann, Stress abzubauen (Fincham et al. 2023a, c; Metcalf n. d.; Brown et al. 2013; Sanchez-Quijano et al. 2023), Depressionen zu lindern (Malviya et al. 2022; Bahi et al. 2024; Metcalf n. d.; Brown et al. 2013; Martinez n. d.; Lalande et al. 2012; Havenith et al. 2025) und verschiedene Formen von Angststörungen, darunter Panikattacken, generalisierte Angst und Todesangst, zu verarbeiten (Malviya et al. 2022; Banushi et al. 2023; Brown et al. 2013; Holmes et al. 1996; Sanchez-Quijano et al. 2023; Metcalf n. d.; Lalande et al. 2012; Cervantes & Puente 2014; Balban et al. 2023; Wollburg et al. 2011). Ebenso scheint Breathwork Praktizierenden dabei zu helfen, Süchte zu überwinden (Brewerton et al. 2012; Lalande et al. 2012; Sanchez-Quijano et al. 2023; Taylor 1994; Metcalf n. d.). Und schließlich gibt es Hinweise, dass Breathwork Praktizierende dabei unterstützt, posttraumatische Belastungsstörungen (PTBS) und komplexe posttraumatische Belastungsstörungen (K-PTBS) zu verarbeiten (Malviya et al. 2022; de Wit & Moraes Cruz 2021). PTBS bezieht sich hier auf psychologische Symptome, die durch ein spezifisches traumatisches Erlebnis entstehen können. K-PTBS hingegen beschreibt psychologische Symptome, die wir entwickeln, wenn wir einem konstanten Muster traumatisierender Ereignisse ausgesetzt sind, etwa durch eine ungesunde Familiendynamik.

Doch Breathwork hilft uns nicht nur, seelische Schmerzen zu lindern, sondern auch, positive mentale Ressourcen zu stärken, die unsere Lebensqualität verbessern können – sei es, indem wir uns mit der Vergangenheit versöhnen, die Zukunft aufbauen oder einfach die Gegenwart tiefer genießen. Hier sind ein paar Beispiele: Zunächst einmal scheint Breathwork Praktizierenden dabei zu helfen, mehr Offenheit und Akzeptanz gegenüber den vielfältigen Gefühlen und Erfahrungen zu kultivieren, die das Leben mit sich bringt (Uthaug et al. 2021; Clarke n. d.; Turner et al. 2019; Metcalf n. d.). Das geht einher mit einer genaueren Selbstwahrnehmung, auf körperlicher wie emotionaler Ebene (Miller & Nielsen 2015; Clarke n. d.; Mulloy 2019), und auch mit einer verbesserten Selbstregulierung (Sanchez-Quijano et al. 2023; Mulloy 2019). Selbstregulierung bezieht sich hier auf die Fähigkeit, Erfahrungen zu verarbeiten, ohne auf wenig hilfreiche Reaktionen wie Schuldzuweisungen (sich selbst oder anderen gegenüber), Panik, Verzweiflung oder Verleugnung zurückzugreifen. Diese Fähigkeit kann Praktizierende wiederum widerstandsfähiger gegenüber den Herausforderungen des Lebens machen und ihr allgemeines Selbstwertgefühl stärken (Bahi et al. 2024; Holmes et al. 1996; Clarke n. d.). Darüber hinaus scheint Breathwork die Kommunikationsfähigkeiten zu erweitern, die Praktizierende in ihre zwischenmenschlichen Beziehungen einbringen (Miller & Nielsen 2015; Chow et al. 2008; Clarke n. d.; Metcalf n. d.). Dadurch erfahren sie ihre nahen sozialen Bindungen als bereichernder (Chow et al. 2008) und erleben ein stärkeres Gefühl der Zugehörigkeit und Verbundenheit (Turner et al. 2019). Daneben berichten Breathwork-Praktizierende auch davon, dass sich ihre allgemeine Lebensqualität erhöht hat, insbesondere das Gefühl, dass ihr Leben Sinn und Bedeutung hat (Turner et al. 2019; Metcalf n. d.; Uthaug et al. 2021). Da überrascht es nicht, dass sich auch ihre allgemeine Stimmung hebt (Bahi et al. 2024; Havenith et al. 2025; Balban et al. 2023). Schöne Zusammenfassungen dieser Effekte finden sich in den Übersichtsarbeiten von Lalande et al. (2012), Malviya et al. (2022) und vor allem Fincham et al. (2023a, c).[7]

Aber warum sollten all diese tiefgreifenden und langfristigen psychologischen Veränderungen dadurch zustande kommen, dass man hin und wieder für ein paar Stunden auf eine etwas ungewöhnliche Art atmet? Um wirklich zu verstehen, wie Breathwork unser Verhältnis zu uns selbst und zur Welt verändern kann, braucht es noch sehr viel mehr Forschung. Doch schon jetzt können wir die Prozesse, die zu dieser Wirkung beitragen, aus drei großen Perspektiven betrachten: 1. Den Körper aufwecken; 2. Körper und Geist (wieder) verbinden; und 3. Den Geist öffnen. Selbstverständlich sind diese Punkte eng miteinander verknüpft, und einige allgemeine Themen wie emotionale Offenheit finden sich in allen drei Bereichen. Auch wenn wir zunächst jeden Aspekt einzeln unter die Lupe nehmen, solltest du daher im Auge behalten, dass sie letztlich alle in einer gemeinsamen, großen Geschichte zusammenkommen (siehe Abbildung 3.3).

3.5.1 Den Körper aufwecken

Hier ist ein Newsflash, der absolut niemanden schockieren wird: Um in dieser Welt zu existieren, brauchst du einen Körper. Unser Körper ist die Schnittstelle zwischen dem, was wir als Ich erleben, und buchstäblich allem anderen, was wir erleben. Wenn unser Körper leidet, färbt das unsere Wahrnehmung, Gedanken und Gefühle fundamental. Breathwork ist eine wunderbare Möglichkeit, unseren Körper dabei zu unterstützen, uns zu unterstützen.

Teufelskreise durchbrechen

Viele Probleme, die wir als rein psychologisch oder emotional erleben, sind in Wirklichkeit komplexe Teufelskreise, die zwischen unserer Umwelt, unserer Psyche und unserer Physiologie hin- und herspringen. Ein solcher Teufelskreis ist bereits zu Beginn dieses Kapitels bei unserer Diskussion der Wim-Hof-Methode angeklungen: Kindheitstraumata und ihre häufigen Langzeitfolgen wie Depressionen führen oft zu einem drastischen Anstieg chronischer Entzündungen im Körper (Sun et al. 2021; Brown et al. 2021; Seo et al. 2019) – und chronische Entzündungen verschärfen wiederum Depressionen und Erschöpfung (Lee & Giuliani 2019). Ein weiteres Beispiel: Wenn wir emotional herausfordernde Zustände wie Angst und Stress erleben, neigen wir oft dazu, angestrengt zu atmen (Fokkema 1999; Crockett et al. 2016; Del Negro et al. 2018; Guyon

7 An Psychedelika Interessierte werden festgestellt haben, dass sich die therapeutischen Wirkungen von Breathwork und Psychedelika überschneiden – und zwar deutlich (Reiche et al. 2018; Evens et al. 2023; Ko et al. 2022; Nichols et al. 2017; Carhart-Harris et al. 2018; Close et al. 2020). Mögliche Gründe, warum das so sein könnte, besprechen wir in den Kapiteln 3.4 und 3.6.

et al. 2020). Dadurch sinkt die Sauerstoffsättigung in unserem Blut, was wiederum die Produktion von Serotonin in unserem Gehirn beeinträchtigt (Nishikawa et al. 2005; Fokkema 1999) – ein Stimmungskiller, wenn es je einen gab. Breathwork kann dazu beitragen, solche Teufelskreise von der physiologischen Seite her zu durchbrechen – etwa indem es Entzündungssignale herunterfährt (Kox et al. 2014; Zwaag et al. 2022, 2023) und den Sauerstoffgehalt des Blutes und die Herzratenvariabilität erhöht (Kox et al. 2014; Canello et al. n. d.; Cervantes & Puente 2014). Und natürlich auch, indem es uns hilft, deutlicher zu spüren, wenn wir tiefer und bewusster atmen müssen.

Flexibel bleiben

Einer der schönsten, aufregendsten und zugleich schmerzhaftesten Aspekte des Lebens ist, dass nichts auf ewig so bleibt, wie es ist. Oder wie Heraklit es vor etwa 2500 Jahren ausgedrückt hat: Kein Mensch steigt jemals zweimal in denselben Fluss, denn beim nächsten Mal wird weder der Fluss noch der Mensch derselbe sein. Das heißt, wenn wir glücklich und gesund leben wollen, müssen wir flexibel sein, sowohl geistig als auch körperlich.

Durch Breathwork kann unser Körper lernen, seine Werkzeuge variabler an die Umgebung anzupassen. Ein Beispiel für dieses Prinzip haben wir bereits am Anfang dieses Kapitels erwähnt: Bei Breathwork-Praktizierenden sinkt der Basis-Kortisolspiegel, doch bei einer Immunherausforderung steigt der Kortisolspiegel dann steiler an (Kox et al. 2014). Gleichzeitig trainiert das bewusste Atmen den Sympathikus und den Parasympathikus darauf, sich gegenseitig geschmeidiger abzulösen – je nachdem ob die Situation mehr Kampf oder Flucht erfordert oder mehr Ruhe und Verdauung (Bonnelle et al. 2024; Vaschillo et al. 2006). Demzufolge weisen Breathwork-Praktizierende eine stärkere Parasympathikus-Aktivität auf, wenn gerade nichts Besonderes passiert, und erleben einen entschiedeneren Sympathikus-Kick, wenn Herausforderungen auftreten (Fincham et al. 2023a; Streeter et al. 2017).

In einer unserer eigenen Studien haben wir gesehen, dass Breathwork auch das Herz trainiert, flexibler auf die wechselnden Anforderungen des Körpers zu reagieren. Diese Flexibilität wird durch die Herzratenvariabilität (HRV) erfasst, die angibt, wie stark sich die Herzfrequenz an die Umstände anpasst (Tsuji et al. 1996; Shaffer & Ginsberg 2017; Malik & Camm 1993; Billman 2011). Während einer Breathwork-Session verhält sich die HRV auf zwei interessante Arten. Zunächst sinkt sie, wahrscheinlich wegen der sympathischen Aktivierung (siehe Kapitel 3.4). Gleichzeitig wird sie aber auch variabler und wechselt zwischen extrem hohen und extrem niedrigen Werten. Sobald die Breathwork-Session vorüber ist, steigt die HRV an und verbessert sich in der Regel deutlich gegenüber dem vorigen Basisniveau (Canello et al. n. d.; Cervantes & Puente 2014). Wir interpretieren das so, dass das Herz während des Breathwork ein Flexibilitätstraining durchläuft und die Grenzen seiner Komfortzone auslotet. Sobald die Trainingssession abgeschlossen ist, pendelt sich die HRV dann auf einen flexibleren Basiswert ein. Dieses Prinzip ist auch als Hormesis bekannt – die gezielte Beanspruchung eines Systems (in diesem Fall des Herzens) durch ein überschaubares Maß an Stress, um dessen Fitness langfristig zu verbessern (Calabrese 2014; Mattson 2008; Bondy 2023). Das gleiche Prinzip gilt auch für viele andere gesundheitsfördernde Praktiken wie Fitnesstraining, Sauna oder Fasten (Longo & Mattson 2014; Hendricks 2022; Pelz 2022; Zwaag et al. 2023; Calabrese 2014, 2008).

Neue Tricks lernen

Je erwachsener das Gehirn wird, desto unwilliger wird es in der Regel, sich zu ändern (Bergado & Almaguer 2002; Jones et al. 2006; Disterhoft & Oh 2006; Gutchess 2014). Das ist der Grund, warum man dem sprichwörtlichen alten Hund keine neuen Tricks beibringen kann. Das Leben verlangt aber häufig von uns, dass wir Neues lernen, egal wie alt wir sind. Lebensumstände ändern sich, Freunde und geliebte Menschen kommen und gehen, unsere eigenen Bedürfnisse und Wünsche entwickeln sich fortlaufend weiter. Das Gefühl, sich nicht an diese kontinuierlichen Gezeiten des Lebens anpassen zu können, kann eine der stärksten Quellen des Unglücks sein (Watts & Luoma 2020; Hayes et al. 2004, 2006; Davis et al. 2020; Ben-Zion et al. 2018; Uddin 2021). Wie also können wir die Drehungen und Wendungen des Lebens flexibler verarbeiten?

Eine faszinierende Antwort auf diese Frage ergibt sich aus den jüngsten neurowissenschaftlichen Erkenntnissen über psychedelische Zustände. Einer der dramatischsten Effekte psychedelischer Erfahrungen ist, dass sie die Fähigkeit des Gehirns, sich neu zu verdrahten, drastisch verbessern (Nardou et al. 2019; Ly et al. 2018; Aleksandrova & Phillips 2021; Šabanović et al. 2020; Vargas et al. 2023). Diese Neuverdrahtung scheint darauf zu beruhen, wie Psychedelika auf das Serotoninsystem einwirken. Dadurch sind verschiedene Hirnareale auch Wochen nach einem psychedelischen Trip noch weitläufiger und vielfältiger miteinander vernetzt (Barrett et al. 2020), sodass mehr Neuronen auf kreativere Weise miteinander kommunizieren können (Olthof et al. 2020; McEvoy & Mahoney 2011; Aday et al. 2020a, b; Close et al. 2020; Carhart-Harris & Friston 2019; Tagliazucchi et al. 2014; Timmermann et al. 2019; Watts & Luoma 2020).

Nun haben wir keine direkten Beweise dafür, dass Breathwork eine ähnliche Neuverdrahtung im Gehirn auslöst. Indirekte aber schon. Der vielleicht beste ist, dass Breathwork-Praktizierende anscheinend eine ähnliche Steigerung der kognitiven und emotionalen Offenheit erfahren wie Menschen, die psychedelische Erfahrungen gemacht haben (Uthaug et al. 2021; MacLean et al. 2011; Aday et al. 2020b; Šabanović 2022; Erritzoe et al. 2019). Und es scheint schwer vorstellbar, dass sich der Geist öffnet, ohne dass das Gehirn in irgendeiner Weise mitzieht. Wie wir in Kapitel 3.4 spekuliert haben, besteht daher eine ziemlich gute Chance, dass Breathwork einige der gleichen neuronalen Kommunikationsrouten aktiviert wie Psychedelika, darunter das Serotoninsystem. Wenn das stimmt, dann aktivieren diese Routen möglicherweise auch einige der gleichen neuronalen Neuverdrahtungsmechanismen. Hoffentlich wird die Forschung diese Möglichkeit in den nächsten Jahren genauer untersuchen. Bis dahin betrachten wir es als eine charmante Theorie, dass Breathwork nicht nur dein Denken, sondern buchstäblich deine Synapsen auflockern kann.

3.5.2 Geist und Körper (wieder) verbinden

Es ist nicht leicht, unseren Körper voll und ganz zu »bewohnen«. Vielen von uns fällt es schwer, die Signale unseres Körpers und/oder unseres ANS vollständig wahrzunehmen. Das reicht von Schwierigkeiten bei der Beantwortung scheinbar einfacher Fragen wie »Bin ich gerade hungrig?« über unsere Einstellung zu unserer eigenen Körperform bis zu unserer (Un-)Fähigkeit, unsere Emotionen in unserem Körper zu spüren, zum Beispiel bei einer Stressreaktion, aber auch bei Freude und Genuss (Payne et al. 2015; Brewer et al. 2016; Critchley & Garfinkel 2017). In manchen Fällen kann diese Trennung zwischen Körper und Geist, zwischen körperlichen Signalen und bewussten Gedanken, die Folge von Trauma oder Stress sein (Craparo et al. 2014; Eichhorn et al. 2014; Putica et al. 2021; Carpenter & Chung 2011; Frewen et al. 2008). In anderen Fällen kann es einfach daran liegen, dass wir mehr Zeit damit verbringen, mit Bildschirmen zu interagieren als mit unserem eigenen Körper, sodass Körper und Geist schlicht noch nicht die Gelegenheit hatten, sich richtig kennenzulernen (Ciaunica et al. 2022). So oder so ist die Fähigkeit, wahrzunehmen, was unter der Oberfläche unserer bewussten Gedanken in uns vorgeht, ein wichtiger Baustein unseres Glücks (Davey et al. 2021; Hanley et al. 2017). Und Breathwork kann dabei helfen, die Kommunikationslinien zwischen Körper und »denkendem« Gehirn wiederherzustellen, damit wir die Botschaften, die unser ANS uns sendet, wahrnehmen und würdigen können. Im Gegenzug kann unser ANS uns wiederum dabei unterstützen, bewusst und proaktiv auf diese Botschaften zu reagieren.

Unserem Körper zuhören

Unsere Körper sprechen eine universelle Sprache der Gefühle. Egal wo du geboren wurdest und wie deine Lebensumstände aussehen, Freude fühlt sich sehr wahrscheinlich an wie Herzflattern, wie eine Leichtigkeit in den Gliedern, während Wut sich als Brennen in der Brust, rote Wangen oder geballte Fäuste bemerkbar macht und Traurigkeit unsere Schultern zusammensacken lässt. Mit anderen Worten: Viele der Arten, wie wir Emotionen in unserem Körper erleben und ausdrücken, sind universell gültig (Falletta-Cowden et al. 2022; Volynets et al. 2020; Michalak et al. 2009; Nummenmaa et al. 2014; Scheer et al. 2021). Tatsächlich sind Emotionen und Physiologie so eng miteinander verwoben, dass es unmöglich ist, herauszufinden, wo das eine anfängt und das andere aufhört (Samain-Aupic et al. 2019). Die physiologischen Veränderungen, die vor sich gehen, wenn wir eine Emotion fühlen, sind nicht nur eine Nachwirkung des Fühlens, sondern ein entscheidender Bestandteil davon, warum und wie wir diese Emotion überhaupt empfinden (Craig 2002; Critchley & Garfinkel 2017). Angst ohne Herzrasen, flaches Atmen oder schwitzige Hände ist nicht wirklich Angst (einige klassische Ansätze zu diesem Grundprinzip findest du in den Werken von William James und Antonio Damasio).

Die große Frage ist: Wenn unser Körper die Sprache der Emotionen spricht, können wir dann hören, was er sagt? Wenn wir die Signale unseres Körpers wahrnehmen, selbst »einfache« wie Herzschlag und Atemrhythmus, dann haben wir die Möglichkeit, bewusst mit diesen Signalen umzugehen. Wir können uns entscheiden, direkt auf sie zu reagieren – zum Beispiel indem wir eine Grenzüberschreitung, die uns ärgert, offen ansprechen oder um Unterstützung bitten, wenn wir ängstlich sind. Oder wir können uns dafür entscheiden, unsere eigene innere Landschaft aktiv zu regulieren, beispielsweise indem wir uns bewusst entspannen, wenn wir in einer neuen, beängstigenden Situation spüren, wie die Nervosität in unserem Körper ansteigt. Oder indem wir bewusst unsere Empathie nutzen, um eine Situation neu zu interpretieren, die uns sonst furchtbar ärgern würde. So oder so, all diese Aktionen können wir nur wählen, wenn wir uns bewusst darüber sind, was wir in unserem Körper fühlen. Und je genauer wir das spüren, desto kreativer und angemessener können wir reagieren (Hanley et al. 2017; Füstös et al. 2012; Price & Hooven 2018; Kever et al. 2015; Weiss et al. 2014; Davey et al. 2021; Gross 2002; Preece et al. 2023). Deshalb ist Interozeption, also die Fähigkeit, unsere eigenen körperlichen Prozesse wahrzunehmen, ein derart zentraler Baustein für unsere psychische Gesundheit, unser Lebensglück und unsere Fähigkeit, Mitgefühl für uns selbst und andere zu üben (Hanley et al. 2017; Davey et al. 2021; Forrest et al. 2015; Müller et al. 2015; Bornemann & Singer 2017). Sie kann sogar unserem Konto zugutekommen (Kandasamy et al. 2016; Kirk et al. 2011)!

Dadurch, dass er das »denkende« Gehirn und das ANS miteinander verbindet, ist der Atem ein zentrales Werkzeug, um uns verkörperter in uns zu fühlen (siehe Kapitel 3.3). Tatsächlich scheint das Gefühl des Atmens einer der wichtigsten Faktoren zu sein, um uns in unserem Körper zu Hause zu fühlen (Monti et al. 2020). Und jedes Mal wenn wir Breathwork praktizieren, üben wir diese Verkörperung, indem wir die bewussten Filter schwächen, die uns normalerweise daran hindern, unseren Empfindungen aufmerksam zuzuhören. So scheinen Menschen, die regelmäßig Breathwork praktizieren, genauer wahrzunehmen, was sie in ihrem Körper fühlen (Canello et al. n. d.; Lalande et al. 2012), und können dadurch auch besser auf diese Gefühle reagieren.

Mit unserem ANS an einem Strang ziehen

Nehmen wir mal an, dass wir die Signale unseres Körpers eindeutig fühlen und gute Ideen haben, wie wir mit diesen Gefühlen umgehen können – ob wir sie ausdrücken, regulieren oder »parken« und später verarbeiten wollen. All das hilft uns nur, wenn im Gegenzug unser Körper den Entscheidungen unseres »denkenden« Gehirns auch zuhört. Wenn man sich beispielsweise entschieden hat, ein Angstgefühl zu »parken«, die Hände aber immer noch zittern und das Herz immer noch rasend schnell schlägt, dann war das »Parken« offenkundig nicht sehr erfolgreich.

Durch Breathwork können wir üben, eigene innere Zustände aktiver und eleganter zu regulieren. Wie wir in Kapitel 3.4 besprochen haben, versetzt Breathwork Körper und Gehirn in Zustände, bei denen normalerweise die Alarmglocken läuten würden. Indem wir nun trainieren, uns in diesen Zuständen bewusst zu entspannen und durch sie hindurch zu atmen, stärken wir die Feedbackrouten von unserem »denkenden« Gehirn zu unserem ANS. Diese Rückmeldungen ermöglichen es uns, potenziell alarmierende körperliche Signale bewusst in einen Kontext zu setzen und unserem ANS zu sagen, wann es sich trotz verdächtiger physiologischer Meldungen entspannen kann (Nuding et al. 2015; Meuret et al. 2005).

Diese Art von Training kann tiefgreifende Auswirkungen darauf haben, wie unser Gehirn und unser Körper miteinander kommunizieren. Eine der überraschendsten Einsichten, die Breathwork-Studien in den letzten Jahren ans Licht gebracht haben, zeigt, dass das ANS vielleicht gar nicht so autonom ist, wie wir dachten! Bis vor etwa zehn Jahren ging man davon aus, dass das ANS alles tut, was nötig ist, um uns am Leben zu erhalten, mit minimalem Einfluss von den bewussten Gedanken, mit denen unser Neokortex normalerweise beschäftigt ist. Nun jedoch haben neuere Studien am Beispiel der Körpertemperatur diese Idee ernsthaft infrage gestellt. 2018 wollten Muzik et al. wissen, wie Wim Hof es schafft, sich in eisigen Umgebungen wohlzufühlen, die die meisten von uns nicht einmal in einem dicken Wintermantel angenehm fänden (Muzik et al. 2018). Dafür haben sie ihn (und ein paar andere Freiwillige) in Kühlakkus eingepackt und dann in einen MRI-Scanner gesteckt. Die ersten Ergebnisse, die sie erhielten, waren scheinbar unspektakulär und wenig überraschend: Wenn die Kühlakkus aktiviert wurden, sank die Körpertemperatur aller Teilnehmer, auch die von Wim Hof. Dann aber wiederholten sie den gleichen Test mit Hof, während er meditative zirkuläre Atmung praktizierte. Und plötzlich blieb seine Körpertemperatur völlig stabil, egal ob die Kühlakkus an- oder ausgeschaltet waren. Genauer gesagt kompensierte sein ANS die Kälte von außen, indem es den Sympathikus aktivierte. Die Gehirnareale, die an diesem Prozess beteiligt sind, kennen wir bereits: die Insula, die physische Signale wie die Körpertemperatur registriert und emotional bewertet, und das PAG, das Bedrohungen bewertet und unsere Kampf- oder Fluchtreaktion auslösen kann sowie Schmerzsignale des Körpers bei Bedarf dämpft (siehe Kapitel 3.2). Beide Areale waren nicht einfach nur generell aktiver, sondern passten ihre Aktivität auch stärker an, je nachdem ob die Kühlakkus ein- oder ausgeschaltet waren. Ein weiteres großartiges Beispiel dafür, dass der Körper lernen kann, flexibler auf alle möglichen unerwarteten Herausforderungen zu reagieren, in diesem speziellen Fall in Form einer mit Kühlakkus bewaffneten Gruppe von Neurowissenschaftlern!

Das Wichtigste an dieser Beobachtung ist, dass diese Art von Anpassungsfähigkeit nicht nur bedeutet, dass das ANS sich an äußere Kälte »gewöhnt«. Vielmehr scheint der Schlüssel eine vertiefte Verbindung zwischen bewusstem Denken und physiologischer Reaktion zu sein – daher stabilisierte sich die Körpertemperatur von Hof auch erst, als er sich in einen meditativen Zustand versetzte. Diese These wird durch eine kleine, aber faszinierende Studie über die Auswirkungen der Tummo-Meditation gestützt. Tummo ist eine tibetische Tradition, die zirkuläre Atmung mit der Visualisierung von Feuer im Körper verbindet, weshalb sie auch als »Atem des inneren Feuers« bekannt ist. In der Studie baten Kozhevnikov et al. (2013) zehn erfahrene Tummo-Praktizierende aus dem Nonnenkloster Gebchak Gonpa in Tibet, entweder nur zirkulär zu atmen, oder gleichzeitig den meditativen Fokus auf das »innere Feuer« zu lenken. Das Ergebnis: Tummo-Breathwork erhöhte die Körpertemperatur um etwa ein Grad Celsius, und die meditative Komponente setzte sogar noch bis zu ein Grad obendrauf. Das

Interessanteste dabei: Dieser zusätzliche Anstieg der Körpertemperatur hing direkt von der Stärke der gleichzeitig gemessenen Alpha-Oszillationen in visuellen Gehirnarealen ab (d. h. neuronalen Aktivitätswellen mit einer Frequenz von etwa zehn Wellen pro Sekunde). Dies ist ein erster faszinierender Hinweis darauf, dass die meditative Feuervisualisierung, die die Praktizierenden aus ihrer neuronalen Bibliothek abriefen, den Anstieg ihrer Körpertemperatur direkt vorhersagte. Mit anderen Worten: Ihr Körper spiegelte die Hitze wider, die ihr Gehirn vor ihrem geistigen Auge heraufbeschwor.

Die Regulierung der Körpertemperatur ist sicher etwas, das nützlich sein kann, wenn man sich in einer Winternacht draußen aufhält – oder eben in einem tibetischen Kloster ohne Zentralheizung. Was aber wäre, wenn wir auch andere Aspekte unserer ANS-Funktionen bewusst beeinflussen könnten, die für unsere emotionale Verarbeitung zentraler sind? Zum Beispiel die Herzfrequenz oder die Balance zwischen Sympathikus und Parasympathikus? Dies ist im Zusammenhang mit Breathwork unseres Wissens nach noch nicht untersucht worden, wir wissen also nicht, ob das tatsächlich möglich ist. Aber stellen wir uns für einen Moment vor, dass die Kraft des bewussten Feedbacks an das ANS sich auf eine ganze Reihe von ANS-Funktionen anwenden lässt. Das würde eine Menge Optionen eröffnen, wie sich unsere bewussten Entscheidungen und unsere physiologischen Empfindungen im Einklang miteinander entfalten können. Es würde unserem Kortex und unserem ANS erlauben, wirklich Hand in Hand zu arbeiten. Dabei würde unser »denkendes« Gehirn die Signale des ANS registrieren, Vorschläge machen, wie wir darauf reagieren können, und das ANS würde unsere Physiologie so anpassen, dass sie diese Reaktionen optimal unterstützt. Wir sind davon überzeugt, dass Breathwork uns helfen kann, genau diese Art von offener innerer Konversation zu praktizieren und so eine freudige, verkörperte Demokratie des Denkens, Fühlens und Handelns aufzubauen.

3.5.3 Den Geist öffnen

In der Wildnis muss man sich ständig seiner Umgebung anpassen, Chancen nutzen, die sich bieten, und Gefahren wahrnehmen, die auf einen zukommen. Es zeigt sich, dass sich dieses Prinzip im modernen Leben nicht wesentlich verändert hat. Ein Großteil unseres Glücks beruht auf unserer Fähigkeit, unsere Realität – die grundlegende Wahrheit dessen, was in diesem Moment *ist* – anzuerkennen und uns daran anzupassen (Watts & Luoma 2020; Hayes et al. 2006). Diese Art der offenen Akzeptanz scheint auch oft den heilenden Wirkungen der psychedelischen Therapie zugrunde zu liegen (Roseman et al. 2019; Yaden et al. 2024; Close et al. 2020; Watts et al. 2017; Doss et al. 2021; Davis et al. 2020). Auf ähnliche Weise kann Breathwork unserem Geist helfen, sich offener mit allem zu verbinden, was das Leben für uns bereithält – seien es innere emotionale Prozesse, unsere Interaktionen mit anderen oder unsere fundamentale Beziehung mit »dem Leben, dem Universum und allem« (Adams 1979).

Unsere Gefühle konfrontieren

Wenn es um Gefühle geht, hat die Redewendung »besser raus als rein« in den letzten Jahrzehnten solide Unterstützung von der Wissenschaft erhalten. Du kennst diese Erfahrung vielleicht: Wenn wir schwierige Emotionen mit uns herumtragen, denen wir uns nicht bewusst stellen wollen, spürt unser ganzes System das Gewicht dieses unsichtbaren Gepäcks. Denn Gedanken und Gefühle zu unterdrücken, ist anstrengend! Stell dir vor, du empfindest tiefe Wut über eine unausgewogene Beziehung in deiner Familie. Um diese Wut zu unterdrücken, musst du zunächst einmal die Signale deines Körpers ignorieren, beispielsweise den steigenden Blutdruck, wenn du mit Familienmitgliedern sprichst. Und wie wir in den vorherigen Abschnitten gesehen haben, ist das Ignorieren deines Körpers an sich schon ein Rezept fürs Unglücklichsein (Craparo et al. 2014; Eichhorn et al. 2014; Brewer et al. 2016; Putica et al. 2021; Carpenter & Chung 2011). Außerdem muss dein System deine Gedanken zu dem Thema, das du unterdrückst, aktiv (wenn auch vielleicht nicht bewusst) überwachen und filtern. Und das erfordert mentale Ressourcen, die dir dann bei anderen Dingen fehlen: Du bist weniger konzentriert und präsent und auch weniger offen für neue Informationen (Kumpula et al. 2011; Wolgast et al. 2013; Gross 1999, 2013).

Mit anderen Worten: Sobald es zur Gewohnheit wird, Gefühle oder Gedanken zu unterdrücken, nimmt dies in der Regel mehr Platz ein, als dir wohl lieb wäre. Einer der Hauptgründe dafür ist eine alte Bekannte, der wir bereits in Kapitel 3.2 begegnet sind: die Insula. Wie wir dort besprochen haben, sammelt die Insula Informationen von all unseren Sinnen, einschließlich einer Riesenmenge an Daten von den Sensoren in unserem Körper. Daraus erstellt sie eine emotionale Bewertung oder ein »Label« für diese Signale (Gogolla 2017; Craig 2002). Wenn wir nun bestimmte Emotionen unterdrücken, bedeutet das für unser Gehirn, dass wir die Signale unserer Insula abschwächen – und zwar der gesamten Insula. Es gibt keinen An- und Ausschalter für nur eine Emotion. Wenn wir also versuchen, bestimmte Gefühle wie Angst oder Wut zu verdrängen, wirkt sich das auf die generelle Fähigkeit unserer Insula aus, die Signale unseres Körpers in Emotionen umzusetzen. Das erschwert es nicht nur, die von unserem Körper signalisierten Bedürfnisse zu respektieren – unsere gesamte Gefühlswelt wird ärmer (Gross 2013). Ohne die Fähigkeit, auf unseren Körper zu hören, können wir das Leben nicht tief fühlen – weder Schmerz noch Freude. Und das ist vielleicht der größte Verlust, den wir uns selbst zufügen.

Abgesehen von dem Preis, den unsere innere Gefühlswelt für unterdrückte Gefühle zahlt, verweigern wir uns dadurch auch die Chance, alte, schmerzhafte Erfahrungen durch neue, glücklichere zu ersetzen. Angenommen, du hast in deiner ersten Beziehung eine schreckliche Trennung erlebt und gehst seither romantischen Bindungen aus dem Weg. Damit vermeidest du zwar möglichen Schmerz, doch zu welchem Preis? So plakativ dieses Beispiel vielleicht sein mag – Vermeidung kann uns daran hindern, neue potenzielle Quellen des Glücks zu entdecken.

Das Ergebnis dieser Prozesse ist, dass Menschen, die die Gewohnheit haben, Gefühle zu unterdrücken, drastisch mehr Angst, Depression und andere negative Gefühle erleben und auch stärker an PTBS und Zwangsstörungen leiden (Purdon 1999; Banushi et al. 2023; Chawla & Ostafin 2007; Monestès et al. 2018; Kashdan et al. 2006; Machell et al. 2015; Campbell-Sills et al. 2006; Tull & Gratz 2008). Darüber hinaus haben sie Probleme mit dem Gedächtnis und der Konzentration (Gross 2002, 2013). Und als ob das nicht schon genug wäre, fällt es ihnen auch schwerer, positive soziale Bindungen aufzubauen: Wenn sich das Spektrum an Emotionen, die wir empfinden und ausdrücken können, verringert, erschwert das anderen den Zugang zu uns. Genauer gesagt: Es stresst die Menschen, die mit uns interagieren. Eine Studie über soziale Interaktionen unter vier Augen stellte fest, dass bei Menschen der Blutdruck anstieg, wenn sie mit einem Gegenüber interagierten, das Gefühle lieber verdrängte, als andere Bewältigungsmechanismen anzuwenden. Zusammengenommen bedeutet das, dass Menschen, die Emotionen oft unterdrücken, in der Regel ein schwächeres soziales Netzwerk haben (Gross & John 2003).

Natürlich wollen wir trotz dieser Liste von unangenehmen Konsequenzen nicht behaupten, dass Unterdrückung immer eine schlechte Idee ist. Manchmal sitzen emotionale Wunden so tief, dass es eine gute Idee sein kann, sie für eine Weile beiseitezulegen und sie erst dann in kleinen, verdaulichen Happen ins Bewusstsein zurückzuholen, wenn man bereit für sie ist. Doch im Allgemeinen bringen Emotionen, genau wie Wasser, mehr Gutes, wenn sie fließen, als wenn sie stagnieren.

Breathwork kann uns helfen, Filter und Mauern zu entfernen, die wir in unsere Gefühlswelt eingebaut haben, indem es präfrontale Kontrollbereiche deaktiviert, insbesondere diejenigen, die am Default Mode Network beteiligt sind (siehe Kapitel 3.4). Auf diese Weise kann uns Breathwork mit herausfordernden Emotionen wie Trauer, Wut und Scham konfrontieren – und zwar in einer sicheren, unterstützenden Umgebung, die es uns ermöglicht, sie bewusst zu verarbeiten, anstatt von ihnen überwältigt zu werden. Mit der Zeit können wir durch solche Begegnungen am eigenen Leib lernen, dass Konfrontationen mit schmerzhaften Gefühlen uns weder umbringen noch verrückt machen (Rhinewine & Williams 2007; Lalande et al. 2012; Martinez n. d.; Turner et al. 2019; Metcalf n. d.). Im Gegenteil, das wahrscheinlichste Ergebnis ist, dass wir uns danach leichter fühlen, als wäre uns eine Last von den Schultern genommen worden. Diese tiefe Erleichterung, die wir empfinden können, wenn wir schmerzhafte Emotionen fließen lassen, anstatt zu versuchen, sie zu kontrollieren, ist schon so lange bekannt, dass sie im Altgriechischen einen eigenen Namen hat: Katharsis (Breuer & Freud 1893; Straton 1990; Rhinewine & Williams 2007; Lalande et al. 2012).

Verbindung praktizieren

Der Mensch ist im Kern ein Wesen der Verbindung. Selbst unsere einfachsten Nerven sind auf sozialen Kontakt eingestellt und suchen nach den Sensationen, die mit einer sanften Berührung einhergehen (Schirmer et al. 2023). Wenn uns die Verbindung zu anderen fehlt, macht uns das nicht nur traurig (Cacioppo et al. 2006; Jaremka et al. 2013; Palgi et al. 2020) – es kann uns sogar körperlich krank machen (Luanaigh & Lawlor 2008; Jaremka et al. 2013; Courtin & Knapp 2017; Ong et al. 2016; Henriksen et al.

2019). Tatsächlich ist chronische Einsamkeit beinahe genauso tödlich wie regelmäßiges Rauchen (Henriksen et al. 2019; Shiovitz-Ezra & Ayalon 2010; Holt-Lunstad et al. 2015). Mit anderen Worten: Zwischenmenschliche Beziehungen sind ein Grundbedürfnis. Sie stehen ganz oben auf der Liste, direkt neben Essen und Schlaf.

Doch so offensichtlich das auch klingen mag, für viele von uns ist eine vertrauensvolle und unterstützende Beziehung zu anderen alles andere als selbstverständlich (Carr et al. 2018; Milyavskaya & Lydon 2013; Woodhouse et al. 2015). Oft sind wir als junge, verletzliche Menschen mit Grenzüberschreitungen, Gewalt, Missbrauch oder auch »nur« mit mangelndem Interesse oder Verständnis oder fehlender Akzeptanz konfrontiert worden – tiefe Wunden, wo wir Respekt, Schutz und Fürsorge gebraucht und verdient hätten. Wenn wir solche Erfahrungen gemacht haben, begegnen wir unseren Mitmenschen vielleicht nicht mit einem Übermaß an Vertrauen oder Neugier. Das ist weder seltsam noch falsch – im Gegenteil, es ergibt absolut Sinn (Fearon & Roisman 2017; Fraley & Roisman 2019; Groh et al. 2017). Das Problem ist nur, dass wir uns dadurch von einer der wichtigsten Quellen der Sicherheit, Unterstützung und Weiterentwicklung abschneiden, die das Leben zu bieten hat: offenen und authentischen menschlichen Beziehungen. In der Theorie werden die meisten von uns wahrscheinlich zustimmen, dass das ein Problem ist. Aber in der Praxis können tief verwurzelte Muster von Verletzung und Misstrauen schwer zu überwinden sein.

In einer guten Breathwork-Session mit Begleitung und/oder in Gemeinschaft haben wir die Möglichkeit, körperlich zu erfahren, wie sich eine wirklich offene und respektvolle menschliche Verbindung anfühlt. Kommen dabei verletzliche Gefühle auf, wird diesen in einer guten Session mit emotionaler und körperlicher Unterstützung begegnet, mit Respekt für persönliche Grenzen und mit Empathie und Neugier für das, was man gerade erlebt. Diese Unterstützung durch andere praktisch zu erfahren, vor allem in einem Zustand, in dem wir vielleicht offener sind als sonst – diese echte menschliche Verbundenheit kann misstrauische Abwehrmechanismen auf eine Weise überschreiben, wie es theoretische Erkenntnisse wie »Ich sollte Menschen wirklich mehr vertrauen« allein meist nicht schaffen.

Die besten wissenschaftlichen Hinweise darauf, wie wichtig diese Art zwischenmenschlicher Heilung für unser psychisches Wohlbefinden ist, stammen aus Studien über die Bedeutung menschlicher Beziehungen in der psychedelischen Therapie (Watts et al. 2017, 2022; Stauffer et al. 2021; Cherniak et al. 2023; Murphy et al. 2022; Winter & Granqvist 2023; Kamilar-Britt et al. 2023). Wir glauben, dass Breathwork auf ähnliche Weise einen Raum für verkörperte Erfahrungen gesunder, menschlicher Verbundenheit öffnen kann.

Ehrfurcht erleben

Als Menschen sind wir darauf programmiert, über uns selbst hinauszuschauen. Nicht nur auf unsere Mitmenschen, obwohl auch das, wie wir gerade besprochen haben, von Natur aus tief bereichernd ist – weshalb es eine nahezu universelle Quelle der Freude und guten Laune ist, anderen zu helfen (Aknin & Whillans 2021; Weiss-Sidi & Riemer 2023). Darüber hinaus fühlen wir uns oft zu allem hingezogen, was größer ist als wir selbst. Für manche Menschen lassen sich diese »größeren« Dinge am besten als Gott beschreiben, für andere als die Weite des Kosmos oder als einen gemeinsamen Lebensfunken, den wir mit allen Wesen auf dieser Erde teilen. Momente, in denen wir uns mit diesen größeren Kräften des Lebens verbinden, können unglaublich bedeutsam sein und »unsere Seele nähren« (Keltner 2024; Keltner & Haidt 2003; Monroy & Keltner 2023; Piff et al. 2015). Die Wissenschaft bezeichnet diese Momente der Verbindung oft mit ziemlich komplexen Begriffen wie »Ich-Auflösung«, »mystische Erfahrung« oder sogar »ozeanische Grenzenlosigkeit«. Doch es gibt auch ein viel einfacheres Wort dafür: Ehrfurcht! Ehrfurcht ist ein entscheidender Bestandteil eines glücklichen, erfüllten und widerstandsfähigen Lebens (Keltner 2024; Keltner & Haidt 2003; Monroy & Keltner 2023; Monroy et al. 2023; Breeksema & van Elk 2021; Rudd et al. 2012) und eine der wesentlichen Zutaten, die die psychedelisch unterstützte Therapie zu einem so wirksamen Instrument für psychologische Heilung macht (Romeo et al. 2021; Ko et al. 2022; Yaden & Griffiths 2021; Yaden et al. 2024; Yaden et al. 2017b; Pollan 2019).

Ehrfurcht macht uns offener für die Welt (Barrett et al. 2015; MacLean et al. 2011; Hendricks 2018; Erritzoe et al. 2019; Watts & Luoma 2020; Murphy-Beiner & Soar 2020) und kreativer in der Art, wie wir sie interpretieren (Preller & Vollenweider 2018; Gottlieb et al. 2018; Chirico et al. 2018; Studerus et al. 2011). Regelmäßige Teilnehmer an psychedelischen Ritualen, die in der Regel mit einer großen Portion Ehrfurcht einhergehen, zeigen zum Beispiel eine dauerhafte Veränderung hin zu einer offeneren und selbsttranszendierenden Persönlichkeit. Interessanterweise geht diese Veränderung mit einer dauerhaften Ausdünnung eines zentralen Knotenpunktes des Default Mode Network einher: des posterioren cingulären Kortex (Bouso et al. 2015, 2018). Anders gesagt: Wenn wir uns regelmäßig Raum schaffen für Momente der Ehrfurcht, scheint das jene Bereiche unseres Gehirns zu schwächen, die uns erzählen, wer wir sind und wie die Welt funktioniert; zugunsten einer offeneren und flexibleren Wahrnehmung dessen, wer wir und die Welt in diesem Moment zu sein scheinen.

Diese Art von psychologischer Offenheit ist wiederum ein wichtiger Schlüssel zu langfristigem Glück und Lebenszufriedenheit. Tatsächlich gibt es ganze Zweige der Psychotherapie, die darauf abzielen, solch eine offene und flexible Einstellung zum Leben zu unterstützen, weil sie sie als Grundstein für psychologisches Wohlbefinden erachten (Watts & Luoma 2020; Hayes et al. 2006). Doch auch ohne einen spezifischen psychotherapeutischen Rahmen scheinen wir alle intuitiv zu wissen, dass emotionale Offenheit eine gute Sache ist. Im Jahr 2022 haben Falletta-Cowden et al. dieses Prinzip in einer besonders eleganten Studie demonstriert (Falletta-Cowden et al. 2022). Sie baten Versuchsteilnehmende einfach, eine Körperhaltung einzunehmen, die ihren besten bzw. schlechtesten psychischen Zustand repräsentiert. Fotos dieser Körperhaltungen wurden dann von anderen Versuchsteilnehmenden mit unterschiedlichem kulturellem Hintergrund bewertet. Und hier kommt der Clou: Sie wurden nicht gebeten, die Körperhaltungen als »gut« oder »schlecht« zu bewerten, sondern in Bezug auf emotionale Offenheit, Engagement und Flexibilität. Die Fotos, die die »besten« Körperhaltungen zeigten, wurden durchweg als offener, engagierter und flexibler eingeschätzt, obwohl die Personen auf den Fotos in keiner Weise aufgefordert worden waren, eine dieser Eigenschaften zum Ausdruck zu bringen. Das bedeutet, dass wir ganz ohne Worte, allein schon durch unser Körperbewusstsein, wissen, dass wir unser bestes Selbst leben, wenn wir emotional offen, engagiert und flexibel sind – und dieses verkörperte Wissen wird über Kulturen hinweg geteilt.

Breathwork ist einer von vielen Wegen, die wir einschlagen können, um uns durch Erfahrungen der Ehrfurcht der Welt gegenüber zu öffnen. In einer kürzlich durchgeführten Studie haben wir Teilnehmer gebeten, einen Fragebogen zu mystischen Erfahrungen (Mystical Experience Questionnaire, kurz MEQ), auszufüllen (Havenith et al. 2025). Der MEQ ist eine klassische Methode, um zu messen, wann Menschen Begegnungen mit den großen Themen des Lebens haben, meist im Zusammenhang mit psychedelischen Erfahrungen. Bei geübten Breathworkern fanden wir ganz ähnliche MEQ-Werte wie die, die typischerweise für psychedelische Erfahrungen angegeben werden. Das bedeutet, dass die meisten Teilnehmer leichte bis intensive Erfahrungen der »Verbundenheit mit dem Universum« gemacht haben. Eine andere aktuelle Studie verwendete die 11-Dimensional Altered States of Consciousness Scale, um subjektive Erfahrungen während einer Breathwork-Session zu messen (Bahi et al. 2024). Das Ergebnis: Während des Breathwork erlebten die Teilnehmer Spiritualität, universelle Einheit und tiefe Freude auf die gleiche Weise wie etwa während einer Psilocybin-Sitzung. Diese Studien belegen mit Zahlen, was viele Breathwork-Praktizierende aus ihrer persönlichen Erfahrung bestätigen können: Erlebnisse der Ehrfurcht sind ein wesentlicher Bestandteil vieler Breathwork-Sessions. Anders gesagt: Breathwork kann unser alltägliches Ego so zum Schweigen bringen, dass wir das Universum in unserer Seele »singen« hören können.

3.5.4 Ein paar Gedanken zu Breathwork und Trauma

Bei den in diesem Kapitel besprochenen Heilungsprinzipien sticht ins Auge, dass sie alle auch zentrale Aspekte des emotionalen Traumas ansprechen. Und das ist gut so, denn schätzungsweise 50 bis 70 Prozent von uns tragen zumindest ein paar Narben aus schmerzhaften Kindheitserfahrungen mit uns herum (Merrick et al. 2018; Sara & Lappin 2017; Kleber 2019; Kessler et al. 2017; Saunders & Adams 2014). In diesem Sinne ist emotionales Trauma sogar eher die Regel als die Ausnahme. Und in vielen Fällen gehen die ursprünglichen Wunden mit einer ganzen Reihe von Folgeschmerzen einher, darunter schädliche Überzeugungen und Verarbeitungsstrategien, riskante Verhaltensweisen, mangelnde Selbstfürsorge, problematische Beziehungsmuster sowie eine lange Liste von Gesundheitsproblemen (McGrath et al. 2011; Felitti et al. 1998; Harris n. d.; Herzog & Schmahl 2018; Zarse et al. 2019; Rheingold et al. 2004; Kuzminskaite et al. 2021; Moustafa et al. 2021; Katrinli et al. 2022).

Diese problematischen Lektionen zu verlernen, kann ein mühsamer und schmerzhafter Prozess sein. Doch Breathwork kann uns bei dieser Arbeit gleich in mehrerlei

Hinsicht unterstützen. Auf der physiologischen Ebene löst Trauma oft chronische Entzündungen und Autoimmunerkrankungen sowie chronischen physiologischen Stress, hormonelles Ungleichgewicht und Herz-Kreislauf-Probleme aus (Katrinli et al. 2022; Seo et al. 2019; Deighton et al. 2018; Brown et al. 2021; Sun et al. 2021; Shin et al. 2023). Und auch wenn Breathwork nicht alle diese Probleme auf magische Weise verschwinden lässt, kann es uns helfen, einige von ihnen anzugehen: Wie wir oben gesehen haben, kann es Entzündungsprozesse drastisch reduzieren, unser Herz trainieren, sich flexibler anzupassen, und chronische Stressreaktionen ausbalancieren, insbesondere den Basis-Kortisolspiegel und die Basis-Aktivität des sympathischen Nervensystems.

Ein weiteres zentrales Erbe von Trauma sind Gefühle der körperlichen und emotionalen Dissoziation (Yehuda et al. 1997; Spitzer et al. 2006; Eichhorn et al. 2014; Craparo et al. 2014; Payne et al. 2015; Fang et al. 2020; van der Kolk 2003, 2006; Levine 2010, 1997). Viele Trauma-Überlebende stellen fest, dass sie weder ihren Körper noch dessen emotionale Signale genau wahrnehmen können (Zlotnick et al. 2001; Frewen et al. 2008; Craparo et al. 2014; Güleç et al. 2013; Brewer et al. 2016), und dass sie Schwierigkeiten haben, zu beeinflussen, wie ihr Körper auf die Welt und insbesondere auf Trauma-Trigger reagiert (Porges 1995, 2009; Williamson et al. 2015; Powers et al. 2014; Fang et al. 2020). Eine der schmerzhaften Folgen dieser inneren Dissoziation ist oft, dass unser ANS nicht mehr auf den Rest von uns hört und viel Zeit damit verbringt, zu kämpfen, zu fliehen oder zu erstarren – selbst dann, wenn unser Verstand genau weiß, dass gerade nichts wirklich Gefährliches passiert (Williamson et al. 2015; Porges 2009). In diesem Kontext kann uns Breathwork helfen, verstopfte Kommunikationswege zwischen Geist und Körper freizuräumen (siehe oben). Mentale Filter der Unterdrückung können durchbrochen, Routen der Interozeption im Kortex geöffnet und die kortikalen Feedbacksignale gestärkt werden, was uns in die Lage versetzt, unsere ANS-Reaktionen bewusst neu zu regulieren. Inzwischen gibt es sogar erste faszinierende Hinweise darauf, wie sich dieser Prozess der Wiederanbindung auf neuronaler Ebene manifestieren könnte: Im Jahr 2021 zeigten Putica et al., dass die Unfähigkeit, körperliche Signale zu spüren, von der exzessiven Aktivität eines unserer alten Bekannten begünstigt wird: des posterioren cingulären Kortex, der Teil des DMN ist (Putica et al. 2021). Indem wir diese Aktivität durch Breathwork dämpfen, könnten wir verhindern, dass die emotionalen Signale unseres ANS blockiert werden.

Darüber hinaus tragen die psychologischen Bewältigungsmechanismen, die wir durch Traumata erlernen, generell dazu bei, dass wir uns auf die eine oder andere Weise von unseren Mitmenschen isolieren. Ob wir sie aktiv von uns wegstoßen, ihnen eine gefilterte, nicht authentische Version von uns präsentieren oder uns so anklammern, dass wir anderen nicht auf Augenhöhe begegnen können – so oder so verhindern solche aus Trauma geborenen Mechanismen, dass wir einander wahrhaftig und verletzlich begegnen (Cozolino 2014; Marshall & Frazier 2019; Fraley & Roisman 2019). Wie wir gesehen haben, schenkt uns Breathwork einen Raum, um vertrauensvolle, verletzliche und unterstützende Verbindungen mit anderen zu üben. Außerdem öffnet es unsere Wahrnehmung für die Wunder des Lebens, an denen wir in jedem Moment teilhaben – einfach dadurch, dass wir am Leben sind. Und es ist schwer, sich isoliert zu

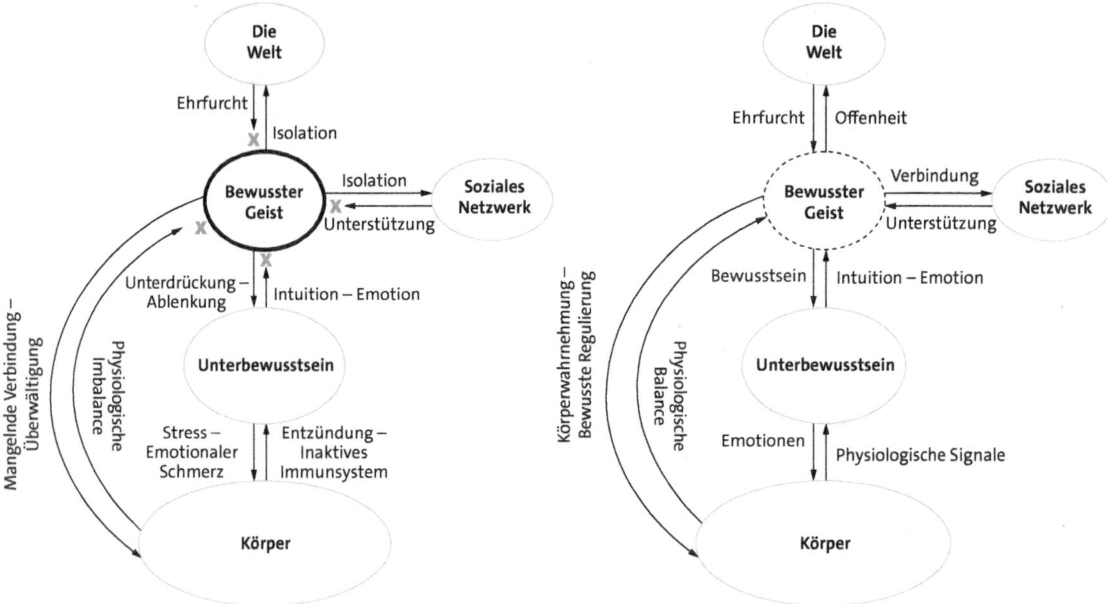

Abb. 3.3: Kommunikationswege in unserem inneren System. Links: Beispiel für ein verbindungsarmes System, in dem der Geist vom Unterbewusstsein, dem Körper und der Außenwelt isoliert ist. Rechts: Beispiel für ein System, in dem dynamische, wechselseitige Verbindungen zwischen Geist, Unterbewusstsein, Körper und Außenwelt wiederhergestellt wurden.

fühlen, wenn man sich als kleinen, wertvollen Teil eines großen, schönen und allseitig vernetzten Universums erlebt.

Mit diesen Gedanken sind wir am Ende unserer Spekulationen über die verschiedenen Mechanismen angelangt, durch die Breathwork dein Leben langfristig bereichern kann. Der rote Faden, der all diese Mechanismen zu verbinden scheint, ist, dass Breathwork die Kommunikationslinien in unserem Geist öffnen kann. Dadurch können wir uns wieder mit unserem Körper verbinden, mit den Gefühlen und Emotionen, die ihn durchströmen, mit den Menschen um uns herum und mit den universellen Kräften des Lebens. Indem wir diese Verbindungen stärken, können wir uns eine Lebensweise erschließen, die sich reicher anfühlt, uns besser unterstützt und unserem einzigartigen Selbst authentischer gerecht wird.

So geht's weiter

Im nächsten Kapitel tragen wir alle Erkenntnisse zusammen, die wir über die unmittelbaren und längerfristigen Auswirkungen von Breathwork gewonnen haben, um sie aus dem Blickwinkel der »geistigen Wendepunkte« zu betrachten – jener Momente im Leben, in denen unsere Biografie, unsere Gewohnheiten und unsere mentalen Denkspiele lange genug zur Seite treten, dass der vor uns liegende Weg weit offen steht und »einfach alles« passieren kann.

3.6 Geistige Wendepunkte

Bisher haben wir über die unmittelbaren und langfristigen Auswirkungen von Breathwork auf Körper, Gehirn und Psyche gesprochen – oder anders gesagt: uns diese durch die Brille der Physiologie, der Neurowissenschaften und der Psychologie angeschaut. Aber natürlich sind all diese Aspekte im wirklichen Leben unzertrennlich miteinander verwoben (Engel 1977; Deacon 2013)! Auch die individuellen Noten eines Liedes kann man zwar im Prinzip separat betrachten, nur wird das wahrscheinlich nicht viel dabei helfen, die Melodie zu verstehen. Dementsprechend wollen wir hier all die Einsichten der letzten Kapitel zusammenführen: zu einer Breathwork-Symphonie! Der beste konzeptuelle Rahmen dafür ist aus unserer Sicht die Idee der »geistigen Wendepunkte«, die von Ari Brouwer und Robin Carhart-Harris geprägt wurde (2020). Man kann sie sich ungefähr so vorstellen:

Du bist fröhlich auf deinem Lebensweg, als auf einmal ein massives, unfassbares Ereignis auf dich zustürmt. Vielleicht wirst du von einem Säbelzahntiger gejagt; vielleicht verlässt dich dein Partner nach 30 Jahren Beziehung aus heiterem Himmel; vielleicht hast du einfach drei Tage lang nicht geschlafen, und alle Alarmglocken in deinem Körper schrillen wie wild! Vielleicht hast du aber auch im Lotto gewonnen oder bist bei deinem allerersten Marathon zehn Minuten früher als gehofft ins Ziel gekommen. Oder du siehst nach stundenlangen, intensiven Wehen zum ersten Mal dein neugeborenes Kind, und dein Gehirn ist so von Euphorie überwältigt, dass du buchstäblich das Gefühl hast, dein Geist gehe in einem Feuerwerk auf. Wie du siehst, spielt es keine Rolle, ob die Herausforderung, vor der du stehst, schmerzhaft, freudig, körperlich, emotional, sozial oder ein bisschen von allem ist. Entscheidend ist, dass sie zu groß ist, um sie geistig gänzlich zu verarbeiten. Weder Kampf noch Flucht sind eine Lösung. Es ist die Art von Situation, in der du »dein Leben an dir vorbeiziehen siehst«.

Wenn dein Gehirn von den intensiven Empfindungen und Gefühlen überflutet wird, die mit einer solchen Situation einhergehen, schaltet dein Serotoninsystem einen Gang hoch. Genauer gesagt: In Situationen, die sich im Normalbereich typischer Lebensherausforderungen bewegen – schwierig, aber überwindbar –, aktiviert dein Serotoninsystem neuronale Schaltkreise, die deine Stimmung und Ausdauer verbessern (Fujino et al. 2002; Harvey et al. 2003; Miyazaki et al. 2012; Carhart-Harris & Nutt 2017; Garcia-Garcia et al. 2017; Piszczek et al. 2015; Ranade et al. 2014; Young & Leyton 2002; Donaldson et al. 2013). Das gibt dir einen nützlichen Extraschub, um die knifflige Aufgabe zu bewältigen, der du gegenüberstehst. In Situationen, die Säbelzahntiger, Neugeborene oder andere überwältigende Erfahrungen beinhalten, schaltet dein Serotoninsystem dagegen auf eine viel umfassendere Signalstrategie um, die höchstwahrscheinlich eine besonders verstärkte Nachrichtenübermittlung über den Serotonin-2A-Rezeptor beinhaltet. Dieser Rezeptor ist bei alltäglichen Aufgaben weitaus weniger aktiv, wenn er aber auf Hochtouren läuft, bringt er äußerst interessante Prozesse ins Rollen.

Zunächst einmal ist der Serotonin-2A-Rezeptor (auch als 5-HT-2A-Rezeptor bekannt; 5-HT oder 5-Hydroxytryptamin ist die chemische Bezeichnung für Serotonin) einer der Hauptakteure bei der Auslösung nicht-alltäglicher Bewusstseinszustände. Er ist der zentrale Andockpunkt praktisch aller klassischen Psychedelika, die zur Familie der Tryptamine gehören – genau wie Serotonin selbst (Nichols 2016; Kelmendi et al. 2022). Dazu zählen DMT (z.B. Ayahuasca), Psilocybin (Magic Mushrooms) und LSD; andere Psychedelika wie Meskalin, Ibogain, Ketamin und MDMA haben eine andere chemische Struktur. Das bedeutet, dass der 5-HT-2A-Rezeptor eine der zentralen Routen ist, die als Auslöser für all die neuronalen und psychologischen Dynamiken fungieren kann, über die wir in Kapitel 3.4 gesprochen haben. Unabhängig davon, wie und warum der 5-HT-2A-Signalweg aktiviert wird, ist das Resultat typischerweise ein Zusammenbruch der neuronalen Kommunikationshierarchie. Neuronale Aktivität fließt freier und unvorhersehbarer zwischen Gehirnarealen hin und her (Roseman et al. 2014; Daws et al. 2022; Carhart-Harris & Friston 2019; Cavanna et al. 2018), das heißt, die neuronalen Aktivitätsmuster werden chaotischer (Lebedev et al. 2016; Carhart-Harris et al. 2014; Timmermann et al. 2019; Tagliazucchi et al. 2014). Außerdem reduziert sich die Aktivität im Default Mode Network (Gattuso et al. 2022; Ruban & Kołodziej 2018; Smigielski et al. 2019; Palhano-Fontes et al. 2015; Soares et al. 2023), insbesondere im posterioren cingulären Kortex, der zum Beispiel zur Konzentration auf das eigene Selbstbild und die eigene Lebensgeschichte beiträgt (Menon 2023; Yeshurun et al. 2021; Babo-Rebelo et al. 2016; Davey et al. 2016; Smallwood et al. 2021). Dadurch kann deine Selbstwahrnehmung die typische Abgrenzung zwischen Ich und dem Rest der Welt verlieren, die normalerweise durch die Aspekte von dir aufrechterhalten wird, die man als »Ego« bezeichnen kann. Vielleicht fühlt es sich an, als würde deine Wahrnehmung mit der Situation verschmelzen; vielleicht erlebst du deine körperlichen Empfindungen als unmittelbarer und/oder bedeutungsvoller; vielleicht kommen Gefühle leichter an die Oberfläche oder manifestieren sich in emotionalen Ausbrüchen; oder du spürst vielleicht, wie sich deine Denkweise drastisch verschiebt. Gleichzeitig steigt die neuronale Plastizität, das heißt die Fähigkeit von Neuronen, sich neu miteinander zu verdrahten, und das bis zu einem Level, das man normalerweise nur bei Kindern beobachten kann (Carhart-Harris & Nutt 2017; Ly et al. 2018; Nardou et al. 2019; Jitsuki et al. 2011; Lombaert et al. 2018). Das bedeutet wiederum, dass genau wie bei wichtigen Kindheitserlebnissen, alles, was wir in diesem Zustand erfahren, sich viel tiefer und dauerhafter in unser Gehirn einprägt. Insgesamt führt dies zu einem mentalen Zustand, in dem eingehende Informationen deutlich weniger durch unsere Vorstellung davon gefiltert werden, wer wir sind und wie die Welt funktioniert; und diese ungefilterten Erfahrungen haben dann eine viel größere Chance, unsere neuronalen Schaltkreise (und damit unsere Gedanken und Handlungen) dauerhaft umzuformen. Das eröffnet vorübergehend die Möglichkeit, sich von tief verwurzelten Verarbeitungsmustern zu lösen oder buchstäblich abzuwenden – daher der Name »geistige Wendepunkte« für solche Momente der Möglichkeiten.

Hier kommt jetzt der Clou: All diese faszinierenden Veränderungen sagen dir nicht, wo dein Wendepunkt dich hinführt. Denn ein geistiger Wendepunkt wird nicht durch seinen Inhalt definiert, sondern nur dadurch, wie gut dieser Inhalt von deinem Gehirn absorbiert wird. Das bedeutet, dass der Inhalt eines geistigen Wendepunktes von deiner Einstellung und deinem Kontext zum Zeitpunkt des Erlebens geformt wird. Wenn du gerade etwas Schreckliches erlebst, wird dein System sich vermutlich vor allem im Entsetzen üben – und in den Mechanismen, die du anwendest, um mit diesem Entsetzen umzugehen. Wenn du hingegen spirituelle Verbindung, emotionale Offenheit und Unterstützung erlebst, wird dein System genau das wie ein Schwamm aufsaugen. Mit anderen Worten: An einem geistigen Wendepunkt können negative Erfahrungen noch problematischer werden und positive Erfahrungen noch heilsamer. Das bedeutet auch, dass Ereignisse, die unseren Geist erschüttern, wie zum Beispiel psychotische Episoden oder traumatische Erlebnisse, zumindest bis zu einem gewissen Grad einige der gleichen neuronalen Mechanismen anzuzapfen scheinen wie Ereignisse, die unseren Geist sanft auseinandernehmen und in glücklicherer Form wieder zusammensetzen, etwa mystische Erfahrungen, gut unterstützte psychedelische Reisen, gemeinschaftliche Rituale und andere potenziell therapeutische Formen von Hypnose und Trance (Schlosser et al. 2019; Avram et al. 2021; Geyer & Vollenweider 2008).

Warum aber sollte ein solcher Mechanismus aus evolutionärer Sicht nützlich sein? Unsere vage Vermutung ist, dass es bei geistigen Wendepunkten zunächst einmal um das Überleben in kritischen Situationen ging: Für den Fall, dass du eine überwältigende existenzielle Bedrohung, der du begegnest, überleben solltest, wäre es sicherlich gut, so viel wie möglich aus dieser Erfahrung zu lernen, um sicherzustellen, dass so etwas nie wieder passiert (und du die gelernten Lektionen vielleicht auch an andere weitergeben kannst). Um beim Bild des Säbelzahntigers zu bleiben: Die Steinzeitmenschen, die auf Anhieb gelernt haben, dass es besser ist, sich von Säbelzahntigern fernzuhalten, dürften bessere Chancen gehabt haben, ihre Gene weiterzugeben, als diejenigen, die diesbezüglich erst noch weitere Begegnungen brauchten.

Da sie außergewöhnliche Auslöser-Ereignisse erfordern, treten geistige Wendepunkte im Laufe des Lebens per definitionem eher selten auf. Noch seltener ereignen sie sich rein zufällig in einem positiven und unterstützenden Umfeld. Das bedeutet, dass viele – nicht alle! – Wendepunkte, die spontan auftreten, deinem Gehirn potenziell problematische Lektionen erteilen können. Ein unerwartetes Beispiel für dieses Prinzip haben wir kürzlich in der Netflix-Dokuserie *Muscles & Mayhem* gefunden, die die Geschichte des 90er-Jahre-TV-Hits *American Gladiators* erzählt. Darin berichtet Danny Lee Clark, alias Nitro, damals einer der extrem fitten und muskulösen Stars der Show, von einem entscheidenden Moment in seinem Leben. Er erinnert sich, wie sich seine Eltern trennten, als er fünf Jahre alt war, und wie sein Vater ihn und seinen Bruder mit nach Kalifornien nahm. Als sie ins Flugzeug stiegen, mit der Aussicht, von ihrer Mutter für viele Monate getrennt zu sein, sah Clark seine Mutter auf der Rollbahn stehen und verzweifelt weinen. Ihm kullerten die Tränen über die Wangen, und ein Mitreisender versuchte, ihn aufzumuntern. Er sagte: »Zeig mir mal deine Muskeln!« Clark hob seinen Arm, um seine Muskeln anzuspannen, und der Mitreisende sagte so etwas wie: »Siehst du, du bist schon richtig groß und stark, und große Jungs weinen nicht!« Als Clark, der inzwischen Anfang 60 ist, von diesem Erlebnis erzählt, erwähnt er, dass er sich so deutlich daran erinnert, als wäre es gerade erst passiert.

Wäre Danny Lee Clark zum Bodybuilding gekommen, wäre er Nitro geworden, wenn sich dieses Ereignis nicht in sein Gehirn eingebrannt hätte? Vielleicht, vielleicht auch nicht. Doch eines ist sicher: Normalerweise erinnern wir uns nicht an Bemerkungen von einem Fremden, mit dem wir vor etlichen Jahrzehnten in einem Flugzeug gesprochen haben. Ob Clark in diesem Moment einen spontanen geistigen Wendepunkt erlebt hat oder nicht – wir werden es nie mit Sicherheit erfahren, und es steht uns auch nicht zu, darüber aus der Ferne zu mutmaßen. Aber als hypothetisches Beispiel weist dieses Erlebnis alle zentralen Merkmale auf: Der geistige Wendepunkt wird zunächst durch eine überwältigende Herausforderung ausgelöst, in diesem Fall die Trennung von einem Elternteil. Und was auch immer sich in diesem Moment im eigenen inneren und äußeren Erfahrungsraum befindet – in diesem Fall eine wahrscheinlich nicht besonders durchdachte Bemerkung eines wohlmeinenden Fremden, der Muskeln mit psychischer Stärke in Verbindung setzte –, kann sich ins Bewusstsein einbrennen und möglicherweise Handlungen über viele Jahre hinweg bestimmen.

Martha selbst hatte im Alter von zehn Jahren ein ähnliches Erlebnis. Bei ihr war das entscheidende auslösende Ereignis der Krebstod ihres Vaters. Durch Zufall hatte sie am Vormittag bei einem Schulausflug mehrere Kirchen besucht und in jeder dafür gebetet, dass ihr Vater von seinem schrecklichen körperlichen Zustand erlöst werden möge – entweder indem er gesund würde, oder, falls das nicht möglich wäre, durch seinen Tod. Als sie erfuhr, dass er gestorben war, geschah etwas sehr Merkwürdiges. Auf der Heimfahrt hatte sie das Gefühl, plötzlich das Universum in seiner Gesamtheit zu sehen: Sterne, die geboren werden und sterben, Atome, die kollidieren, fusionieren und sich wieder teilen, Leben, die beginnen, enden und sich verflechten etc. In diesem unendlichen, sich ständig verändernden Universum war alles möglich, und zwar immer. Und all die menschlichen Regeln, die wir aufstellen – Ampeln, Schulnoten usw. –, sind nur Ideen, die wir uns ausgedacht haben, um uns von der Tatsache abzulenken, dass wir sehr, sehr klein und zerbrechlich sind in einem Universum, in dem jederzeit alles passieren kann. Eltern können sterben. Aber auch: Wunder können geschehen. Jeden Augenblick. Dieses seltsame Gefühl, genau auf Messers Schneide balancierend zwischen Trauer, Schrecken und berauschender Freiheit, hat Martha seitdem ihr Leben lang begleitet, zusammen mit einer gesunden Portion Skepsis gegenüber institutionellen Regeln. Wie man sieht, war der Auslöser für diesen geistigen Wendepunkt, ganz ähnlich wie in Clarks Geschichte, die Trennung von einem Elternteil. Aber weil es in einem anderen Kontext geschah – in Marthas Fall nach einem Morgen des Gebets und der versuchten Kommunikation mit dem Universum –, waren der Inhalt der Erfahrung und die Lebenslektionen, die sich dadurch in ihrem Gehirn einbrannten, ganz andere.

Wenn du beginnst, deine persönliche Geschichte durch diese Linse zu betrachten, kannst du vielleicht ähnliche Schlüsselerlebnisse in großen – freudigen oder schmerzhaften – Momenten deines Lebens erkennen: Zeit, die stillzustehen scheint; Gerüche, Geräusche oder Anblicke, die du nie vergessen wirst; Gedanken und Gefühle, an die du dich erinnerst, als wären sie gestern passiert – und Lebenslektionen, die du tief in dich aufnimmst und von da an mit dir trägst.

Was wäre, wenn wir uns diese Prozesse bewusst zunutze machen könnten? Was wäre, wenn wir nicht zufällig, nicht durch ein plötzliches Trauma, sondern ganz bewusst, in einem sicheren, unterstützenden und auf emotionale Heilung ausgerichteten Umfeld, einen geistigen Wendepunkt betreten könnten? Könnten wir dann unser Gehirn und unseren Geist gezielt für Lehren öffnen, die uns helfen, gut zu leben, verbunden mit uns selbst und mit anderen? Es stellt sich heraus, dass diese Frage über Jahrtausende hinweg schon von einer Vielzahl von Kulturen auf der ganzen Welt gestellt – und beantwortet – worden ist. Wenn man sich die heiligen Rituale und Traditionen vieler Gemeinschaften ansieht, verbinden diese oft Elemente der körperlichen und sensorischen Herausforderung oder sogar Überforderung mit Elementen der emotionalen Verbindung, spirituellen Übung und gegenseitigen Unterstützung. Hier ein paar Beispiele:

- Während einer Tätowierungszeremonie sticht ein Dorfältester dich im Beisein der Gemeinschaft wiederholt mit einer heißen Nadel und brennt so zentrale Themen deiner Lebensgeschichte und Identität in deine Haut ein.
- Während du dich zur Musik im Kreis drehst und deinen Gleichgewichtssinn durch wirbelnde Meditation überlädst, spürst du die Einheit mit deinen Sufi-Derwisch-Kollegen, mit der Menschheit im Ganzen und mit dem Göttlichen.
- Als du in der glühenden Hitze der Schwitzhütte sitzt, spürst du, wie schwere Erfahrungen und Emotionen aus deinem Körper fließen, während du Geschichten und persönliche Erlebnisse mit Mitgliedern deines Stammes austauschst.

Tabelle 3.1 vermittelt einen allgemeinen Überblick über Praktiken, die eine starke körperliche »Trigger-Herausforderung« mit einem unterstützenden spirituellen und gemeinschaftlichen Rahmen verbinden. Wie du siehst, sind nicht alle Herausforderungen gleich, und damit auch nicht die geistigen Wendepunkte, die sie auslösen können. Wenn du zum Beispiel schon einmal ein mehrtägiges Wasserfasten gemacht hast, insbesondere in einem spirituellen oder gemeinschaftlichen Rahmen, kannst du wahrscheinlich bestätigen, dass sich dein Geisteszustand ziemlich stark verändert hat. Im Laufe der Zeit hast du vielleicht festgestellt, dass deine Wahrnehmung offener und sensibler geworden ist, und du hast vielleicht neue Einsichten gewonnen, zum Beispiel darüber, wie du mit dir selbst und deinem Körper umgehst. Dieser Geisteszustand enthielt jedoch höchstwahrscheinlich keine der dramatischeren Elemente, die während geistiger Wendepunkte auftreten können, wie etwa Visionen. Anekdotische Berichte lassen darauf schließen, dass diese eher durch schnelle Auslöser wie Hitze-/Kälteeinwirkung oder Breathwork hervorgerufen werden.

Körperlicher Auslöser	Praktik
Nahrungs- und Wasserentzug	Gemeinsame Fastentraditionen in allen großen Religionen; Vision Quests in indigenen nordamerikanischen Kulturen
Schlafentzug	Nachtwachen, z. B. in indigenen, buddhistischen und christlichen Traditionen
Schmerz	Traditionelle Tattoo-Rituale in der Maori-Kultur; rituelle Brandmarkung; Selbstgeißelung (z. B. im Christentum und im Islam); Pilgerreisen auf Knien usw. (z. B. im Christentum und im Buddhismus)
Körperliche Erschöpfung (oft zusammen mit anderen Elementen wie Nahrungsentzug)	Pilgerfahrten in allen großen Religionen; Marathons und dergleichen
Reizüberflutung (oft rhythmisch, manchmal kombiniert mit körperlicher Erschöpfung)	Trancetanz im indigenen und modernen Rahmen; gemeinschaftliches Trommeln; Derwisch- und Gnawa-Rituale mit ausgedehntem Tanz; Holi-Fest; traditioneller Karneval
Sensorischer Entzug	Längeres kontemplatives Schweigen und einsame Meditation (z. B. im Buddhismus und im Christentum); Sensory Deprivation Tanks
Hitze und Kälte	Schwitzhütte in indigenen amerikanischen Kulturen; Sauna in nordischen Traditionen; Tummo (Kälte kombiniert mit Zirkularatmung); rituelles Eisbaden
Breathwork	Im Grunde alle Traditionen, über die wir in Kapitel 2 gesprochen haben (Pranayama, Tummo usw.); rituelles Didgeridoo

Tab. 3.1: Häufige körperliche Auslöser für geistige Wendepunkte sowie Beispiele dafür, wie sie in alten und neuen Heilungsritualen auf der ganzen Welt eingesetzt werden.

Wie du siehst, ist Breathwork auf dieser Liste ganz zu Hause. Zunächst einmal »schockst« du deinen Körper und dein Gehirn, indem du deine CO_2- und pH-Werte im Blut auf Level treibst, die normalerweise nur bei sehr kranken Menschen auftreten. Dadurch läuten in deinem Körper überall die Alarmglocken und bringen dein System aus dem Gleichgewicht (allerdings auf eine Weise, die für gesunde Erwachsene unbedenklich ist, siehe Kapitel 4.1). Dein Default Mode Network bekommt nicht genug Sauerstoff, um dir weiterhin zu diktieren, wer du bist und wie das Leben funktioniert. Deine Neuronen feuern wahllos durch die Gegend, und als besonderen Bonus setzt du möglicherweise endogenes DMT frei und/oder deine Raphe-Kerne produzieren massive Mengen an Serotonin, um dich dazu zu bringen, eine Atempause einzulegen. All diese Umwälzungen zusammengenommen haben gute Chancen, dein Gehirn zu einem geistigen Wendepunkt zu führen.

Und weil geistige Wendepunkte es dir ermöglichen, alles, was in dir und um dich herum vor sich geht, besser aufzunehmen, stellt sich die Frage: Was kann Breathwork dir in diesen Momenten beibringen? Natürlich ist jede Breathwork-Session anders, aber eine gute Breathwork-Session wird sehr wahrscheinlich einige der folgenden Elemente hervorheben:

- *Sicherheit und Selbstbestimmung:* Anders als zum Beispiel bei psychedelischen Erfahrungen, bei denen du auf eine Reise mitgenommen wirst, über die du nur begrenzt Kontrolle hast (und bei der du sogar eingeladen bist, die Kontrolle so weit wie möglich abzugeben), gehört dein Atem immer voll und ganz dir. Das bedeutet, dass du bestimmen kannst, wie intensiv du dich auf eine Erfahrung einlassen willst, einfach indem du deinen Atemrhythmus beschleunigst oder verlangsamst. Im Idealfall wirst du bei diesem Prozess von Begleitern und/oder einer Gemeinschaft unterstützt, was deiner Erfahrung zusätzliche Sicherheit und Halt verleiht.
- *Vertrauen und menschliche Verbindung:* Wie bereits erwähnt, lässt sich Breathwork unserer Ansicht nach am besten mit Begleitern und/oder gemeinschaftlich praktizieren. Das ist natürlich nicht immer möglich, und Solo-Sitzungen können ebenfalls sehr heilsam sein (siehe Kapitel 4.2). Doch insbesondere wenn Breathwork in Gemeinschaft mit anderen Teilnehmern und/oder Begleitern praktiziert wird, denen man voll und ganz vertraut, kann es helfen, zutiefst die menschliche Verbindung und Unterstützung zu erfahren, nach der sich so viele von uns sehnen. Es kann uns das tiefe, verkörperte Wissen vermitteln, dass wir nicht allein sind – in unserer Verletzlichkeit, in unserem Schmerz, in unseren Versuchen, das Richtige zu tun.
- *Offenheit und Akzeptanz:* Indem es Emotionen und Erfahrungen an die Oberfläche bringt, die normalerweise in unserem Unterbewusstsein verborgen bleiben, lädt Breathwork uns dazu ein, mehr von uns selbst zu erforschen und vor allem zu akzeptieren; anzuerkennen, dass es mehr in uns gibt, als wir wahrnehmen; uns selbst mit Offenheit und Neugier zu begegnen und das, was wir finden, willkommen zu heißen. Selbst wenn es dir noch schwerfällt, diese Akzeptanz für dich selbst aufzubringen, kann eine gute Gemeinschaft und/oder Begleitung dir helfen zu erfahren, wie es sich anfühlt, in der Gänze deines Seins gesehen und akzeptiert zu werden.
- *Hormesis und Selbstregulierung:* Während einer Breathwork-Session versetzt du dich in einen physiologischen Zustand, der normalerweise eine Bedrohung signalisieren könnte (Hyperventilation, abnormale CO_2- und pH-Werte im Blut) – aber in einer sicheren und entspannten Umgebung. Ähnlich wie bei anderen Hormesis-Praktiken wie Fasten oder Hitze- und Kälteexposition wird dein Körper vor eine intensive, doch letztlich überschaubare Herausforderung gestellt. Dies wiederum aktiviert die Selbstheilungsmechanismen deines Körpers, stärkt dein Immunsystem und verringert Entzündungsprozesse. Jedes Mal wenn du dich während einer Breathwork-Session entspannst, übst du außerdem mit deinem »Überlebensgehirn«, dir und den Fähigkeiten deines Körpers zu vertrauen und mit Herausforderungen umzugehen, ohne übermäßige Stressreaktionen in Gang zu setzen.

- *Verkörperung:* Im Gegensatz zu einigen anderen Zugangsrouten zu geistigen Wendepunkten bleibst du bei Breathwork ständig mit deinem Körper und deinem autonomen Nervensystem verbunden. Denn du atmest ja aktiv! Wenn überhaupt, werden die Signale deines Körpers sogar verstärkt, sodass sie leichter in deine bewusste Wahrnehmung aufsteigen können. Das bedeutet, dass Breathwork dich nur selten auf »Flüge durchs Universum« schicken wird. Stattdessen hilft es dir oft dabei, deine eigenen körperlichen, emotionalen und spirituellen Erfahrungen mit der Welt besser zu verstehen und zu verarbeiten – hier und jetzt, in deinem Körper.

Zusammengenommen können wir also davon ausgehen, dass durch Breathwork ausgelöste geistige Wendepunkte oft Prozesse der körpergeleiteten emotionalen Heilung anstoßen, die Selbstakzeptanz, Selbstbestimmung und menschliche Verbundenheit ins Zentrum stellen. Wie du vielleicht bemerkt hast, sind all diese Elemente auch entscheidende Aspekte der Trauma-Verarbeitung (siehe Kapitel 3.5). Das mag auch ein Grund dafür sein, dass Trauma-Bewältigung häufig zur Sprache kommt, wenn Menschen über die positiven Effekte berichten, die sie aus der Breathwork-Praxis mitnehmen. Das bedeutet aber nicht, dass du von Breathwork nicht profitieren kannst, falls du gerade kein Trauma zu bewältigen hast! Schließlich können Verkörperung, Akzeptanz und Gemeinschaft uns ebenso helfen, unsere innersten Motivationen, Talente und Stärken freizusetzen und zu ehren – auch wenn es gerade keine Wunden zu heilen gibt.

An dieser Stelle ein kleiner Warnhinweis: Die bisher beschriebenen Prozesse sind das Idealszenario! Wir sollten aber nicht aus den Augen verlieren, dass geistige Wendepunkte je nach Kontext immer in beide Richtungen führen können. Das gilt auch für Breathwork: Schwierige Erfahrungen, die während einer Session gemacht werden, können schwerer wiegen als im Alltag. Beispiele hierfür sind Grenzüberschreitungen durch Begleiter oder Erfahrungen, bei denen Menschen traumatische Erlebnisse in einer Umgebung wiedererleben, die sich für sie nicht ausreichend sicher, unterstützend und »eingegrenzt« anfühlt. In solchen Fällen können die durch Breathwork ausgelösten mentalen Zustände wie eine Lupe wirken: Heilungsprozesse werden kraftvoller, potenzielle Schäden aber auch. Aus diesem Grund ist es äußerst wichtig, Breathwork in einem Umfeld zu praktizieren, das zu dir passt (siehe Kapitel 4.2). Für Begleiter wiederum ist es entscheidend, sich bei der Arbeit absolut bewusst darüber zu sein, wie tief sie die Erfahrungen ihrer Klienten beeinflussen können – im Guten wie im Schlechten. Weil dies eine so wichtige Herausforderung ist, widmen wir diesem Thema das komplette Kapitel 7.

Eine der harten Tatsachen, mit denen wir als Menschen – unabhängig von unseren individuellen Umständen – unseren Frieden schließen müssen, ist, wie klein wir objektiv betrachtet sind verglichen mit der Welt, die uns umgibt, und wie kurz die Lebenszeit ist, in der wir diese Welt erkunden können. Der Versuch, diese grundlegenden Wahrheiten zu ignorieren, führt in der Regel zu Verhaltensweisen, die sowohl für uns selbst als auch für andere zerstörerisch sind. Andererseits ist es aber auch gar nicht so leicht, sich der eigenen Begrenztheit voll und ganz zu stellen und sie wirklich zu spüren. Das kann sich ziemlich überwältigend anfühlen. Indem sie uns mit solchen mächtigen und potenziell überwältigenden Erfahrungen konfrontieren, dies aber in einem Umfeld der Verbundenheit und Unterstützung tun, können Praktiken wie Breathwork Überwältigung in Ehrfurcht verwandeln (Keltner 2024). Wenn wir Ehrfurcht empfinden, fühlen wir uns zwar ebenfalls klein gegenüber unserer Erfahrung. Der Unterschied ist jedoch, dass diese Kleinheit als verbunden und erhebend wahrgenommen wird und nicht als isoliert oder gefährlich. Mathematisch gesprochen: Ehrfurcht = Überwältigung + Verbundenheit. Du bist ein kleiner, wunderbarer Teil einer zutiefst wundervollen und Ehrfurcht gebietenden Welt! Deine Zerbrechlichkeit ist nicht beängstigend, sondern kostbar! Dein Ende ist keine Niederlage, sondern die Weitererzählung der unendlichen Geschichte des Lebens! Rituale, die geistige Wendepunkte einladen, können uns helfen, uns mit der Realität unserer begrenzten Existenz auseinanderzusetzen und anzufreunden – inklusive der damit einhergehenden Schmerzen. So verwandeln wir existenzielle Angst in Ehrfurcht!

3.6.1 Eine kurze Geschichte vom freien Willen

Nicht immer haben wir das Gefühl, uns unsere Handlungen wirklich frei aussuchen zu können. So vieles, was wir tun, kann von Mustern geprägt sein, die uns in der Kindheit eingeimpft wurden – durch Wunden, die wir erlitten haben, durch Regeln und Ideale, die uns beigebracht wurden, sogar durch Gene und »epigenetische Erinnerungen«, die wir von unseren Vorfahren geerbt haben (Migicovsky & Kovalchuk 2011; Nieto et al. 2016). Einige dieser Muster sind uns vielleicht gar nicht bewusst, andere heißen wir gerne willkommen, wieder andere kennen wir nur allzu gut, fühlen uns aber machtlos, sie zu ändern. Wenn wir uns freiwillig und in einem unterstützenden Umfeld auf geistige Wendepunkte einlassen, können diese uns helfen, unsere Muster (und die Wunden, aus denen sie möglicherweise erwachsen) ins Bewusstsein zu bringen und den mentalen und neuronalen Raum für neue Wahrnehmungen und Entscheidungen zu öffnen. So können wir Momente erhaschen, in denen wir unsere mentalen Gewohnheiten gerade lange genug abschütteln können, um eine wirklich bewusste Entscheidung zu treffen, Momente, in denen unsere Zukunft nicht einfach nur das mathematische Ergebnis unserer Vergangenheit ist – und Breathwork ist eine von vielen möglichen Türen, die in diesen Raum der geistigen Freiheit führen.

So geht's weiter

Im ersten Teil dieses Buches haben wir hauptsächlich die Mechanik dieser Tür untersucht: Wie und warum lässt sie sich öffnen? Wir hoffen, dass diese Informationen dich dazu inspirieren, selbst hindurchzuschreiten, um die Räume der Freiheit und Heilung in deinem Inneren zu erkunden. Wenn das der Fall ist, findest du im zweiten Teil Tipps, wie du Breathwork praktizieren kannst – sicher und auf die Weise, die am besten zu dir passt.

Teil II

Breathwork praktizieren

4 Breathwork: Wann und wie?

Nachdem wir nun über die Entstehungsgeschichte und die Funktionsweise von Breathwork gesprochen haben, ist es Zeit, in die Praxis einzusteigen! Falls du direkt zu diesem Teil des Buches gesprungen bist, weil du sofort mit Breathwork beginnen wolltest, findest du hier eine kurze Zusammenfassung der wichtigsten grundlegenden Informationen.

Im weitesten Sinne umfasst Breathwork alle Praktiken, die eine bewusste Veränderung des Atemmusters herbeiführen, um gezielt das körperliche und psychische Wohlbefinden zu verbessern. Der Begriff »Breathwork« kam in den 1960er Jahren auf, um die Konvergenz zwischen Psychotherapie und Pranayama-Yoga zu beschreiben, die damals in der westlichen Kultur stattfand. Breathwork kann allein oder in einer Gruppe, mit oder ohne Begleitung durchgeführt werden. Anfängern empfehlen wir allerdings, wenn möglich zunächst mit Begleitung zu üben. Es gibt viele verschiedene Arten von Breathwork, sowohl in Bezug auf das Atemmuster selbst als auch hinsichtlich der Rahmenbedingungen. Unabhängig von spezifischen Traditionen ist Breathwork aber in der Regel leicht zu praktizieren, denn man braucht selten mehr als einen Platz zum Sitzen oder Liegen, den eigenen Atem und möglicherweise eine Internetverbindung.

Die Idee, durch Atemtechniken das Wohlbefinden zu steigern, ist zugleich sehr alt und ziemlich neu. Manche der frühesten Atempraktiken reichen mehrere tausend Jahre zurück, während neuere Ansätze wie die Wim-Hof-Methode, Conscious-Connected Breathwork, Holotropic Breathwork und SOMA Breath erst im letzten Jahrzehnt an Popularität gewonnen haben. In diesem Buch konzentrieren wir uns auf eine eher aktive Form von Breathwork, die auch bei den vier eben genannten modernen Methoden genutzt wird. Im Kern geht es bei all diesen Techniken um eine einfache Veränderung des Atemrhythmus: Du atmest tief ein, atmest entspannt aus und verbindest das Ein- und Ausatmen zu einem kontinuierlichen Kreislauf ohne Pausen. Deshalb nennen wir es zirkuläre Atemarbeit!

Zirkuläre Atemarbeit kann eine Menge interessante Dinge in deinem Körper und deinem Gehirn bewirken: Dein Puls beschleunigt sich und der Sauerstoffgehalt des Blutes steigt an, gleichzeitig sinkt die CO_2-Sättigung des Blutes, was dessen pH-Wert erhöht. Dadurch wird das Gehirn weniger stark durchblutet, während die neuronale Aktivität und wahrscheinlich auch die Serotoninausschüttung steigt. Vorausgesetzt, dass auf dich keine der in Kapitel 4.1 genannten Kontraindikationen zutrifft, sind diese vorübergehenden physiologischen Veränderungen in der Regel völlig ungefährlich. Sie lösen allerdings oft veränderte Bewusstseinszustände aus, die psychedelischen Zuständen sehr ähnlich sein können. Dies kann einen Zugang zu körperzentrierten, erlebnisbasierten psychologischen Verarbeitungsprozessen eröffnen, die sich üblicherweise »unter der Oberfläche« des Alltagsbewusstseins verbergen – was wiederum langfristig die körperliche und geistige Widerstandsfähigkeit stärken kann. Und anders als unter dem Einfluss von Psychedelika kannst du eine Breathwork-Erfahrung jederzeit unterbrechen, wenn sie sich aus irgendeinem Grund kontraproduktiv anfühlt. Dazu kehrst du einfach zu deinem normalen Atemrhythmus zurück, und innerhalb weniger Minuten ist auch dein Alltagsbewusstsein wiederhergestellt.

Nach dieser kurzen Zusammenfassung des ersten Teils heißt es jetzt: Auf in die Praxis!

4.1 Kontraindikationen

Bevor wir erläutern, wie man zirkuläre Atemarbeit praktiziert, sollten wir erst einmal darüber sprechen, wann man lieber gar keine Atemarbeit machen sollte. Am liebsten würden wir natürlich sagen, dass absolut jeder zu jeder Zeit von Breathwork profitiert. Doch wie du dir vorstellen kannst, entspräche das leider nicht ganz der Wahrheit. Schließlich gibt es im Leben nichts, das immer und für alle passt. Die gute Nachricht ist aber, dass für Breathwork weniger Kontraindikationen bekannt sind als für viele Medikamente. Die systematische Forschung zu unerwünschten Nebenwirkungen und problematischen Erfahrungen mit Breathwork steckt zwar noch in den Kinderschuhen, aus Berichten von Praktizierenden lassen sich jedoch ein paar Kontraindikationen ableiten, und wir raten dir dringend, diese ernst zu nehmen. Wie bei anderen medizinischen Behandlungen können auch Kontraindikationen für Breathwork entweder ein absolutes »No-Go« bedeuten oder ein vorsichtiges, kontextabhängiges »Vielleicht«. Im Folgenden beleuchten wir beide in Bezug auf drei große Themenbereiche: die physiologischen, die neuronalen und die psychologischen Effekte von Breathwork.

Zunächst einmal ist Breathwork zumindest zu einem gewissen Grad körperlich anstrengend – aktives Atmen über 20 Minuten oder mehr erhöht vorübergehend die Herzfrequenz und den Kortisolspiegel (Kox et al. 2014; Zwaag et al. 2022; Canello et al. n. d.). Wenn du also unter einer Erkrankung leidest, wegen der du zum Beispiel nicht ins Fitnessstudio gehen solltest, dann solltest du besser auch auf Breathwork verzichten. Dies gilt typischerweise etwa bei Herz-Kreislauf-Erkrankungen. Andere medizinisch relevante Faktoren wie Asthma oder Schwangerschaft sind hingegen kein absolutes No-Go. Tatsächlich kennen wir einige Fälle, bei denen sich das Asthma von Klienten durch vorsichtiges Breathwork verbessert hat, und Martha hat während ihrer eigenen Schwangerschaft (nach dem dritten Monat) regelmäßig Breathwork praktiziert. Man sollte dabei jedoch besonders behutsam vorgehen, einen sanfteren Atemrhythmus wählen und möglichst durchgehend auf die Signale seines Körpers achten. Ebenso kann es unter solchen Umständen hilfreich sein, Sessions kürzer zu halten. Noch besser ist es, dich von einer erfahrenen Person begleiten zu lassen, wenn eine oder mehrere der hier (und in Tabelle 4.1) genannten Bedingungen für »besondere Vorsicht« auf dich zutreffen.

Da zirkuläre Atemarbeit die neuronale Aktivität erheblich verändern kann (siehe Kapitel 3), kann sie auch für Menschen mit neurologischen Erkrankungen (z. B. Hirnstamm-Erkrankungen mit Relevanz für Atmung oder Herzfunktion) gefährlich sein. Anekdotische Berichte deuten beispielsweise darauf hin, dass Breathwork bei Menschen mit Epilepsie Anfälle auslösen kann. Dies gilt auch für Menschen, die nicht regelmäßig epileptische Anfälle erleiden. Eine unserer Klientinnen hatte aufgrund einer Autoimmunerkrankung als Jugendliche einen Krampfanfall erlebt, den sie allerdings inzwischen vergessen hatte. Während einer besonders intensiven Breathwork-Session erlitt sie dann erneut einen kurzen Anfall – den zweiten in ihrem Leben. Dieser hatte glücklicherweise keine negativen Langzeitfolgen, denn sobald man die zirkuläre Atmung abbricht, normalisiert sich der Blutfluss im Gehirn schnell wieder. Ähnlich verhält es sich mit epileptischen Anfällen, die in der Regel zwischen 30 Sekunden und zwei Minuten dauern. Dennoch unterstreicht dieses Beispiel, wie wichtig es ist, deine medizinische Vorgeschichte ernst zu nehmen und sie der begleitenden Person klar zu kommunizieren, bevor du dich auf deine Breathwork-Reise begibst!

Die psychologischen Effekte von Breathwork weisen viele Ähnlichkeiten mit denen von Psychedelika auf – was bedeutet, dass auch ähnliche Vorsichtsmaßnahmen ergriffen werden sollten. Insbesondere schwächt Breathwork typischerweise die kognitive Kontrolle und das Alltagsbewusstsein zugunsten eines weniger stark gefilterten, mehr körperzentrierten Erlebens. Für die meisten Menschen ist das eine positive Erfahrung. Für Menschen, die ohnehin bereits Schwierigkeiten mit der Aufrechterhaltung einer kohärenten Selbstwahrnehmung haben, kann es jedoch problematisch sein. Dazu zählen Menschen mit einer persönlichen oder familiären Vorgeschichte von psychotischen Störungen, Schizophrenie und dissoziativer Persönlichkeitsstörung.

Darüber hinaus ist es wichtig, sich möglicher problematischer Auswirkungen von intensiven Breathwork-Erfahrungen bewusst zu sein. Breathwork kann zum Beispiel traumatische Erlebnisse an die Oberfläche bringen, die sich im Alltag so nicht zeigen würden. Für Personen mit einer Vorgeschichte schwerer – und vielleicht unverarbeiteter – Traumata kann sich eine Breathwork-Session deshalb unter Umständen überwältigend anfühlen. In solchen Fällen empfehlen wir, zunächst mit sanfteren Ansätzen wie Meditation, Eye-Movement Desensitization and Reprocessing (EMDR) und Gesprächstherapie zu beginnen. Durch eine solche »Vorarbeit« lässt sich besser vermeiden, dass Breathwork eventuell retraumatisierende »Explosionen« unverarbeiteter Gefühle auslöst. In diesem Zusammenhang sollten wir ebenfalls erwähnen, dass der Atemrhythmus von Breathwork nicht nur bisweilen mit intensiven Emotionen verbunden ist, sondern auch dem Atemrhythmus ähnelt, der bei Panikattacken auftreten kann (mit dem Unterschied, dass Menschen bei Panikattacken meist schnell und flach atmen, während man bei Breathwork versucht, schnell und tief zu atmen). Für Personen mit einer Vorgeschichte von Panikattacken könnte dies ein »Doppeltrigger« sein – sowohl auf emotionaler als auch auf physiologischer Ebene. Wenn du eine Vorgeschichte von schweren Traumata und/oder Panikattacken hast, empfehlen wir daher dringend, Breathwork zunächst nur in Anwesenheit von Begleitern zu praktizieren, denen du voll und ganz vertraust, und sie vorab so offen wie möglich über potenzielle Trigger zu informieren.

Und schließlich: Mach bitte keine Breathwork-Sessions, wenn du unter dem Einfluss von Alkohol oder anderen Drogen stehst. Während bewusstseinsverändernde Substanzen in manchen Kontexten emotionale Erfahrungen verstärken können (z. B. MDMA, das die Erfahrung der sozialen Verbindung mit anderen Menschen intensiviert), ist dies unserer Ansicht nach bei Breathwork nicht der Fall. Vielmehr beeinträchtigen sich drogeninduzierte Geisteszustände und Breathwork-Erfahrungen eher gegenseitig, weil es im berauschten Zustand schwieriger ist, die Session bewusst zu steuern – was dich in ziemlich unangenehme emotionale Landschaften führen kann. Apropos Substanzen: Solltest du dich gerade in einer Phase der Suchtentwöhnung befinden, ist es wichtig, dass du eine Strategie und ein starkes soziales Netzwerk hast, das dich, falls nötig, nach einer Breathwork-Session unterstützt. Das ist essenziell, um intensive oder emotional schmerzhafte Erfahrungen zu integrieren, die ansonsten einen Rückfall auslösen könnten.

In Tabelle 4.1 findest du mögliche Kontraindikationen für Breathwork sowie unsere Einschätzung, ob sie ein definitives No-Go darstellen oder mit zusätzlichen Vorsichtsmaßnahmen gehandhabt werden können. Wie erwähnt, steht die Erforschung der Wirkungen und Nebenwirkungen von Breathwork noch ganz am Anfang, sodass die meisten der hier genannten Kontraindikationen noch nicht systematisch untersucht wurden. Wir hoffen sehr, dass sich das in den kommenden Jahren ändern wird. Daher umfasst diese Liste insbesondere Faktoren, die von Praktizierenden mehrfach als problematisch genannt wurden und/oder von denen man vernünftigerweise annehmen kann, dass sie aufgrund der bekannten Effekte von Breathwork (z. B. eine erhöhte Herzfrequenz) und/oder vergleichbarer Methoden (z. B. Psychedelika) potenziell problematisch sind. Auch wenn es für einige der aufgeführten Kontraindikationen bisher keine hieb- und stichfesten Beweise gibt, würden wir dir raten, sie ernst zu nehmen. Im Zweifelsfall plädieren wir dafür, Vorsicht und Sorgfalt walten zu lassen.

Kontraindikation	No-Go oder Vielleicht?	Beweislage
Herz-Kreislauf-Erkrankungen, z. B. koronare Herzkrankheiten und zerebrovaskuläre Erkrankungen, sowie Vorgeschichte von Herzinfarkten oder Schlaganfällen	In der Regel ein No-Go. Wenn es sich um eine leichte Erkrankung handelt, kann es aber ein Vielleicht sein	Logische Schlussfolgerung basierend auf den bekannten physiologischen Effekten von Breathwork (erhöhte Herzfrequenz und höherer Kortisolspiegel)

Kontraindikation	No-Go oder Vielleicht?	Beweislage
Epilepsie	Größtenteils ein No-Go. Ausnahmen sind möglich bei sehr seltener/schwacher Epilepsie, vorausgesetzt, du bist bereit, sehr langsam und behutsam vorzugehen und die Sessions mit erfahrenen Begleitern durchzuführen	Wissenschaftliche Studien zur Hyperventilation (siehe oben) und anekdotische Berichte von Praktizierenden. Zudem liegen Indizienbeweise dafür vor, dass Breathwork ähnlich wie Psychedelika die Kommunikation im Gehirn generell intensiviert, was die Wahrscheinlichkeit von Krampfanfällen erhöhen kann
Störungen des Gehirns/Hirnstamms im Zusammenhang mit der Atmung/Herzfunktion	No-Go	Gesunder Menschenverstand: Wenn du an einer neuronalen Erkrankung leidest, die die Regulierung der Atmung und/oder der Herzfunktion beeinträchtigt, ist es nicht ratsam, dein System in einen Zustand anormaler Atmung und Herzfunktion zu versetzen
Psychosen, Schizophrenie	Meist ein No-Go. Anekdotische Berichte deuten zwar darauf hin, dass einige Menschen mit Psychose von behutsamer Atemarbeit profitieren können. Unserer Ansicht nach ist dies jedoch nicht das Risiko wert, einen psychotischen Ausbruch auszulösen	Anekdotische Berichte sowie die umfangreichere Literatur über Psychosen, die durch psychedelische Substanzen ausgelöst wurden (von deren Wirkungen man annehmen kann, dass sie jenen von Breathwork ähneln)
Dissoziative Identitätsstörung/Persönlichkeitsstörung	No-Go	Basierend auf der Vermutung, dass die dissoziative Identitätsstörung in Bezug auf das Fehlen eines »kohärenten Selbst« ähnliche Merkmale aufweist wie Psychosen und Schizophrenie und dazu noch häufig auf ein schweres Trauma zurückzuführen ist
Schweres Trauma	Vielleicht. Unserer Erfahrung nach kann Breathwork die Trauma-Verarbeitung stark voranbringen. Zugleich gilt es, Sicherheitsmaßnahmen (siehe die nächsten Kapitel) zu ergreifen und die Erfahrungen behutsam und mit Begleitung anzugehen	Umfangreiche Erfahrungsberichte von Praktizierenden

Kontraindikation	No-Go oder Vielleicht?	Beweislage
Vorgeschichte von Panikattacken	Vielleicht, mit ähnlichen Sicherheitsvorkehrungen wie bei einem schweren Trauma	Anekdotische Berichte aus der Praxis
Vorgeschichte von Suchtstörungen	Vielleicht, mit besonderen Vorsichtsmaßnahmen, um Rückfälle nach der Session zu vermeiden, die durch emotionale Erfahrungen ausgelöst werden könnten	Anekdotische Berichte von Praktizierenden sowie Leitlinien für klinische Therapeuten zur Unterstützung von Klienten mit einer Suchtvergangenheit bei der Integration intensiver Therapiesitzungen (Miller et al. 2019; Volkow & Boyle 2018; Garland & Howard 2018)
Asthma	Vielleicht	Anekdotische Berichte und gesunder Menschenverstand: Intensive Atmung kann bei Asthmatikern einen Anfall auslösen. Gleichzeitig scheint das graduelle Üben mit einem sanfteren Atemrhythmus und die anschließende langsame Erweiterung des Atembereichs das Asthma eher zu lindern als zu verschlimmern
Schwangerschaft	No-Go bis Vielleicht	Schwache anekdotische Hinweise. Auf der Skala der Dinge, die man während der Schwangerschaft vermeiden sollte, ist Breathwork wohl irgendwo über dem Verzehr von Sushi (was im Grunde völlig in Ordnung ist, solange der Fisch frisch ist) und unterhalb von z. B. Saunabesuchen anzusiedeln (die tatsächlich problematisch sind, vor allem in den ersten Monaten). Wir empfehlen in jedem Fall eine viel sanftere Herangehensweise. Schwangere, die lieber auf Nummer sicher gehen wollen, sollten eine Breathwork-Pause einlegen

Tab. 4.1: Mögliche Kontraindikationen für Breathwork.

So geht's weiter
Vorsicht und Sorgfalt hinsichtlich Kontraindikationen – das gilt immer, aber vor allem für Breathwork-Sitzungen, die du allein oder ohne ausreichende Unterstützung durchführst, also Einzel- und Online-Sessions sowie Sessions mit großen Gruppen und wenigen Begleitern. Eine ausführlichere Diskussion der Vor- und Nachteile der verschiedenen Breathwork-Formate findest du im nächsten Kapitel.

4.2 Breathwork-Formate

Einer der schönsten Aspekte von Breathwork ist, dass dein Atem immer dir gehört. Daher kannst du Breathwork prinzipiell machen, wann und wo immer du willst, solange du etwas Platz und Zeit hast. Das kann allein in deinem Zimmer sein, in einer kleinen Gruppe, in einer Online-Community oder zusammen mit Tausenden anderen Menschen auf einem Festival. Doch auch wenn all diese verschiedenen Formate letztlich auf denselben Kernprozessen beruhen, bringen sie spezifische Möglichkeiten und Herausforderungen mit sich. Deshalb ist es wichtig, ein Breathwork-Format zu wählen, das zu deinen jeweiligen Bedürfnissen, Zielen, Umständen und zu deiner Vorgeschichte passt – und sich für dich richtig anfühlt. In diesem Kapitel werfen wir deshalb einen genaueren Blick auf die gängigsten Formate. Wir beginnen mit Solo-Sessions – die natürlich am einfachsten zu organisieren sind, dafür aber die geringste Unterstützung bieten – und arbeiten uns dann langsam vor bis zu individuellen Sessions mit Begleitung – die meist aufwendiger zu arrangieren sind, aber gleichzeitig auch das höchste Maß an Unterstützung gewährleisten.

4.2.1 Solo-Sessions

Aus praktischer Sicht stellen Solo-Sessions bei dir zu Hause eindeutig das einfachste Breathwork-Format dar. Man braucht dafür lediglich ein paar simple Dinge wie Matratzen und Lautsprecher, die vermutlich jeder in seinem Haushalt hat. Andere »Zutaten«, wie zum Beispiel spezielle Musik-Playlists für Breathwork-Sessions, sind leicht im Internet zu finden. Solo-Sessions sind also eine gute Möglichkeit, Breathwork in dein Leben zu integrieren, wenn deine Ressourcen, vor allem in Bezug auf Zeit und Geld, begrenzt sind.

Der größte und offensichtlichste Nachteil ist, dass du mit deinen Erfahrungen allein bist – was natürlich Herausforderungen mit sich bringen kann. Die erste Herausforderung ist wahrscheinlich jedem bekannt, der schon einmal versucht hat, zu Hause ein strenges Fitnessprogramm einzuhalten: Wenn es hart auf hart kommt (körperlich und/oder emotional), kann es einem schwerfallen, die Energie und Motivation aufzubringen, eigene Barrieren zu durchbrechen. Auch kann es in Solo-Sessions schwieriger sein, intensive emotionale Erfahrungen in einem sicheren Rahmen zu halten. Wenn du dabei mit sehr tiefgreifenden oder schmerzhaften Themen konfrontiert wirst, kann es zudem schwierig sein, diese allein zu verarbeiten und in dein Leben zu integrieren.

Daher empfehlen wir gerade Anfängern, sich zumindest einen Sitter für ihre Breathwork-Session zu suchen, also eine vertrauenswürdige Person, die zwar nicht speziell ausgebildet ist, dich jedoch als Ansprechpartner bei deinen Erfahrungen begleitet. Noch besser wäre eine Gruppe und/oder eine professionelle Begleitung, die dich auf deiner Breathwork-Reise unterstützen kann. Sollte dies aus dem einen oder anderen Grund nicht möglich sein, raten wir dir, dich gut auf die Solo-Session vorzubereiten, damit du dir selbst die bestmögliche Unterstützung bieten kannst. In Kapitel 5.1 findest du detaillierte Empfehlungen zur Vorbereitung auf eine Solo-Session; Tipps, wie du allein mit schwierigen Erfahrungen umgehen kannst, findest du in Kapitel 5.4. Gerade erfahrenere Praktizierende haben oft ein klares Gespür dafür, wann es stimmig ist, eine Solo-Session zu machen, und wann es besser ist, sich mehr Unterstützung zu suchen. Versuche also, so gut wie möglich auf dein Bauchgefühl zu hören, ob eine Solo-Session sich in diesem Moment hilfreich und stimmig anfühlt!

4.2.2 Solo-Sessions mit einem Sitter

Wenn jemand dich als Sitter zu Hause begleiten kann, ist das eine großartige – und relativ unkomplizierte – Möglichkeit, zusätzliche Sicherheit und menschliche Verbindung in deine Solo-Session zu bringen. Natürlich funktioniert das nur, wenn du der Person voll und ganz vertraust – auch was verletzliche und ungefilterte Teile von dir anbelangt. Andernfalls verleihst du deiner Session anstelle von zusätzlicher Sicherheit eine Extraportion sorgenvoller Gedanken und sozialer Ängste. Für viele von uns schließt dies in gewissem Maße Familienmitglieder als hilfreiche Sitter aus. Nicht unbedingt, weil wir ihnen nicht vertrauen, sondern weil es schwierig sein könnte, sich frei auszudrücken, wenn sich die in der Sitzung auftauchenden Themen in irgendeiner Weise auf sie beziehen. Deshalb gilt: Ein idealer Sitter ist jemand, den du magst und bei dem du dich frei fühlst, wirklich alle Aspekte von dir zu äußern.

Die wichtigste Aufgabe des Sitters besteht darin, während der gesamten Breathwork-Sitzung für deine körperliche Sicherheit und dein Wohlbefinden zu sorgen. Dazu gehört auf jeden Fall auch praktische Hilfe, wie das Anreichen eines Wasserglases oder einer zusätzlichen Decke, und der Umgang mit ungeplanten Störungen von außen, beispielsweise dem Postboten. Auf der emotionalen Ebene kann ein Sitter dir dabei helfen, intensive Breathwork-Erfahrungen einzugrenzen, die dich sonst überwältigen könnten (siehe Kapitel 5.4). Schließlich kann ein Sitter dich auch ermutigen, psychologische Barrieren zu überwinden, indem er als einfühlsamer Beobachter anwesend und bereit ist, mit dir in Verbindung zu treten, wenn du darum bittest (z. B. indem er deine Hand hält).

Es ist allerdings wichtig, sich darüber im Klaren zu sein, dass die Rolle eines Sitters nicht dieselbe ist wie die eines ausgebildeten Begleiters. Sitter können dich unterstützen, wenn es um deine Sicherheit geht, wir empfehlen aber, dass sie möglichst nicht direkt in deine inneren Prozesse eingreifen – es sei denn auf deine ausdrückliche Bitte hin. Manche der schwierigsten Breathwork-Sessions, die wir selbst je erlebt haben, kamen dadurch zustande, dass sich Begleitpersonen auf eine Weise in Prozesse einbrachten, die sich nicht richtig anfühlte. Da deine Wahrnehmung bei der Atemarbeit so viel offener und verletzlicher sein kann als im Alltag, können sich bereits kleine, versehentliche Grenzüberschreitungen sehr schmerzhaft anfühlen. Aus diesem Grund raten wir dringend, dass aktive Breathwork-Interventionen nur von geschulten Begleitern durchgeführt werden, die sich solcher potenzieller Fallstricke bewusst sind.

4.2.3 Solo-Sessions mit einer Online-Gruppe

Aus offensichtlichen Gründen (Covid) haben Online-Breathwork-Sessions in den letzten Jahren einen starken Aufschwung erlebt. Verschiedene Online-Communitys bieten (mitunter kostenlos) oft mehrmals pro Woche Online-Sessions an, was sie fast so unkompliziert und leicht zugänglich macht wie Solo-Sessions. Viele Online-Breathwork-Sessions werden live von Begleitern geleitet, aber es gibt auch Angebote, bei denen die Gruppe einer vorher aufgezeichneten Anleitung folgt. Für strukturiertere Breathwork-Stile (z. B. die Wim-Hof-Methode, SOMA Breath etc.) können aufgezeichnete Sitzungen großartig sein, allerdings ist es wichtig, sich gerade bei intensiveren zirkulären Breathwork-Sessions des Unterschieds bewusst zu sein: In einer Live-Online-Sitzung können Begleiter im Zweifelsfall immer auf unerwartete Geschehnisse reagieren und bei Bedarf direkte verbale Unterstützung und Anleitung geben. Im Gegensatz dazu stellt eine Aufzeichnung im Wesentlichen eine Einzelsitzung ohne Unterstützung dar.

Einer der großen Vorteile von Online-Sitzungen ist, dass du zwar physisch allein bist, aber durch die Verbindung mit einer Gemeinschaft in der Regel doch inspiriert werden kannst, dich intensiver auf deine Prozesse einzulassen. Im Vergleich zu Gruppensitzungen in Präsenz sind Online-Sessions meist stärker strukturiert. So können die Begleiter die Sitzung auf ein bestimmtes Thema ausrichten (z. B. Vergebung) und/oder während der Sitzung zu Handlungen auffordern (etwa: »Lass bei jedem Ausatmen alles los, was dich bedrückt«). Solche Aufforderungen sind oft hilfreich, um ein Gefühl der Verbundenheit und der gemeinsamen Erfahrung zu schaffen, obwohl die Teilnehmer nicht direkt miteinander interagieren können. Zweitens lässt sich eine stärker strukturierte Sitzung auch emotional leichter eingrenzen, was wichtig ist, da die Begleiter die Teilnehmer nicht physisch unterstützen können, falls sie sich in stürmischere Gefilde ihrer inneren Landschaft vorwagen.

Aus diesem Grund sind Online-Sitzungen unserer Erfahrung nach eine wunderbare Möglichkeit, sich in einem von einer Gemeinschaft getragenen Rahmen auf relativ sanfte Weise mit sich selbst auseinanderzusetzen. Sie sind jedoch nicht unbedingt ideal, um tiefe Reisen in die dunkelsten Ecken deines Unterbewusstseins zu unternehmen. In diesem Zusammenhang kann in Online-Sitzungen auch die Integration ein heikles Thema sein. Teilnehmer sind oft eingeladen, nach der Sitzung ihre Erfahrungen zu teilen. Dies vor Dutzenden, manchmal Hunderten anderen Teilnehmern zu tun, kann und mag aber nicht jeder. Gute Online-Begleiter geben den Teilnehmern daher in der Regel die Möglichkeit, sie nach der Sitzung telefonisch oder per Textnachricht zu kontaktieren, falls sie Unterstützung benötigen. Erfahrungsgemäß wird dieses Angebot außerhalb von Notsituationen jedoch nur selten wahrgenommen. Das bedeutet, dass du bei Online-Sitzungen prinzipiell bereit sein musst, deine Erfahrungen großenteils selbst zu integrieren.

4.2.4 Sessions in Großgruppen

Als Wim Hof vor einigen Jahren zum ersten Mal zu einem Musikfestival eingeladen wurde, waren sich die Leute nicht ganz sicher, was ein Breathwork-Coach auf einer riesigen Bühne vor Tausenden von Zuschauern überhaupt tun kann. Eine ganze Menge, wie sich herausstellte (siehe https://www.youtube.com/watch?v=FKhS9TDuJoE)! Seitdem sind Breathwork-Sessions in großen Gruppen ein fester Bestandteil von Wellness-Retreats, Festivals und anderen Zusammenkünften von Menschen, die an Selbsterforschung interessiert sind. Eine der besonderen Gaben von Breathwork-Sessions in großen Gruppen ist die erstaunliche Energie und Inspiration, die du spüren kannst, wenn du deine Erfahrung mit einer solchen Gemeinschaft teilst. Das kann es viel leichter machen, das analytische Denken hinter sich zu lassen und ganz in den inneren Prozess einzutauchen.

Gleichzeitig bringen Großgruppen-Sessions aber auch besondere Herausforderungen mit sich. Zunächst einmal kann der schiere Geräuschpegel ziemlich überwältigend und sogar beängstigend wirken. Zweitens ist die Anzahl der Begleiter und anderer Hilfskräfte im Vergleich zur Anzahl der Teilnehmer in einem solchen Kontext meist recht niedrig. Das kann bedeuten, dass du unter Umständen nicht die nötige Unterstützung bekommst, um deine Erfahrungen einzugrenzen und zu integrieren. Das gilt vor allem für tiefe veränderte Bewusstseinszustände, zu denen dich die intensive Gruppendynamik vielleicht inspiriert hat. Bevor du also an einer Massen-Breathwork-Session teilnimmst, stelle unbedingt sicher, dass du deine Komfortzone und deren Grenzen genau kennst und einen Plan hast, wie du dich erden und beruhigen kannst, falls dich die Gruppendynamik zu sehr mitreißen sollte.

4.2.5 Sessions in Kleingruppen

In gewisser Weise vereinen Breathwork-Sessions in kleinen Gruppen viele der besten Eigenschaften der anderen Formate. Sie sind zwar nicht ganz so leicht zu finden wie Online-Sitzungen, aber trotzdem relativ weit verbreitet. Sie sind in der Regel nicht völlig kostenlos, finanzieren sich aber oft entweder über Spenden oder eine recht geringe Teilnahmegebühr zwischen 10 und 40 Euro. Mit ihnen mag zwar nicht die gewaltige Dynamik eines Festivals einhergehen, die Energie der Gruppe kann dich aber dennoch in viel tiefere Prozesse hineintragen, als du sie allein meist erleben würdest. Und es gibt zwar keine kontinuierliche Unterstützung durch einen festen Begleiter – wie es in einer Einzelsession der Fall wäre –, aber das Verhältnis von Begleitern zu Teilnehmern ist üblicherweise immer noch ausgewogen genug, dass du dich auf schnelle, persönliche Unterstützung verlassen kannst, wenn du auf Schwierigkeiten stoßen solltest. Da Begleiter in diesem Rahmen oft mehrere Personen gleichzeitig im Auge behalten, musst du sie nur möglicherweise aktiv darauf aufmerksam machen, dass du Hilfe benötigst – vor allem wenn deine herausfordernde Erfahrung von außen nicht erkennbar ist. Das fällt nicht immer leicht! Wenn du es jedoch schaffst, ist dies zugleich eine wundervolle Möglichkeit, um Selbstfürsorge zu üben.

Wie jedes Format hat natürlich auch die Kleingruppe Aspekte, die nicht zu jedem passen. Solltest du etwa mit sozialen Ängsten zu kämpfen haben, dich nur schwer vor anderen emotional öffnen können oder sehr offen und empfindlich auf die Gefühle anderer Menschen reagieren, kann die Anwesenheit einer Gruppe eher stressig und ablenkend als inspirierend wirken. In solchen Fällen empfehlen wir, stattdessen lieber mit Solo-Sitzungen oder, noch besser, mit begleiteten Einzelsitzungen zu beginnen. Denn individuelle Sessions können dir helfen, zunächst eine stabile Verbindung zu deiner Gefühlswelt zu entwickeln, die du dann in einer Gruppe weiter erforschen kannst, wenn du dich dazu bereit fühlst.

4.2.6 Individuelle Sessions

Einzelsessions mit geschulten Begleitern bieten dir die besten Chancen, dich in deinem individuellen Prozess voll und ganz unterstützt zu fühlen – auch bei Erfahrungen, die du vielleicht als beängstigend oder schwer aushaltbar empfindest. Individuelle Sessions finden meist in Präsenz statt. Gelegentlich ist es auch möglich, sie online durchzuführen, wenn ein persönliches Treffen logistisch nicht machbar ist. Wir raten jedoch davon ab, Einzelsessions regelmäßig online abzuhalten, weil dadurch viele ihrer wichtigsten unterstützenden Aspekte wegfallen, vor allem in Bezug auf Körperarbeit.

Individuell begleitete Sessions mögen zwar nicht die ansteckende emotionale Energie einer Gruppensitzung besitzen, aber gute Begleiter bringen dennoch so viel emotionale Offenheit und Verbindung mit, dass du dich tieferen Prozessen leichter stellen kannst, ohne dich allein zu fühlen. Ein besonders schöner Aspekt von individuellen

Sessions ist, dass Begleiter und Praktizierende sich durch regelmäßige Sessions immer besser kennenlernen. Dadurch wächst das Vertrauen und du kannst dich im Laufe der Zeit wahrscheinlich immer leichter entspannen. Dein Begleiter wiederum weiß zunehmend mehr über deine Gefühlswelt, deine Grenzen und deine Ausdrucksweise und kann so deine Prozesse immer stimmiger unterstützen.

Das hat natürlich seinen Preis. Zum einen ist es je nach Wohnort manchmal schwierig, ausgebildete Begleiter zu finden, mit denen du dich auch persönlich gut verstehst. Darüber hinaus sind individuelle Sessions nicht für jeden finanzierbar: Eine typische Session kostet ähnlich viel wie eine Psychotherapiesitzung, also zwischen 70 und 150 Euro. Diese Investition kann sich absolut lohnen – vor allem wenn du Anfänger bist und dir erfahrene Unterstützung und Beratung wünschst oder wenn du an heiklen emotionalen Themen arbeiten willst.

Tabelle 4.2 fasst die Vor- und Nachteile der verschiedenen Breathwork-Formate, die wir in diesem Kapitel besprochen haben, noch einmal zusammen. Unabhängig davon, für welches Format du dich entscheidest bzw. auf welche Formate du überhaupt Zugriff hast: Sie alle können auf ihre Art hilfreich sein – solange du dir der möglichen Nachteile bewusst bist und Maßnahmen triffst, die dir helfen, diese Nachteile auf eine für dich passende Weise abzufedern oder zu vermeiden.

	Solo	Solo + Sitter	Solo online	Groß-gruppe	Klein-gruppe	Individuell
Zugänglichkeit	✓✓	✓	✓✓	✓	✓	✓
Erschwinglichkeit	✓✓	✓✓	✓✓	✓✓	✓	×
Inspiration/Motivation	✓	✓	✓✓	✓✓	✓✓	✓✓
Integration	×	×	×	×	✓✓	✓✓
Sicherheit	✓	✓✓	✓	✓	✓✓	✓✓

Tab. 4.2: Übersicht über fünf zentrale Aspekte von Breathwork – praktische Zugänglichkeit, finanzielle Erschwinglichkeit, Inspiration und Motivation während der Session, Unterstützung bei der Integration der Erfahrungen sowie generelle Sicherheit während und nach der Session.

So geht's weiter

Es gibt also eine ganze Reihe an Möglichkeiten, wie du deine Breathwork-Reise antreten kannst. Alle haben ihren Reiz und alle gehen mit eigenen Herausforderungen einher. Deshalb ist es schwierig, generelle Ratschläge zu erteilen, welches Format du wählen und wie genau du dich dabei verhalten solltest. Im nächsten Kapitel möchten wir dir dennoch drei allgemeine Reisetipps mit auf den Weg geben, die in allen Formaten anwendbar sind.

4.3 Allgemeine Reisetipps

Breathwork kann man in so vielen verschiedenen Formen erleben, dass es oft schwierig ist, allgemeine Ratschläge zu geben, was man auf jeden Fall tun oder lassen sollte. Besser gesagt: Es ist leicht, Ratschläge zu erteilen – die sind im individuellen Kontext dann aber oft nicht sehr nützlich. So ziemlich alles, was man in einer Breathwork-Session tun kann (außer natürlich Handlungen, die körperlich gefährlich sind oder ethische Grenzen überschreiten), kann im einen Moment großartig und hilfreich sein und im anderen ablenkend oder fehl am Platz. Kapitel 5 beschreibt ein paar grundlegende, allgemein anwendbare Schritte für Breathwork im Solo-Format, spezifischere »Dos and Don'ts« hängen hingegen immer von der individuellen Sitzung ab. Um während einer Session die richtige »Richtung« im richtigen Moment einzuschlagen, ist vor allem ein klarer Wille zur Selbsterforschung und zum persönlichen Wachstum wichtig. Leser, die auch an psychedelischen Erfahrungen interessiert sind, werden sich hier an das Konzept von »Set und Setting« erinnert fühlen, bei dem sich »Set« auf die eigene (möglichst offene) Einstellung zur psychedelischen Erfahrung bezieht und »Setting« auf das (möglichst sichere und unterstützende) Umfeld (Kaertner et al. 2021; Haijen et al. 2018; Carhart-Harris et al. 2018; Brouwer & Carhart-Harris 2021). Deshalb konzentrieren wir uns in diesem Kapitel auf drei grundsätzliche Einstellungen, die dir in einer Breathwork-Session zugutekommen werden, egal wohin genau dich die Reise in deiner inneren Landschaft führt: Neugier, Vertrauen und Selbstfürsorge.

4.3.1 Neugier

Warum macht man Breathwork? Einer der wichtigsten Beweggründe ist sicher, dass wir etwas über uns selbst herausfinden wollen, das wir noch nicht wussten. Und doch: Wenn wir dann wirklich mit dem Unbekannten in uns konfrontiert sind, neigt unser Geist dazu, sich zumindest ein Stück weit unwohl zu fühlen. Wenn du dich also auf eine Breathwork-Session einlässt, denk daran, dass du dich auf ein Abenteuer einlässt. Und dass du dies tust, um neue Sichtweisen und Erfahrungen zu erforschen – nicht um zu wiederholen, was du bereits weißt. Um diese Neugier zu kultivieren, ist es hilfreich, die folgenden Punkte im Hinterkopf zu behalten:

Freunde dich mit dem Unbekannten an

Wenn es um persönliches Wachstum geht, passieren im Grunde alle guten Dinge außerhalb deiner Komfortzone. Vielleicht nicht allzu weit außerhalb, aber sicherlich nicht innerhalb (mehr dazu in Kapitel 5.4). Das bedeutet, dass du auf Erlebnisse stoßen wirst, die du schlicht noch nicht kennst oder verstehst. Diese Erfahrungen können sich verwirrend anfühlen, sie können grundlegende Denkmuster oder Überzeugungen erschüttern, an denen du bisher festgehalten hast, und verschiedene Interpretationen mit sich bringen, die sich scheinbar widersprechen. Wenn du während oder nach einer Session etwas irritiert bist – herzlichen Glückwunsch! Du hast es geschafft, deine Komfortzone wirklich zu verlassen! Der nächste Schritt ist, dich mit diesen Momenten der Ungewissheit anzufreunden und dir selbst durch Erfahrung und Übung beizubringen, dass sie keine Bedrohung darstellen, sondern den dunklen, fruchtbaren Boden ausmachen, aus dem wahrhaft neue Erkenntnisse in dir aufsprießen können. Gib solch neuen Einsichten die Zeit, die sie brauchen, um zu wachsen, indem du so lange still im Ungewissen verbleibst, bis sie von selbst zum Vorschein kommen (siehe auch Kapitel 5.5).

Mach das Gegenteil

Eine der großartigen Möglichkeiten, die Breathwork dir bieten kann, ist die Chance, alte Muster aufzubrechen, mit denen du deine Welt wahrnimmst. Manchmal geschehen solche Durchbrüche von selbst, aber du kannst ihnen auch bewusst Raum geben. Wenn du also in einer Breathwork-Session an einen Punkt kommst, wo du entscheiden kannst, welche Richtung du ihr geben möchtest und worauf du dich konzentrieren willst, dann versuche es im Zweifelsfall mit dem Gegenteil von dem, was du normalerweise tun würdest. Wenn du gewohnt bist, dich auf dich selbst zu verlassen, probiere aus, wie es ist, dir Hilfe zu holen. Wenn du dich oft auf andere stützt und dich alleine mitunter verloren fühlst, versuche, darauf zu vertrauen, dass du deine Prozesse selbst tragen und lenken kannst. Wenn du deine Gefühle normalerweise »herunterschluckst«, probiere, dich mit deiner Stimme auszudrücken. Wenn der Ausdruck nach außen dir oft als Ablenkungsmanöver dient, probiere, dich deinen Gefühlen im Stillen zu stellen. Und so weiter. Das bedeutet nicht, dass du die Erlebnisse lieben musst, mit denen du konfrontiert wirst, wenn du gegen deine Gewohnheiten handelst. Vielleicht gefällt dir die eine Handlungsweise einfach besser als die andere. Doch das Schöne daran, hin und wieder absichtlich das Gegenteil zu tun, ist, dass es dir ermöglicht, bewusst zwischen verschiedenen Gefühls- und Handlungsmustern zu wählen, die du davor vielleicht gar nicht als Optionen betrachtet hast.

Hinterfrage deine Perspektive

Blinde Flecken – man sieht sie nicht! Deshalb heißen sie ja so! Und natürlich haben wir sie alle. Unter blinden Flecken verstehen wir in diesem Zusammenhang Verarbeitungsmuster, die du unhinterfragt auf deine innere und äußere Welt anwendest. Dabei könnte es sehr hilfreich sein, mal etwas anderes auszuprobieren. Das kannst du aber nicht sehen. Warum? Weil diese Muster nun mal blinde Flecken sind! Indem du dich mit dem Unbekannten anfreundest und deine gewohnten Verhaltensweisen »durchrüttelst« (siehe die beiden vorigen Punkte), kannst du deine blinden Flecken zumindest etwas sichtbarer machen, dein »Normal« etwas weniger normal.

Die Atemarbeit lädt dich dazu ein, diesen Prozess noch einen Schritt weiterzuführen, indem du deine persönlichen Perspektiven bewusst und absichtlich infrage stellst. Denn Breathwork ist ein großartiges Werkzeug, um deine blinden Flecken wahrzunehmen und dich mit ihnen auseinanderzusetzen. Das funktioniert aber nur, wenn du bereit bist, dein Erleben der Welt zu hinterfragen. Ist die Art und Weise, wie du deine Breathwork-Erfahrung wahrnimmst, wirklich die einzig mögliche? Gibt es nicht noch andere Perspektiven, die du in Betracht ziehen könntest? Dabei ist es nicht einmal nötig, sich für eine bestimmte Perspektive zu entscheiden – oft sind sie ohnehin alle auf ihre eigene Weise wahr (siehe Kapitel 5.5). Um deine blinden Flecken auszuleuchten, ist es deshalb am wichtigsten, stets für verschiedene Sichtweisen auf deine Breathwork-Erfahrung offen zu bleiben – und zu akzeptieren, dass womöglich mehr dahintersteckt, als du in diesem Moment sehen kannst.

4.3.2 Vertrauen

Neues geschieht selten, wenn sich dein System im Überlebensmodus befindet (eine neurowissenschaftliche Perspektive dazu findest du bei Sandi 2013; Girotti et al. 2018; Shields et al. 2016; Seehagen et al. 2015; Harms et al. 2018; Park & Moghaddam 2017; Marko & Riečanský 2018). Wenn sich eine Breathwork-Session wie eine potenzielle Bedrohung anfühlt, ist dein inneres System vor allem damit beschäftigt, sich zu panzern und die Umgebung nach »Fallen« und »Waffen« abzusuchen. Wie man sich denken kann, ist dein System dann nicht bereit, sich für verletzliche oder unkontrollierte emotionale Prozesse zu öffnen – wer möchte schon mitten im Feindesgebiet sein Herz bloßlegen. Bei der Atemarbeit ist es also nicht einfach nur nett, sich selbst und dem eigenen Prozess zu vertrauen – Vertrauen ist vielmehr einer der Hauptschlüssel, der die Türen zu deiner inneren Landschaft öffnet.

In gewisser Weise ist Breathwork ideal dafür geeignet, diese Art von Vertrauen zu fördern: Anders als etwa bei psychedelischen Erfahrungen, Medikamenten oder sogar gesprächsbasierten Psychotherapien hast du die komplette Kontrolle über dein »Vehikel«: deinen eigenen Atem. Dadurch bestimmst du selbst, wie tief deine Erfahrung gehen soll und wie und wann du sie beendest – einfach, indem du deine Atmung verlangsamst. Aber natürlich wird Vertrauen niemals allein von den Rahmenbedingungen bestimmt – es ist ein aktiver Prozess, den wir aus uns selbst heraus kreieren. Hier sind einige der wichtigsten Aspekte, um Vertrauen in deine Breathwork-Session zu bringen:

Vertraue dir selbst

Eine der häufigsten Sorgen, die wir von neuen Klienten hören, ist: »Was, wenn Breathwork mein Unterbewusstsein öffnet und sich herausstellt, dass ich eigentlich ein furchtbarer Mensch bin oder durch meine Vergangenheit irreparabel geschädigt wurde?« Was diese Art von Fragen in Wahrheit aufzeigt, ist, wie sehr wir mit uns selbst auf Kriegsfuß stehen und wie gering unsere Meinung von uns selbst ist. Sicher ein sehr interessantes Thema für eine erste Breathwork-Sitzung! Allen, denen solche Zweifel bekannt vorkommen, möchten wir hier ausdrücklich sagen: In unserer jahrelangen

Praxis sind wir noch keinem einzigen Menschen begegnet, der in seinem Kern nicht zutiefst liebevoll, mutig und schön war. Die Verpackung? Klar, da kann es schon die ein oder andere Panzerung und ein paar Igelstacheln geben. Der Kern? Um den musst du dir unserer Erfahrung nach absolut keine Sorgen machen. Versuche also, mit dem Vertrauen in die Breathwork-Session zu gehen, dass du im Herzen ein zutiefst guter Mensch bist, und mit der Neugier, herauszufinden, auf welch einzigartige Weise sich das in dir manifestiert.

Vertraue deinem System

Eine etwas andere Version von Misstrauen und Argwohn gegenüber sich selbst ist die Sorge, dass Breathwork emotionales Material aufdecken könnte, mit dem du nicht umgehen kannst oder das dir nicht nützlich ist. In sehr seltenen Fällen kann eine Breathwork-Session tatsächlich mehr ans Tageslicht bringen, als du in diesem Moment verarbeiten kannst. Das sind aber absolute Ausnahmen. Im Allgemeinen kannst du darauf vertrauen, dass unser Unterbewusstsein über einige sehr effiziente und fein abgestimmte Sicherheitsschleusen verfügt, die nur das an die Oberfläche lassen, was du brauchst und mit dem du umgehen kannst. Das kann dann allerdings ganz anders aussehen, als du vorher dachtest! Und doch ist unserer Erfahrung nach in 99,9 Prozent der Fälle das, was in einer Breathwork-Session auftaucht, genau das, womit dir in diesem Moment am besten gedient ist (siehe Kapitel 3.6). Vertraue also darauf, dass dir die Breathwork-Session das bringt, was du brauchst. Allein schon dieses Vertrauen macht es wahrscheinlicher, dass das dann auch so eintritt (Stichwort selbsterfüllende Prophezeiung).

Was sich zeigt, war bereits in dir

Eine weitere Sorge, mit der Klienten manchmal zu kämpfen haben, ist die Frage, wie sie mit den Emotionen und Einsichten umgehen sollen, die durch Breathwork an die Oberfläche gekommen sind. Bedeuten schmerzhafte Themen eine zusätzliche emotionale Belastung für dein tägliches Leben? Ja und nein! Zwar kann emotionaler Schmerz sich schwer und belastend anfühlen, aber was immer in einer Breathwork-Session auftaucht, war bereits die ganze Zeit in dir vorhanden. Du hast es schon vorher in deinem Unterbewusstsein mitgeschleppt, wahrscheinlich seit vielen Jahren, vielleicht sogar dein ganzes Leben lang. Vor deiner bewussten Begegnung damit lastete es genauso schwer auf dir wie jetzt, du wusstest es nur nicht. Das Einzige, was sich ändert, wenn du deine Wunden an die Oberfläche bringst, ist, dass du nun aktiv mit ihnen umgehen kannst. Wenn es dich bisher nicht »umgebracht« hat, dein psychologisches Gepäck unbewusst zu tragen, wird es dich auch nicht »umbringen«, es jetzt bewusst zu tun – und dabei hoffentlich zu heilen. Vertraue also darauf, dass du in der Lage bist, das Gewicht deines Lebens zu stemmen – und darauf, dass du viel bessere Möglichkeiten hast, die Last mit der Zeit zu verringern, wenn du sie bewusst trägst.

4.3.3 Selbstfürsorge

Wenn wir uns von unserer Neugier zu neuen Orten in unserer inneren Landschaft leiten lassen und darauf vertrauen, dass diese neuen Orte ungefährlich sind und uns hilfreiche Einsichten bringen, dann lässt uns die Selbstfürsorge diese neuen Orte ohne Druck oder Urteile erforschen:

Es gibt kein Ziel

In einer Kultur des unerbittlichen Leistungsdrucks unter dem Motto »Ohne Fleiß kein Preis« laufen selbst Breathwork-Erfahrungen Gefahr, Teil eines ständigen Wettrennens der Selbstoptimierung zu werden. Doch wie wir in Kapitel 5.4 genauer erörtern werden, ist Breathwork Selbsterforschung, nicht Selbstbestrafung. Breathwork ist keine Methode, um dich zu optimieren, sondern um dich besser kennenzulernen und dich mit dir selbst anzufreunden. Um die Aspekte von dir zu ehren, die schön oder verwundet oder einfach nur merkwürdig sind! Um Ecken in deiner inneren Landschaft zu finden, die du genau so lassen willst, wie sie sind, und andere, die du im Laufe der Zeit vielleicht umgestalten möchtest, damit sie besser zum Rest von dir passen. In ihrem Kern ist Selbsterforschung also ein Ausdruck von Liebe und Mitgefühl dir selbst gegenüber – die Freude, das seltsame, faszinierende Wesen, das du bist, besser kennenzulernen. Selbstentwicklung kann dabei natürlich stattfinden, aber sie ist nichts, das du absichtlich anzustreben brauchst. Bei Breathwork gibt es kein Ziel, das du erreichen *musst*! Es gibt keine Messlatte für deine Erfahrungen. Es gibt nur dich – im inneren Austausch mit dir selbst.

Umarme deine Menschlichkeit

Mit das Wichtigste – und Schwierigste –, das wir durch Breathwork üben können, ist, uns in unserem Menschsein anzunehmen. Sessions, in denen wir Angst bekommen oder abgelenkt werden, sind genauso wertvoll wie Sessions, in denen uns das Universum in einer hell schimmernden Lichtwolke den Sinn unseres Lebens offenbart. Denn Menschsein bedeutet, alles zu sein – begrenzt, naiv, schlau, zerbrechlich, anmutig und stark. Wenn wir eine Facette auf Kosten der anderen hervorheben, geraten wir aus der Balance – ganz gleich, was wir zu betonen und was wir zu unterdrücken versuchen. Breathwork lädt dich dazu ein, dich darin zu üben, all deine Facetten anzunehmen – Licht und Schatten, Begrenztheit und Grenzenlosigkeit.[8]

---

8 Wenn du tiefer in dieses Thema einsteigen möchtest, empfehlen wir dir die Texte von Jeff Foster (z. B. Foster 2016).

So geht's weiter

Nachdem wir nun einige grundlegende Prinzipien und Einstellungen besprochen haben, die dir in einer Breathwork-Session gute Dienste leisten werden, schauen wir uns in Kapitel 5 an, wie man Breathwork konkret praktiziert.

5 Breathwork Schritt für Schritt

Wenn es dich nach diesen allgemeinen Punkten in den Fingern juckt, selbst eine Breathwork-Session auszuprobieren, geben wir dir in diesem Kapitel das Rüstzeug mit, um eine Solo-Session auf gute Weise durchzuführen – von der ganz konkreten, praktischen Vorbereitung über die von uns empfohlene Atemtechnik bis hin zu Erlebnissen, die du erwarten kannst, und Tipps, wie du mit solchen Erfahrungen während und nach der Session am besten umgehst.

5.1 Wie bereite ich mich vor?

> Das Glück begünstigt den vorbereiteten Geist.
> *Louis Pasteur*

In diesem Kapitel gehen wir davon aus, dass du eine individuelle Breathwork-Session zu Hause vorbereitest (mit oder ohne Online-Unterstützung) – schließlich wird in allen anderen gängigen Formaten generell nicht von dir erwartet, dass du dich selbst um den Aufbau kümmerst. Eine Breathwork-Session vorzubereiten ist praktisch ganz einfach. Gleichzeitig ist es eine schöne Art, Selbstfürsorge zu praktizieren – und dich dabei auf die Themen und Prozesse einzustimmen, die in der Sitzung aufkommen könnten. Die Vorbereitung ist sehr simpel, und genauso simpel werden wir auch ihre Beschreibung halten.

5.1.1 Grundausstattung

- Eine Matratze, ein Futon oder eine Yogamatte – Hauptsache, du kannst bequem darauf liegen. Wenn möglich, empfehlen wir, die Unterlage auf den Boden zu legen, damit du deinen Körper während der Session bewegen kannst und dich nicht sorgen musst, etwa von einem Massagetisch zu fallen. An dieser Stelle sollten wir erwähnen, dass manche Menschen lieber im Sitzen (oder sogar im Stehen) Atemarbeit machen. Allgemein raten wir jedoch, im Liegen zu beginnen und Variationen wie das Sitzen erst auszuprobieren, wenn du schon recht erfahren bist.

- Eine oder mehrere Decken zum Zudecken – einerseits schlicht zum Aufwärmen, aber auch, um gegen Ende der Sitzung Komfort und Geborgenheit in den Prozess einzubinden.
- Eine Flasche oder ein Glas Wasser. Stelle sicher, dass das Gefäß so positioniert ist, dass du es problemlos erreichen kannst, es aber nicht versehentlich umkippt, wenn du deine Arme oder Beine während der Session bewegst.
- Bequeme Kleidung, in der du so frei wie möglich atmen kannst – also etwas, das du zum Beispiel beim Yoga tragen würdest. Am besten eignet sich außerdem mehrlagige Kleidung, da die Körpertemperatur während einer Session manchmal stark schwanken kann.
- Taschentücher für mögliche Tränen, Rotz und dergleichen.
- Eine Schüssel (idealerweise aus Plastik). Ganz selten kommt es mal vor, dass man sich übergeben muss, und darauf vorbereitet zu sein, ist natürlich nie verkehrt. Wahrscheinlicher ist es aber, dass du etwas Schleim im Hals und/oder in der Lunge spürst, und es kann sich sehr befreiend anfühlen, diesen Schleim abzuhusten, vor allem wenn er Gefühle und Wahrheiten symbolisiert, die wir bisher »geschluckt« haben. Dabei wird die Gewohnheit des »emotionalen Runterschluckens« ganz konkret und buchstäblich durch Ausspucken durchbrochen.
- Denk daran, Uhren und Schmuck abzulegen, die dich verletzen könnten, falls du dich während der Session auf unvorhergesehene Weise bewegen solltest.
- Optional: eine Augenbinde oder Schlafmaske. Manche Menschen können sich dadurch leichter auf eine Sitzung einlassen. Schau, ob das auch für dich hilfreich ist!

5.1.2 Musik und Stimmung

- Eine Playlist – denn Musik kann für deine Breathwork-Session eine unglaublich starke und nützliche begleitende Rolle spielen. Tipps, wie du deine eigene Playlist erstellen kannst, findest du in Kapitel 9.2. Wenn du keine eigene Playlist erstellen möchtest, findest du auf Online-Plattformen wie Spotify oder YouTube wunderbare Beispiele (einschließlich unseres eigenen Kanals unter tinyurl.com/IntoTheDeepBreathworkYoutube). Solltest du eine Playlist verwenden, die jemand anderes angelegt hat, höre sie vor der Session zumindest ein Mal durch. Vergewissere dich dabei insbesondere, dass sie die richtige Länge für deine Session hat und keine Lieder enthält, die dich aus dem einen oder anderen Grund aus deinem Prozess herausreißen könnten.
- Ein anständiges Soundsystem. Falls das nicht möglich ist, dann hochwertige Laptoplautsprecher oder gute Kopfhörer, die nicht so leicht aus den Ohren rutschen oder deine Kopfbewegungen einschränken. Eine hohe Klangqualität ist bei einer Breathwork-Session wichtig, da viele Menschen dabei sensibler auf Sinneseindrücke reagieren als sonst. Ein metallischer oder knisternder Klang kann da sehr ablenkend wirken.

- Andere Reize für deine Sinne, die dir helfen, dich auf deinen Prozess einzustimmen. Beispielsweise Räucherstäbchen, getrockneter Salbei oder Palo Santo-Rauch; ein für dich bedeutungsvolles Kleidungsstück; angenehme Beleuchtung usw. Wenn du Kerzen verwendest, vergewissere dich, dass sie in sicherer Entfernung stehen.

5.1.3 Ausklinken

- »Bitte nicht stören!«-Schilder – sowohl digital als auch physisch! Um dich in der Session entspannen zu können, ist es wichtig, dass du nicht unterbrochen wirst. Deshalb raten wir dir, etwaige Mitbewohner im Vorhinein zu bitten, den Raum für die Dauer der Sitzung nicht zu betreten – und wenn nötig auch Hinweise an der Tür anzubringen. Von Vorteil ist es zudem, dein Telefon in den Flugmodus zu versetzen, E-Mail- und andere elektronische Benachrichtigungen auszuschalten, wenn nötig virtuelle Abwesenheitsnotizen einzurichten etc. Was auch immer dazu beiträgt, dass diese Zeit wirklich dir gehört.
- Kalender freiräumen – denn es ist sehr hilfreich, nach einer Breathwork-Sitzung noch etwas Zeit zu haben, um die Erfahrung zu integrieren und sanft ins Alltagsbewusstsein zurückzukehren. Wenn du nach einer Sitzung sofort wieder in den Berufs- und/oder Betreuungsmodus umschalten musst, kann sich das ziemlich holprig anfühlen. Darüber hinaus kann es auch erschweren, dass sich neue Erkenntnisse nach deiner Session »setzen« und integrieren. Vermeide daher möglichst Situationen, in denen du eine Session zum Beispiel zwischen zwei Arbeitstermine quetschen musst oder sie erst genau in dem Moment beendest, wenn deine Kinder aus der Schule kommen.

5.1.4 Sicherheit

- Notfallkontakt. Wenn du eine Solo-Session bei dir zu Hause durchführst, solltest du sicherstellen, dass eine vertraute Person in Rufweite oder telefonisch erreichbar ist, falls du dich emotional überfordert fühlst und Unterstützung brauchst. Triff bitte auch angemessene Vorkehrungen, sollte dir bekannt sein, dass du eine medizinische Kondition hast, bei der du möglicherweise Hilfe benötigst.

5.1.5 Geist und Körper

- Geistige Vorbereitung. Wenn du eine Breathwork-Session »von null auf hundert« beginnst, indem du von deinem Alltagsbewusstsein direkt in ein eher ungefiltertes Erleben hineinspringst, kann das ein ziemlich harter Übergang sein. Um deine Wahrnehmung aus dem Kopf in den Körper zu fokussieren, kannst du die Sitzung mit kurzen Übungen einleiten, die dir helfen, deinen Geist zur Ruhe kommen zu lassen. Das können ein paar Minuten Atemmeditation sein oder auch andere meditative Praktiken, die dir Spaß machen, wie zum Beispiel Tai-Chi oder Yoga. Es kann auch hilfreich sein, zu scannen, welche Emotionen gerade in dir lebendig sind und wo du sie in deinem Körper spürst. Diese Emotionen kannst du dann als Ausgangspunkte in deine Breathwork-Session einladen. Vielleicht hast du auch einen Wunsch, eine Frage oder eine Absicht für deine Sitzung – etwas, wonach du dich sehnst oder wofür du einen Bedarf in deinem Leben spürst. Vielleicht sehnst du dich zum Beispiel nach mehr Frieden mit dir selbst oder danach, dich von eingefahrenen Denkmustern zu befreien. Wenn du eine solche Intention hast, sprich sie laut aus! Und dann vertraue darauf, dass das Universum und/oder dein Unterbewusstsein dich gehört hat, und lasse die Intention wieder los.

- Körperliche Vorbereitung. Wie der Geist neigt auch unser Körper im Alltag oft dazu, in starren Mustern festzusitzen, die man vor Beginn einer Breathwork-Session am besten schon mal etwas »auflockert«. Eine unserer Lieblingsübungen dafür ist das Shaking: Du stellst dich einfach aufrecht hin, die Füße etwa auf Schulterbreite, entspannst deine Gelenke (vor allem Knöchel, Knie, Hüfte und Kiefer) und beginnst dann, deine Knie relativ schnell um einige Zentimeter auf und ab zu bewegen. Dadurch wird dein Körper von ganz alleine durchgeschüttelt – lass ihn machen, was er will! Wenn du das Gefühl hast, dass du gerade etwas merkwürdig oder lächerlich aussiehst, machst du es genau richtig! Falls das aber nichts für dich ist, gibt es noch andere schöne Arten, den Körper aufzuwecken: Dehnen, Tanzen oder bewusstes (Barfuß-)Gehen zum Beispiel.

So geht's weiter

Die Session ist vorbereitet, jetzt beginnt das Atmen! Im nächsten Kapitel lernst du die von uns bevorzugte Technik kennen – das zirkuläre Atmen.

5.2 Wie atme ich?

Wenn man versucht, physische Aktivitäten aus einem Buch zu lernen, kann sich das oft etwas verwirrend oder vielleicht unbeholfen anfühlen. Glücklicherweise ist die Technik für die zirkuläre Atemarbeit ziemlich einfach. Das Grundprinzip (und auch der Grund, warum wir es »zirkuläre« Atemarbeit nennen) besteht darin, dass du die kurzen Pausen, die meist zwischen Ein- und Ausatmen entstehen, möglichst weglässt. Dadurch »kreist« dein Atem kontinuierlich. Das war's auch schon. Für die Musikfans unter den Lesern ist es vielleicht noch gut zu wissen, dass diese Atmung trotz des Namens in keiner Weise mit der Zirkularatmung verwandt ist, die beim Spielen von Blasinstrumenten genutzt wird. Bei dieser geht es darum, immer etwas Luft im Mund zu belassen, um einen Ton zu halten, während man gleichzeitig durch die Nase einatmet. Jetzt, wo das geklärt ist, wollen wir die zirkuläre Breathwork-Atmung Schritt für Schritt betrachten:

- *Position:* Wenn du kannst, lege dich auf eine Matratze oder Matte – idealerweise ohne Kissen, damit deine Atemwege vollkommen offen sind. Wie im vorigen Kapitel erwähnt, machen manche Menschen Breathwork auch gerne im Sitzen. Für diesen Fall empfehlen wir, auf einem Meditationskissen oder etwas Vergleichbarem zu sitzen, damit deine Wirbelsäule und dein Nacken auf jeden Fall aufrecht und frei sind. Wenn du mit Breathwork gerade erst anfängst, ist das im Liegen wahrscheinlich leichter als im Sitzen (oder Stehen), aber probiere einfach aus, was sich für dich am besten anfühlt.
- *Entspannung:* Wenn du bequem liegst (oder sitzt oder stehst), kannst du damit beginnen, deinen ganzen Körper zu entspannen, insbesondere deinen Nacken und Kiefer. Eine unserer Lieblingsmethoden dafür ist ein schneller »Ganzkörperscan«, bei dem du deine Aufmerksamkeit auf jede Muskelgruppe in deinem Körper richtest – eine nach der anderen, typischerweise von den Füßen zum Kopf. Du kannst also zuerst deine Füße abscannen, dann die Waden, Knie, Oberschenkel usw. Bei jeder Muskelgruppe nimmst du dir einen Augenblick Zeit, um Spannungen zu erspüren. Dann lädst du die betreffende Muskelgruppe ein, sich vollständig zu entspannen. Wenn du keinen kompletten Ganzkörperscan machen willst, kannst du auch schlicht ein paar tiefe, langsame Atemzüge mit geschlossenen Augen nehmen. Damit signalisierst du deinem »Überlebensgehirn« (siehe Kapitel 3), dass du in Sicherheit bist und es eine kurze Pause vom Überwachungs- und Aktionsmodus einlegen darf.
- *Mundatmung:* Meist funktioniert die zirkuläre Atemarbeit besser, wenn du durch den Mund atmest, einfach weil die schiere Menge an Luft, die du dabei durch deine Lungen bewegst, sich schwer durch die Nase pressen lässt. Wir empfehlen daher, den Kiefer zu entspannen, den Mund offen stehen zu lassen und so während der gesamten Sitzung durch den Mund zu atmen. Sollte sich dein Mund trocken anfühlen, kannst du die Zungenspitze gegen den Gaumen drücken, um mehr Speichel zu produzieren. Falls sich die Nasenatmung für dich jedoch natürlicher anfühlt als die Mundatmung, dann bleib gerne dabei.
- *Zwerchfellatmung (Bauchatmung):* Nun kannst du damit beginnen, so tief wie möglich »in den Bauch« zu atmen, sodass sich dein Bauch »aufbläst« wie ein Ballon. In Wirklichkeit fließt dein Atem natürlich nicht physisch in deinen Bauch. Vielmehr macht sich dabei dein Zwerchfell an die Arbeit und schiebt deine Eingeweide aus dem Weg, damit deine Lungen mehr Platz haben, um sich vollständig auszudehnen. Der Trick besteht darin, dies auf eine aktive und gleichzeitig entspannte Weise zu tun. Versuche also nicht, die Luft mit Gewalt in den Bauch zu drücken. Um dich daran zu erinnern, kontinuierlich tief zu atmen, kannst du eine Hand unterhalb des Nabels auf deinen Bauch legen und »zu deiner Hand hin« atmen.
- *Vom Bauch zur Brust:* Sobald du dich mit der tiefen Bauchatmung wohlfühlst und dein Bauch voll aufgeblasen ist, kannst du als Nächstes auch in den Brustkorb atmen und ihn dabei ausdehnen, um noch mehr Luft aufzunehmen. So durchläuft dein

Atem sozusagen drei Stationen: Einatmen in den Bauch, Einatmen in die Brust, Ausatmen. Wenn du mit der tiefen Bauchatmung noch nicht ganz vertraut bist, würden wir allerdings empfehlen, dich erst einmal nur auf den Bauch zu konzentrieren und nicht auf die Brustatmung. Denn wenn du versuchst, gleichzeitig Bauch und Brust im Auge zu behalten, bevor du dafür bereit bist, neigt der Atem dazu, flacher zu werden und nur die Brust zu füllen, während der Bauch übergangen wird. Und das ist nicht hilfreich. Mit anderen Worten: Erst der Bauch, dann die Brust!

- *Aktiv einatmen, passiv ausatmen:* Anders als beim Einatmen, bei dem du deine Lungen aktiv ausdehnst, kannst du beim Ausatmen die Luft einfach strömen lassen – ohne Druck, aber auch nicht zu langsam, weil das die Breathwork-Prozesse verzögern kann. Das beste Beispiel für ein solch schnelles, aber entspanntes Ausatmen ist ein tiefer Seufzer. Wenn du ausatmest, kann es also helfen, dir vorzustellen, wie du seufzt und dabei alles loslässt, was sich in deinem Leben gerade schwer anfühlt. Anders gesagt: Zirkuläre Atemarbeit ist eine Möglichkeit, das Motto »Energie rein, Probleme raus« mit jedem Atemzug wortwörtlich zu praktizieren.
- *Lang einatmen, kurz ausatmen:* An diesem Punkt ist deine Atmung idealerweise tief und mehr oder weniger entspannt, wobei das Einatmen länger dauert als das Ausatmen. Das »perfekte« Verhältnis dafür ist 2:1. Du musst aber nicht allzu viel Energie darauf verwenden, das exakt zu erreichen. Die Wirksamkeit von Breathwork ist ziemlich robust gegenüber »unvollkommenen« Atemrhythmen. Es ist wichtiger, präsent und offen für deinen inneren Prozess zu sein, als deine Atemzüge zeitlich perfekt zu takten.
- *Einatmen und Ausatmen verbinden:* Verbinde nun das lange, tiefe Einatmen und das kurze, entspannte Ausatmen zu einem kontinuierlichen Kreislauf, indem du die Pausen dazwischen eliminierst. In der Regel wird dieser Rhythmus etwas schneller sein als deine Alltagsatmung, doch auch das brauchst du nicht gezielt zu kontrollieren.
- *Abweichen vom empfohlenen Atemmuster:* Wenn dein Körper während der Session instinktiv in ein anderes Atemmuster verfällt, empfehlen wir dir, diesem zu folgen, da es in der Regel ein authentischer Teil deines Prozesses ist und du der Weisheit deines Körpers vertrauen kannst. Eine Ausnahme ist, wenn der Atemrhythmus, in den du intuitiv fällst, langsamer und/oder flacher ist als dein normaler Atem. Wenn du deine Sitzung fortsetzen möchtest, solltest du solche Atemrhythmen vermeiden, weil sie sonst aus physiologischen Gründen deinen Breathwork-Prozessen ziemlich schnell ein Ende bereiten (siehe Kapitel 3).

5.2.1 Struktur und Dauer einer Session

Was die Struktur der Breathwork-Session angeht, sind zwei grundlegende Punkte zu beachten:

- *Zwei Phasen:* Eine Breathwork-Session beginnt in der Regel mit dem oben beschriebenen zirkulären Atemmuster, und du kannst etwa die ersten 50 bis 70 Prozent der

Sitzung in diesem Rhythmus weiteratmen. Im zweiten Teil der Sitzung gilt es dann, zu einer ruhigeren, meditativeren Atmung überzugehen – und zwar einige Zeit bevor du die Sitzung beenden möchtest. Tatsächlich können einige der tiefsten und verletzlichsten Erlebnisse und Einsichten in diesem ruhigeren Teil der Session auftauchen. Das liegt wohl vor allem daran, dass dein Körper in dieser Phase aufhört, hart zu arbeiten, und stattdessen ganz in den momentanen Prozessen aufgehen kann. Wenn du deine Session von einer Playlist begleiten lässt (was wir empfehlen), gibt dir die Musik meist ein Gefühl dafür, wann es an der Zeit ist, deinen Atemrhythmus zu entspannen.

- *Dauer:* Du kannst deine Breathwork-Sitzung beliebig ausdehnen, von 20 Minuten bis zu mehreren Stunden. Wenn du eine Solo-Session machst, empfehlen wir allerdings, nicht länger als 60 Minuten dabeizubleiben. Denn bei längeren Sitzungen kann es schwieriger werden, die aufkommenden emotionalen Prozesse ganz allein zu bewältigen. Sitzungen von weniger als 20 Minuten geben dir wiederum meist nicht genug Zeit, um überhaupt in deinen Prozess einzusteigen.

Das ist auch schon alles, was es ganz praktisch zu bedenken gilt. Was die Atemtechnik selbst betrifft, lautet die Kurzusammenfassung: entspannter, offener Mund; langes Einatmen in den Bauch; kurzes, entspanntes Ausatmen; keine Pausen zwischen Ein- und Ausatmen. Für die Struktur der Session lautet die Kurzversion: Ziele auf 40 bis 60 Minuten ab und entspanne deinen Atemrhythmus im zweiten Teil der Sitzung (hier findest du ein Video, das dir zeigt, wie diese Schritte in der Praxis aussehen: https://tinyurl.com/AtemkraftBegleitvideos).

Eine Sache noch, bevor wir das nächste Kapitel angehen: Wenn du schon mal nach Ateminstruktionen für Breathwork gesucht hast, ist dir vielleicht aufgefallen, dass online erstaunlich wenige Schritt-für-Schritt-Erklärungen zu finden sind. Unserer Ansicht nach liegt das vor allem daran, dass die meisten Breathwork-Praktizierenden davon überzeugt sind, dass man Breathwork besser nicht online, sondern mit persönlicher Begleitung erlernen sollte. Wir stimmen dem größtenteils zu – wenn du die Chance hast, Breathwork in Begleitung zu erlernen, wird deine Reise in die Praxis wahrscheinlich angenehmer und fruchtbarer beginnen. Wir sehen aber auch, dass nicht jeder diese Option hat. Und wenn Solo-Sessions zu Hause das einzige Format sind, das dir im Moment zugänglich ist, dann freuen wir uns sehr, dass du sofort loslegen willst! Und wir finden, dass es in diesem Fall besser ist, mit einem klaren Plan ans Werk zu gehen als mit Wissensfragmenten, die man sich vom Hörensagen und aus YouTube-Videos zusammengereimt hat. Wenn du also Breathwork alleine zu Hause ausprobieren möchtest und nach der obiger Anleitung noch spezifische Fragen hast, kannst du uns über diesen Link gerne jederzeit kontaktieren: contact@intothedeep.info.

So geht's weiter

Der praktische Ablauf des Atmens ist dir nun bekannt. Doch welche typischen Erfahrungen können während einer Breathwork-Session auftreten? Dieser Frage widmen wir uns im nächsten Kapitel.

5.3 Was passiert in einer Breathwork-Session?

Jetzt, wo du weißt, wie man zirkulär atmet, wollen wir einen Blick darauf werfen, was alles passieren kann, wenn du die zirkuläre Atmung eine Zeit lang beibehältst. Die kurze und nicht übermäßig hilfreiche Antwort auf diese Frage lautet: vieles! Jede Breathwork-Sitzung kann völlig anders verlaufen, sogar für dieselbe Person in »demselben« Kontext. Deshalb ist es ratsam, vor Beginn einer Breathwork-Session so weit wie möglich alle Erwartungen zu vergessen, was passieren könnte und was nicht. Trotzdem ist es natürlich nützlich, einen Überblick über mögliche Effekte und Erlebnisse zu haben, die Teil einer Session sein können. Erstens hilft dieses Wissen dabei, eine realistische und gut informierte Wahl zu treffen, welches Breathwork-Format am besten zu dir passt (siehe Kapitel 4.2), und dich dann auch angemessen auf die Session vorzubereiten. Zweitens kann es dir helfen, entspannt zu bleiben, wenn du etwas heftigere Effekte erfahren solltest, zum Beispiel Wahrnehmungsveränderungen oder intensive Gefühlsausbrüche wie Weinen und Schreien.

Das bedeutet allerdings nicht, dass alle hier genannten Effekte in deinen Sitzungen auftreten sollten oder werden! Breathwork kann für jeden von uns ganz unterschiedliche »Pforten der Wahrnehmung« (Huxley 1954) öffnen; und der größte Unterschied zwischen einer tollen und einer nicht ganz so tollen Session besteht nicht darin, was genau du erlebst, sondern darin, ob du darauf vertrauen kannst, dass deine Erlebnisse eine Logik, eine Bedeutung (und vielleicht sogar eine Lehre) mit sich bringen. Mit diesem Wissen im Hinterkopf betrachten wir nun die häufigsten Effekte, die in einer Breathwork-Session auftreten können.

5.3.1 Anfängliche Effekte

In den ersten fünf bis zehn Minuten der zirkulären Atemarbeit merkst du vielleicht, dass deine Haut anfängt zu kribbeln, so als wären deine Hände eingeschlafen; du magst dich auch leicht schwindelig fühlen oder bekommst vielleicht einen trockenen Mund. Unter Umständen erlebst du auch Tetanie, also unwillkürliche Muskelspannungen oder Verkrampfungen. Tetanie tritt am häufigsten in den Händen und im Kiefer auf. Das ist zwar kein besonders angenehmes Gefühl, aber auch nicht gefährlich (siehe Kapitel 3.3). Das Schlimmste, was nach einer solchen Tetanie passieren kann, ist ein Muskelkater am nächsten Tag, ähnlich wie nach einem Besuch im Fitnessstudio. Tetanie ist eine normale, spontan auftretende körperliche Reaktion auf Breathwork. Gleichzeitig besitzt sie unserer Erfahrung nach oft auch eine gewisse innere Logik. Denn Tetanie scheint meist in Muskelgruppen zu beginnen, die bereits vor der Sitzung angespannt waren. Das kann ganz praktische Gründe haben: Wenn du zum Beispiel gerade im Fitnessstudio deine Beine trainiert hast, verkrampfen sich diese möglicherweise als Erstes. Darüber hinaus kann Tetanie dich aber auch auf Körperareale aufmerksam machen, die häufig angespannt sind, ohne dass du es merkst – wenn du beispielsweise oft unbewusst die Zähne zusammenbeißt oder deine Schultern verspannst. In solchen Fällen kann es sehr hilfreich sein, dir in der Session vorzustellen, wie dein Atem und deine Aufmerksamkeit zu dem angespannten Körperteil fließen. Dazu kannst du unterstützend eine Hand auf den betreffenden Bereich legen, um einen physischen Kontakt herzustellen und so bewusst die Spannung (und eventuell auch ihre Wurzeln) zu erspüren. Wenn du zum Beispiel merkst, dass sich deine Hände verkrampfen (und du nicht gerade vom Klettern kommst), könntest du erforschen, wie sich diese verkrampften Hände emotional anfühlen – und wie es wäre, wenn du ihnen erlauben würdest, loszulassen. Falls die Tetanie allerdings so stark werden sollte, dass sie dich von der Session ablenkt, würden wir dir empfehlen, es etwas sanfter anzugehen. Dazu verlangsamst du einfach deine Atmung, bis sich deine Muskeln wieder entspannen. Eine der großartigen Eigenschaften von Breathwork ist, dass du nichts erzwingen musst, wenn es sich nicht richtig anfühlt!

Neben diesen physischen Symptomen wirst du vielleicht auch merken, wie dein Geist in den ersten zehn Minuten einer Sitzung »gesprächiger« wird. Derartige »quasselige« innere Stimmen sind oft in Abwehrmechanismen verwurzelt, die nur ungern die Kontrolle über deine Handlungen und Erfahrungen abgeben wollen. Sie mögen dir sagen, dass Breathwork langweilig, anstrengend oder unnötig ist, dass es nicht funktioniert, dass du es falsch machst und hundert andere Dinge. Wie bei allem, das während einer Session an die Oberfläche kommt, gibt es keinen Grund, diese Stimmen zu bekämpfen. Erkenne sie einfach in ihrem Dasein an, heiße sie willkommen als Teil deiner Sitzung – und atme weiter!

Je tiefer du in den Breathwork-Prozess einsteigst, je weiter du dich vom Alltagsbewusstsein entfernst, desto stärker manifestieren sich Effekte – in Konstellationen, die sich typischerweise auf sechs große Erfahrungskategorien verteilen. Im Folgenden schauen wir uns diese etwas genauer an.

5.3.2 Körperliche Erfahrungen

Manche Wirkungen von Breathwork kommen direkt im Körper zum Tragen. Abgesehen vom anfänglichen Kribbeln und der Tetanie kann dein Körper während einer Breathwork-Session eine Menge verschiedener Dinge tun – oft auf eine Art, die sich anfühlt, als würdest du sie nicht bewusst kontrollieren. Dein ganzer Körper oder Teile davon können anfangen zu zittern, sich schütteln oder anderweitig bewegen. Es kann sogar sein, dass du anfängst zu tanzen oder gegen Dinge zu treten oder zu hauen. Vielleicht gibst du auch ungeplant Geräusche von dir, etwa in Form von Singen, Summen, Schreien oder Knurren. Vielleicht entdeckst du sogar physische Fähigkeiten, von denen du noch gar nichts wusstest! Wir haben Klienten erlebt, die während einer Session Yogastellungen gehalten haben, die sie im Alltag definitiv nicht regelmäßig üben. Welche Impulse auch immer in deinem Körper wach werden: Solange sie dich nicht in körperliche Gefahr bringen, empfehlen wir, einfach mitzugehen und nicht zu versuchen, sie unter Kontrolle zu bringen. Wenn überhaupt, mache sie lieber größer als kleiner! Die meisten von uns haben gelernt, unsere Handlungen derart konstant zu kontrollieren, dass es allein schon eine unglaublich heilsame Erfahrung sein kann, den Körper einfach mal machen zu lassen, was er will, ohne sich einzumischen – egal wie das konkret aussieht.

Eine sehr seltene körperliche Auswirkung von Breathwork, über die man trotzdem Bescheid wissen sollte, ist das Erbrechen. Unserer Erfahrung nach kommt Erbrechen vielleicht ein Mal alle paar hundert Sitzungen vor, für den Fall der Fälle kann es dennoch nützlich sein, eine Schüssel oder einen Eimer in Reichweite zu haben.

5.3.3 Emotionale Erfahrungen

Breathwork kann das gesamte Spektrum an Emotionen hervorbringen: von Wut, Ärger, Leid, Trauer, Verletzlichkeit, Angst und Ekel bis hin zu Freude, Liebe, Ehrfurcht, Inspiration, Stärke und Mut – und alles dazwischen. Bei einigen dieser Emotionen wirst du genau wissen, woher sie kommen oder auf welche Situation sie sich beziehen, bei anderen vielleicht nicht. So oder so liegt der Schlüssel zu einer gelungenen Session darin, auftauchende Gefühle so weit wie möglich zuzulassen und dir selbst die Erlaubnis zu geben, sie auf die Weise auszudrücken, die sich für dich richtig anfühlt.

5.3.4 Kognitive Erfahrungen

Breathwork-Erfahrungen, die eher kognitiver Natur sind, können dir helfen, ein Thema aus neuen Blickwinkeln zu betrachten oder verschiedene Informationen in einem Gesamtbild zusammenzubringen. Auch richtiggehende »Heureka-Momente« sind möglich, in denen du Dynamiken in deinem Leben mit ungewöhnlicher Klarheit analysieren kannst. Am etwas rätselhafteren Ende des kognitiven Erfahrungsspektrums liegen wiederkehrende Erinnerungen. Manche davon werden dir bekannt vorkommen, an andere hast du womöglich schon lange nicht mehr gedacht. Wieder andere könnten dir zumindest auf bewusster Ebene komplett neu sein. Vor allem Letztere sind aus wissenschaftlicher Perspektive natürlich schwer einzuordnen: Sind es echte Erinnerungen oder erfundene? Waren sie dir vorher wirklich noch nie bewusst, oder hast du sie nur zeitweise vergessen und/oder aktiv verdrängt? Solche Fragen lassen sich nur selten klar beantworten. Deshalb ist unserer Ansicht nach die nützlichste Haltung gegenüber solchen Erfahrungen, dass sie eine Einsicht über dich selbst enthalten, die für dich bestimmt war – ob buchstäblich oder metaphorisch, das kann und muss man dann nicht immer endgültig klären. Unserer persönlichen Erfahrung nach wurden zumindest einige wiederkehrende Erinnerungen, bei denen wir als Begleiter präsent waren, später von Familienmitgliedern, Freunden oder Bekannten bestätigt. Sie sind also sicher nicht alle »ausgedacht«. In jedem Fall können kognitiv orientierte Sessions durch Erinnerungen, Heureka-Momente und klare analytische Einsichten wichtige neue Perspektiven in dein Leben bringen.

5.3.5 Sensorische Erfahrungen

Breathwork kann auch die Art und Weise verändern, wie du dich selbst und deine Umgebung wahrnimmst. Formen, Geräusche, Berührungen und Gerüche können sich intensiver anfühlen oder verzerrt werden. Farben können sich verändern, Bewegungen können schneller, langsamer oder einfach anders wirken, Gegenstände können kleiner oder größer erscheinen, als sie in Wirklichkeit sind. In manchen Fällen fühlen sich solche sensorischen Erfahrungen schlicht an wie ein interessanter »Nebeneffekt« der Session. In anderen Fällen können sie eine tiefe symbolische oder metaphorische Bedeutung annehmen. Wenn du zum Beispiel Schleim aushustest, der sich in deinem Rachen angesammelt hat, kann es sich so anfühlen, als würdest du damit gleichzeitig auch Wahrheiten ausspucken, die du früher nicht aussprechen konntest. Oder ein heller Lichtschein um ein Gesicht kann für dich die Liebe verkörpern, die du in dieser Person wahrnimmst.

Ein weiterer faszinierender Aspekt sensorischer Breathwork-Erfahrungen sind sogenannte Visionen. Der Begriff »Vision« bezieht sich hier auf Situationen, in denen du Dinge wahrnimmst (z. B. siehst oder hörst), die physisch nicht vorhanden sind. Trotzdem bezeichnen wir solche Erfahrungen ungern als Halluzinationen, weil du dir – im Gegensatz zu »tatsächlichen« Halluzinationen – meist völlig bewusst bist, dass deine Wahrnehmungen nicht physisch real sind. Das bedeutet aber keinesfalls, dass sich Visionen nicht metaphorisch real anfühlen – sie können vielmehr reiche, komplexe und dauerhafte Erlebnisse hervorzaubern. Eine der bedeutsamsten Visionen, die Martha jemals während einer Breathwork-Sitzung hatte, war ein Gespräch mit unserem ungeborenen Kind, das wir ein paar Monate zuvor durch eine Fehlgeburt verloren hatten. Während dieser Vision war Martha völlig klar, dass sie sich nicht mit einem physisch anwesenden Kind unterhielt. Und doch brachte dieses »Gespräch« Akzeptanz und Frieden in ein Thema, das für uns damals voller Schmerz und Trauer war. Insofern sehen wir Visionen einfach als eine weitere Möglichkeit, um mit dir selbst durch deine Sinne in Kontakt zu treten.

5.3.6 Spirituelle Erfahrungen

Breathwork kann außerdem den Zugang zu spirituellen Aspekten deines Lebens erleichtern. Mit »spirituell« meinen wir hier natürlich keine spezifischen religiösen Überzeugungen. Im Kern würden wir spirituelle Breathwork-Erlebnisse als Erfahrungen der Verbindung mit »etwas Größerem als uns« definieren. Du kannst dir dieses »Größere« als das Universum, die Menschheit, den fundamentalen Lebensfunken, die gesamte Schöpfung vorstellen – oder es in einer konkreteren Form manifestieren, einer religiösen Figur etwa, einem Schutzengel, einem Spirit Animal, einem weisen Vorfahren oder einer schamanischen Energiequelle. So oder so können dir spirituelle Erfahrungen (oft mittels Visionen) helfen, über die Grenzen deiner individuellen, endlichen Existenz hinauszuschauen und Schönheit und Staunen im »großen Ganzen« zu finden.

5.3.7 »Licht aus«

Breathwork kann auch auf verschiedene (und harmlose!) Weisen dein Alltagsbewusstsein »ausknipsen«. Du kannst beispielsweise dein Zeitgefühl verlieren – die meisten Menschen, die eine Breathwork-Sitzung von mehr als 15 Minuten mitgemacht haben, erleben, dass ihr Zeitgefühl dabei nicht über die ganze Session hinweg intakt bleibt. Du könntest auch in einen erholsamen Schlaf fallen. Wie bereits besprochen ist es in einer Breathwork-Session wichtig, darauf zu vertrauen, dass man das bekommt, was man in diesem Moment braucht – und manchmal ist das einfach eine tiefenentspannte Ruhepause.

Darüber hinaus gibt es aber auch Sitzungen, in denen du dein Wachbewusstsein auf eine eher unangenehme Weise verlierst – so ähnlich wie das Gefühl, wenn man versucht, wach zu bleiben, aber trotzdem immer wieder einnickt. Diese Art des leicht unangenehmen oder betäubten Einnickens wird oft von psychologischen Schutzmechanismen angetrieben – vor allem dann, wenn du im Begriff bist, mit bisher unterdrückten Gefühlen Kontakt aufzunehmen. In solchen Fällen empfehlen wir, darauf zu vertrauen, dass dich dein System in diesem Moment vor Erfahrungen schützt, für die du vielleicht noch nicht bereit bist. Wenn du diesen inneren Schutz bewusst annimmst und wertschätzt, könnte die nächste Sitzung schon anders verlaufen.

Schließlich kannst du auch in tief veränderte Bewusstseinszustände eintreten, in denen du ganz in der Sitzung aufgehst, dich später aber an nichts erinnerst. Nach solchen »Licht aus«-Sitzungen ist es deshalb besonders wichtig, daran zu denken: Nur weil du nicht bewusst erlebst, was geschieht, bedeutet das nicht, dass nichts geschieht! So vieles in unserer menschlichen Erfahrung spielt sich unter der Oberfläche unseres verbalen Wachbewusstseins ab. Und eine Breathwork-Session kann dich auch dann verändern, wenn sie auf der bewussten Ebene »nichts« bewirkt.

Tabelle 5.1 gibt dir einen Überblick über typische Breathwork-Effekte und -Erfahrungen. Denk bitte daran, dass diese Liste in keiner Weise bindend ist, selbst regelmäßig Praktizierende werden wahrscheinlich nicht alles erleben, was hier aufgeführt ist – dafür aber andere Dinge, die hier nicht erscheinen. Solltest du jedoch einen dieser Effekte während deiner Sitzung erleben, kannst du in dem Wissen ruhen, dass nichts Seltsames oder gar Gefährliches passiert – und einfach weiteratmen!

Effekte/Erfahrungen	Beispiele
Anfängliche Effekte	Kribbeln, Schwindel, leichte Tetanie, Gedankenspiele
Körperliche Erfahrungen	Zittern, Schütteln, Tanzen, Treten, Schlagen, Stoßen, Lachen, Singen, Brummen, Schreien, Knurren, Husten, Erbrechen
Emotionale Erfahrungen	Buchstäblich alle möglichen Emotionen und Gefühle
Kognitive Erfahrungen	Einsichten, Heureka-Momente, Blick auf das Gesamtbild, Neubewertung und Neuinterpretation von Erfahrungen, klare analytische Einsichten, Erinnerungen, Entwicklung von Strategien für die Zukunft
Sensorische Erfahrungen	Verstärkte oder verzerrte Sinnesempfindungen, symbolische oder metaphorische Sinnesempfindungen, Visionen
Spirituelle Erfahrungen	Verbindung zu allem, was größer ist als man selbst – das Universum, die gesamte Schöpfung etc.; dies kann sich auch in religiösen Figuren, Schutzengeln, Spirit Animals, schamanischen Energien und vielem mehr manifestieren
»Licht aus«	Verlust des Alltagsbewusstseins und/oder des Zeitgefühls, Schlaf, zwanghaftes Einnicken, fehlende Erinnerung an Ereignisse während der Sitzung

Tab. 5.1: Typische Effekte und Erfahrungen von Breathwork.

So geht's weiter

Einige dieser möglichen Effekte und Erfahrungen können eine ziemliche Herausforderung darstellen. Im folgenden Kapitel besprechen wir daher, wie du mit schwierigen Breathwork-Erfahrungen so umgehen kannst, dass sie für dich fruchtbar und nicht furchtbar werden.

5.4 Wie gehe ich mit schwierigen Breathwork-Erfahrungen um?

Vielleicht sind alle Drachen unseres Lebens Prinzessinnen, die nur darauf warten, uns einmal schön und mutig zu sehen. Vielleicht ist alles Schreckliche im Grunde das Hilflose, das von uns Hilfe will.
Rainer Maria Rilke

Manche Breathwork-Sitzungen flutschen wie Butter. Du kommst mit einem Thema an, und sobald du beginnst, zirkulär zu atmen, dringen Emotionen zu diesem Thema an die Oberfläche, die dich wiederum zu klaren Einsichten, umfassenden, schön ausbalancierten Lösungen und vielleicht sogar zu konkreten Aktionsplänen führen. Wunderbar! Andere Sessions fühlen sich dagegen mühsamer an. Das macht sie nicht schlechter oder weniger hilfreich – im Gegenteil, auf lange Sicht können sie sich sogar als nützlicher erweisen, weil sie dich deutlich an die Grenzen deiner Komfortzone bringen. Trotzdem ist es gut zu wissen, wie man vor allem in Solo-Settings mit solchen herausfordernden Breathwork-Erfahrungen umgehen kann, um am Ende neue Einsichten mitzunehmen und keine neuen emotionalen Wunden. Während die generellen Einstellungen, die wir in Kapitel 4.3 erörtert haben, sicherlich auch auf schwierige Erfahrungen anwendbar sind, gehen wir im Folgenden auf innere Haltungen und praktische Schritte ein, die besonders dann nötig werden, wenn der Weg durch die Session steinig wird.

Verwirrende und schwierige Breathwork-Erfahrungen lassen sich grob in zwei Kategorien fassen: »zu wenig« und »zu viel«. Anders ausgedrückt: In einer guten Breathwork-Session *fühlst du*; in einer »zu wenig«-Sitzung *fühlst* du *nicht*, weil du auf Widerstände stößt (vielleicht in Form von Ängsten, Ablenkungen oder Abwehrmechanismen); und in einer »zu viel«-Sitzung fühlst *du* nicht, weil dein zentrales Ich-Bewusstsein unter einer Flut von Empfindungen begraben wird. Doch für beide Kategorien gibt es Wege, um zurück in ruhigeres Fahrwasser zu gelangen.

5.4.1 »Zu wenig«-Sitzungen

»Zu wenig«-Sitzungen fühlen sich in der Regel so an, als würdest du auf ein Hindernis stoßen, das dich davon abhält, ganz in die Session einzutauchen. Dieses Hindernis kann dein Verstand sein, der nicht damit aufhören will, deine Erlebnisse zu kommentieren; ablenkende Umstände wie eine schlechte Internetverbindung bei einer Online-Sitzung; Angst, Stress und Nervosität; oder auch einer deiner Lieblings-Abwehrmechanismen (eine Beispielliste hierfür findest du in Kapitel 8.1). Was auch immer der Grund sein mag, in einer »zu wenig«-Sitzung kannst du dir nicht vollständig selbst begegnen. Hier sind einige Punkte, an denen du dich orientieren kannst, wenn du dich in einer »zu wenig«-Sitzung wiederfinden solltest:

Blockaden annehmen

Oft werden Breathwork-Sitzungen nicht dann problematisch, wenn du mit dem Kopf gegen eine Wand stößt, sondern wenn du daraufhin beschließt, die Wand zu bekämpfen, indem du deinen Kopf wiederholt dagegen rammst. Mit anderen Worten: Durch Breathwork übst du, das zu erfahren, *was gerade ist* – nicht das, *was deiner Meinung nach gerade sein sollte*. Dieses Prinzip schließt mögliche Widerstände und Ablenkungen ein – auch sie gehören zu deiner Session dazu. Wenn du auf äußere Hindernisse stoßen solltest (eine schlechte Internetverbindung, wiederholte Unterbrechungen, ein Mitteilnehmer, der nicht aufhören kann zu schreien etc.), nimm dir zunächst die

Zeit zu erspüren, was sie in dir auslösen. Wirst du ängstlich? Klopft dein Herz schneller? Macht es dich wütend? Ballen sich deine Hände zu Fäusten? Fühlst du dich frustriert und durch deine Umstände eingeschränkt? Oder hast du das Gefühl, sanft in die Ablenkung abzudriften oder die auftretenden Hindernisse einfach zu akzeptieren? Oft spiegeln unsere emotionalen und somatischen Reaktionen auf äußere Störungen Gefühle und Reaktionen wider, die wir bereits in anderen Situationen durchlebt und vielleicht eingeübt haben. Diesen Gefühlen bewusst Raum zu geben, kann dir deshalb viele wertvolle Einsichten bringen!

Ein weiterer Aspekt, der sehr interessant zu beobachten sein kann, wenn externe Störungen auftreten, ist die innere Stimme, die dir sagt, dass es *einfach* sein sollte, solche Störungen zu ignorieren. Aber sollte es das wirklich? Wir finden es einen ziemlich unmenschlichen Anspruch, sich hundertprozentig zu konzentrieren, wenn der Ton deines Online-Lehrers ständig ausfällt oder die Nachbarn immer wieder an die Wand klopfen. Du bist kein Selbstoptimierungsroboter. Lass dich also auf die Gefühle und Gedanken ein, die die aktuellen äußeren Ereignisse in dir hervorrufen, und lass *das* deine Sitzung sein, anstatt eine hypothetische Sitzung zu verfolgen, die du unter anderen Umständen vielleicht hättest haben können.

In anderen Fällen kann es sein, dass du aus praktischer und logistischer Sicht eine völlig problemlose Sitzung erlebst, allerdings auf innere Barrieren stößt. Vielleicht nickst du ständig unwillkürlich ein, lässt dich von den kleinsten Ereignissen ablenken, verkrampfst dich körperlich und/oder emotional, kannst deinen eigenen, inneren Kommentar nicht abstellen, musst dich furchtbar anstrengen, um beim Atmen zu bleiben, machst dir Sorgen, weil nichts zu passieren scheint etc. Bei all diesen und Dutzenden anderen inneren Konflikten besteht genau wie bei äußeren Unterbrechungen der wichtigste Schritt darin, anzuerkennen und zu respektieren, was gerade vor sich geht. Deine Schutzmechanismen existieren nicht grundlos. Der Teil von dir, der dich ablenkt oder schläfrig macht, schirmt möglicherweise Emotionen ab, die dein System noch als zu gefährlich einstuft. Der Teil von dir, der dafür sorgt, dass du angespannt bist und so hart arbeitest, hat wahrscheinlich gelernt, dass darin der Weg zum Erfolg liegt.

Wenn du kannst, nimm dir also einen Moment, um die auftretenden Abwehrmechanismen bewusst anzuerkennen. Würdige ihre Funktion in deinem Leben und frage sie dann ausdrücklich, ob sie für die nächste Stunde mal zur Seite treten könnten, da du dich in einer sicheren Umgebung befindest. Wenn sie das können – großartig, weiter geht's! Wenn sie es nicht können – auch gut, dann dreht sich deine Sitzung nun eben darum, diese Abwehrmechanismen zu erforschen. Solche Sitzungen machen in der Regel nicht ganz so viel Spaß, können aber im Endeffekt unglaublich nützlich sein. Solange du deine Realität in diesem Moment anerkennen kannst, Widerstände inbegriffen, gewinnst du in jedem Fall.

Unterstützung suchen

Wenn wir beide zu Hause allein oder mit Online-Unterstützung eine Breathwork-Sitzung machen, kommen wir fast nie so tief in unseren Prozess hinein wie in einer Präsenz-Gruppe oder in einer begleiteten Einzelsitzung. Wir haben gemerkt, dass dabei innere Schutzsysteme am Werk sind, die dafür sorgen, dass belastende Emotionen nicht gerade dann an die Oberfläche kommen, wenn es keine äußere Unterstützung gibt, um sie notfalls einzugrenzen. Dieses Prinzip ist weder gut noch schlecht, unsere persönlichen Schutzmechanismen funktionieren einfach so.

Wenn dein System ähnlich gepolt ist, wird die effektivste Reaktion wohl nicht sein, deine Schutzmechanismen einfach aus dem Weg zu schieben. Schließlich haben sie nicht ganz unrecht – sich allein in eine potenziell überwältigende emotionale Erfahrung zu begeben, ist tatsächlich riskant. Von deinen Schutzmechanismen zu verlangen, dass sie dich nicht nur einen, sondern gleich zehn Schritte aus deiner Komfortzone hüpfen lassen, ist weder besonders realistisch, noch ist es mitfühlend gegenüber den Gründen, warum die Schutzmechanismen bestimmte Teile deiner inneren Landschaft für unsicher erklärt haben. Anstatt sie also in die Ecke zu stellen, höre ihnen lieber zu und hole dir die nötige Unterstützung für deine Breathwork-Session, zum Beispiel in Form einer Begleitung und/oder einer Präsenz-Gruppe, der du vertraust. Sobald dein System spürt, dass du in sicheren Händen bist, entspannen sich deine emotionalen Sicherheitsventile mit der Zeit meist ganz von selbst.

Erst mal entspannen

Wie du in Kapitel 5.2 gesehen hast, empfehlen wir, dir vor Beginn einer Breathwork-Session einige Augenblicke Zeit zu nehmen, um einen kurzen Ganzkörperscan durchzuführen. Dabei entspannst du nach und nach alle Muskeln deines Körpers, während du einige tiefe Atemzüge nimmst. Einer der Hauptgründe dafür ist, dass solche Praktiken deinen Abwehrmechanismen mitteilen, dass du dich in deiner momentanen Situation wohlfühlst und dir nichts Gefährliches passieren wird. Wichtig dabei ist, dass sich diese Entspannung nicht nur auf kognitiver Ebene vollzieht, sondern auch auf der somatischen Erfahrungsebene. Wenn du zu Beginn einer Breathwork-Session oft gegen deine Abwehrmechanismen stößt und dich bereits mit ihnen auseinandergesetzt (siehe Punkt 1) und dir Unterstützung gesucht hast (siehe Punkt 2), dann kann ein Moment der bewussten Entspannung zu Beginn einer Sitzung deinem Körper genug Sicherheit vermitteln, um dich ganz in deine Breathwork-Erfahrung eintauchen zu lassen.

Integrieren und interpretieren

Vor allem nach »zu wenig«-Sitzungen können wir versucht sein, unsere Erfahrungen aus einer bewertenden Perspektive zu betrachten. Vielleicht hast du das Gefühl, dass die Sitzung nicht funktioniert hat, du vor dem Durchbruch gescheitert bist oder eine

Chance verpasst hast. Oder einfach, dass du deine Zeit verschwendet hast! Doch wenn wir Sitzungen auf diese Weise interpretieren, können wir uns der guten Dinge berauben, die sie mit sich bringen – selbst wenn sich diese guten Dinge in einer unerwarteten oder gar ärgerlichen Verpackung präsentieren. Wenn du also versucht bist, mit verurteilenden Augen auf deine »zu wenig«-Sitzung zurückzublicken, kann es hilfreich sein, sich an ein paar Punkte zu erinnern: Zunächst einmal kann in Breathwork-Sessions sehr viel unter der Oberfläche des bewussten Erlebens geschehen. Ein Klient von uns »erlebte« während seiner Breathwork-Sitzungen in den ersten Monaten so gut wie nichts. Doch nach jeder Sitzung änderten sich die Entscheidungen, die er in seinem täglichen Leben traf – von der Art, wie er an seinen Job heranging, bis hin zu Familienbeziehungen und Freundschaften. *Irgendetwas* passierte also eindeutig während seiner Sitzungen, sein System sagte ihm nur nicht, was genau.

Das ist aber noch nicht alles: Selbst wenn wir mal annehmen, dass in deiner Sitzung wirklich absolut nichts Interessantes passiert ist, hast du immerhin eine Stunde damit verbracht, dein System einzuladen, sich auszudrücken. Vor allem wenn wir seit Langem gewohnt sind, unsere Gefühle zu unterdrücken, braucht unser System meist eine gewisse Zeit, um darauf vertrauen zu können, dass deine Einladung ernst gemeint ist. Jedes Mal wenn du dich hinlegst und atmest und dir die Erlaubnis zum tiefen Fühlen erteilst, baust du dieses Vertrauen aus – auch wenn sich die Schleusen noch nicht ganz öffnen. Wie bereits erwähnt, sind »zu wenig«-Sessions oft von Gewohnheiten und Abwehrmechanismen geprägt, die vielleicht noch nicht bereit sind, den Weg freizugeben. Betrachten wir diese Mechanismen mit Neugier statt mit Verurteilung, entdecken wir womöglich tiefe Dynamiken und Ursprünge, die wir in der nächsten Sitzung besser kennenlernen können.

5.4.2 »Zu viel«-Sitzungen

In einer »zu viel«-Sitzung fühlt sich das, was du erlebst, so intensiv an, dass es Gefahr läuft, dein System zu überwältigen. Empfindungen und Emotionen können so allumfassend werden, dass sie deine Fähigkeit überfordern, sie hier und jetzt zu erfassen und in dein Ich-Bewusstsein zu integrieren. Vielleicht hast du auch das Gefühl, dass die Erfahrung deinen Körper »in Besitz nimmt«, zum Beispiel wenn du deinen Atem nicht bewusst verlangsamen oder nicht zu zittern aufhören kannst. Auch solch intensive Breathwork-Erfahrungen sind zwar generell herzlich willkommen, du solltest aber sicherstellen, dass sie in einem gut aushaltbaren Rahmen bleiben und dass du im Zweifelsfall immer bewusst selbst entscheiden kannst, wohin die Erfahrung gehen soll. Hier sind einige Schritte, die dir dabei helfen können, emotional turbulente Erfahrungen in ruhigere Gewässer zu lenken:

Gehe einen Schritt aus deiner Komfortzone heraus

Der psychologische Raum, in dem du deine innere Landschaft am besten auf nützliche Weise erkunden kannst, liegt etwa einen Schritt außerhalb deiner Komfortzone. *Einen* Schritt! Nicht null Schritte – dort lernst du nur, was du bereits weißt. Aber auch nicht zehn Schritte – dort lernst du nur, wie es sich anfühlt, komplett überfordert zu sein, anstatt konstruktiv herausgefordert zu werden. Wenn du auf Gefühle und Einsichten stößt, die sich beängstigend, schmerzhaft oder unangenehm, zugleich aber auch »richtig« anfühlen: Wunderbar, mach weiter! Selbst wenn die Gefühle, die du erlebst, sehr intensiv sind. Solltest du hingegen zunehmend Angst oder Hilflosigkeit gegenüber deiner Erfahrung verspüren, denk daran: Es ist okay, auf die Bremse zu treten! Breathwork zielt auf Selbsterkundung ab, nicht auf Selbstbestrafung. Sich in Erfahrungen hineinzudrängen, die sich emotional nicht sicher anfühlen, ist im Grunde eine Art, mangelndes Mitgefühl mit sich selbst zu praktizieren. Und das strebt Breathwork gerade nicht an!

Wenn dein System dir also – beispielsweise durch Gefühle wie Angst oder Erschöpfung – signalisiert, dass du dich mehr als nur ein paar Schritte außerhalb deiner Komfortzone befindest, dann übe dich in Selbstfürsorge und bewege dich zurück ans sichere Ufer: Verlangsame deine Atmung, spüre den Boden unter dir, öffne die Augen, setze dich auf und zähle wahllos ein paar Gegenstände im Raum, um dich im Hier und Jetzt zu verankern. Auch lohnt es sich, den Kontakt mit »Ankerobjekten« zu suchen (etwa einer Decke, die du bei Bedarf festhalten kannst) oder natürlich deinen Sitter anzusprechen, wenn du einen hast.

Viele von uns haben gelernt, Ziele zu verfolgen und dabei mögliche emotionale und/oder physische Schmerzen zu ignorieren. Vor diesem Hintergrund kann es interessanterweise schwieriger und beängstigender sein, Prozesse zu bremsen und sanft mit uns umzugehen, als einfach weiter die Zähne zusammenzubeißen. Denk also daran, dass es eine Form von Mut ist, Mitgefühl mit dir selbst zu praktizieren! Das, was in einer »zu viel«-Session auftaucht, wird nach der Session nicht einfach spurlos verschwinden. Du kannst es ein anderes Mal erforschen, in gut verdaulichen Portionen. Heilung und Selbsterkenntnis sind langfristige Prozesse, und wenn du die emotionale Kapazität deines Systems heute überforderst, ist die wahrscheinlichste Folge, dass sich dein System beim nächsten Mal eher stärker abschirmen wird.

Nun gibt es natürlich auch Situationen, in denen deine Abwehrmechanismen dafür sorgen, dass du dich zu erschöpft oder ängstlich fühlst, um ein Thema zu ergründen, obwohl es sich als vollkommen sicher und heilsam erweisen würde, wenn du deinem Prozess weiter folgen würdest. Besonders in Solo-Sitzungen kann es schwierig sein, diese beiden Szenarien (tatsächliche versus aus Abwehr gefühlte Überforderung) auseinanderzuhalten. Solo-Sitzungen sind unserer Ansicht nach allerdings auch der Kontext, in dem du deine Gefühle am wenigsten streng infrage stellen solltest. Bewege dich im Zweifelsfall sanft auf das metaphorische sichere Ufer zu und lote aus, wie du dich dabei fühlst. Beim nächsten Mal kannst du dann gut vorbereitet zurückkommen (wenn möglich mit Unterstützung) und den Bereich außerhalb deiner Komfortzone mit einem soliden »Rettungsplan« im Gepäck erkunden.

Unterstützung suchen

Manche Themen lassen sich nur schwer behutsam und Schritt für Schritt erschließen. Konzentriert sich deine Session auf ein derart »explosives« Thema, können emotionale Stürme unvermeidlich sein. Wenn du den Verdacht hast, dass du dich in emotional unruhige Gewässer begibst, solltest du dir möglichst Unterstützung suchen. Anders als bei »zu wenig«-Sitzungen besteht die Hauptaufgabe deiner Unterstützung in diesem Fall darin, dich zu verankern und zu erden, wenn du Schwierigkeiten haben solltest, deine Erfahrungen im Zaum zu halten. Das erleichtert es dir, dich voll und ganz auf deinen Prozess einzulassen, ohne dir Sorgen machen zu müssen, dass du deine Kapazitäten überschreiten könntest – in der Gewissheit, dass du jemanden hast, der dich wieder ans Ufer zurückholt, falls du ein bisschen zu weit über deine Komfortzone hinausschießen solltest.

Hast du einen ausgebildeten Begleiter, brauchen wir nicht wirklich darüber zu sprechen, wie das »Ans-Ufer-ziehen« aussieht, denn jeder professionelle Begleiter hat eigene Werkzeuge dafür. Wirst du hingegen von einem Sitter unterstützt, solltest du nicht davon ausgehen, dass dieser ohne Weiteres in der Lage ist, spontan mit einer »zu viel«-Sitzung umzugehen. In diesem Fall empfiehlt sich ein Vorabgespräch, in dem ihr gemeinsam klärt, welche »Leitplanken« dein Sitter nutzen kann, falls der Prozess etwas entgleisen sollte. Dazu können etwa Codewörter oder Sicherheitsfragen gehören, mit denen dein Sitter sich bei dir meldet, wenn er den Verdacht hat, dass dein Prozess zu intensiv wird. Darunter fallen zum Beispiel Sätze wie »Bist du am Steuer?«, »Fühlst du dich sicher?«, »Denk daran, den Boden unter dir zu spüren!« oder auch ein dringlicheres »Zurück ans Ufer, jetzt!« Du kannst deinem Sitter auch innere Quellen der Stärke und Sicherheit nennen, die er wenn nötig aktivieren kann. Zum Beispiel ein innerer Schutzort (wie ein friedlicher Garten oder eine gemütliche Strandhütte), den du visualisieren kannst; oder eine innere Stimme (etwa von einem inneren Krieger oder Beschützer), der du vertraust und die du um Unterstützung bitten kannst. Schließlich gibt es noch die Möglichkeit, echte, physische Sicherheitsobjekte zu nutzen (eine Decke, einen geschliffenen Stein, einen Teddybär, die Hand des Sitters etc.), die du berühren kannst, um dich wieder in der Gegenwart zu verankern.

Integrieren und interpretieren

Wenn eine Breathwork-Session vielleicht ein paar Schritte tiefer ging, als dir lieb war, ist es nicht nur wichtig, wie du mit der Erfahrung umgehst, während sie stattfindet, sondern auch, wie du sie danach für dich selbst einordnest. Eingehender beschäftigen wir uns mit der Integration von Breathwork-Sitzungen im nächsten Kapitel. Im Kontext einer »zu viel«-Session ist aber vor allem Folgendes essenziell: Erstens ist es nach einer überwältigenden Sitzung wahrscheinlicher, dass starre und wenig hilfreiche Interpretationen ins Spiel kommen. In Gedanken wie »Das war wirklich schrecklich und gefährlich, das mache ich nie wieder«, »Ich bin so überempfindlich, das hätte doch kein so großes Drama sein sollen« oder »Ich hätte wissen sollen, dass das zu viel war, warum habe ich nicht früher aufgehört?« steckt natürlich schon ein kleines Körnchen Wahrheit: Wenn eine Session zu intensiv war, sollte man auf jeden Fall daraus lernen und dafür sorgen, dass so etwas möglichst nicht wieder vorkommt. Aber in der Art, wie wir »zu viel«-Sitzungen integrieren, können auch eine Menge Ängste und Urteile stecken, die die nützlichen Aspekte der Sitzung verdecken. Und jetzt, wo du die Session ohnehin schon überstanden hast, wäre es doch nett, daraus etwas Gutes mitzunehmen!

Versuche also nach einer »zu viel«-Sitzung, sanft mit dir umzugehen und das Geschehene für eine Weile gar nicht erst zu interpretieren. Vergewissere dich zunächst, dass du wieder vollständig in deinem Körper angekommen bist. Dazu bieten sich beispielsweise Spaziergänge an (idealerweise barfuß, damit du deine Fußsohlen spürst). Wenn noch viele Emotionen durch deinen Körper strömen, schüttele und/oder tanze sie heraus. Iss etwas, trinke Wasser, dusche, rufe vielleicht Freunde oder Mentoren an – jemanden, dem du vertraust und der dir unterstützend und vorurteilsfrei zuhören kann.

Sobald du dich um dich selbst gekümmert und dich wieder im Hier und Jetzt verankert hast, kannst du deine Session erneut betrachten. Idealerweise tust du das mit so viel offener Neugier, wie du aufbringen kannst. Dabei lohnt es sich, die folgenden Gedanken im Hinterkopf zu behalten: Erstens zeigt eine »zu viel«-Sitzung, dass du mutig genug warst, wirklich in deinen Prozess einzutauchen. Zolle dir dafür den Respekt, den du verdienst! Wachstum findet nur statt, wenn wir das Unbekannte aufsuchen – und das hast du getan, auch wenn du dieses Mal vielleicht etwas zu weit gegangen bist. Zweitens ist es gut, deine Sitzung als das anzuerkennen, was sie war (z. B. schmerzhaft oder überwältigend), aber gleichzeitig das große Ganze im Auge zu behalten. Eine »zu viel«-Session ist letztlich nur ein Stolperstein auf deinem hoffentlich langen und fruchtbaren Lernweg, der dich immer eleganter durch deine innere Landschaft führt. Wenn solche Momente des Stolperns regelmäßig vorkommen, solltest du dich auf jeden Fall mit den Gründen dafür auseinandersetzen (vielleicht auch mit Feedback von Begleitern, Mentoren oder Therapeuten). Wenn es sich jedoch um ein einmaliges Ereignis handelt, versuche es als Teil deines Lernprozesses zu betrachten, genauso wie du einen Sturz beim Erlernen einer neuen Sportart einordnen würdest. Du hast nichts falsch gemacht, du hast diesmal nur etwas mehr »Training« abbekommen als geplant – und indem du das im Rückblick noch einmal durcharbeitest, lernst und wächst du bereits daran.

Und schließlich: Abgesehen davon, dass deine Erfahrung einfach »zu viel« war, kann sie dir auch interessante Hinweise auf Themen geben, mit denen du dich in Zukunft (mithilfe angemessener Unterstützung) weiter beschäftigen kannst. Das kann der Inhalt deines Erlebnisses selbst sein (z. B. wenn du dabei ein bisher unverarbeitetes Trauma berührt hast), es kann aber auch deine Reaktion darauf sein. Als die emotionalen Gewässer stürmisch wurden, hast du da mit Angst, Wut oder Aufgeben reagiert? Wurden urteilende Stimmen in deinem Kopf laut? Die Antworten auf diese Fragen können dir viel darüber verraten, wie du mit anderen herausfordernden Aspekten deines Lebens umgehst. Und sie könnten ein guter Ausgangspunkt für die nächste Session sein.

Das bringt uns zum letzten, wichtigen Punkt der Integration von »zu viel«-Sitzungen: die nächste Session! Gehe sie erst an, wenn du bereit bist und das Gefühl hast, dass du die vorherige Erfahrung gut verdaut hast. Und wenn du konkrete Lehren umgesetzt hast, die du daraus für deine Breathwork-Praxis gezogen hast.

Wenn du herausfordernde Breathwork-Sessions aus einer noch detaillierteren Perspektive verstehen möchtest, findest du dazu mehr in Kapitel 8.1. Dort beschreiben wir typische Herausforderungen einer Breathwork-Session aus der Sicht von Begleitern, die ihre Klienten dabei unterstützen wollen. Dazu jedoch ein Wort der Vorsicht: Wenn man viel theoretisches, konzeptuelles Wissen in eine Breathwork-Sitzung mitnimmt, kann es unter Umständen sogar schwieriger sein, im Prozess aufzugehen, da man fortwährend versucht ist, das Geschehen auf intellektueller Ebene zu analysieren und einzuordnen. Wenn du also nicht das unbedingte Bedürfnis verspürst, mehr darüber zu wissen, ist es vielleicht sinnvoller, die Bandbreite möglicher Breathwork-Erfahrungen nicht durch eine Liste kennenzulernen, sondern indem du sie selbst erlebst.

So geht's weiter

Ganz gleich, ob eine Breathwork-Erfahrung nun »zu wenig«, »zu viel« oder genau richtig ist, einer der wichtigsten Aspekte der Sitzung besteht darin, sie in dein Alltagsbewusstsein zu integrieren. Im nächsten Kapitel werden wir mögliche Schritte erläutern, die dir dabei helfen können.

5.5 Wie integriere ich Breathwork-Erfahrungen?

Integration ist kein einmaliges Ereignis, sondern ein fortlaufender Prozess. Sie erfordert kontinuierliche Selbstreflexion, Selbsterkenntnis und die Bereitschaft, sich mit den unbewussten Aspekten unseres Selbst auseinanderzusetzen.
Carl Gustav Jung

Du hast also nun deine zirkuläre Atemtechnik gründlich geübt und konntest die dabei aufkommenden Erfahrungen gut navigieren und verarbeiten. Super! Das bedeutet, es ist an der Zeit, die Integration in Angriff zu nehmen. Damit Breathwork nicht nur ein interessantes Erlebnis bleibt, sondern dein Leben ernsthaft und dauerhaft verbessern kann, ist es entscheidend, wie du deine Breathwork-Erkenntnisse in dein Alltagsbewusstsein und deine täglichen Gewohnheiten integrierst. Die beste Art, der Integration den nötigen Raum zu geben, kann individuell variieren – je nach dem Inhalt deiner Breathwork-Erfahrungen, deiner Persönlichkeit, deiner Geschichte sowie deinen Lebensumständen. Integration wird für eine 50-Jährige mit vier Kindern und zwei Jobs aller Wahrscheinlichkeit nach anders aussehen als für einen 21-Jährigen, der gerade zum ersten Mal in eine eigene Wohnung gezogen ist. Das Einzige, was wir wirklich allen Breathwork-Praktizierenden gleichermaßen empfehlen können, ist, der Integration den nötigen Raum und die nötige Zeit zu geben. Denn warum suchst du in deiner inneren Landschaft nach Schätzen, wenn du sie dann nicht mit nach Hause nehmen und zu einem Teil deines Lebens machen kannst? In diesem Kapitel haben wir daher vier Prinzipien zusammengestellt, die überlegenswert sind, wenn du dich an deinen eigenen Stil der Breathwork-Integration herantastest.

Finde zurück in deinen Körper

Die Basis jeder Art von Integration besteht darin, in deinem Körper geerdet zu sein. Wenn du nicht mit den Gefühlen in deinem Körper verbunden bist, wird es auch schwierig, sich mit dem Hier und Jetzt zu verbinden. Um dich zu erden, kannst du alles tun, wodurch dein Körper auflebt. Das können physische Aktivitäten sein wie (barfuß) gehen, tanzen, Emotionen herausschütteln, die vielleicht noch in deinem Körper nachhallen (mehr zum sogenannten Shaking findest du in Kapitel 5.1), Stretching, Yoga – im Grunde alles, bei dem sich dein Körper auf eine Weise bewegen kann, die er genießt. Ebenso hilft es, mit den Elementen um dich herum in Kontakt zu treten und diesen Kontakt in deinem Körper zu spüren. Wenn du spazieren gehst, versuche am besten, durch die Natur zu laufen. Dusche oder nimm ein Bad und spüre das Wasser auf deiner Haut. Gehe nach draußen und atme den Wind ein. Lege dich irgendwo ins Freie und spüre die Erde unter dir. Grabe die Zehen in den Sand und spüre, wie sich das anfühlt. Oder umarme einen Baum!

Ehre dein Alltagsbewusstsein

Besonders wenn wir von intensiven und sehr bedeutsamen Breathwork-Erfahrungen zurückkehren, kann sich unser Alltagsbewusstsein (also unser Ego) mit seinen kleinen Verpflichtungen, Sorgen und Wünschen sehr banal und begrenzt anfühlen. Dieses Gefühl ist völlig verständlich. Das heißt aber nicht, dass es richtig ist. Denn letztlich ist dein Ego das Vehikel, das es dir ermöglicht, in dieser Welt das zu manifestieren, was dir wichtig ist. Wenn du deinen Job liebst, musst du dafür wahrscheinlich auch irgendeine Art von Papierkram erledigen. Wenn du deinen Partner liebst, müsst ihr euch über Finanzen und das Geschirrspülen ebenso einigen wie über eure Werte und Ideale. Wenn du deine Freunde liebst, solltest du ihnen auch beim Umzug helfen. Wenn du deine Kinder liebst, tust du für sie *so viel banales Zeug*, vom Windelwechseln bis zur Schulanmeldung. Nichts davon wird von deinem erleuchteten und universell verbundenen Selbst allein vollbracht; das alles erfordert unbedingt auch dein Ego, inklusive seiner »simplen« Fähigkeiten, mit der Welt umzugehen. Versuche also, dein Ego als aktiven Teil in deinen Prozess einzuladen, anstatt dich gegen die Rückkehr des Alltagsbewusstseins zu sträuben. Zeige deinem Ego die Gefühle und Erkenntnisse, die du aus deiner Session mitgebracht hast, und lass es zustimmen, diese gemeinsam in die Tat umzusetzen. Wenn du beispielsweise das Gefühl hast, dass es an der Zeit ist, dich wieder mit deinen Wurzeln zu verbinden, ist dein Ego der Teil von dir, der dafür sorgen kann, dass du einen tollen Job in deiner Heimatstadt bekommst. Du kannst dir gar nicht vorstellen, welche erstaunlichen Dinge du vollbringen kannst, wenn dein zentrales Ich-Bewusstsein, dein »höheres Selbst« und dein Ego so gemeinsam an einem Strang ziehen. Ehre also dein Alltagsbewusstsein – es ist kein Feind deines persönlichen Wachstums, sondern ein unverzichtbares Werkzeug dafür!

Gewöhne dich ans Nicht-Wissen

Breathwork-Erfahrungen können ein bisschen wie Kaleidoskope sein – sie sehen in jedem Moment und aus jedem Blickwinkel anders aus. Ein und dieselbe Erfahrung kann viele gültige Interpretationen haben, und meistens werden sie alle auf unterschiedliche Weise und auf verschiedenen Ebenen wahr sein. Unser Verstand dagegen mag Mehrdeutigkeit gar nicht gerne. Er nagelt Ereignisse oft lieber auf eine einzige Wahrheit fest, als viele koexistierende, potenzielle Wahrheiten gelten zu lassen. Evolutionär gesehen ergibt das Sinn – niemand möchte einem Tiger gegenüberstehen und darüber philosophieren, ob der Tiger nun wirklich existiert oder nicht. Doch wenn es nicht um Tiger, sondern um Breathwork geht, sind die Dinge weniger eindeutig.

Zum einen existieren die während einer Session auftauchenden Erkenntnisse meist auf einer geistigen Ebene, die man die »Sprache der Träume« nennen könnte. Das bedeutet, dass dein Breathwork-Erlebnis genau wie die Geschichten und Einsichten, denen wir manchmal in Träumen begegnen, absolut wahr und bedeutungsvoll ist – allerdings nicht immer im wörtlichen Sinne. Sagen wir zum Beispiel, du hast in einer Breathwork-Sitzung das Gefühl, dass du deinen Partner verlassen und einen neuen finden musst. Wenn du das deutlich gespürt hast, dann ist es auch wahr. Doch auf welche Weise? Es kann bedeuten, dass du buchstäblich deinen Partner verlassen solltest. Oder dass du metaphorisch einen Aspekt von ihm verlassen und dich stattdessen mit einem anderen Aspekt verbinden musst. Oder dass du der alten Angst begegnet bist, dein ganzes Leben lang an dieselbe Person gebunden zu sein. Oder dass du eine Phase durchlaufen musst, in der du prinzipiell bereit bist, deinen Partner zu verlassen, um mit ihm langfristig glücklich zu werden. Und so weiter.

Welche Interpretation für dich am zutreffendsten und relevantesten ist, lässt sich selten auf Anhieb sagen. Also versuche es am besten gar nicht direkt. Interpretiere nicht, und vor allem: handele nicht sofort aufgrund deiner Breathwork-Erfahrung. Nimm dir Zeit, um im Raum des Nicht-Wissens still zu stehen. Lass deinen Verstand sich an die Tatsache gewöhnen, dass es keine einzig gültige Wahrheit gibt, auf die er deine Erfahrung schnell festnageln kann. Das mag sich anfangs ziemlich unangenehm anfühlen, doch die Fähigkeit, der Ungewissheit ins Auge zu blicken, ohne den Drang sofort zu reagieren, ist eine Superkraft in so vielen Lebenssituationen – eine Superkraft, die du mit Breathwork trainieren kannst. Sobald sich die Einsichten aus deiner Session in deinem Alltag verankert haben, wirst du höchstwahrscheinlich merken, dass sich ihre Bedeutung nach und nach klärt. Das geschieht einfach dadurch, dass du mit ihnen lebst, nicht dadurch, dass du sie analytisch unters Mikroskop legst. Bis dahin versuche dich in Geduld zu üben – und im Nicht-Wissen.

Schütze deine Erfahrungen

Gefühle und Einsichten, die während einer Breathwork-Session auftauchen, können unglaublich wertvoll sein – und in gewisser Weise auch zerbrechlich. Deine Erfahrungen mit jemandem zu teilen, nur um dann mit Urteilen oder Spott konfrontiert zu werden, kann nicht nur sehr schmerzhaft sein, es kann auch deine Energie und Aufmerksamkeit von der Erfahrung selbst ablenken, hin zu dem Schmerz, deine Erfahrung in einem ungeschützten Umfeld geteilt zu haben. Das bedeutet nicht, dass du Angst davor haben musst, deine Erfahrungen mit anderen zu teilen – es ist nur wichtig, dass du dabei als kluger und fürsorglicher Beschützer deiner Erfahrungen agierst.

Zudem kann es sich schwierig, ja fast brutal anfühlen, nach einer Session sofort wieder fokussiert und produktiv sein zu müssen, wenn sich dein System noch nach Ruhe sehnt, um bei dir bleiben und deine Erfahrung integrieren zu können. Daher kann es eine wichtige Schutzmaßnahme sein, nach deiner Breathwork-Sitzung etwas Zeit einzuplanen, um sicherzustellen, dass du die Freiheit hast, den spontanen Bedürfnissen deines inneren Systems zu folgen.

Und schließlich: Sei sanft zu dir selbst! Bei der Integration deiner Breathwork-Erfahrungen läuft vielleicht nicht alles wie erwartet. Möglicherweise hast du das Gefühl, deine Erlebnisse zu schnell oder zu langsam in die Tat umgesetzt zu haben. Möglicherweise sehnst du dich nach einem unterstützenden Umfeld, das (noch) nicht in Reichweite ist. Möglicherweise wünschst du dir mehr Raum und Zeit, als du im Moment zur Verfügung hast. Und so weiter. Wie alles im Leben ist auch die Integration ein unvollkommener, manchmal chaotischer, in jedem Fall aber fortlaufender Prozess, und einer der wichtigsten Aspekte dabei ist, dir selbst mit Verständnis statt mit Verurteilung zu begegnen.

So geht's weiter

Du hast schon ein paar Breathwork-Sessions hinter dir und möchtest sie nun zu einem regelmäßigen Bestandteil deines Lebens machen? Im nächsten Kapitel stellen wir dir einige Übungen vor, die du jeden Tag machen kannst.

6 Breathwork-Übungen für jeden Tag

Zirkuläre Atemarbeit kann eine Menge Gutes bewirken. Wie wir in den vorangegangenen Kapiteln gesehen haben, kann sie dein Leben auf körperlicher, geistiger, emotionaler und sozialer Ebene verbessern. Wunderbar! Aber: Nur sehr wenige Menschen werden jeden Tag oder alle paar Tage eine komplette Breathwork-Sitzung machen wollen. Und selbst jenen Menschen, die die Zeit, Energie und Motivation dafür haben, würden wir das nicht unbedingt empfehlen. Zum einen weil eine Breathwork-Session immer eine körperliche und emotionale Herausforderung darstellt – schließlich bewegst du dich dabei generell außerhalb deiner Komfortzone. Zum anderen weil die Erkenntnisse, die du aus einer Session mitnimmst, in der Regel ein paar Tage (oder Wochen oder sogar Monate) brauchen, um sich fest in dein Alltagsbewusstsein und deine Gewohnheiten zu integrieren. Und Breathwork ohne angemessene Integration läuft Gefahr, zu einem »bloßen« Erlebnis zu werden statt zu einer Praxis mit nachhaltiger Wirkung.

Trotzdem kann es natürlich sehr nützlich – und erfreulich – sein, täglich Übungen zu machen, die dich darin unterstützen, eine offenherzige Beziehung mit dir selbst und deinen vergangenen und aktuellen Lebenserfahrungen zu kultivieren. Aus diesem Grund listen wir in diesem Kapitel einige Praktiken auf, die mehr oder weniger direkt zur Familie der zirkulären Breathwork-Techniken gehören, aber kurz und sanft genug sind, um sie leichter in eine tägliche Routine zu integrieren. Diese Liste ist natürlich bei Weitem nicht vollständig – es gibt so viele tolle Atemübungen, und wir laden dich herzlich ein, sie auszuprobieren! Hier stellen wir nur jene Techniken vor, die wir persönlich am häufigsten nutzen und als besonders effektiv empfinden. Vielleicht ist ja die ein oder andere dabei, die dich anspricht!

6.1 Die Wim-Hof-Methode: Fühlen und aufladen

Vielen, die sich für Breathwork interessieren, wird die Wim-Hof-Methode wohl als Erstes begegnen. Auf wimhofmethod.com findest du großartige (oft kostenlose) Ressourcen für deine Atempraxis, deshalb geben wir hier nur eine kurze Einführung.

Die Wim-Hof-Methode ist mit tibetischen Atempraktiken (Tummo oder »Atem des inneren Feuers«) verwandt und basiert auf einem sehr ähnlichen Muster wie die zirkuläre Atemarbeit. Der Unterschied besteht darin, dass du nicht kontinuierlich zirkulär atmest, sondern etwa 30 bis 40 zirkuläre Atemzüge machst, um dann beim letzten Atemzug direkt nach dem Ausatmen den Atem so lange wie möglich anzuhalten. Wenn du dann das Gefühl bekommst, dringend wieder atmen zu müssen, atmest du ein Mal ein, hältst den Atem für weitere 15 Sekunden an, atmest aus und beginnst dann die nächste Runde, indem du wieder 30- bis 40-mal zirkulär atmest. Eine typische Wim-Hof-Übung umfasst zwei bis vier solcher Runden und dauert dadurch insgesamt nur zwischen 5 und 15 Minuten. Die Wim-Hof-Methode kombiniert dies mit Kälteexposition, zum Beispiel in Form von kalten Duschen, Eisbädern oder Winterschwimmen. Etwas empfindlichere Gemüter wie wir können die Atemübungen aber auch ohne Kälteexposition durchführen. Zwei bis vier Wim-Hof-Runden wirken in der Regel eher meditativ im Gegensatz zu den eher immersiven Prozessen, die für die zirkuläre Atemarbeit typisch sind. Wenn du deine Wim-Hof-Sitzung jedoch durch zusätzliche Atemrunden verlängerst, ähneln sich die Effekte zunehmend.

Das Tolle an der Wim-Hof-Methode ist, dass regelmäßiges Üben die geistige Belastbarkeit wie auch die eigene Körperwahrnehmung deutlich stärken kann. Tatsächlich zeigen neurowissenschaftliche Studien, dass regelmäßiges Wim-Hof-Atmen direkte Auswirkungen auf einige jener Gehirnbereiche hat, die am engsten mit der Wahrnehmung, Interpretation und Modulation von Körpersignalen verbunden sind (z.B. Insula und periaquäduktales Grau; siehe Muzik et al. 2018). Dadurch wird es leichter, Körperempfindungen bewusst wahrzunehmen, gezielt zu entscheiden, wie man sie interpretieren und bewerten möchte, und sie wenn nötig sogar bewusst zu modulieren. Wir haben festgestellt, dass selbst eine kurze Sitzung es uns ermöglicht, authentischer auf alltägliche Herausforderungen zu reagieren. Es kann dir zum Beispiel leichter fallen, kleine Stresssignale wie einen erhöhten Herzschlag oder Muskelverspannungen direkt wahrzunehmen, die durch die Überschreitung einer persönlichen Grenze ausgelöst wurden (etwa durch eine E-Mail, in der du gebeten wirst, ein Problem zu lösen, für das du nicht zuständig bist). Indem du diese Veränderungen wahrnimmst, hast du die Möglichkeit, dich bewusst zu entspannen und deine Grenze wiederherzustellen (etwa indem du dem Verfasser der E-Mail mitteilst, er solle das Problem mit dem tatsächlich zuständigen Kollegen besprechen und nicht mit dir). Wir haben die Erfahrung gemacht, dass diese Art von direkten, authentischen Alltagsreaktionen viel reibungsloser und ohne langes Nachdenken verläuft, wenn du die Signale deines Körpers klarer wahrnimmst. Und auch in Bezug auf die körperliche Belastbarkeit bringt die Wim-Hof-Methode einige ernsthafte Vorteile mit sich: Regelmäßig Praktizierende haben nachweislich eine effizientere Immunabwehr und zeigen reduzierte körperliche Stress- und Entzündungsreaktionen (siehe Kapitel 3.4).

6.2 Expansives Atmen: Nimm deinen Raum ein

(mit Dank an Juli Pohan)

Die expansive Atmung ist eine der etwas strukturierteren Varianten der zirkulären Atemarbeit. Sie lädt insbesondere dazu ein, deine innere Kraft zu spüren und deinen Raum einzunehmen. Prinzipiell wendest du das gleiche zirkuläre Atemmuster an wie bei Breathwork (offener Mund, langes, tiefes Einatmen in den Bauch, kurzes, entspanntes Ausatmen). Allerdings atmest du dabei typischerweise im Sitzen, zum Beispiel auf einem Meditationskissen. Bei jedem Einatmen drückst du deine Beckenbodenmuskeln nach unten (im Yoga Mula Bandha genannt). Das fühlt sich an, als würdest du mehr Raum in deinem Körper schaffen, während du einatmest. Anschließend kannst du deinen Körper die von deinen Beckenbodenmuskeln begonnene Bewegung fortsetzen lassen, um noch mehr Raum für deinen Atem zu schaffen. Bei vielen Menschen führt das spontan dazu, dass sich der Brustkorb bei jedem Einatmen weiter nach außen ausdehnt, was eine Schulterbewegung nach hinten verursacht, die auch die Arme mitnimmt und so den Raum im Körper noch mehr erweitert (daher auch der Name). Im Grunde kannst du diese Übung so lange fortsetzen, wie du möchtest, als kurze, tägliche Übung empfehlen wir aber zehn Minuten ohne Hintergrundmusik, für eine tiefer gehende Sitzung kannst du bis zu 30 Minuten mit Musik einplanen.

Expansives Atmen kann dazu führen, dass du dich kraftvoller in deinem Körper und besser mit deinen Körperempfindungen verbunden fühlst. Es kann dir auch dabei helfen, Blockaden in deinem Körper zu erkennen, die dich daran hindern, deine verkörperte Kraft zu spüren. Bei vielen Menschen gibt es einen engen Zusammenhang zwischen schmerzhaften oder einschränkenden Lebenserfahrungen und der Art, wie sie den Bereich um Hüfte, Becken und Wirbelsäule empfinden. Expansive Atmung ist besonders gut geeignet, derartige verkörperte Gefühle des Eingeschränktseins abzuschütteln.

6.3 Der umarmende Atem: Heiße deine Gefühle willkommen

(mit Dank an Sascha Zeilinger)

Die Übung des umarmenden Atems ist zwar, wie der Name schon sagt, atembasiert, verbindet das aber mit einer wunderschönen Meditation darüber, wie wir unsere Gefühle in diesem Moment anerkennen und umarmen können. Du beginnst die Übung damit, dich zu entspannen und dir Zeit für ein stilles Gewahrsein zu geben. Aus diesem Gewahrsein heraus kannst du sanft die folgenden Fragen erforschen:

1. Wie fühlst du dich in diesem Augenblick? Nimm alles wahr, was du jetzt gerade fühlst, und erkenne es an. Versuche auch, verletzlichen, unwillkommenen und »beschämenden« Gefühlen Raum zu geben, die vielleicht unter der Oberfläche warten.

2. Wenn du diese Übung nur ab und zu machst, kannst du deine Gefühle auch über einen längeren Zeitraum hinweg erkunden. Was waren zum Beispiel deine vorherrschenden Gefühle im letzten Monat?
3. Wo in deinem Körper fühlst du die Emotionen, die du wahrnimmst? Spürst du zum Beispiel deine Wut als Brennen im Bauch und/oder als Last auf den Schultern? Fühlt sich deine Traurigkeit schwer an auf dem Herzen und/oder wie eine Taubheit um die Brust? Und so weiter.

Wenn du ein Körperareal gefunden hast, das sich anfühlt, als würde es gerade eine Menge Emotionen in sich tragen, atme dreimal tief und langsam ein und visualisiere dabei, wie du deinen Atem in Richtung dieses Körperteils leitest. Atme durch die Nase ein und langsam durch den Mund aus und visualisiere dabei, wie du deine Gefühle umarmst und willkommen heißt. Beim Einatmen kannst du (laut oder in deinem Herzen) sagen: »Ich sehe dich«. Beim Ausatmen kannst du sagen: »Ich umarme dich«. Das erlaubt es dir, dir selbst durch deinen Atem eine mitfühlende Umarmung zu geben. Unserer persönlichen Erfahrung nach kann diese Übung, regelmäßig durchgeführt, ein wunderbares Training sein, um sich selbst und seine Gefühle besser wahrzunehmen und willkommen zu heißen – und weniger zu verurteilen.

6.4 Zyklisches Seufzen: Tiefe Entspannung

Hast du jemals tief geseufzt und dich sofort ein bisschen besser gefühlt? Es zeigt sich, dass das ist nicht nur ein subjektives Gefühl ist, sondern ein nachweisbares Phänomen! Ein tiefer Seufzer gibt den Lungen ihre maximale Kapazität zurück und entspannt gleichzeitig den Rest des Körpers. Und das kannst du gezielt nutzen. Atme zunächst ein Mal tief durch die Nase ein. Sobald es sich anfühlt, als ob du nicht weiter einatmen kannst, machst du eine klitzekleine Pause – und atmest danach noch ein bisschen weiter ein (wieder durch die Nase). Anschließend atmest du entspannt durch den Mund aus, mit einem tiefen Seufzer. Wenn du komplett ausgeatmet hast, startest du von vorne – und so geht es ungefähr fünf Minuten lang weiter.

Wenn man diese Art von bewusstem, tiefem Seufzen regelmäßig praktiziert, verbessert das einerseits die Lungenkapazität, sodass dein Körper den Sauerstoff (und dadurch auch das Serotonin, siehe Kapitel 3.4) bekommt, den er braucht. Gleichzeitig aktiviert es auch den Parasympathikus, also den Teil deines autonomen Nervensystems, der deinen Körper in einen Zustand der Entspannung und Ruhe versetzt. Und das kann viele Vorteile bringen: In einer neuen Studie, die den Nutzen von drei verschiedenen Atemtechniken und Achtsamkeitsmeditation miteinander verglich, stellte sich das Seufzen als der effektivste Ansatz heraus. Teilnehmer, die vier Wochen lang täglich fünf Minuten zyklisches Seufzen praktizierten, erlebten, wie sich ihre Stimmung stetig verbesserte – Ängstlichkeit und andere »dunklere« Emotionen verebbten, während »hellere« Gefühle mehr Platz einnahmen. Gleichzeitig verlangsamte sich die generelle Atemgeschwindigkeit, wodurch der Körper in einen ruhigeren Grundzustand versetzt wurde (Balban et al. 2023). Angesichts dieser Ergebnisse ist zyklisches Seufzen vielleicht die wirkungsvollste kurze Atemübung, mit der du deine Stimmung und dein Stresslevel ins Gleichgewicht bringen kannst.

6.5 Der kohärente Atem: Friedliche Tiefe

Die von Stephen Elliott entwickelte kohärente Atmung (https://coherentbreathing.com) ist die ruhigste und kontemplativste Form der hier vorgestellten Atemtechniken. Du atmest dabei zwar zirkulär, indem du die Pausen zwischen Ein- und Ausatmen weglässt, aber diesmal deutlich langsamer als bei einer typischen zirkulären Breathwork-Session – und vorzugsweise durch die Nase. Ziel ist es, etwa fünfmal pro Minute zu atmen, mit einer ungefähr gleichen Dauer für Ein- und Ausatmung. Das bedeutet, dass du bei jedem Ein- und Ausatmen langsam bis sechs zählen kannst. Wenn dir das anfangs zu langsam vorkommt, beginne einen Schritt außerhalb deiner atemtechnischen Komfortzone und verlangsame deinen Atem im Laufe der nächsten Sessions schrittweise.

Kohärentes Atmen ist laut Erfahrungsberichten besonders förderlich für geistige Ruhe und Konzentration und für das Gefühl, in sich selbst zentriert zu sein. Gerade für Menschen mit Angstzuständen oder Depressionen kann das sehr hilfreich sein – die klinischen Belege dafür sind bisher zwar spärlich, aber vielversprechend (Streeter et al. 2017; Fincham et al. 2023b). Unserer persönlichen Erfahrung nach kann es sich schon nach wenigen Minuten kohärenten Atmens so anfühlen, als würde das Gehirn harmonisch im Rhythmus des Atems mitsummen – ein tief entspannender »Reset« von Sorgen und rasenden Gedanken.

6.6 Die Zehn-Tage-Challenge

Um herauszufinden, was diese täglichen Übungen dir persönlich bringen können, und um dich daran zu gewöhnen, dir jeden Tag etwas Zeit für atembasierte Selbstfürsorge zu nehmen, laden wir dich zu einer Challenge ein: Mach zehn Tage lang jeden Tag eine Übung! Dabei wiederholst du jede Übung an zwei aufeinanderfolgenden Tagen, idealerweise zur gleichen Uhrzeit. Wir empfehlen, mit den etwas aktiveren Techniken zu beginnen und dann zu den meditativeren Ansätzen überzugehen. Daraus ergibt sich folgende Sequenz:

Wim-Hof-Methode – Expansiver Atem – Zyklisches Seufzen – Kohärenter Atem – Umarmender Atem

Sollte dir ein eher meditativer Start lieber sein, kannst du aber natürlich auch eine sanfter startende Sequenz wählen, zum Beispiel so:

Kohärenter Atem – Umarmender Atem – Zyklisches Seufzen – Expansiver Atem – Wim-Hof-Methode

Wenn du dich aktiver mit deinem Körper und deinen Gefühlen verbindest, kannst du deine alltäglichen Gefühle oft deutlicher wahrnehmen. Vielleicht werden dir dabei Stressfaktoren oder ungünstige Gewohnheiten bewusster – oder natürlich auch Erlebnisse, die dir Freude bereiten, sowie Aspekte deines Lebens, denen du mehr Raum geben möchtest (z. B. ein Hobby, Zeit mit Freunden oder einfach Zeit für dich selbst). Wenn du also bei unserer Atem-Challenge mitmachst, nutze die zehn Tage nicht nur, um herauszufinden, wie du zu den verschiedenen Atemtechniken stehst, sondern auch, um zu erspüren, wie du zu dir selbst, deinem Körper und deinem Leben stehst und ob es Lebensbereiche gibt, die du so umgestalten kannst, dass sie besser zu deinem ungefilterten Selbst passen.

So geht's weiter

Damit sind wir am Ende des zweiten Teils angekommen, in dem wir Tipps zusammengestellt haben, wie du Breathwork selbst praktizieren kannst. Der dritte Teil dreht sich darum, wie du die Breathwork-Prozesse anderer Menschen am besten begleiten und unterstützen kannst.

Teil III

Breathwork begleiten

7 Begleiten: Wie und wohin?

»Mitgefühl« beschreibt nicht die Beziehung zwischen einem Heiler und einem Verwundeten. Es ist eine Beziehung zwischen Gleichgestellten. Nur wenn wir unsere eigene Dunkelheit zutiefst kennen, können wir mit der Dunkelheit des anderen präsent sein. Mitgefühl wird dann echt, wenn wir unsere gemeinsame Menschlichkeit erkennen.
Pema Chödrön

Das Wichtigste zuerst: Was meinen wir eigentlich mit Breathwork-Begleitung? Die Kurzversion lautet: Als Begleiter unterstützt du deine Klienten vor, während und nach einer Breathwork-Session bei ihren inneren Prozessen. Das bedeutet, dass du deinen Klienten idealerweise einen emotional geerdeten und urteilsfreien Raum bietest, in dem sie sicher in ihre Prozesse der Selbstentdeckung, der psychologischen Heilung und des inneren Wachstums eintauchen können. Dafür gibt es viele verschiedene Möglichkeiten: Du kannst vor der Session Gespräche führen, um die Themen deiner Klienten gemeinsam mit ihnen zu erkunden; du kannst meditative und/oder körperzentrierte Übungen anleiten, um deine Klienten auf die Sitzung einzustimmen; du kannst die Atemtechnik deiner Klienten genau verfolgen und falls nötig anleiten; du kannst deine Klienten mit deiner Stimme dazu ermutigen, ihren emotionalen Erfahrungen Ausdruck zu verleihen; du kannst durch Berührungen die Dynamik der Session unterstützen und/oder helfen, emotionale Knoten zu lösen; und durch Aktivitäten und Gespräche am Ende der Session kannst du deine Klienten bei der Integration ihrer Breathwork-Erfahrungen in ihr Alltagsbewusstsein begleiten.

Wie macht man das? Die erste Regel der Breathwork-Begleitung lautet: Man lernt sie nicht aus Büchern! Sessions wirksam zu begleiten, verlangt wiederholte praktische Übung mit kompetenter und einfühlsamer Supervision – und so viel Feedback wie möglich. Nicht weil die zur Breathwork-Begleitung nötigen Fähigkeiten besonders geheimnisvoll oder kompliziert sind, sondern weil sie meist auf einer nonverbalen und verkörperten Ebene zum Einsatz kommen. Ein bisschen wie beim Eiskunstlaufen. Gute Trainer können wahrscheinlich eine ganze Reihe allgemeiner Prinzipien zum Verständnis von Balance, Reibung und Momentum aufzählen. Doch wie merken sie, dass der dreifache Axel beim Absprung ein bisschen mehr Drehung vertragen könnte? Dazu ist ein im Körper verankertes Wissen nötig – und das entwickelt sich nur durch praktische Übung. Bei der Breathwork-Begleitung ist das nicht anders.

Aus diesem Grund sind die kommenden Kapitel in erster Linie für zwei Gruppen von Lesern gedacht: Für Begleiter, die bereits über praktische Erfahrung verfügen, aber gerne mehr über grundlegende Prinzipien lesen möchten, die sie in unterschiedlichen Breathwork-Settings anwenden können. Und für Menschen, die sich für Breathwork-Begleitung interessieren, zunächst aber einige Grundgedanken kennenlernen möchten, bevor sie entscheiden, ob und wie sie die Begleitung praktisch erlernen wollen. Die hier zusammengestellten Punkte sind für diese Entscheidung hoffentlich nützlich und interessant, sie können aber keinesfalls eine praktische Ausbildung mit persönlicher Supervision und Feedback ersetzen!

Im Folgenden erarbeiten wir zunächst einige Grundsätze dessen, was Begleiter zu einer Breathwork-Session beitragen können – und was nicht! Anschließend geben wir praktische Tipps zur Begleitung. Natürlich kann man Breathwork in vielen verschiedenen Kontexten begleiten, und die hier vorgestellten Prinzipien gelten grundsätzlich für alle Formate, doch wir beschreiben sie hier vor allem mit Fokus auf individuelle Sessions. Der Grund dafür ist schlicht, dass die Begleitung in diesem Rahmen die größte Wirkung haben kann – im Positiven wie im Negativen. Manche unserer Ansichten zur Breathwork-Begleitung spiegeln allgemeingültige, nicht verhandelbare Grundsätze wider, denen wohl Breathwork-Begleiter aller Schulen gleichermaßen zustimmen würden (z. B. das Einverständnis der Klienten erfragen; persönliche und ethische Grenzen respektieren; an der eigenen emotionalen Landschaft arbeiten, bevor du andere in ihrer Selbsterkundung begleitest). Andere Sichtweisen, die wir hier äußern, sind dagegen nur Vorschläge und Ausgangspunkte, und wir laden dich ein, sie an dein Umfeld, deine Persönlichkeit, deine Klienten und ihre individuellen Ziele und Bedürfnisse anzupassen.

7.1 Die Rolle des Begleiters

Der Mensch ist ein Wesen der Verbindung. Wir haben ein tiefes Bedürfnis, von anderen Menschen gefühlt und wahrgenommen zu werden. Auch unsere psychologische Heilung vollzieht sich meist am besten in Verbindung mit anderen (Kohrt et al. 2020; Hogan et al. 2002; Schultz et al. 2016; Mueller et al. 2021). Wie wir bereits gesehen haben, kann man zirkuläre Atemarbeit auch ganz allein praktizieren. Denn jeder besitzt die Kraft des eigenen Atems und die Fähigkeit, die eigene innere Landschaft zu erforschen. Was also können wir als Begleiter zu diesem Prozess beitragen? Manchmal recht »wenig« – manchmal genügt es, einfach zutiefst anwesend zu sein und unsere Klienten in ihren Prozessen offen und einfühlsam wahrzunehmen. Doch manchmal können wir auch sehr viel beitragen – indem wir unsere Worte, unsere Stimme und unsere Berührungen einsetzen, um unsere Klienten dabei zu unterstützen, in noch unbekannte Winkel ihrer Psyche vorzudringen. Oder um ihnen zu helfen, ihre Erfahrungen einzugrenzen, wenn die Reise andernfalls zu schnell zu weit gehen würde. Eine Breathwork-Session ist insofern immer eine Kollaboration zwischen dem Klienten, den Themen, die er mitbringt, und dem spezifischen emotionalen Raum, den du ihm als Begleiter öffnest. Könnte dieselbe Person auf magische Weise zur gleichen Zeit, mit den gleichen Gefühlen und Absichten mit zwei verschiedenen Begleitern Breathwork praktizieren, würden diese Sessions ohne Frage unterschiedlich verlaufen. Denn als Begleiter bist du stets ein lebendiger, atmender Teil des Prozesses, den die Klienten durchlaufen. In den kommenden Kapiteln werden wir beschreiben, wie du diese Rolle so ausfüllen kannst, dass sie für deine Klienten wie für dich hilfreich ist.

Breathwork-Begleitung ist sowohl persönlich als auch unpersönlich: Einerseits ist die Session eindeutig von der einzigartigen Person geprägt, die du bist. Andererseits geht es dabei um die Klienten, nicht um dich, und deine eigenen Prozesse sollten keinen Platz in der Session einnehmen. Mit anderen Worten: Die Begleitung verlangt von dir, dass du dein wahres Selbst einbringst und zugleich dein Ego vor der Tür lässt – also den Teil von dir, der dich als getrennt von anderen wahrnimmt und daher die Interessen dieses vermeintlich abgetrennten »Ich« an die erste Stelle setzt. Dieses Gleichgewicht ist meist besser zu spüren als in Worte zu fassen, aber hier sind einige mentale Modelle, die dir helfen können, den Balancepunkt zu erspüren, den du als Breathwork-Begleiter einnehmen möchtest.

Den Raum halten

»Den Raum halten« ist in manchen Kreisen ein so allgegenwärtiges Konzept, dass man fast versucht sein könnte, es nicht ernst zu nehmen. Das wäre schade, denn es ist wirklich nützlich! Also, was meinen wir in diesem Zusammenhang mit »Raum halten«? Man kann es sich als einen Zustand vorstellen, in dem man dem emotionalen Prozess einer Person zugleich ganz nah ist und doch außerhalb davon, wodurch man Unterstützung bieten kann (Plett 2020). Beide Qualitäten sind hier gleichermaßen wichtig: Einerseits willst du der Person, für die du den Raum hältst, nahe sein, indem du ihr gegenüber emotional offen bist und ihre Erfahrung in keiner Weise durch deine eigenen Abwehrmechanismen hindurch wahrnimmst oder abtust. Andererseits willst du außerhalb ihres Prozesses bleiben, indem du dir Erlebnisse nicht zu eigen machst, dich nicht mit ihnen identifizierst und sie nicht persönlich nimmst.

Die praktische Umsetzung des Raumhaltens kann je nach Kontext sehr unterschiedlich aussehen. Wenn ein Klient beispielsweise gerade Trauer verarbeitet, kann »den Raum halten« bedeuten, über den Verlust zu sprechen, gemeinsam in Stille zu sitzen oder eine mitfühlende Schulter zum Ausweinen anzubieten. In jedem Fall unterstützt du ihn bei seinem Prozess und seinem Ausdruck, ohne zu versuchen, etwas daran zu verändern. Denn die erste und wesentlichste Maßnahme von Begleitern ist es, einfach da zu sein und den Raum zu halten, als offener, urteilsfreier Zeuge des Prozesses. Insofern liegt ein Großteil der Arbeit als Begleiter im Sein, nicht im Tun. Indem du dein einzigartiges Selbst bist, eröffnest du deinen Klienten einen Raum, in dem sie erforschen können, wie ihr eigenes einzigartiges Selbst aussieht. Dafür musst du nichts tun – außer da zu sein und den Raum zu halten.

Laterne: Leuchten, nicht leiten

Eine unserer Lieblingsmentorinnen vergleicht Breathwork-Begleitung gerne damit, dass man mit einer Laterne hinter den Klienten hergeht. Die Klienten gehen voran, und du folgst ihren Schritten, anstatt ihnen zu sagen, wohin sie gehen sollen. Du hältst dabei nur ein Licht, das deinen Klienten hilft, den vor ihnen liegenden Weg zu sehen. So können sie Hindernisse vermeiden und besser entscheiden, wohin sie als Nächstes gehen wollen.

Bergführer: Wandern durch innere Landschaften

Eine ähnlich nützliche Metapher, um sich in die Begleitung einer Session einzufühlen, ist die Vorstellung, ein Bergführer zu sein. Auch hier sind deine Klienten diejenigen, die entscheiden, welchen Berg sie besteigen möchten. Deine Aufgabe ist es, sie mit deinem Fachwissen zu unterstützen, um ihr Ziel zu erreichen. Dazu gehört, dass du dich um die Logistik der Session kümmerst, deine Klienten vor tückischen Felsen oder aufkommenden Unwettern warnst, ihnen bei der Überwindung kniffliger Abschnitte hilfst und sie möglicherweise auf eine schöne Aussicht hinweist. Nicht zu deinen Aufgaben gehört, das Ziel deiner Klienten zu bestimmen oder gar ihre »Kletterfähigkeiten« zu beurteilen.

Spiegel: Verkörpere, was deine Klienten brauchen

Wenn Klienten Teile von sich selbst (wieder)entdecken, ist es für sie oft entscheidend zu erfahren, dass diese Teile in Ordnung sind. Um dies zu spüren, kann es eine große Hilfe für sie sein, sich in dir gespiegelt zu sehen und zu erleben, dass du dich mit den bei ihnen hochkommenden Aspekten wohlfühlst. Ein Klient, der zum Beispiel seine Wut entdeckt, kann Bestätigung dadurch erfahren, dass du selbstbewusst deinen eigenen inneren Krieger zeigst. Ein Klient, der sein verletzliches inneres Kind wiederentdeckt, fühlt sich womöglich nur dann sicher, wenn du die fürsorglichen Vater- und/oder Mutterqualitäten in dir verkörperst. Trauer kann einen geschützten Hafen finden, wenn sie mit dem Teil in dir in Resonanz tritt, der tiefen Schmerz erlebt und überlebt hat. Je breiter das Spektrum der Gefühle ist, mit denen du dich wohlfühlst, desto mehr Raum kannst du deinen Klienten geben, verschiedene Facetten von sich selbst zu erforschen. Das bedeutet nicht, dass du diese Rollen »schauspielen« sollst, sondern dass du als Begleiter eingeladen bist, deine ureigene Version dieser universellen menschlichen Qualitäten zu finden und zum Ausdruck zu bringen. Dabei werden dich die Erfahrungen deiner Klienten immer wieder herausfordern, neue Facetten von dir selbst zu entdecken und dich mit ihnen anzufreunden. Für uns ist dies eines der schönsten Geschenke, die die Breathwork-Begleitung mit sich bringt: Deine Klienten werden dich genau lehren, welche Teile von dir mühelos zugänglich sind – und welche (noch) nicht!

Charon: Der Fährmann der Seelen

In vielen Breathwork-Sessions geht es vor allem um Kraft und Inspiration, Freude, Schönheit und Liebe. Aber natürlich gibt es auch Sessions, die in die entgegengesetzte Richtung führen, in denen Emotionen hochkommen, die wir uns selbst oft nicht eingestehen wollen. Aspekte von uns, die sterben wollen; oder die töten wollen; oder die sich fühlen, als wären sie bereits tot. Für solche Sessions, in denen Klienten mit ihrer eigenen Unterwelt konfrontiert werden, gibt es ein großartiges Bild für deine Rolle als Begleiter: den Mythos von Charon, dem Fährmann, der die Seelen über den Styx begleitet, den Fluss, der die Welten der Lebenden und der Toten trennt.

Irgendwann steht diese dunkle Überfahrt jeder Seele auf die eine oder andere Weise bevor. Als menschliche Version Charons kannst du deinen Mitmenschen diese Reise zwar nicht abnehmen oder ihnen Abkürzungen anbieten. Du kannst auch nicht entscheiden, welche Route die Reise nimmt. Aber du kannst deinen Klienten Gesellschaft leisten, sodass sie die Überfahrt nicht allein antreten müssen. Und du kannst ein metaphorisches Boot mitbringen, indem du das nötige Rüstzeug parat hast, das es deinen Klienten ermöglicht, ihren persönlichen Styx zu überqueren – sicher und ohne allzu nass zu werden.

Öffne dich zuerst

Der vielleicht einfachste und wirkungsvollste Ratschlag, den wir je zum Thema Begleitung erhalten haben, lautet: Öffne dich zuerst. Du musst nicht diese oder jene Technik beherrschen, diese oder jene Interventionen anbieten. Der entscheidende Schritt für dich als Begleiter besteht darin, dich offen auf die Verbindung mit deinen Klienten einzulassen – offen für dich selbst und offen für die Klienten. Wir haben es eben schon einmal gesagt: Menschen sind Wesen der Verbindung. Unserer Erfahrung nach gibt es in jedem von uns etwas, das eine offene Verbindung sofort wahrnimmt. Selbst wenn wir uns jahrelang von der Verbindung mit uns selbst und/oder anderen abgekapselt haben, läutet eine Glocke der Erinnerung, wenn wir erleben, dass jemand anderes offen und verletzlich ist. Mag der Klang auch noch so schwach sein, er lädt uns ein, selbst einen Schritt in die Offenheit zu wagen. So kann eine Breathwork-Session für viele Menschen der erste Schritt sein, Teile von sich selbst anzunehmen, die sie womöglich lange ignoriert, unterdrückt oder sogar aktiv bekämpft haben. Indem du offen bist für jeden Prozess deiner Klienten – sei es ein verletzlicher Teil, den sie normalerweise schützen, ein starkes Gefühl, für das sie sich schämen, oder ein Abwehrmechanismus, mit dem sie in Konflikt stehen –, gibst du ihnen einen Kompass dafür, wie Selbstakzeptanz für sie aussehen kann. Unserer Erfahrung nach ist das *der* Punkt, an dem jede Heilung beginnt.

Noch ein Hinweis, um besonders deutlich zu machen, was wir in diesem Zusammenhang mit Offenheit meinen: Offen zu sein bedeutet nicht, alles gutzuheißen, was dein Klient denkt oder tut. Es bedeutet auch nicht, keine Grenzen zu setzen. Im Gegenteil: Sich zu öffnen bedeutet, die eigenen Grenzen und die der Klienten deutlich zu spüren. Wenn ein Klient beispielsweise häufig gewalttätige Wutausbrüche hat, musst du das weder als einen gelungenen Bewältigungsmechanismus empfinden, noch musst du Sessions mit diesem Klienten begleiten, wenn du das Gefühl hast, dass du damit nicht umgehen kannst. Der Schlüssel liegt vielmehr darin, dich selbst und deine Klienten offen und ehrlich wahrzunehmen und die Erfahrung der Klienten als gültige Realität zu akzeptieren, ohne sie zu beurteilen, zu »korrigieren« oder umzudeuten.

So geht's weiter

Dies sind einige der mentalen Modelle, die uns persönlich geholfen haben, zu definieren, wie wir als Begleiter arbeiten wollen. Im nächsten Kapitel werden wir detaillierter auf die ethischen Standards eingehen, die man im Auge behalten muss, um diese Rolle verantwortungsvoll erfüllen zu können.

7.2 Die Ethik der Breathwork-Begleitung

Menschen durch veränderte Bewusstseinszustände zu begleiten ist eine heikle Angelegenheit. Zunächst einmal können Klienten in solchen Zuständen sehr offen und verletzlich sein, sodass jede Grenzüberschreitung viel intensiver empfunden wird. Gleichzeitig sind sie in solchen Momenten oft nur bedingt fähig, ihr Unbehagen direkt mitzuteilen. Das verlangt einen besonders genauen und sensiblen Umgang mit Grenzen. Dazu kommt noch, dass es bislang kaum eindeutige Regeln gibt, an die man sich einfach fraglos halten kann, um problematische Situationen zu vermeiden. Ein paar gibt es natürlich schon, und du hast sie hoffentlich schon erraten: keine sexuellen oder sinnlichen Berührungen und keine Interaktionen, die die Klienten körperlich verletzen oder von ihnen in irgendeiner Weise als bedrohlich empfunden werden können. Dies gilt auch für den sehr unwahrscheinlichen Fall, dass ein Klient eine sinnlich oder körperlich riskante Interaktion anfragt oder gar anfordert. Eine solche Aufforderung würde höchstwahrscheinlich nicht nur die Grenzen des Klienten, sondern auch deine eigenen überschreiten, und sie müsste sehr klar angesprochen werden, um sicherzustellen, dass diese Grenzen in Zukunft von beiden Seiten respektiert werden. Abgesehen von diesen »absoluten Halteverboten« gibt es auch noch ein paar Grundregeln des beruflichen Respekts gegenüber deinen Klienten, die dir vermutlich ebenfalls bereits klar sind: Sei pünktlich, sei vorbereitet und behandle deine Klienten und deren Breathwork-Erfahrungen stets vertraulich.

Über diese Tabus und Grundregeln hinaus kann jedoch beispielsweise die gleiche Interaktion, die einen Klienten in einem Prozess tröstet, bei einer anderen Session stören. Das bedeutet nicht, dass du jeglichen Kontakt vermeiden solltest, denn nichts tun, hilft auch nichts. Du bist als Begleiter ein lebendiger, dynamischer Teil der Sitzung und oft auch ein Anker der menschlichen Verbindung für deine Klienten. Deshalb ist es wichtig, dass du diese Rolle akzeptierst und bewusst ausfüllst. Doch wie kannst du diese sensiblen inneren Dynamiken ethisch sauber navigieren? Essenziell dafür ist die Fähigkeit, wahrzunehmen, was in deinen Klienten vorgeht, auch wenn sie vielleicht nicht darüber sprechen können. Wie bereits erwähnt, ist dies in vielerlei Hinsicht eine Fähigkeit, die durch wachsende Erfahrung immer weiter verfeinert wird – und durch ehrliches Feedback von Mentoren und Klienten (siehe Kapitel 7.4). In diesem Kapitel wollen wir zunächst einen Blick auf einige praktische Schritte werfen, die du unternehmen kannst, damit sich deine Klienten in ihrer Session sicher, respektiert und befähigt fühlen.

7.2.1 Information, Kommunikation und Zustimmung

Körperliche Berührung ist für uns alle ein unglaublich kraftvolles Mittel der Kommunikation – im guten wie im schlechten Sinne! Aus diesem Grund ist es aus ethischer Sicht wohl auch der sensibelste Aspekt der Breathwork-Begleitung und muss vor der Sitzung durch Information, Kommunikation und Zustimmung am deutlichsten angegangen werden. Daher liegt der Schwerpunkt dieses Kapitels auf dem körperlichen Kontakt – was nicht bedeutet, dass nicht-körperliche Grenzen weniger wichtig sind oder mit weniger Sorgfalt behandelt werden können! Wie wir in den nächsten Kapiteln noch genauer untersuchen werden, können auch nicht-physische Interventionen, etwa mit Worten, durchaus Grenzen überschreiten. So können sie zum Beispiel deinen eigenen Bedürfnissen und nicht denen der Klienten dienen, sie können bewertend sein, Emotionen auf die Klienten übertragen, die du eigentlich mit dir selbst ausmachen solltest, oder auch grenzüberschreitende Beziehungen begünstigen, die über die als Begleiter erforderliche und nützliche zwischenmenschliche Verbindung hinausgehen. Behalte also bitte auch nicht-körperliche Interaktionen im Hinterkopf, wenn wir im Folgenden besprechen, wie du mit persönlichen Grenzen und potenziellen Fehltritten umgehen kannst.

Körperliche Berührung hat die Macht, Respekt oder Respektlosigkeit, Verbindung oder Ablehnung, Akzeptanz oder Urteil direkt zu kommunizieren, auf eine Weise, die vom Klienten zutiefst empfunden wird. Deshalb ist es absolut entscheidend, über mögliche Rollen der körperlichen Berührung in einer Breathwork-Sitzung zu sprechen. Das gilt für alle Klienten, am dringendsten aber für Erstklienten. Du solltest sicherstellen, dass deine Klienten sich der Berührungsformen bewusst sind, die du verwenden könntest, und genau klären, mit welchen Arten von Berührung sie sich wohlfühlen – und nicht wohlfühlen. Es ist auch sinnvoll, nach Schmerzpunkten am Körper zu fragen. Diese können sowohl in Form von körperlichen Problemen, wie zum Beispiel Rückenschmerzen oder empfindlichen Narben, als auch in Form von emotionalen Triggerpunkten auftreten. Solche Gespräche sind für Klienten nicht immer einfach. Umso wichtiger ist es, zu betonen, dass sie alle Grenzen, die sie setzen möchten, klar benennen können und du als Begleiter diese Grenzen ohne Frage respektieren wirst. Sobald die allgemeine Komfortzone für körperlichen Kontakt geklärt ist, ist es auch wichtig, hervorzuheben, dass beide Beteiligten jederzeit kommunizieren können und sollen, wenn sich eine Handlung während der Sitzung ablenkend oder unangenehm anfühlt.

Dieses Prinzip, wonach alle Beteiligten jederzeit Grenzüberschreitungen ansprechen können, ist gut und wichtig. Aber: Die meisten von uns sind in einer Gesellschaft aufgewachsen, in der das Aufzeigen von persönlichen Grenzen als konfrontativ und potenziell verletzend oder peinlich empfunden wird. Es lohnt sich deshalb, etwas Zeit zu investieren, um diese antrainierte Höflichkeit zu überwinden und die eigenen Bedürfnisse so offen wie möglich zu äußern. Zu diesem Zweck schlagen wir vor, dass du zunächst Folgendes klar betonst: Wenn der Klient dich, aus welchem Grund auch immer, bittet, eine Intervention abzubrechen, wird das dein Ego definitiv nicht verletzen. Denn als Begleiter bist du dazu da, den Prozess deiner Klienten so zu unterstützen, wie es für sie nötig und nützlich ist. Wenn eine Intervention nicht hilfreich ist, hat sie keinen Platz in der Sitzung!

Noch besser ist es, anschließend einen Schritt weiterzugehen und das Grenzensetzen ganz praktisch zu üben. Dies ist besonders bei Klienten nützlich, denen es schwerfällt, Grenzen offen zu kommunizieren. In solchen Fällen bietet sich die Übung »Hände weg!« an, die ihr vor einer Sitzung gemeinsam durchführen könnt (siehe unten). Vor allem, weil weder Wegschubsen noch die Aussage »Hände weg!« besonders freundliche Arten der Kommunikation sind, scheint das mehrfache Wiederholen dieser Übung typische Höflichkeitsregeln so weit aufzulockern, dass Klienten es danach leichter finden, Grenzen in der Session ehrlich auszudrücken.

»Hände weg!«

Bei dieser Übung berührt der Begleiter den Klienten an einem neutralen Körperteil (z. B. am Unterarm). Der Klient nimmt sich einen Moment Zeit, um die Berührung bewusst zu fühlen, und sagt dann laut: »Hände weg!« Daraufhin beendet der Begleiter die Berührung sofort. Dies kann man mehrmals mit verschiedenen Berührungspunkten und -intensitäten wiederholen.

Nonverbale Variante

Da es während einer Session manchmal schwierig ist, mit Worten zu kommunizieren, kann es sich lohnen, auch eine nonverbale Variante der Grenzsetzung einzuüben. In diesem Fall kann der Klient die Hand des Begleiters einfach mit der eigenen »wegschubsen«.

Beide Varianten nutzen bewusst etwas »ruppige« Formen der Kommunikation, damit der Klient typische Höflichkeitskonventionen leichter hinter sich lassen kann.

7.2.2 Sich behutsam an Grenzen herantasten

Eine einfache und wirksame Methode, um sicherzustellen, dass deine Klienten dir mitteilen können, wenn ein Kontakt sich unangenehm anfühlt, ist, dir bei der Annäherung genug Zeit zu nehmen, um bei jedem Schritt auf Reaktionen zu achten. Sagen wir zum Beispiel, du hast das Gefühl, dass ein Klient etwas Unterstützung bei der Bauchatmung gebrauchen könnte. Dann kannst du zunächst behutsam seinen persönlichen Bereich betreten. Als Nächstes kannst du Kontakt mit der Hand des Klienten aufnehmen, und wenn das angenehm erscheint, kannst du ihm seine eigene Hand auf den Bauch legen – mit deiner Hand darüber, sodass er die Verbindung zu sich selbst spüren kann. Wenn du das Gefühl hast, dass etwas mehr Druck nötig ist (um etwa die Atmung zu vertiefen), kannst du entweder den Druck auf seine Hand erhöhen oder mit der anderen Hand direkt Druck auf seinen Bauch ausüben.

Eine andere schöne Möglichkeit, sanft Kontakt aufzunehmen, vor allem in Situationen, in denen eine allmähliche körperliche Annäherung keinen Sinn ergibt, ist, ab und zu Fragen zu stellen. Sagen wir, dein Klient bewegt seine Arme stark, und du hast das Gefühl, dass er davon profitieren könnte, wenn er diese Energie kanalisiert, indem er gegen etwas drückt. Dies ist keine Intervention, die du schrittweise durchführen kannst. Stattdessen kannst du einfach fragen: »Möchtest du gegen meine Hände drücken?« Wenn der Klient zustimmt, kannst du seine Hände fest ergreifen und ihm so einen Widerstand bieten. Natürlich willst du die Session nicht zu einem Quiz machen, bei dem du alle zwei Sekunden Fragen stellst. Doch an entscheidenden Punkten können Fragen Klienten helfen, bewusst über ihre eigenen Grenzen und Bedürfnisse zu entscheiden.

Am wichtigsten bei dieser Art der allmählichen Kontaktaufnahme mit Feedback ist, dass sie nicht aus Angst geschieht oder aus dem Gefühl heraus, dass du eine potenzielle Störung oder gar Gefahr für deine Klienten darstellen könntest. Wie du dir vorstellen kannst, ist es nicht besonders hilfreich, diese Art von »Angst vor den Klienten und/oder dir selbst« in eine Sitzung einzubringen. Wir haben die Erfahrung gemacht, dass man seiner Intuition und Verbindung mit den Klienten grundsätzlich tief vertrauen kann. Und von dieser Vertrauensbasis aus kannst du respektvolle Sorgfalt darin üben, wie du Kontakt herstellst. So gibst du deinen Klienten den Raum, zu fühlen – und wenn nötig mitzuteilen –, was eine Berührung deinerseits zu ihrem Prozess beiträgt. Diese Haltung knüpft auch an das in Kapitel 7.1 beschriebene mentale Modell des Begleiters als Spiegel für den Klienten an: Durch deine Handlungen kannst du deinen Klienten spiegeln, wie es sich anfühlt, wenn persönliche Grenzen vollständig anerkannt und respektiert werden – und ihnen so vorleben, dass dies ein absolut natür-

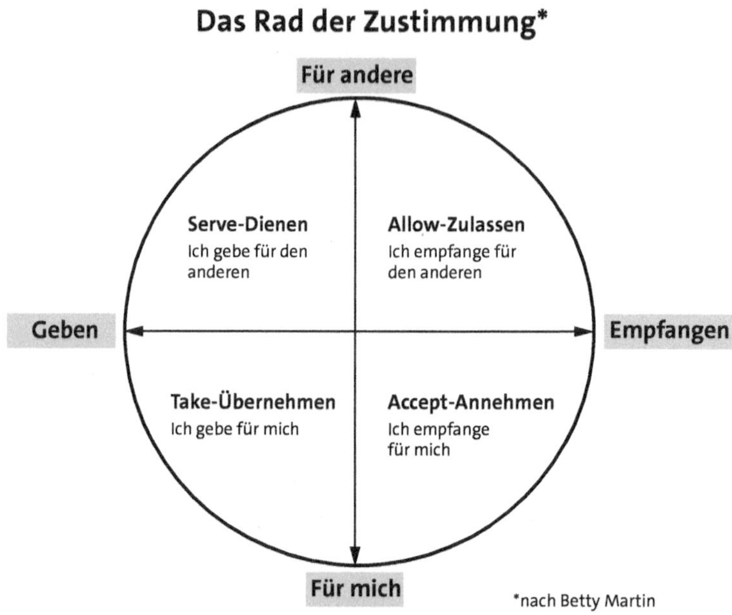
Das Rad der Zustimmung*
Für andere
Serve-Dienen
Ich gebe für den anderen
Allow-Zulassen
Ich empfange für den anderen
Geben
Empfangen
Take-Übernehmen
Ich gebe für mich
Accept-Annehmen
Ich empfange für mich
Für mich
*nach Betty Martin

Abb. 7.1: Die horizontale Achse reicht vom Geben zum Empfangen. Die vertikale Achse reicht von Handlungen für andere zu Handlungen zu eigenen Zwecken.

licher Grundsatz sein kann. Allein schon diese gelebte Praxis des Respekts kann eine zutiefst heilsame Erfahrung sein. Mit anderen Worten: Das Respektieren von Grenzen ist nicht nur ethisch unverzichtbar, sondern auch ein aktiver Teil des Heilungsprozesses.

7.2.3 Das Rad der Zustimmung: Für wen handelst du?

Das Rad der Zustimmung (bzw. Wheel of Consent) ist ein praktisches Werkzeug, um wahrzunehmen, wann du die Grenzen deiner Klienten auf subtile Weise überschreitest. Es wurde ursprünglich von Betty Martin im Zusammenhang mit der sinnlichen Seite von Tantra-Praktiken entwickelt (Martin & Dalzen 2021). Seine Anwendungsmöglichkeiten gehen aber weit über Tantra hinaus. Es ist ein tief durchdachter konzeptueller Rahmen, um zu erforschen, was Zustimmung und Eigenverantwortung bedeuten können – vor allem in Lebensbereichen, in denen, wie bei Breathwork, dieselbe Handlung je nach Kontext heilsam oder verletzend sein kann.

Das Rad der Zustimmung besteht aus zwei Achsen: eine, die vom Geben zum Empfangen reicht, und eine, die von eigenen Bedürfnissen zu den Bedürfnissen des anderen führt (siehe Abbildung 7.1). Wichtig dabei ist: Ob du nun der anderen Person etwas gibst oder etwas von ihr empfängst – beide Handlungsweisen können sowohl überwiegend zu deren Nutzen als auch zu deinem eigenen geschehen. Wir glauben zum Beispiel gerne, dass Geben etwas ist, das wir für andere tun, etwa indem wir ihnen einen Kuchen backen (»Dienen«). Doch Empfangen kann ebenso gut im Interesse anderer geschehen (»Zulassen«) – das kann jeder bezeugen, der schon einmal einen von den eigenen Kindern gebackenen Kuchen gegessen und dabei laut geschwärmt hat: »Hmm, sooo lecker, danke!« Wenn wir wiederum an eigennützige Handlungen denken, fällt uns in der Regel zunächst das Empfangen ein, etwa einer schönen Massage (»Annehmen«). Aber auch Geben kann ganz klar im eigenen Interesse sein (»Übernehmen«) – etwa weil wir uns dadurch nützlich, weniger ängstlich oder wie ein guter Mensch fühlen. Ob du nun gibst oder nimmst, die wichtigste Frage lautet daher immer: Für wen tust du das? Die Antwort auf diese Frage wird selten absolut sein, schließlich kannst du etwas gleichzeitig für jemand anderen und für dich selbst tun. Ein Konzept wie das Rad der Zustimmung kann dir jedoch dabei helfen zu erkennen, in welche Richtung die Waage ausschlägt – ob also deine eigenen Bedürfnisse im Vordergrund stehen oder die des anderen (siehe Abbildung 7.2).

Im Breathwork-Kontext ist es wichtig, dass du den Bedürfnissen deiner Klienten dienst und nicht deinen eigenen. Oder in der Terminologie des Rads der Zustimmung: Du willst dich im Bereich des »Dienens« und »Zulassens« bewegen, nicht im Bereich des »Übernehmens« oder »Annehmens«. Der Trick dabei ist natürlich, sich seiner eigenen Bedürfnisse wirklich bewusst zu sein. Die wenigsten Begleiter werden sich offen sagen: »Ich werde jetzt XYZ machen, aber nur weil ich Lust dazu habe, und nicht, weil der Klient es braucht.« Viel wahrscheinlicher ist es, dass du davon überzeugt bist, dass dein Klient Beruhigung braucht – wenn in Wirklichkeit *du* beunruhigt bist über seine Art des Ausdrucks. Oder du glaubst, dass dein Klient sich ausdrücken muss, während in Wirklichkeit *du* den Beweis brauchst, dass die Sitzung »erfolgreich« verläuft. Wenn die Bedürfnisse des Begleiters auf diese Weise heimlich Raum einnehmen, geraten deine Klienten in eine Lage, in der sie entweder ihre Grenzen durchsetzen oder sich um dich kümmern müssen. In beiden Fällen bleibt ihnen dadurch weniger Raum, um sich auf ihre eigenen Prozesse zu konzentrieren. Um solche Dynamiken zu vermeiden, kann das Rad der Zustimmung dir helfen, dir bewusst zu machen, wem dein Handeln ge-

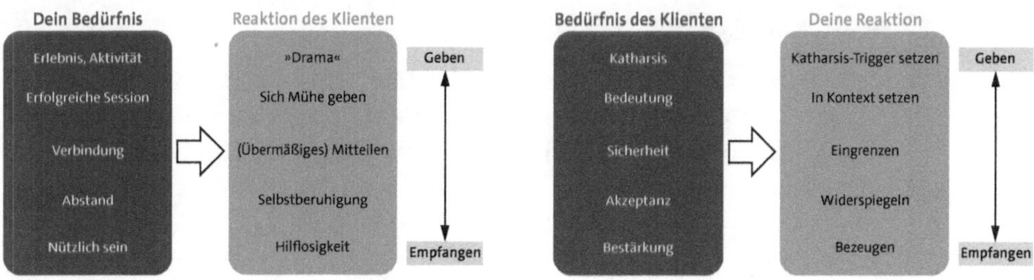

Abb. 7.2: Das Rad der Zustimmung in Aktion. Links: Maßnahmen, die du auf dem Spektrum vom Geben zum Empfangen ergreifen kannst, um die Bedürfnisse deiner Klienten zu erfüllen. Rechts: Maßnahmen, die Klienten ergreifen können, um auf deine Bedürfnisse zu reagieren.

rade tatsächlich dient. Darüber hinaus lautet unser kurzgefasster Ratschlag wie immer: kontinuierliche innere Arbeit, Selbstfürsorge, Lernen durch Feedback – und keine Abkürzungen suchen! Unserer Erfahrung nach gibt es ohnehin keine.

7.2.4 Mit Fehlern umgehen

Hin und wieder, hoffentlich nicht allzu oft, werden dir während der Breathwork-Begleitung Fehler unterlaufen, das heißt, deine Handlungen (oder fehlenden Handlungen) werden in diesem Moment nicht den Bedürfnissen deiner Klienten entsprechen. Das liegt schlicht daran, dass wir weder alle gleich sind, noch Gedanken lesen können. Manche Fehler beruhen auf einfachen Missverständnissen, andere auf unbewussten Bedürfnissen oder Impulsen deinerseits (siehe Kapitel 7.4). Wieder andere sind vielleicht gar keine echten »Fehler«, sondern beruhen darauf, dass du die tieferen Bedürfnisse deines Klienten zwar richtig wahrgenommen, aber mit deiner Intervention einige Abwehrmechanismen vielleicht ein wenig zu stark angerempelt hast. Daher ist ein entscheidender Teil der ethischen Breathwork-Begleitung, sauber mit Momenten umzugehen, in denen versehentlich Grenzen überschritten oder Bedürfnisse ignoriert wurden.

Wenn Klienten über solche Momente sprechen, ist das meist an sich schon ein ziemlich schwieriger und belastender Schritt. Am Ende des Gesprächs möchtest du also, dass sie wissen, wie sehr du ihre Offenheit zu schätzen weißt, dass du ihnen zugehört hast und aus ihren Erfahrungen konkrete Konsequenzen ziehen wirst. Im Folgenden findest du eine Liste mit sieben Schritten, die dir bei diesem Prozess behilflich sein können. Bitte beachte, dass dir diese Liste zwar eine Struktur an die Hand gibt, um deine Gedanken zu ordnen, wenn du korrigierendes Feedback erhältst, sie ist aber keine Schritt-für-Schritt-Anleitung! Keiner der hier aufgeführten Ratschläge wird deinen Klienten helfen, eine problematische Erfahrung zu verarbeiten, wenn sie nicht authentisch von dir erlebt und kommuniziert werden.

1. Bitte aktiv um korrigierendes Feedback

Klienten fällt es oft schwer, unangenehme Erlebnisse anzusprechen. Sie haben vielleicht Angst, deine Gefühle zu verletzen, als undankbar für deine Unterstützung zu erscheinen, soziale Unannehmlichkeiten zu verursachen oder sich der zusätzlichen Ablehnung auszusetzen, die sie empfinden könnten, wenn ihre Erfahrung einfach abgetan wird. Daher kann eine ausdrückliche Aufforderung nötig sein, damit sie sich frei äußern. Diese Einladung kann völlig offen formuliert sein. Wenn du dagegen während der Sitzung schon ein potenzielles Problem bemerkt hast, zum Beispiel eine unerwartete Reaktion auf eine deiner Interventionen, kannst du dies auch ganz direkt benennen und den Klienten bitten, dir seine Sichtweise mitzuteilen. Dabei ist es hilfreich, explizit darauf hinzuweisen, wie willkommen und hilfreich korrigierendes Feedback ist, und dass der offene Umgang mit Fehlern ein wichtiger Bestandteil des Vertrauensverhältnisses zwischen Klient und Begleiter ist. Erwähne vielleicht auch, dass es in den Sitzungen nie um dein Ego geht, sodass es nicht zu verletzten Gefühlen kommen wird. Kurz: Mache die Aufforderung so einladend wie möglich – auf deine eigene Art!

2. Höre aktiv zu

Eine der größten Wunden, die Begleitungsfehler bei Klienten verursachen können, ist das Gefühl, nicht wahrgenommen und respektiert zu werden. Das bedeutet, dass ein Teil des Heilungsprozesses darin besteht, dass du dich bewusst bemühst, deine Klienten klarer wahrzunehmen. Lass sie so vollständig wie möglich über ihre Erlebnisse sprechen, höre ihnen aktiv zu, ohne sie zu unterbrechen, und nimm die mitgeteilten Erfahrungen so offen wie möglich auf.

3. Würdige die Offenheit der Klienten

Wie bereits erwähnt, kann es aus einer Vielzahl von Gründen für Klienten schwierig sein, korrigierendes Feedback zu geben. Nimm dir Zeit, ausdrücklich den Mut und die emotionale Anstrengung deiner Klienten zu würdigen, ihre schwierigen Erfahrungen anzusprechen. Und betone deine Freude darüber, dass sie so klar für sich selbst einstehen.

4. Bitte um Verzeihung und würdige, was nicht respektiert wurde

Wenn du verstanden hast, was in den Augen des Klienten in der Sitzung passiert ist, nimm dir Zeit, um dich zu entschuldigen – ohne Erklärungen oder Vorbehalte! Gib deinen Klienten den Raum, sich von dir gesehen und respektiert zu fühlen. Zum Beispiel indem du sagst: »Ich kann mir vorstellen, dass das sehr schmerzhaft/angsterregend/respektlos war! Es tut mir sehr leid!«

5. Erforsche, was in dieser Situation in dir vorging – ohne dass sich alles um dich dreht

Wenn dein Klient dazu bereit ist, kannst du in einigen Sätzen erforschen, was während der problematischen Interaktion in dir vorgegangen ist. Wichtig ist, dass du dabei nicht in Anwesenheit deines Klienten eine Selbstreflexionssitzung abhältst. Das kannst du später ohne deinen Klienten tun (siehe Punkt 7). Stattdessen soll die gemeinsame Klärung deiner Gefühle und Beweggründe dem Klienten helfen, darauf zu vertrauen, dass du ähnliche Situationen beim nächsten Mal anders handhaben wirst (Sicherheit). Und/oder dass die Situation, obwohl sie ihn betroffen hat, nicht sein Problem war, sondern deines (Versöhnung). Hier ein Beispiel: Angenommen, dein Klient hat sich in einer Sitzung mit einer wichtigen Person in seinem Leben versöhnt und weint vor Erleichterung. Du interpretierst dieses Weinen fälschlicherweise als Trauer, und indem du versuchst, Trost zu spenden, störst du die Erfahrung. Nehmen wir weiter an, dass du in deinen eigenen Sessions oft aus Einsamkeit weinst und den Trost eines Begleiters hilfreich findest. Indem du nun erkennst, dass du deine eigenen Erfahrungen auf deinen Klienten projiziert hast, wirst du dir bewusster, dass Prozesse bei ihm anders ablaufen. Gleichzeitig kann dein Klient auf diese Weise verstehen, dass die Störung von einem (fehlgeleiteten) Versuch deinerseits herrührte, seinen Prozess zu unterstützen, und dass du diesen in Zukunft klarer wahrnehmen wirst.

6. Wenn es passt: Erkunde, was der Klient aus dieser Erfahrung mitnehmen kann

Dieser Schritt ist nur dann sinnvoll, wenn du deinen Teil der problematischen Interaktion vollständig akzeptiert hast und der Klient seinen Teil weiter erforschen möchte – was du ihn ausdrücklich fragen solltest. Wenn er dazu bereit ist, könnt ihr gemeinsam die Prozesse erkunden, die während der schwierigen Interaktion in ihm im Gange waren. Sehr wichtig ist, dass dies geschieht, ohne die Erfahrung zu negieren. Nur weil etwa einige interessante Abwehrmechanismen aufseiten des Klienten im Spiel waren, ändert das nichts an der Tatsache, dass du womöglich seine Grenzen nicht erkannt hast. Hier ist ein Beispiel aus Marthas eigener Praxis: In der intensivsten Phase einer Sitzung bemerkte Martha, dass ein Klient ruhig dalag und sehr »korrekt« atmete. Für sie sah es so aus, als wollte Lebensenergie aus diesem (ihrer Meinung nach) etwas begrenzten, »korrekten« Raum ausbrechen. Also brachte sie einige körperliche Interventionen ein, um ihren Klienten zu mehr Bewegung einzuladen. Doch nach der Sitzung erzählte der Klient, dass er eine sehr friedliche, meditative Sitzung erlebt habe. Erst als Martha eingriff, habe er angefangen, sich Sorgen zu machen, dass er etwas falsch mache. Diese Situation enthielt für den Klienten wahrscheinlich einige interessante Einsichten in Abwehrmechanismen, die sich darüber sorgen, etwas falsch zu machen, und deshalb Marthas Kontakt sofort als Korrektur interpretierten. Das ändert aber nichts an der Tatsache, dass Martha in diesem Moment den friedlichen Prozess, den der Klient genoss, nicht vollständig wahrnahm und respektierte.

7. Selbstreflexion

Wenn die Interaktion mit dem Klienten abgeschlossen ist, nimm dir etwas Zeit, um über die Erfahrung nachzudenken und auch darüber, was du daraus mitnehmen kannst. Ebenso lohnenswert ist es, über die anschließende Kommunikation zu reflektieren und wie sie dich bewegt hat. Grundsätzlich gilt: Je mehr du aus einer einzigen schwierigen Interaktion lernen kannst, desto weniger schwierige Interaktionen brauchst du wahrscheinlich zu durchleben. Hole also am besten so viele Lektionen wie möglich aus dieser einen Interaktion heraus!

Auf diese Weise Punkt für Punkt aufgeführt, mag sich diese Liste zum Umgang mit Fehlern vielleicht etwas beunruhigend anfühlen. Daher ist es hilfreich, sich an zwei

Dinge zu erinnern: Erstens gehört die Verantwortungsübernahme für problematische Situationen nicht nur zum Heilungsprozess deiner Klienten, sondern auch zu deinem eigenen. Zweitens haben nicht alle Fehler das gleiche Ausmaß, in vielen Fällen genügt ein einfaches Zwei-Minuten-Gespräch. (Für weitere Überlegungen, wie man sich in schwierigen Gesprächen offen mit einem Klienten auseinandersetzen kann, empfehlen wir einen Blick auf Rosenberg 2003; Rosenberg & Chopra 2015; Stone et al. 2011; Schwartz 2021, 2023; Sofer & Goldstein 2018).

7.2.5 Arbeit mit positiven Projektionen

Wenn du deine Arbeit als Begleiter gut machst – wenn du also die Prozesse deiner Klienten zumindest nicht störst und sie hoffentlich sogar auf hilfreiche Weise unterstützt –, dann wirst du von Zeit zu Zeit auf positive Projektionen seitens deiner Klienten stoßen. Vielleicht verkörperst du für sie einen einfühlsamen und unterstützenden Elternteil, einen weisen Lehrer oder ein Vorbild für bewusstes Leben. Vielleicht bist du die erste Person in ihrem Leben, die ihnen wirklich Raum gibt, sich selbst auszudrücken. Natürlich bedeutet das viel!

Es bedeutet aber auch eine große Verantwortung für dich. Denn im Prozess der emotionalen Heilung kann es sehr hilfreich sein, ein Vorbild zu haben, selbst wenn es ein idealisiertes und projiziertes ist. Ein Vorbild kann zum Beispiel vor Augen führen, wie echte menschliche Verbindung, wahres Mitgefühl (für sich selbst und andere) und ein gutes Leben aussehen können. Eine solche Wahrnehmung von dir ist daher nicht unbedingt etwas, das du von vornherein ablehnen solltest. Zumindest nicht, solange sich die Projektion in einem gesunden Rahmen bewegt. Falls Klienten dich jedoch zum Beispiel als Messias oder ihre einzig wahre Liebe sehen, muss das natürlich offen thematisiert werden. In einem solchen Fall ist vermutlich zudem zusätzliche psychotherapeutische oder psychiatrische Hilfe angebracht. Doch das ist ein recht unwahrscheinliches Szenario – wir sprechen hier eher von nur leicht idealisierten, noch realitätsgebundenen Sichtweisen auf die Person des Begleiters. Und in solchen Fällen kann die Art und Weise, wie du dich als Begleiter verhältst, manchen Klienten als »Nordstern« dienen – zumindest bis sie ihren eigenen einzigartigen Fähigkeiten tiefer vertrauen und so mehr und mehr ihrem eigenen inneren Kompass folgen.

In solch einem Kontext kannst du tatsächlich »Nordstern«-Qualitäten wie Empathie, (Selbst-)Mitgefühl usw. verkörpern – aber das ist natürlich nicht alles, was du bist. Andere Aspekte von dir fühlen sich vielleicht hilflos und gestresst, kämpferisch oder ausweichend (siehe Kapitel 7.4). Wenn also ein Klient innerhalb eines gesunden Rahmens positive »Nordstern«-Qualitäten auf dich projiziert, ist es unserer Ansicht nach in Ordnung, für diese Projektionen so lange die »Leinwand« zu spielen, wie dein Klient sie unbedingt braucht. Gleichzeitig ist es wichtig, sich darüber im Klaren zu sein, dass diese Projektionen eben nur einen kleinen Teil deiner persönlichen Wahrheit als Mensch widerspiegeln – und dass sie mindestens genauso viel über deinen Klienten aussagen wie über dich. Mit anderen Worten: Lass die Projektionen deiner Klienten ihnen gehören, sodass sie sie wieder zurücknehmen können, sobald sie dazu bereit sind – aber mache sie nicht zu deiner eigenen Wahrheit!

7.2.6 Kollektives Trauma und Breathwork-Begleitung

Es gibt Wunden, die du individuell, als der einzigartige Mensch, der du bist, aufgrund deiner einzigartigen Lebensgeschichte erfährst. Und dann gibt es Wunden, die man erleidet, weil man in eine bestimmte geistige Schublade passt. Vielleicht wurdest du verletzt, abgewiesen oder bedroht – nicht als Individuum von einem anderen Individuum, sondern als Mitglied einer Kategorie von Menschen einer anderen Kategorie. Die sichtbarsten und am häufigsten angewendeten Kategorien sind Geschlecht, ethnische Herkunft, Nationalität, Religion, sozialer Status und sexuelle Orientierung. Doch viele von uns können bezeugen, dass es noch eine ganze Reihe anderer »Grenzlinien« gibt, die alle darauf abzielen, Menschen in verschiedene Schubladen zu stecken.

Das Schwierige und in gewisser Weise Tragische an dieser Art von kollektivem, oft historisch tief verwurzeltem Trauma ist, dass es oftmals die mentalen Schubladen auf beiden Seiten verstärkt. Eine Frau, die ihr ganzes Leben lang Respektlosigkeit und Gewalt von Männern erfahren hat, kann es schwer finden, Männern im Allgemeinen zu vertrauen. Ähnliches gilt für Menschen unterschiedlicher Hautfarben, für LGBTQ+-Menschen und Angehörige bestimmter religiöser Traditionen usw. Anders ausgedrückt: Für Menschen, die durch Schubladendenken verletzt wurden, ist es extrem schwierig, nicht selbst mentale Schubladen für die Gruppe von Menschen aufzubauen, durch die sie auf diese Weise verletzt wurden. Es ist ein bisschen wie ein deprimierendes Perpetuum mobile der Ablehnung. Ansätze wie Breathwork zielen darauf ab, solche Zyklen des Schmerzes zu durchbrechen. Das kann allerdings nur geschehen, wenn wir zuerst akzeptieren, dass diese kollektiven Wunden und gegenseitige Entmenschlichung tatsächlich existieren.

Wie gehen wir als Breathwork-Begleiter damit um? Nun, als Begleiter müssen wir uns beider Arten von Trauma bewusst sein – des individuellen wie des kollektiven. Zu Beginn dieses Kapitels haben wir bereits darüber gesprochen, wie du individuelle Traumata deiner Klienten berücksichtigen kannst, indem du sie zum Beispiel nach ihren persönlichen Grenzen und Schmerzpunkten fragst. In Kapitel 8.2 werden wir diesen Aspekt noch vertiefen, indem wir auf typische Trauma-Reaktionen und ihre Anforderungen an dich als Begleiter eingehen. Aber was ist mit kollektivem Trauma? In einer Welt ohne schmerzhafte kulturelle Geschichte könnten wir den Breathwork-Raum völlig frei betreten und uns einfach von Mensch zu Mensch begegnen, in unserer einzigartigen Schönheit und unserem einzigartigen Schmerz. Wir beide sind zutiefst davon überzeugt, dass wir uns als menschliche Wesen letztlich alle genau nach solchen offenen Begegnungen sehnen – und dass wir als Begleiter diesen Begegnungsraum schaffen wollen. Leider funktioniert die Welt, die wir bisher kollektiv aufgebaut haben, aber anders; und der Breathwork-Raum allein kann historische und kollektive Traumata nicht einfach an der Tür »herausfiltern«. Für dich als Begleiter bedeutet das: Falls du zufällig einer Schublade angehörst, die historisch gesehen die Unterdrückung anderer Menschen verursacht hat (wenn du also z. B. ein Mann in einer traditionell patriarchalischen Gesellschaft bist; oder wenn du weiß bist in einem Land mit einer Geschichte von westlichem Kolonialismus und/oder Sklaverei), dann musst du diese kollektiven Wunden berücksichtigen, die die Erfahrung vieler Klienten mit dir färben können.

Ein Beispiel: Historisch wurde ein Großteil der sexuellen und sexualisierten Gewalt von Männern ausgeübt. Also müssen Männer, die als Breathwork-Begleiter arbeiten, besonders achtsam mit den Grenzen ihrer Klienten und Klientinnen umgehen und einen noch offensichtlicher sicheren Raum um diese Grenzen herum schaffen. Einerseits ist das eine schwere kollektive Last, die man da als einzelner Begleiter zu schultern hat, und alles, was wir dazu wirklich sagen können, ist: Sorry, es lässt sich nicht ändern! Manche Wunden müssen wir mittragen, auch wenn wir sie nicht verursacht haben. Andererseits gibt dies männlichen Begleitern auch die schöne und einzigartige Chance, zur Heilung von geschlechtsspezifischem Trauma beizutragen, das oft seit Generationen in uns allen gelebt hat – einfach dadurch, dass sie verkörpern, was es bedeutet, sich als Mann bewusst und respektvoll mit anderen zu verbinden. Abdel hat vor Kurzem eine solche kollektiv heilende Begegnung erlebt, als er eine Breathwork-Session mit einer Frau marokkanischer Abstammung leitete, die seit Langem in Europa lebt. Später erzählte sie ihm, dass es für sie eine völlig neue und heilsame Erfahrung gewesen sei, sich in der Gegenwart eines Mannes mit demselben kulturellen Hintergrund verletzlich zeigen zu können. Und auch für Abdel war es ein wertvoller persönlicher Schritt, an der Heilung der Geschlechterverhältnisse in seiner Geburtskultur mitzuwirken.

Wie bereits erwähnt, können sich solche »Bonusaufgaben« der kollektiven Heilung über viele gesellschaftliche Bereiche wie Kultur, Ethnizität und Nationalität hinweg stellen – Geschlecht ist hier nur ein Beispiel. Wenn du dich als Begleiter in einer Situation wiederfindest, in der kollektiver Schmerz deine Rolle färbt, hoffen wir also, dass du dies als Einladung siehst, ein lebendiger Teil sowohl der individuellen Heilung deiner Klienten zu sein als auch unserer kollektiven Heilung als Gemeinschaft.

So geht's weiter

Im nächsten Kapitel wenden wir uns einer der kniffligsten und häufigsten Fragen der Breathwork-Begleitung zu: Tun oder lassen? Auch wenn die Antwort auf diese Frage in jeder Sitzung anders ausfällt, stellen wir einige Faustregeln zusammen, die dir helfen können, dir bewusst zu machen, wann dein Beitrag nützlich ist und wann nicht.

7.3 Tun oder lassen?

Eine der Fragen, auf die du wahrscheinlich am häufigsten stoßen wirst, wenn du Breathwork-Sitzungen begleitest, ist, ob du in einen Prozess eingreifen oder ihn nur beobachten und weiterlaufen lassen solltest. Tun oder lassen? In gewisser Weise wird die Antwort auf diese Frage eine persönliche sein: Auch wenn jede Sitzung ihre eigene Dynamik mit sich bringt, fühlen sich verschiedene Begleiter in verschiedenen Regionen des »Tun oder lassen?«-Spektrums am wohlsten. Manche großartigen Begleiter sitzen einfach bei dir und schaffen so einen offenen, akzeptierenden Raum, in dem du deine Prozesse tief erleben kannst. Andere großartige Begleiter fließen aktiv mit deiner Erfahrung mit und unterstützen dich mit Berührungen, Klängen und Worten bei deinem nächsten Schritt. Und natürlich können sich diese Vorlieben auch von Tag zu Tag und von Klient zu Klient ändern. Das ist absolut kein Problem, solange sich Begleiter ihrer Neigungen bewusst sind – und eine offene und wohlwollende Beziehung mit ihren Klienten haben. Und auch wenn der jeweilige Begleitungsstil bei verschiedenen Klienten mal besser, mal schlechter passt, sind sie grundsätzlich alle gleich wertvoll.

Es gibt jedoch Grenzen dafür, wie weit persönliche Vorlieben gehen können, bevor sie zu einer schlechten Begleitung werden. Die offensichtlichste dieser Grenzen ist das, was man die »Übertreibungs-Untertreibungsgrenze« nennen könnte. Abbildung 7.3 zeigt eine visuelle Zusammenfassung dieses Prinzips. Kurz gesagt: Auch wenn Breathwork-Sitzungen viel Raum für eine persönliche Note lassen, gibt es zwei Enden des Spektrums, die du auf jeden Fall vermeiden solltest:

1. Du greifst ein, obwohl Hilfe weder nötig noch erwünscht ist, und lenkst damit deinen Klienten ab. Schlimmstenfalls nimmst du ihm dadurch seine eigene Entscheidungskraft und wiederholst möglicherweise Grenzüberschreitungen, unter denen er in der Vergangenheit gelitten hat.
2. Du unterlässt Unterstützung, wenn dein Klient wirklich zu kämpfen hat, und trägst damit zu Erfahrungen von Überforderung, Hilflosigkeit und im schlimmsten Fall sogar Retraumatisierung bei.

Zwischen diesen beiden No-Go-Zonen gibt es aber eine große »Spielwiese«, auf der Begleiter die Reise gemeinsam mit ihren Klienten gestalten und dabei ihren persönlichen Stil einbringen können. Auf diese »Spielwiese« werden wir gar nicht näher eingehen, einfach weil es dort nicht viel zu analysieren gibt. In diesem Bereich kannst du deinen eigenen Weg finden, indem du mit deinen Begleitungswerkzeugen und deiner Intuition experimentierst. Wenn du jedoch feststellst, dass du ein wenig zu konsequent am einen oder anderen Ende des Übertreibungs-Untertreibungsspektrums festhängst, dann ist das wahrscheinlich ein Zeichen dafür, dass deine eigenen emotionalen Muster dich daran hindern, das zu tun, was im Hier und Jetzt notwendig ist. Wenn das passiert – keine Sorge, das ist schlicht Teil des Menschseins als Begleiter und in diesem Kapitel findest du einige Ideen, die dir helfen können, ein gutes Gleichgewicht bei deiner Begleitung zu schaffen.

Zunächst einmal: Wenn wir emotional in einem sich wiederholenden Muster feststecken, ist das typischerweise ein Zeichen für unverarbeitete Schmerzen oder Ängste, die wie kleine unglückliche Hamster in deinem Kopf im Kreis laufen. Das ist nichts Seltsames oder Schreckliches – die meisten von uns tragen zumindest ein paar starre mentale Muster in sich, die um Wunden herum gewachsen sind, mit denen wir nur schwer umgehen können. Du musst diese Muster nicht bekämpfen oder »verschwinden lassen«, um ein guter Begleiter zu sein. Es ist allerdings sehr hilfreich, solche Muster und Mechanismen in dein mitfühlendes Bewusstsein zu bringen und sich mit ihnen anzufreunden. So kann der Schmerz, den sie schützen, bewusst angenommen werden, anstatt im Schatten »die Show zu schmeißen«. In Kapitel 7.4 sprechen wir ausführlicher über diese »Demokratie der inneren Stimmen« und darüber, wie man harmonisch damit umgehen kann. Jetzt werfen wir erst einmal einen Blick auf jene Stimmen, die am aktivsten sind, wenn wir in unserer Rolle als Begleiter entweder übertreiben oder untertreiben.

7.3.1 Für Übertreiber

Hallo, liebe Übertreiber! Hier schreibt Martha, und an schlechten oder unausgeglichenen Tagen neige ich dazu, als Begleiterin zu übertreiben. Die Tendenz zum Übertreiben entspringt oft einem fürsorglichen Gefühl: Unserer Hoffnung oder unserem Wunsch, dass der Klient alles, was ihn zurückhält, vollständig loslassen kann. In vielerlei Hinsicht ist es sehr schön, unseren Klienten von Herzen alles Gute zu wünschen. Nur kann dieses unterstützende Gefühl auch einen »zielgerichteten« Aspekt haben. Nennen wir diese zielgerichtete innere Stimme mal den »Fixer« (Stone et al. 2011). Der Fixer ist eine besonders weitverbreitete Stimme bei Menschen, die sich zu Heilberufen hingezogen fühlen. Man kann sie sich als den Teil von uns vorstellen, der immerzu alles für alle besser machen will. Das bedeutet aber nicht, dass der Fixer ignoriert werden sollte – er hat oft wirklich großartige Ideen, wie man Leben zum Besseren verändern kann. Auf der anderen Seite kann es dem inneren Fixer jedoch manchmal schwerfallen, Klienten genau so anzunehmen, wie sie gerade sind – inklusive der Grenzen dessen, was sie in diesem Moment loslassen können und wollen. Meiner eigenen Erfahrung nach nähren sich solche zielgerichteten Gefühle oft von alten Schmerzen und Ängsten. Wenn wir zum Beispiel sehen, dass ein Klient in seiner Komfortzone verharrt, könnte uns das an schmerzhafte Erfahrungen mit Menschen erinnern, die nicht bereit waren, sich zu verändern. Oder es ruft Teile von uns wach, die sich selbst danach sehnen, befreit zu werden, und wenn unser Klient nur endlich Fortschritte machen würde, müssten wir uns nicht mehr mit diesen Gefühlen in uns auseinandersetzen. Also fangen wir an zu reparieren.

Hier sind einige weitere Beispiele für Gefühle und Gedanken, die eine Rolle spielen können, wenn wir beginnen zu übertreiben:

- *Wenn ich gar nichts tue, bringe ich keinen Mehrwert für die Sitzung.*
- *Der arme Klient hat so viele Schmerzen – ich möchte diese Schmerzen verschwinden lassen.*
- *Ich muss reparieren, was beim Klienten kaputt ist.*
- *Diese lästigen Abwehrmechanismen müssen aus dem Weg geräumt werden.*
- *Mit ein bisschen mehr Anstrengung können wir heute noch zehn Prozent der Kindheitstraumata auflösen.*
- *Ich bin dafür verantwortlich, dass die Sitzung ein Erfolg wird.*
- *Mir gefällt nicht, wie der Klient im Moment ist, hoffentlich wird er sich bald entwickeln.*

Solche Gefühle sind menschlich. Und wie du vielleicht schon erraten hast, gibt es keinen schnellen Weg, sie zu beseitigen – schließlich kannst du, genau wie deine Klienten, nur als die Person präsent sein, die du jetzt gerade bist. Aber wenn du diesen Gefühlen bewusst begegnest, kannst du den Drang beseitigen, sie »abzureagieren«. Das wiederum stellt sicher, dass du keine Interventionen vornimmst, die eher deinen Bedürfnissen als denen der Klienten entsprechen (siehe Kapitel 7.2). Ein paar Gedanken, die mir geholfen haben, die zielgerichteten Stimmen in meinem Kopf in Balance zu bringen:

- *In deinem Tempo, nicht in meinem.* Deine Aufgabe ist es, Klienten dabei zu unterstützen, so weit zu gehen, wie sie *heute* gehen können. Wie jeder Heilungsweg ist auch der deiner Klienten eine lange Reise. Abwehrmechanismen oder blinde Flecken zu früh aufzulösen, kann ein echtes Problem für die Integration sein. Wenn es also Abwehrmechanismen gibt, die deine Klienten heute noch nicht durchbrechen können, dann kannst du darauf vertrauen, dass sie aus gutem Grund da sind.
- *Heilung hat viele Gesichter.* Befreiung und Heilung können für verschiedene Menschen sehr unterschiedlich aussehen. Sie können offensichtliche Formen annehmen, wie beispielsweise Weinen, aber sie können auch als ein innerer Konflikt auftreten, als eine tiefe Ruhe oder vielleicht sogar als eine buchstäbliche Atempause, in der ein Klient eine Zeit lang überhaupt nicht atmet. Vielleicht ist das, was du in diesem Moment wahrnimmst, die individuelle Art des Klienten, das zu lösen, was heute gelöst werden muss. Bleib neugierig und aufgeschlossen für neue Gesichter der Heilung.
- *Wer braucht das?* Im Idealfall bietet Breathwork einen Rahmen, in dem wir einander so weit vertrauen, dass wir gemeinsam Heilung schaffen können. Das bedeutet allerdings nicht, dass es in Ordnung ist, dem Prozess eines anderen deine eigenen Vorstellungen aufzuzwingen. Diese Show ist nicht für dich! Der Impuls zum Kontakt muss generell von deinen Klienten ausgehen (mit wenigen Ausnahmen, etwa wenn du Berührung nutzt, um die Atemtechnik deiner Klienten zu unterstützen). Typische Anzeichen für ein Kontaktbedürfnis seitens der Klienten sind große Emotionen, die schwer zu unterdrücken sind (z. B. untröstliches Weinen), Erstarren, Unbeweglichkeit oder Verkrampfung, körperliche Suche nach Kontakt (z. B. nach einer Hand zum Festhalten) und gescheiterte Versuche, sich selbst zu beruhigen (z. B. indem sie sich selbst umarmen). Wenn du ein Bedürfnis nach Kontakt zu erkennen

glaubst, nimm dir einen Moment Zeit, um mit dir selbst zu klären, ob der Impuls von dir oder von deinen Klienten ausgeht (siehe Kapitel 7.4).

- *Wahrgenommen werden heilt auch.* In vielen Fällen will ein innerer Kampf eigentlich nur gesehen werden. Eines der besten »Geschenke«, die du deinen Klienten machen kannst, ist, ihre Prozesse anzunehmen – auch wenn sie das selbst (noch) nicht können. Wenn ein Klient zum Beispiel immer wieder damit ringt, tiefer zu atmen, kannst du in Worten ausdrücken, wie dieser Prozess dich berührt. Du kannst beispielsweise so etwas sagen wie: »Wow, ich sehe, dass du dich wirklich anstrengst zu atmen! Spüre, wie sich das in dir anfühlt.« Denn die größte Heilung in solchen Momenten liegt oft darin, den Kampf vollständig zu spüren, und nicht darin, ihn sofort zu »überwinden«. So können etwa Atembeschwerden ein emotionales »Ich kriege keine Luft!« widerspiegeln, eine Begegnung mit alter Müdigkeit, einen Ausdruck des Gedankens »Ich muss das richtig machen!« und der Schwere, die dadurch auf dem Klienten lastet. Das alles sind gültige und sinnvolle Prozesse, und wenn du ihnen bewusst Raum gibst, anstatt sie aus der Session zu drängen, eröffnet dies deinen Klienten die Möglichkeit, sich selbst vollständiger anzunehmen – einschließlich ihrer »Fehler«, inneren Konflikte und Schwachstellen.

All das läuft auf eine dieser Weisheiten hinaus, die so alt sind wie die Zeit – und dennoch in der Praxis immer wieder neu entdeckt werden müssen: Man kann nicht heilen, was man nicht akzeptiert hat. Ich habe dieses Prinzip sehr anschaulich erlebt, als Abdel und ich anfingen, gemeinsam Voice Dialogue zu praktizieren (mehr dazu in Kapitel 7.4). Kurz gesagt besteht das Ziel des Voice Dialogue darin, ein offeneres und akzeptierendes Bewusstsein für die verschiedenen Aspekte oder Stimmen in uns selbst zu üben. Schon in unseren ersten Sitzungen wurde deutlich, dass unsere Voice-Dialogue-Begleiterin im Grunde nur verschiedene Stimmen einlud, sich zu äußern. Sie machte keine Lösungsvorschläge, in welche Richtung sie sich verändern sollten, wies nicht darauf hin, wo sie vielleicht nicht so hilfreich waren, und gab auch keine alternativen Interpretationen vor. Tatsächlich tat sie überhaupt nichts, um die Stimmen zu korrigieren. Sie begegnete ihnen einfach und stellte ihnen Fragen, um sie wirklich kennenzulernen. Es stellte sich heraus, dass dieser völlig unzielgerichtete Prozess eine der schnellsten persönlichen Entwicklungen in Gang setzte, die wir je erlebt haben. In vielerlei Hinsicht ist das reine Wahrnehmen unserer fehlerhaften und verletzlichen Aspekte – ohne sie gleich ändern zu wollen – die stärkste Einladung zur Heilung, die wir ihnen zukommen lassen können.

7.3.2 Für Untertreiber

Hallo, liebe Untertreiber! Hier schreibt Abdel, und an schlechten oder unausgeglichenen Tagen neige ich dazu, als Begleiter zu untertreiben. Untertreibung spiegelt oft ein wunderbares Vertrauen und Respekt gegenüber Klienten: Das Vertrauen, dass sich ihr

Prozess so entfaltet, wie er sich entfalten soll, und den Respekt, diesen Prozess wahrzunehmen, ohne sich einzumischen. Damit kann jedoch auch ein Gefühl tiefer Trennung einhergehen – die Überzeugung, dass der Prozess deiner Klienten grundsätzlich *von dir getrennt ist* und dass alles, was du dazu beitragen kannst, inhärent fremd ist, also »nicht dazugehört«. Aus dieser Perspektive fühlt sich jede Interaktion mit den Klienten fast automatisch wie eine Korrektur, eine Übernahme oder eine »falsche Abkürzung« an, als würdest du »ihre Probleme für sie lösen«. Ein damit verbundenes Gefühl, das bei Untertreibern verbreitet ist, ist die Angst, einen Fehler zu machen oder die Klienten zu belästigen, nach dem Motto: »Im Zweifelsfall lieber nichts tun.«

Hier sind einige weitere Beispiele für Gefühle und Gedanken, die auftauchen können, wenn wir uns im Untertreibungsmodus befinden.

- *Ich möchte dem Klienten nicht zur Last fallen.*
- *Der Klient könnte mich ablehnen oder sich über mich ärgern, wenn ich etwas tue, das nicht hilfreich ist.*
- *Ich könnte mich irren, also mache ich besser nichts.*
- *Ich möchte nicht, dass es meine Schuld ist, wenn die Sitzung schlecht läuft.*
- *Der Klient braucht mich sowieso nicht.*
- *Ich mag es nicht, wenn sich der Klient auf mich verlässt.*
- *Was der Klient durchmacht, ist nicht mein Problem, ich muss mich davon distanzieren.*

Wir haben es eben schon erwähnt, aber hier noch einmal, weil es so wichtig ist: Wenn Gefühle und Gedanken dieser Art in dir auftauchen, bedeutet das einfach, dass du ein Mensch bist. Es gibt keinen Grund, diese inneren Stimmen zu bekämpfen oder auszuschließen. Im Gegenteil – einer der lohnendsten Aspekte von Breathwork-Begleitung besteht darin, dass du verschiedene Facetten von dir entdeckst, die sonst vielleicht verborgen bleiben würden. Versuche also am besten, sie willkommen zu heißen und kennenzulernen. Lass sie nur nicht deine Breathwork-Sitzung für dich leiten! Hier ein paar Gedanken, die mir persönlich geholfen haben, die zögerlichen Stimmen in meinem Kopf auszugleichen:

- *Nichts zu tun, hat genauso viel Einfluss, wie etwas zu tun.* Jede Breathwork-Sitzung entfaltet sich in einer seltsamen chemischen Reaktion zwischen den Klienten, ihren Themen und dir. Mit anderen Worten: Du bist bereits ein entscheidender Teil des Prozesses, ob du es willst oder nicht. Wenn du als Begleiter so wenig Raum einnimmst wie möglich, prägst du den Prozess genauso, wie wenn du so viel Raum einnimmst wie möglich – nur auf andere Weise. Wenn du zum Beispiel in einer verletzlichen oder verwirrenden Phase der Sitzung keinen Kontakt mit den Klienten aufnimmst, veränderst du den Verlauf der Sitzung genauso einschneidend, wie wenn du dich in einen in sich geschlossenen Prozess der Klienten einmischst.
- *Was auch immer nötig ist.* Der beste Weg, die Sitzung nach den Klienten auszurichten und nicht nach dir, ist, den Fluss der Sitzung von der Verbindung zwischen euch bestimmen zu lassen. Manche Sitzungen erfordern ständige Unterstützung, bei anderen musst du nur wahrnehmen, was sich entfaltet. Im Idealfall wird das, was du

verkörperst, weitgehend von der Dynamik des Jetzt inspiriert. Jede Voreingenommenheit, sei es in Richtung Aktion, sei es in Richtung Untätigkeit, übertönt die Gegenwart gleichermaßen.

- *Furcht(losigkeit) ist ansteckend.* Einer Breathwork-Session Angst hinzuzufügen, ist niemals hilfreich. Hab keine Angst, deine Klienten (metaphorisch oder physisch) zu berühren! Wenn Klienten sich in einem geistigen Zustand befinden, in dem sie eine Verbindung mit dir brauchen, sollte das in dir keine Angst wecken. Wenn du Angst hast, mit deinen Klienten in Kontakt zu treten, und dich selbst als potenzielle Gefahr (oder zumindest Ablenkung) betrachtest, wie kannst du dann einen sicheren Raum für sie halten?
- *Verbindung ist der Schlüssel.* Denk daran, dass Verbindung in den meisten Fällen eines der Kernelemente der Heilung für uns Menschen ist. Wenn uns jemand in Momenten des inneren Konfliktes und der Verletzlichkeit die Hand reicht, kann das ein Segen sein und uns aus der inneren Isolation befreien. Warum sollten solche heilenden Momente der Verbundenheit nicht von dir kommen?

So geht's weiter

Im nächsten Kapitel werden wir uns noch etwas umfassender mit den verschiedenen inneren Stimmen befassen, die während einer Breathwork-Begleitung aus dem Unterbewusstsein aufsteigen können. Wie können wir uns mit diesen Stimmen anfreunden und sie so zähmen, dass sie unsere Begleitung inspirieren statt sie zu stören?

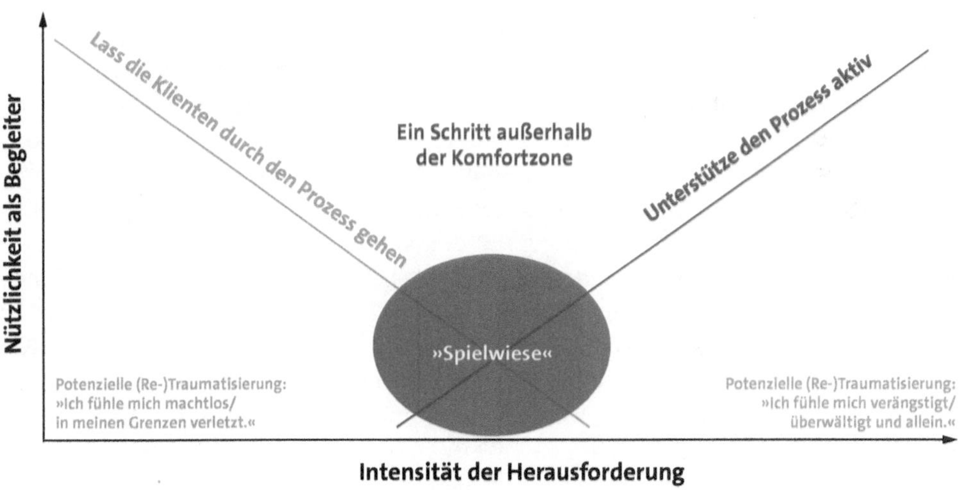

Abb. 7.3: Die Übertreibungs-Untertreibungsgrenze.

7.4 Der Schatten des Begleiters: Mit dem eigenen Unterbewussten arbeiten

> Wo immer du hingehst, du nimmst dich selbst mit.
> *Neil Gaiman*

Wenn es um Breathwork-Begleitung geht, trifft Neil Gaimans Zitat absolut zu: Wie sehr du auch versuchen magst, dich als Begleiter herauszufiltern, du wirst immer Bestandteil der Sitzung sein, als die Gesamtperson, die du in diesem Moment bist – einschließlich deiner bewussten und unbewussten Bedürfnisse, Impulse und Überzeugungen. Und unserer Erfahrung nach nehmen die Teile, die dir nicht bewusst sind, den meisten Raum ein, wann immer sie können. Wenn du als Begleiter also willst, dass die Prozesse deiner Klienten wirklich im Mittelpunkt stehen, bleibt dir letztlich nur die Möglichkeit, ganz bewusst mit deinem Unterbewusstsein umzugehen. Einfach, oder? Na ja, es gibt einen guten Grund dafür, dass wir diesem Thema ein ganzes Kapitel widmen: Die Arbeit mit dem eigenen Unterbewusstsein kann ein subtiles und kniffliges kleines Biest sein.

Zuerst sollten wir eine klare Unterscheidung definieren zwischen dem, was man üblicherweise als »Ego« bezeichnet, und dem, was wir »bewusstes Selbst« nennen. Dein Ego bezieht sich hier auf den Teil von dir, der sich um dein Überleben kümmert und sich als getrennt von anderen Menschen und dem Netz des Lebens im Allgemeinen sieht. Angesichts dieser Eigenschaften ist es wohl kein besonders nützlicher Begleiter in einer Breathwork-Sitzung. Nicht, weil dein Ego etwas Schlechtes ist – wer sonst soll sich um deine Steuern und Bewerbungen kümmern und während einer Zombie-Apokalypse die letzte Dose Tomatensuppe verteidigen? Es ist nur so, dass Breathwork einen Raum öffnet, der sich um unsere zutiefst miteinander verbundene Natur dreht, und Heilung vollzieht sich dabei vor allem durch die Verbindung mit unserer gemeinsamen Menschlichkeit. In diesem Kontext ist das Ego total überfordert. Im Gegensatz dazu bezieht sich das bewusste Selbst hier auf das zentrale Ich, das zwar Entscheidungen darüber trifft, wie »ich« in dieser Welt handeln will, sich aber gleichzeitig in dynamischer, bewusster Verbindung mit der Welt erlebt. Dieses zentrale, entscheidungsfähige und zugleich verbundene Selbst ist der Teil von dir, den du während einer Breathwork-Sitzung am Steuer haben möchtest.

Wenn dein bewusstes Selbst die Führung übernimmt, kannst du deine eigenen Bedürfnisse wahrnehmen und diese bewusst anerkennen und steuern. Hat das bewusste Selbst dagegen nicht das Sagen, können deine Bedürfnisse unbemerkt in eine Sitzung einfließen und deinen Klienten auf eine Weise belasten, der er nicht zugestimmt hat. Hier ein paar Beispiele, um ein Gefühl für die Unterscheidung zwischen Ego und bewusstem Selbst zu bekommen: Angenommen, du bemerkst zu Beginn einer Session, dass du dich erschöpft fühlst. Wenn das bewusste Selbst am Steuer ist, kannst du dieses Gefühl respektieren, Mitgefühl damit haben, dass du müde bist, Pläne schmieden, dich am Nachmittag auszuruhen, und dich dann dafür entscheiden, jetzt in der Session präsent zu sein. Wenn dein bewusstes Selbst aber nicht das Sagen hat, nimmst du deine Müdigkeit vielleicht nicht bewusst wahr, stellst dann aber fest, dass du zum Beispiel bei Hindernissen, die in der Sitzung auftauchen, ungeduldig wirst oder dass du weniger Unterstützung bietest, als dein Klient unter Umständen braucht. Oder du gibst sogar mehr Unterstützung als nötig, um »den Prozess zu beschleunigen«.

Ein anderes Beispiel: Angenommen, ein Klient bringt ein Thema zur Sprache, das in dir eigene Trauer wachruft. Dein bewusstes Selbst kann dies zur Kenntnis nehmen und sich vielleicht sogar dankbar fühlen, dass der Prozess deines Klienten dich mit einem (möglicherweise bisher noch nicht untersuchten) Gefühl in Verbindung gebracht hat. Gleichzeitig erkennt es auch das Bedürfnis, diese Trauer nach der Breathwork-Session mit einem Mentor, Partner oder vertrauenswürdigen Freunden zu teilen. Wenn dein bewusstes Selbst in diesem Moment aber nicht das Sagen hat, weinst du vielleicht während der gesamten Sitzung mit dem Klienten und übersiehst dabei, dass eigentlich Halt und Eingrenzung nötig wären. Oder du projizierst eigene Gefühle auf den Prozess oder erzählst dem Klienten vielleicht sogar von den Gefühlen, die in dir hochkommen, wodurch eure Rollen quasi vertauscht werden.

Kein Gefühl oder Bedürfnis, das während der Begleitung in deinem Unterbewusstsein auftaucht, ist an sich und von Natur aus problematisch. Und doch müssen wir diese »Schattenemotionen«, die aus unserem Unterbewusstsein aufsteigen, mit Klarheit und Mitgefühl wahrnehmen, um unseren Klienten keine Last aufzubürden. In diesem Kapitel erörtern wir daher drei allgemeine Prinzipien, wie du dich mit deinem unterbewussten »Schatten« so anfreunden kannst, dass du die Freiheit hast, in einer Sitzung voll präsent zu sein, ohne den Prozessen deiner Klienten den Raum zu nehmen:

1. Zähme deine inneren Stimmen: eine Voice Dialogue-Perspektive dazu, wie du beim Begleiten eigene Gedanken und Emotionen wahrnehmen und sanft »parken« kannst.
2. Übertragung und Gegenübertragung: unabsichtliche Rollenspiele bemerken und eingrenzen und dennoch auftauchende Momente der Übertragung als Chance nutzen.
3. Spielen und Lernen: Breathwork-Begleitung kann eine heikle Aufgabe sein, aber sie entfaltet sich durch spielerisches Experimentieren und – am wichtigsten – beständiges Lernen.

7.4.1 Zähme deine inneren Stimmen

Wir alle sind Kaleidoskope, die aus einer Vielzahl von bunten, sich wandelnden Facetten bestehen. Jetzt stell dir zwei menschliche Kaleidoskope vor, die sich gleichzeitig drehen. Die Gefühle, die in dem einen auftauchen, färben auch die Gefühle des anderen. Was für ein Spektakel! Als Menschen nehmen wir die Welt letztlich in Verbindung miteinander wahr (Kohrt et al. 2020; Mueller et al. 2021; Schultz et al. 2016), und Breathwork-Sessions können diese Fähigkeit auf bemerkenswerte Weise nutzen, zum Beispiel indem sie uns den Raum geben, schmerzhafte Erfahrungen aus der Vergangenheit durch neue zwischenmenschliche Begegnungen zu »überschreiben«. Dabei möchtest du aber natürlich, dass der Prozess deines Klienten den Ton angibt und nicht dein eigener.

Wie stellst du also sicher, dass du voll und ganz bei deinem Klienten präsent bist, ohne deinen eigenen Gefühlen wahllos das Steuer zu überlassen? Eine der hilfreichsten Herangehensweisen, die wir gefunden haben, um diese manchmal subtilen Grenzen zu navigieren und zu entwirren, ist der Voice Dialogue (Stone et al. 2011). Voice Dialogue ist im Grunde ein weniger reglementierter Cousin des Internal Family Systems-Ansatzes (Schwartz 2021, 2023). Die Grundidee dahinter ist, dass jeder von uns als eine »Demokratie der inneren Stimmen« existiert. Die Herausforderung besteht nun darin, diesen verschiedenen Versionen von uns, die unterschiedliche Erfahrungen, Fähigkeiten und Gefühle in sich tragen, ihre rechtmäßige Stimme zu geben. Bevor wir uns gleich näher mit dem Voice Dialogue befassen, eine kurze Anmerkung für diejenigen, die eventuell allergisch auf etwas esoterische Metaphern reagieren: Es kann nützlich sein, individuelle Stimmen in sich zu identifizieren, weil dir das hilft, genauer wahrzunehmen, wie du eine bestimmte Situation verarbeitest. Das bedeutet natürlich nicht, dass du dir buchstäblich verschiedene Stimmen vorstellen musst, die alle in deinem Gehirn herumschwirren – das wäre ja in der Tat ein ziemlich beunruhigendes Bild. Aus Sicht der Neurowissenschaften könnte man vielmehr spekulieren, dass verschiedene Stimmen unterschiedliche Verarbeitungsmodi darstellen, in die dein Gehirn mehr oder weniger regelmäßig umschaltet. Im einen Modus nimmt das neuronale Netz viele Informationen auf, in einem anderen filtert es sie streng vor. Im einen Modus dominieren eher die Hirnareale, die für die emotionale Verarbeitung zuständig sind, in einem anderen eher Areale der strategischen Planung und im nächsten schaltet die Verarbeitung direkt um zu Handlungsbefehlen. Manche Verarbeitungsmodi können seit der frühen Kindheit gewachsen sein, andere haben vielleicht erst vor Kurzem Form angenommen. Und so weiter und so fort.

Wir sollten noch einmal betonen, dass ein solcher Zusammenhang zwischen inneren Stimmen und neuronalen Verarbeitungsmodi bisher weitgehend unerforscht ist. Aber auch wenn die Beweislage noch dünn ist, scheinen neuronale Verarbeitungsmodi ein Konzept zu sein, das unsere beiden neurowissenschaftlich trainierten Gehirne einfach gerne benutzen. Doch auch wenn eine solche neurowissenschaftlich inspirierte Beschreibung manchen Lesern vielleicht weniger verschwommen erscheint, kann das ursprüngliche Konzept der inneren Stimmen auf einer subjektiven Ebene mindestens genauso hilfreich sein. Denn es erfasst genau, wie sich verschiedene neuronale Verarbeitungsmodi auf der Erfahrungsebene anfühlen.

Und das bringt uns zum Voice Dialogue – einem Ansatz zum Dialog mit den eigenen inneren Stimmen. Im vorigen Kapitel haben wir bereits einige innere Stimmen (z.B. den Fixer) kennengelernt, die im Spiel sein können, wenn wir den Drang verspüren, als Begleiter zu viel oder zu wenig zu tun. Und zu Beginn dieses Kapitels sind wir auf zwei zentrale Stimmen eingegangen, die wir alle auf die ein oder andere Weise besitzen: das bewusste Selbst und das Ego. Andere typische Stimmen sind verschiedene Versionen des inneren Kindes (verspielt, verletzlich, rebellisch, ängstlich usw.) sowie der inneren

Eltern (fürsorglich, streng, warm, kalt usw.). Darüber hinaus gibt es innere Richter und Kritiker, Kämpfer und Weise, Gauner und Wahrheitsverkünder, männliche und weibliche Aspekte und viele mehr. Wie in jeder funktionierenden Demokratie brauchen all diese Stimmen zumindest etwas Raum, um sprechen zu dürfen und wahrgenommen zu werden. Gleichzeitig sollte das bewusste Selbst als zentrale Entscheidungsinstanz in der Lage sein zu bestimmen, welche Stimme zu welchem Zeitpunkt deine Handlungen dirigieren darf. Du kannst dir das bewusste Selbst also sozusagen als Kanzler der »Vereinigten Staaten von Ich« vorstellen (siehe Abbildung 7.4).

Wie in jeder Demokratie wird ein bewusstes Selbst, das entweder zu starr ist, um auf andere Stimmen zu hören, oder zu schwach, um sie zur Ordnung zu rufen, schließlich »entmachtet«, zumindest vorübergehend. In solchen Momenten können andere Stimmen (z. B. das Ego, der Kritiker, die strengen Eltern, der rebellische Teenager, das verängstigte Kind) das Kommando über dein Handeln übernehmen. Und wenn ein solcher Staatsstreich in deiner inneren Demokratie während des Begleitens stattfindet, sind dies die Momente, in denen wir am ehesten unbeabsichtigte Störungen und/oder Verwicklungen im Prozess des Klienten verursachen (zu den ethischen Fragen, die solche Verwicklungen hervorrufen können, erfährst du mehr in Kapitel 7.2).

Kurzum: Als Begleiter, und auch als Mensch im Allgemeinen, handeln wir idealerweise aus der Position unseres bewussten Selbst heraus. Doch da kommt schon die nächste Komplikation – andere Menschen! Wie bereits erwähnt sind wir so verdrahtet, dass wir die Welt in Verbindung mit anderen wahrnehmen. Das bedeutet: In einer Breathwork-Sitzung, in der eine bestimmte innere Stimme in dir als Begleiter aktiv ist, wird die Erfahrung deines Klienten bis zu einem gewissen Grad auch von dieser Stimme geprägt sein – und umgekehrt. Ein solches verbundenes Erleben kann einer deiner größten Verbündeten als Begleiter sein, aber nur, wenn du bewusst damit umgehst. Genauer gesagt können wir über das bewusste Selbst absichtlich Stimmen abrufen, die uns helfen, uns mit Klienten in ihrem Prozess zu verbinden. Wenn ein Klient zum Beispiel einen verletzlichen und/oder verletzten Teil seines inneren Kindes erlebt, ist es als Begleiter wunderbar, wenn du deine eigene fürsorgliche Elternstimme aufrufen kannst. Wenn ein Klient mit dem Bedürfnis in Kontakt kommt, seine Grenzen besser zu verteidigen, kannst du als Begleiter dieses Gefühl spiegeln und unterstützen, indem du deine eigene Stimme des erfahrenen Kriegers anzapfst, der genau weiß, wann und wie er seine Grenzen sichern muss. Wichtig ist, dass die Verbindung mit verschiedenen Stimmen in dir nicht bedeutet, dass dein bewusstes Selbst das Steuer komplett abgeben muss. Im Gegenteil: Diese Art von innerer Kollaboration zeigt, dass die Beziehung zwischen deinem bewussten Selbst und anderen inneren Stimmen harmonisch und vertrauensvoll genug ist, um sich gegenseitig zu unterstützen, ohne den Raum des anderen zu übernehmen.

Wenn andererseits dein bewusstes Selbst von inneren Stimmen »überrannt« wird (siehe Abbildung 7.4), wird dies auch den inneren Prozess deiner Klienten färben, oft in einer Weise, die du nicht bewusst gewählt hättest. Schauen wir uns ein konkretes (wenn auch fiktives) Beispiel dafür an (mehr über innere Stimmen, die gerne auftauchen, wenn wir begleiten, findest du in Kapitel 7.3): Angenommen, du hast ungelöste innere Konflikte darüber, dass du dich als Kind unfähig gefühlt hast, die Probleme deiner Eltern zu lösen. Als Reaktion darauf hast du eine schützende innere Stimme entwickelt, die wir den »grandiosen Helfer« nennen. Diese Stimme stellt sich selbst als Heilsbringer in verzweifelten Situationen dar und erachtet andere Menschen als unfähig, sich selbst zu helfen. Während einer besonders intensiven Breathwork-Session kann nun der grandiose Helfer in dir unbemerkt das Ruder übernehmen. Das wiederum schiebt deinen Klienten in die komplementäre Position – nennen wir sie das »hilflose Opfer«. Am Ende dieses unbewussten Schattentanzes verlässt der Klient die Sitzung womöglich mit dem Gefühl, kraft- oder hoffnungslos zu sein, ist aber gleichzeitig voll des Lobes für deine wunderbare Unterstützung.

Das ist sehr wahrscheinlich nicht das Ergebnis, das du oder der Klient sich erhofft hatten. Wie hätte dieses Szenario also anders enden können? Stell dir vor, dass du der ideale Begleiter bist, deiner selbst zutiefst bewusst und in direktem Kontakt mit deinen Gefühlen. Dein bewusstes Selbst ist nicht nur stark und kompetent, sondern auch auf freundlichem Fuß mit deinen inneren Beschützerstimmen. In diesem Fall könnte dein bewusstes Selbst während der Sitzung mit deinem grandiosen Helfer kommunizieren und ihm zum Beispiel sagen: »Ich sehe, dass du dich in dieser Sitzung unwohl fühlst, aber das ist nicht dein Moment – ich verspreche dir, dass der Klient nicht in Gefahr ist, und wir werden den Schmerz, den du fühlst, nach der Sitzung gemeinsam verarbeiten. Kannst du in der Zwischenzeit mit einem inneren Elternteil abhängen, bei dem du dich sicher fühlst?« Anschließend ruft das bewusste Selbst eine Elternstimme in den inneren Raum, um den Grandiosen Helfer-Aspekt des inneren Kindes zu beruhigen. Auf diese Weise könntest du bei der schwierigen Erfahrung des Klienten präsent sein und ihm gleichzeitig volles Vertrauen entgegenbringen, dass er in der Lage ist, sie auf seine eigene Weise zu bewältigen. Am Ende der Sitzung ist der Klient stolz auf sich, weil er es geschafft hat, durch einen so schwierigen emotionalen Prozess aus eigener Kraft hindurchzugehen. Und du selbst erhältst die Gelegenheit, einen Teil des alten Schmerzes, der den grandiosen Helfer überhaupt erst ins Leben gerufen hat, nachträglich zu verarbeiten. So kommt ein weiterer Teil deiner Vergangenheit dahin, wo er hingehört: in die Vergangenheit. Eine Win-win-Situation!

Wie aber kannst du erkennen, ob dein bewusstes Selbst das Sagen hat oder eine andere innere Stimme heimlich das Steuer übernommen hat? Im Allgemeinen sind diese Unterscheidungen subtil. Und sie sind besonders dann schwer zu erkennen, wenn du mit einer der tief verwurzelten Beschützerstimmen konfrontiert bist, die dich schon lange begleiten, denn diese fühlen sich sehr »normal« an. Um auf das obige Beispiel zurückzukommen: Stell dir vor, du bist unsicher, ob dein grandioser Helfer das Sagen hat oder dein verbundenes, fürsorgliches, bewusstes Selbst. Während du in beiden Fällen das Gefühl hast, dass du deinen Klienten unterstützen möchtest, kann der grandiose Helfer mit einem Gefühl der Dringlichkeit und Ungeduld einhergehen, vielleicht auch mit Überlegenheit oder Erschöpfung. In jedem Fall wird eine Beschützerstimme wie der grandiose Helfer es schwierig finden, die Situation genau so zu akzeptieren, wie sie ist, und das Bedürfnis verspüren, sie sofort »zum Besseren« zu verändern. Die Verbindung und Unterstützung, die von deinem bewussten Selbst ausgeht, fühlt sich dagegen eher wie der Moment an, in dem du einen Freund umarmst, der einen geliebten Menschen verloren hat: Du weißt, dass du nicht wirklich etwas tun kannst, um seine Lage grundlegend zu verbessern. Du bietest jemandem, der dir am Herzen liegt, einfach nur eine menschliche Verbindung an, um mit ihm gemeinsam »in der Dunkelheit zu sitzen« – genau da also, wo er gerade ist.

Diese manchmal subtilen Unterschiede klar wahrzunehmen, vor allem im Jetzt und nicht erst im Nachhinein, erfordert ständige, praktische innere Arbeit an sich selbst. Es erfordert, dass du mit den verschiedenen Facetten deiner Selbst urteilsfrei in Kontakt trittst, damit du lernst, sie zu erkennen und ihnen ihren Platz im Kaleidoskop deines Selbst zu geben. Um diese Fähigkeit zur offenen Selbstwahrnehmung weiterzuentwickeln, muss jeder diejenigen Praktiken finden, die ihn in der aktuellen Lebensphase am tiefsten ansprechen. Als Ausgangspunkt für deine persönlichen Schritte in die Selbstwahrnehmung findest du hier einige Techniken, die wir im Laufe der Jahre als nützlich empfunden haben:

- *Breathwork:* Na klar!
- *Voice Dialogue und Internal Family Systems:* Wie wir oben besprochen haben, können dir diese Ansätze einen großartigen Rahmen bieten, um bewusst wahrzunehmen, welche Beziehung du zu verschiedenen Aspekten von dir hast, die in einer Breathwork-Session auftauchen können.
- *Gesprächstherapie:* Viele Formen der Gesprächstherapie (natürlich mit einer Person, mit der du dich gut verstehst) können eine große Hilfe dabei sein, emotional schmerzhafte Themen in dir zu erkunden und dadurch zugehörige emotionale Trigger besser zu erkennen, während du begleitest.
- *Supervision durch Mentoren:* Am Ende dieses Kapitels findest du noch mehr zum Thema Mentoren, daher hier nur in aller Kürze: Es ist unglaublich wertvoll, Menschen um sich zu haben, die einen unterstützenden, aber klarsichtigen Überblick über deine emotionale Landschaft haben (Brand 2019). Such dir also Mentoren, wenn du kannst!
- *Intervision mit anderen Begleitern:* Es kann sehr hilfreich und erdend sein, die Perspektiven anderer Begleiter kennenzulernen und ein Netzwerk zu haben, dem du vertraust und mit dem du deine Unsicherheiten und Fragen als Begleiter teilen kannst.
- *Meditation:* Ein grundlegender Aspekt der meisten Meditationspraktiken besteht darin, sich selbst auf eine urteilsfreie, nicht reaktive Weise wahrzunehmen. Damit verbunden ist die Fähigkeit, Emotionen und Gedanken, die in dir auftauchen, bewusst zu erkennen und nicht sofort etwas dagegen zu unternehmen, sondern sich selbst Raum zu geben, um sie zu akzeptieren und Handlungen organisch daraus erwachsen zu lassen. Diese Fähigkeit wird dir nicht nur als Begleiter, sondern auch als Mensch im Allgemeinen zugutekommen.
- *Körperorientierte Therapieansätze wie De-Armouring und Somatic Experiencing:* Körperorientierte Therapien (z.B. Levine 1997, 2010; Payne et al. 2015; Lowen 1976; van der Kolk 1994; Gilbert 1999) können dir helfen, über rein kognitive Einsichten hinauszugehen und die tieferen Reaktionen deines Körpers in verschiedenen Si-

tuationen direkt wahrzunehmen. Ein Anflug von Wut, der in der Bauchregion aufflackert, ein leichtes Zusammenziehen des Brustkorbs, das auf Unbehagen hindeutet – wenn du lernst, den Ausdruck deines Körpers auf direktere und ungefilterte Weise zu »lesen«, kannst du nicht nur deinen eigenen Zustand während einer Breathwork-Session genauer erfühlen, sondern auch den deiner Klienten.

- *Pflanzen-Lehrer:* Pflanzen-Lehrer, also psychedelische Substanzen wie Magic Mushrooms und Ayahuasca (in einem sicheren, unterstützenden und legalen Umfeld eingenommen), können uns von Angesicht zu Angesicht damit konfrontieren, was wir sind, wenn unsere kognitiven Filter ausgeschaltet sind. Das kann uns in eine tiefere, bewusstere und oft auch freundlichere Beziehung zu uns selbst bringen (siehe z. B. Pollan 2019; Pinchbeck & Rokhlin 2019; Campos & Grob 2011; Gagliano & Simard 2018).
- *Andere Einstiegspunkte in veränderte Bewusstseinszustände:* Seit Jahrtausenden haben verschiedene Kulturen Wege gefunden, das Bewusstsein zu verändern, indem sie gezielt – typischerweise in zeremoniellen und gemeinschaftlichen Settings – die alltäglichen Grenzen des Körpers überschreiten, um emotionale und soziale Heilung zu unterstützen (Brouwer & Carhart-Harris 2021). Viele dieser Traditionen werden noch heute (auf traditionelle oder modern angepasste Weise) zur Selbsterkenntnis und Heilung genutzt. Dazu gehören zum Beispiel Schwitzhütten, Eisbäder, Vision Quests (Nahrungs- und Wasserentzug in der Natur), Sensory Deprivation Tanks, Ecstatic Dance und Trancetanz (gemeinschaftlicher Ausdruckstanz, meist mit verbundenen Augen).

Bitte beachte, dass die klinischen Nachweise für die Anwendbarkeit und Wirksamkeit dieser verschiedenen Ansätze unterschiedlich stark sind. Das ergibt auch Sinn, wenn man bedenkt, wie schwierig es ist, die Auswirkungen dieser manchmal sehr freien Techniken in einem kontrollierten Umfeld zu messen. Wärst du ein völliger Anfänger auf dem Gebiet der Selbsterforschung und persönlichen Entwicklung, würden wir diese Liste wohl vorsichtiger präsentieren. Aber da du ein erfahrener Breathwork-Begleiter bist (oder werden willst), vertrauen wir darauf, dass du herausfinden kannst, was für dich funktioniert.

Je mehr du – durch diese oder andere Ansätze – deine inneren Stimmen aus der Position deines bewussten Selbst heraus wahrnehmen und annehmen kannst, desto besser wirst du während der Begleitung in der Lage sein, nicht hilfreiche Emotionen zu »parken«, anstatt sie zu unterdrücken. Zu Beginn dieses Kapitels haben wir ein Bild davon gezeichnet, wie das ideale bewusste Selbst handeln würde, wenn zum Beispiel die Stimme eines grandiosen Helfers zu dominant würde: Das bewusste Selbst lädt den grandiosen Helfer ein, im Jetzt bei einer inneren Elternstimme zu bleiben und seine Erfahrungen später gemeinsam zu verarbeiten – ein Lehrbuchfall von »geparkten« Emotionen. Anders als beim Unterdrücken, Wegschieben oder Ignorieren von aufkommenden Gefühlen bedeutet »Parken«, dass man bewusst anerkennt und annimmt, was man fühlt, sich aber gleichzeitig darüber im Klaren ist, dass es eine Zeit und einen Ort gibt, um diese Gefühle zu verarbeiten und zum Ausdruck zu bringen. Diese Zeit und dieser Ort sind zwar nicht das Hier und Jetzt, wenn du gerade eine Breathwork-Session begleitest, aber es ist auch nicht das Nirgendwo und Niemals – daher das Bild des »Parkens« deiner Emotion auf einem Warteplatz, bis du voll und ganz für sie da sein kannst. In Kapitel 9.1 werden wir dann über konkrete Praktiken sprechen, die dir helfen können, Emotionen vor einer Sitzung richtig zu »parken«, damit sie nicht ungewollt in die Sitzung hineinsickern.

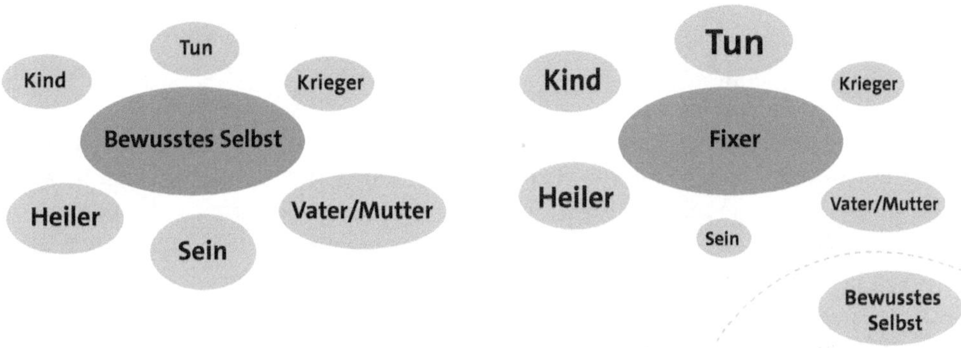

Abb. 7.4: Beispiele einer funktionierenden (links) und einer unausgewogenen (rechts) »Demokratie der inneren Stimmen«. Links steht das bewusste Selbst im Zentrum, und obwohl manche Stimmen etwas mehr Platz einnehmen als andere, balancieren sie sich insgesamt gut aus. Rechts hat die innere Stimme des Fixers das Zentrum übernommen und komplementäre Stimmen wie Tun, Sein, inneres Kind und innere Eltern sind aus dem Gleichgewicht geraten. Das bewusste Selbst kann in diese Dynamik zumindest zu diesem Zeitpunkt nicht eingreifen.

7.4.2 Übertragung und Gegenübertragung

Übertragung und Gegenübertragung ist ein wohlbekannter psychosozialer Mechanismus, den Psychotherapeuten seit Jahrzehnten zu zähmen versuchen (Jacoby 1984; Perry 1997; Wiener 2009; Hayes et al. 2011). Das Grundprinzip dahinter ist, dass Klienten Beziehungsdynamiken und Rollen, die sie in der Vergangenheit erlebt haben, auf den Therapeuten projizieren können. Zum Beispiel könnte ein Klient seiner Therapeutin so begegnen, als wäre sie eine sehr fordernde und unversöhnliche Mutter, deren Zuneigung der Klient sich verdienen muss. Der Klient entschuldigt sich womöglich ausgiebig, wenn er zwei Minuten zu spät kommt, schickt aufmerksame kleine Geschenke zu Weihnachten usw. Wenn eine solche Übertragung stattfindet, wird die Therapeutin im Gegenzug möglicherweise den Drang verspüren, komplementäre, elternähnliche Gefühle auf den Klienten zu übertragen. In unserem Beispiel könnte die Therapeutin strenger und ungeduldiger gegenüber den Handlungen des Klienten werden oder sich durch die Bedürftigkeit des Klienten irritiert fühlen.

Eine ganz ähnliche Dynamik kann auch in einer Breathwork-Sitzung zum Tragen kommen. Vor allem wenn du mit Klienten über einen längeren Zeitraum hinweg regelmäßig Sessions durchführst. Aus der Perspektive des Voice Dialogue könnte man sagen, dass Übertragung im Grunde nur eine Version des Dialogs zwischen den inneren Stimmen des Klienten und des Begleiters darstellt. Wenn Übertragung unbewusst stattfindet, kann sie ein ernsthaftes Hindernis für die Heilung werden, weil sie Klient und Begleiter davon abhält, einander in der Gegenwart zu begegnen. Stattdessen durchleben Klienten eine alte Geschichte mit neuen »Schauspielern«, etwa in der Rolle des unzufriedenen Elternteils; Begleiter wiederum leben dann Emotionen (z. B. Frustration) gegenüber dem Klienten aus, für die sie sich nicht bewusst entschieden haben.

Wenn es dem Begleiter andererseits gelingt, bewusst mit Übertragungsmustern zu arbeiten, kann das äußerst nützlich und heilsam sein. Zum einen kann eine Gegenübertragung, wenn sie bewusst wahrgenommen wird, ein großartiger Kompass sein, um zu erkennen, was im Klienten vorgeht. Wenn die Therapeutin im obigen Beispiel etwa spürt, dass Ungeduld und Kritik plötzlich hochsprudeln, kann sie körperlich erfahren, dass der Klient gerade in die Rolle des entschuldigenden, eifrigen Kindes gewechselt ist. Dies funktioniert auch auf nonverbaler Ebene während einer Breathwork-Session: Wenn du dir einen Moment Zeit nimmst, um den Körper des Klienten wirklich wahrzunehmen – die Bewegungen, Atemmuster, Spannungen usw. –, wird dein Körper oft automatisch in einer Art nicht-intellektuellem Gegenübertragungsprozess darauf reagieren. Du spürst vielleicht ein Engegefühl in der Brust oder ein Kichern, das vom Schulterzucken des Klienten inspiriert wurde usw. Diese Arten von »Spiegelgefühlen«, die in deinem Körper auftauchen, wenn du deine Klienten offen wahrnimmst, können unglaublich wertvolle intuitive Wegweiser dazu sein, was in ihnen vorgeht.

Wenn Übertragung und Gegenübertragung ins Bewusstsein gerückt sind, können Klienten wie Begleiter diese Dynamik nutzen, um alte Muster aufzubrechen, zu aktualisieren und vielleicht sogar mit ihnen zu spielen (mehr dazu im nächsten Abschnitt). Als Begleiter kannst du dich zum Beispiel bewusst in die entgegengesetzte Richtung der Stimme bewegen, die auf dich übertragen wird. Im obigen Beispiel könntest du etwa sagen: »Ich bin so froh, dass du hier bist, ich habe das Warten gar nicht bemerkt!« Dadurch verkörperst du eine liebevolle und akzeptierende Elternfigur und durchbrichst so das erwartete Muster des Klienten. Oder du könntest das Übertragungsmuster derart übertreiben, dass es offensichtlich und vielleicht sogar ein bisschen komisch wird und so seine Kraft verliert. Du könntest zum Beispiel etwas sagen wie: »Das ist das Schlimmste, was mir ein Klient je angetan hat! Diese zwei Minuten des Wartens waren absolut fürchterlich für mich!« Dieser Ansatz funktioniert natürlich nur, wenn du bereits eine vertrauensvolle und einigermaßen spielerische Beziehung zu einem Klienten aufgebaut hast. So oder so – wenn du Übertragungsmuster bewusst untersuchst und mit deinen Klienten erforschst, wie es sich anfühlt, wenn diese Muster entweder wiederholt oder durchbrochen werden, dann kann die Übertragung zu einer Verbündeten statt zu einem Hindernis im Heilungsprozess werden.

7.4.3 Spielen und Lernen

Hier ist eine interessante Geschichte aus Marthas Breathwork-Praxis: Vor Kurzem nahm sie an einem Intensivworkshop für Breathwork teil und sah sich dort zum ersten Mal in ihrem Leben mit Hass konfrontiert, den sie fast vier Jahrzehnte lang unbewusst mit sich geschleppt hatte. Eine lodernde emotionale Energiequelle, wie man sie selten findet! Eine Woche später leitete Martha eine Breathwork-Session mit einer Klientin, die sie schon seit Jahren in ihren Breathwork-Sessions begleitet. Mitten in der Sitzung sagte die Klientin plötzlich: »Der Hass ist überall! Ich fühle ihn überall in meinem Körper!« Der erste Impuls der Klientin war es, ihren Körper von diesem Hass zu reinigen, aber gemeinsam mit Martha erkundete sie, wie es sich anfühlen würde, dieses Gefühl einzuladen und auch ihm seinen Raum zu geben.

Diese kleine Geschichte veranschaulicht ein grundlegendes und wissenschaftlich rätselhaftes Prinzip der Breathwork-Begleitung: Du kannst nicht begleiten, was du selbst nicht fühlen kannst. Wenn es Themen gibt, die für dich als Begleiter tabu sind, ist es unwahrscheinlich, dass sich Klienten in deiner Gegenwart diesen Themen öffnen. Wie Klienten das spüren, ist unklar. Vielleicht lesen sie deine Körpersprache und Gesichtsausdrücke schon vor der Session. Vielleicht sind auch Pheromone und Hirn-zu-Hirn-Synchronisation im Spiel (ja, die gibt es wirklich; siehe Falletta-Cowden et al. 2022; Michalak et al. 2009; Sun et al. 2020; Holroyd 2022; Jiang et al. 2015; Hertenstein et al. 2009). Oder es liegt an deinen unbewussten körperlichen Reaktionen in der Session, wenn bestimmte Themen bei einem Klienten an die Oberfläche zu kommen drohen. Wissenschaftliche Einblicke in diese Fragen könnten uns eine faszinierende neue Perspektive darauf geben, wie Menschen auf Ebenen kommunizieren, die über Worte hinausgehen. Bis es so weit ist, legen unsere persönlichen Erfahrungen aber schon einmal nahe, dass die Prozesse, die du unterstützen kannst, sich weitgehend darauf beschränken, was du in dir selbst zulassen kannst.

Unsere kleine Geschichte des Hasses beleuchtet auch noch eine weitere grundlegende Regel der Breathwork-Begleitung: Es gibt immer noch mehr in dir zu erforschen, zu erhellen und zu pflegen. Wir haben diesen Prozess mit unserem ersten und wichtigsten Breathwork-Lehrer Stephen hautnah miterlebt. Stephen war bereits ein erstaunlicher Breathwork-Begleiter, als wir ihn 2015 kennenlernten. Doch auch seither ist jedes Mal, wenn wir ihn treffen, ein deutlicher Fortschritt in seiner Begleitung zu spüren. Nicht in dem Sinne, dass er Fehler korrigiert oder Techniken verfeinert hätte – um diese offensichtlichen Aspekte hatte er sich bereits gekümmert, bevor wir ihn getroffen hatten. Stattdessen scheint es bei jedem unserer Treffen so, als ob sich die emotionale Landschaft, in der Stephen Klienten begleiten kann, erweitert hat – als ob er noch subtilere Unterscheidungen erkunden und Raum für noch tiefere Prozesse schaffen kann. Mit anderen Worten: Falls der Lernweg in der Kunst der Begleitung einen Endpunkt hat, sind wir noch nicht auf ihn gestoßen.

Zu einem gewissen Grad geschieht diese Art von kontinuierlichem Lernen ganz natürlich durch Erfahrung – jede Breathwork-Session, die du begleitest, wird bestimmte Aspekte von dir wecken und schärfen, ob du das so geplant hast oder nicht. Aber es ist auch wichtig, dieses persönliche Wachstum bewusst in deine Praxis zu integrieren, indem du dich für neue (und manchmal unbequeme) Einsichten und Rückmeldungen öffnest und dir bewusst machst, dass du bei jeder Begegnung genauso viel lernst wie du »lehrst«. Wenn du jemals das Gefühl hast, dass du von deinen Klienten nichts mehr lernen kannst, dass du ihnen eher »hilfst«, als dass ihr gegenseitig von- und miteinander lernt, dann sollten in deinem Kopf ein paar Alarmglocken läuten. Wie also können wir Wachstum und Transparenz kontinuierlich für uns selbst fördern? Hier sind einige Grundsätze, die wir dabei besonders hilfreich finden:

1. Lerne weiter – mit Mentoren

Die Erfahrungen und das Feedback, die du bei jeder Breathwork-Session erhältst, können dich sicherlich für lange Zeit lernen und innerlich wachsen lassen. Dieser Prozess hat allerdings einen Haken: Wir alle haben blinde Flecken, und diese blinden Flecken offenbaren sich nicht gerne. Selbst wenn also Erfahrung oder Feedback dich auf einen deiner blinden Flecke stoßen, interpretierst du diese Signale vielleicht nicht so, dass du dich direkt damit auseinandersetzen kannst. Deshalb ist es unglaublich nützlich – und unserer Ansicht nach essenziell –, mit Menschen zusammenzuarbeiten, die auf dem von dir eingeschlagenen Weg schon weiter fortgeschritten sind. Menschen, deren Einsichten, Fähigkeiten und Auftreten du respektierst und anstrebst. Kurz gesagt: Mentoren. Jemanden zu haben, der auf deiner Seite ist und zugleich in der Lage, deine Herausforderungen und blinden Flecken klar und mit dem Vorteil der persönlichen Erfahrung zu sehen, ist ein unglaubliches Geschenk.

Nun kommen solche Menschen natürlich nicht jeden Tag beim Frühstück vorbeispaziert, und je nach deiner Lebenssituation kann es leichter oder schwerer sein, sie zu finden. Unserer Erfahrung nach besteht das Hauptproblem bei der Suche nach großartigen Mentoren jedoch darin, ob man wirklich offen dafür ist, neue Einsichten über sich selbst aufzunehmen. Wenn du dazu bereit bist, wirst du mit der Zeit Menschen bemerken und aufsuchen, die dich aus nützlichen Perspektiven betrachten können, aus denen du dich selbst nicht sehen kannst.

2. Geh offen mit deinen Schwächen um

Du bist kein perfekter Begleiter. Niemand ist das. Aufgrund deiner Persönlichkeit, deiner Geschichte, deiner Ausbildung usw. bringst du deinen eigenen einzigartigen Cocktail aus (hoffentlich eher kleineren als größeren) Voreingenommenheiten, Einschränkungen und Schwächen zu einer Sitzung mit. Sie sind definitiv vorhanden – also kannst du genauso gut Spaß mit ihnen haben! Damit meinen wir natürlich nicht, dass du absichtlich wild vor dich hin kichernd Sessions schlecht begleiten sollst. Aber ein offener und entspannter Umgang mit deinen Schwierigkeiten und blinden Flecken kann unglaublich befreiend sein – für dich wie für deine Klienten.

Martha beschreibt eine solche Erfahrung, die sie selbst als Klientin gemacht hat, folgendermaßen: Vor Kurzem kam in einer meiner Sessions ein Teil des inneren Kindes in mir hoch, der sich schrecklich überfordert fühlte durch die Herausforderungen, die er in jungen Jahren bewältigen musste. Dieser Teil war gerade dabei, Trauer, Angst und Überwältigung auszudrücken, als eine der Begleiterinnen versuchte, mir beim Erden zu helfen. Für sie sah es wahrscheinlich so aus, als ob ich auf der Leiter der Agitation (siehe Kapitel 8.2) zu weit nach unten gerutscht wäre und der Prozess aufgefangen werden musste. Keine abwegige Annahme, doch in diesem Fall fühlte sich das innere Kind zurückgewiesen und empfand etwas nach dem Motto: »Jetzt muss ich schon wieder so tun, als würde ich zurechtkommen, obwohl das gar nicht stimmt!« Nach der Sitzung erzählte ich der Begleiterin von diesem Gefühl, und sie antwortete: »Ach Mist! Es tut mir so leid, dass ich das falsch verstanden habe! Willst du mir mehr darüber erzählen?« Es war eine große Erleichterung, dass sie unsere Diskrepanz direkt anerkannte, ohne daraus jedoch eine schreckliche Tragödie zu machen. So gab mir ihre Reaktion das Gefühl, dass ich ihr sagen konnte, wenn sich für mich etwas nicht richtig anfühlte – ohne sie dadurch abzuweisen oder ihre Gefühle zu verletzen. Tatsächlich hatten wir beide etwas von diesem Gespräch: Die Begleiterin nahm die Rückmeldung offen auf, um daran zu wachsen. Und das überforderte Kind in mir fühlte sich im Nachhinein wahrgenommen und respektiert (eine praktische Schritt-für-Schritt-Anleitung für den Umgang mit Missgeschicken bei der Begleitung findest du in Kapitel 7.2).

Wenn du dich mit der Tatsache anfreunden kannst, dass du unvollkommen bist (als Mensch im Allgemeinen und als Begleiter im Besonderen), und dich einfach freust, immer weiter zu lernen, dann verkörperst du auch deinen Klienten gegenüber eine Einstellung von entspannter Selbsterkenntnis, Neugier und Selbstakzeptanz. Und davon können wir sicher alle mehr gebrauchen.

3. Spiele

Als Begleiter entspannt und neugierig mit deinen Schwächen umzugehen, bedeutet auch, dass du mit ihnen spielen und experimentieren kannst. Natürlich ohne unverantwortlich zu sein – es versteht sich von selbst, dass du nichts ausprobieren solltest, was deinen Klienten schaden könnte. Doch auch innerhalb der Grenzen der sicheren Begleitung gibt es viel Raum für Abenteuer und Erkundung! Nehmen wir zum Beispiel an, dass du dazu neigst, sehr eng mit deinen Klienten in Kontakt zu bleiben und eher zu viel als zu wenig zu tun. In dem Fall könntest du in einer Sitzung – vielleicht mit einem erfahreneren Klienten – ausprobieren, was passiert, wenn du so wenig wie möglich eingreifst. Welche Gefühle kommen dabei in dir hoch? Wie erlebt der Klient die Sitzung? Indem wir Dinge ausprobieren, die ein oder zwei Schritte außerhalb unserer Komfortzone liegen, lernen wir wahnsinnig viel über uns selbst und unseren Werkzeugkoffer als Begleiter.

Dabei geht es fundamental darum, eine Überzeugung loszulassen, die die meisten Menschen zwar intellektuell ablehnen, aber gleichzeitig tief in den Knochen tragen: das Bedürfnis nach Perfektion. Als Begleiter kannst du nicht perfekt sein, und das musst du auch nicht. Was du sein musst, ist: voll und ganz auf der Seite deiner Klienten und bereit, dein Bestes zu geben. Das kann sehr viele verschiedene Formen annehmen. Spiele also damit, auf verschiedene Weise unvollkommen zu sein, und suche dir die Versionen aus, die zu dir passen! Eine solche offene Einstellung wird dir nicht nur helfen, kontinuierlich zu lernen. Sie wird auch deine Wahrnehmung für neue und unerwartete Prozesse schärfen, selbst in vermeintlichen 08/15-Sitzungen – indem du deine Klienten so siehst, wie sie in diesem Moment sind, anstatt das zu sehen, was du zu sehen erwartest.

All die genannten Punkte laufen letztlich auf das Gleiche hinaus: Bei der Breathwork-Begleitung gibt es, wie bei der Liebe, der Weisheit und allen anderen guten Dinge im Leben, keine Grenzen, wie weit du wachsen kannst. Und dein Fortschritt als Begleiter wird direkt proportional dazu sein, wie weit du als Mensch wächst. Und das wiederum hängt direkt davon ab, wie bereit du bist, dich mit all deinen Facetten – hellen wie dunklen – auseinanderzusetzen. Denn letzten Endes geht es bei Breathwork viel mehr darum, wer du bist, als darum, was du tust. Das ist das Schöne daran!

So geht's weiter

Im nächsten Kapitel sprechen wir über die häufigsten Herausforderungen und Weggabelungen, denen Klienten in einer Breathwork-Session begegnen können. Und natürlich darüber, wie du sie dabei unterstützend begleiten kannst.

8 Ein Atlas innerer Landschaften

Breathwork-Sessions können so viele verschiedene Formen annehmen, dass es schwierig wäre, ihnen mit einer eindeutigen Klassifizierung oder Liste gerecht zu werden. Probieren wir es also poetisch! Du kannst dir eine Breathwork-Reise wie einen Spaziergang durch einen magischen Garten vorstellen. Sobald du durch das Tor schreitest, führen dich mal größere, mal kleinere Pfade zu majestätischen Lebensbäumen, entzückenden Spielplätzen, furchterregenden Monsterstatuen, Riesen, die erschlagen oder befreit werden müssen, berührenden Begegnungen mit alten Freunden, verzauberten Spiegeln der Wahrheit, Gesprächen mit dem Leben – und seinem unvermeidlichen Zwilling, dem Tod. Bis es irgendwann Zeit ist, den Garten wieder zu verlassen, wobei du die Erinnerungen an das Erlebte mitnimmst.

In diesem Kapitel schauen wir uns Strukturen, Metaphern und Beispiele an, die dir helfen können, leichter zu erkennen, wo deine Klienten sich in ihrer magischen Breathwork-Reise befinden und welche Art von Unterstützung sie von dir brauchen könnten. In Kapitel 8.1 nehmen wir dafür »sechs Weggabelungen« in den Blick – sechs kritische Entscheidungspunkte, die in Breathwork-Sessions immer wieder auftauchen und bei denen du deine Klienten auf ganz unterschiedliche Weise begleiten kannst. In Kapitel 8.2 gehen wir dann näher auf die sogenannte Leiter der Agitation ein. Sie ist eine Orientierungshilfe, um zu verorten, wie zentriert, verunsichert oder vielleicht sogar überwältigt sich deine Klienten fühlen, während sie sich durch ihren inneren Garten bewegen – und welche Handlungen das von dir erfordert.

8.1 Die sechs Weggabelungen

Obwohl jede Reise durch den verzauberten Breathwork-Garten einzigartig ist, gibt es sechs typische Weggabelungen, an denen Klienten unter Umständen deine Unterstützung benötigen:

1. Atmen: Die Basis für die Session aufbauen
2. Durchbrechen: Eintauchen in den Prozess
3. Hineinfühlen: Raum schaffen, um authentisch fühlen zu können
4. Eingrenzen: Den Prozess sicher halten
5. Landen: Von der Reise zurückkehren
6. Integrieren: Mit offenem Geist den Sinn der Erfahrung erkunden

In diesem Kapitel schauen wir uns die häufigsten Elemente und Erfahrungen an, die an den sechs metaphorischen Weggabelungen jeweils auftauchen können (siehe Abbildung 8.1). Ob ein Klient tatsächlich alle sechs entscheidenden Punkte durchläuft und welche davon leichter und welche schwieriger sind – das kann ganz verschieden sein! Die folgenden Beschreibungen sind also keineswegs als Checkliste zu verstehen, sondern eher als Reiseführer zu den beliebtesten »Attraktionen« im Breathwork-Land.

8.1.1 Weggabelung 1: Atmen

Typische Herausforderungen: langsames, flaches, unterbrochenes oder angespanntes Atmen, schwaches oder chaotisches Atemmuster, *invertiertes Atemmuster (das Ausatmen fällt länger und aktiver aus als das Einatmen)*

Das Transportmittel deiner Klienten durch den magischen Garten ist ihr Atem. Deshalb sollte der idealerweise so frei und tief fließen wie möglich (konkrete Hilfestellungen dazu findest du in Kapitel 10, in dem wir die sechs Weggabelungen noch einmal mit zusätzlichen praktischen Ratschlägen aufgreifen). Gleichzeitig kann dir die Art und Weise, wie deine Klienten atmen, auch viel über die Prozesse verraten, die sie gerade durchlaufen. Wirkt der Atem hastig, schwer oder mühsam? Ist er sehr kontrolliert oder eher ein bisschen chaotisch? Gibt es Körperregionen, die angespannt sind oder wo der Atem nicht frei zu fließen scheint?

Wenn du dir einige Augenblicke Zeit nimmst, das Atemmuster deiner Klienten (und den Ausdruck ihres Körpers im Allgemeinen) in Ruhe zu beobachten, kann das eine große Hilfe sein, um mit ihnen auf eine Wellenlänge zu gelangen. Diese Art von verkörperter Information zu lesen, kann anfangs eine Herausforderung darstellen. Einer der einfachsten Wege, um ein besseres Gefühl für das Atemmuster von Klienten zu bekommen, ist, sie zu spiegeln – also mit ihnen zu atmen und sich mit ihnen zu bewegen – und wahrzunehmen, wie du dich dabei fühlst. Du kannst aber auch üben, indem du drei Schlüsselfragen durchgehst, auf die es sich zu achten lohnt:

1. Wie fließt der Atem?

Wie sind der Rhythmus und die Geschwindigkeit? Ist die Einatmung voll und länger als die Ausatmung? Das Verhältnis von Einatmen und Ausatmen muss nicht exakt dem empfohlenen 2:1-Modell entsprechen, aber unserer Erfahrung nach geraten Klienten, die das Ausatmen deutlich verlängern, eher in einen Zustand der Entspannung als in tiefere Verarbeitungsprozesse.

Fühlt sich der Atem leicht fließend oder eher hastig an? Oder so, als ob dein Klient sich sehr anstrengt? Ist das Ausatmen entspannt oder eher gezwungen, sodass die Luft herausgepresst wird? Erscheint die Atmung unterbrochen, schwer oder vielleicht stagnierend? Auch hier verrät dir die Qualität des Atems meist nicht nur, wo der Klient sich »verbessern« muss, sondern auch, welche Themen sein Körper gerade verarbeitet – fühlt sich ein »suboptimaler« Atem für dich zum Beispiel eher ängstlich, eingeengt, oder erschöpft an? Diese Qualitäten erst einmal einfach wahrzunehmen, ist ein guter Ausgangspunkt für die Session.

2. Wohin bewegt sich der Atem?

Geht der Atem tief in den Bauch oder endet er bereits in der Brust/Schulter/Kehle? Die Körperregion, in der der Atem »stecken bleibt«, kann auch emotionale Blockaden widerspiegeln. Zum Beispiel wird die Kehle oft mit der Fähigkeit (oder Hemmung) assoziiert, sich frei auszudrücken. Die Schultern dagegen sind typischerweise eher mit Gefühlen von schwerer Verantwortung oder Überwältigung assoziiert, und bei der Brust geht es häufig darum, sich selbst emotionalen Raum zu erlauben. Wie immer sind dies nur ganz allgemeine Vorschläge, eine Verspannung in den Schultern oder in der Brust kann für den jeweiligen Klienten natürlich auch etwas ganz anderes bedeuten – und das zu fühlen, dabei kann dir ein Buch leider nur in groben Zügen helfen.

3. Wo bemerkst du Entspannung/Verspannung im Körper?

Sind die Kiefer offen und entspannt oder verkrampft? Sind die Hände verkrampft? Liegt die Stirn in Falten? Sind die Schultern zusammengezogen oder gekrümmt? Können sich Brust, Bauch und Rücken ausdehnen und den Atem frei fließen lassen oder sind sie angespannt? Im Kapitel 9.4 gehen wir ausführlicher auf typische Gefühle ein, die Menschen in verschiedenen Körperregionen empfinden – so können dir die Stellen, die angespannt erscheinen, erste Hinweise auf Prozesse geben, die beim Klienten »feststecken«. Eine wichtige Warnung in diesem Zusammenhang: Körperliche Anspannung ist nicht immer gleichbedeutend mit emotionaler Spannung. Der sich verändernde Blut-pH-Wert, der mit der zirkulären Atmung einhergeht, erhöht tendenziell den Muskeltonus. In einigen Fällen werden diese Muskelspannungen sicherlich bewusste oder unbewusste Spannungen auf emotionaler Ebene widerspiegeln. In anderen Fällen spiegeln die Verkrampfungen aber vielleicht auch nur, wie ein Klient seinen Körper im Alltag einsetzt. Wir haben zum Beispiel die Erfahrung gemacht, dass Menschen, die regelmäßig klettern gehen, während einer Breathwork-Session eher Verkrampfungen in den Händen bekommen – wahrscheinlich einfach deshalb, weil diese Muskelgruppen besser trainiert sind als bei Otto Normalverbraucher.

8.1.2 Weggabelung 2: Durchbrechen

Typische Herausforderungen: geistige Verkrampfung, übermäßiges Nachdenken, Ablenkung, Müdigkeit, Dissoziation

Im weiteren Verlauf der Session können Klienten auf Abwehr- oder Schutzmechanismen stoßen, die nur ungern die Kontrolle aufgeben. Wenn Menschen an diesem Punkt feststecken, können sie sich verkrampfen, abgelenkt oder erschöpft wirken oder in einer Art Narkose einschlafen. Unabhängig davon, welche Form diese schützenden Blockaden annehmen, zielen sie letztlich darauf ab, einen »sicheren« Abstand zwischen dem Klienten und den potenziellen Gefühlen und Einsichten zu schaffen, denen er begegnen könnte, wenn er sich ganz auf den Breathwork-Prozess einlassen würde. Einige der typischsten Schutzmechanismen sind:

1. Die Kontrolleure

Die Kontrolleure sind eine Familie von inneren Stimmen, die genau wissen wollen, was vor sich geht und ob das auch richtig so ist. Einige Stimmen aus dieser Familie sind:

- Zu hart arbeiten: Klienten atmen sehr intensiv und/oder sehr »korrekt«, sind dadurch aber so sehr auf eine »gute Leistung« konzentriert, dass sie sich nicht entspannen können.
- Zu viel nachdenken: Klienten fällt es schwer, »aus dem Kopf zu kommen«, also das Denken loszulassen. Sie fragen sich vielleicht, was mit ihnen passiert, ob sie etwas anders machen können oder was die Bedeutung der Session ist.
- »Mache ich es richtig?«: Wenn harte Arbeit und übermäßiges Nachdenken zusammenkommen, fragen sich Klienten mitunter konstant, ob sie auch alles richtig machen.

2. Die Störer

Störerstimmen versuchen gerne, geistige Prozesse zu unterbrechen, die sie als gefährlich einstufen. Wie etwa eine Breathwork-Session! Beispiele für innere Störer sind:

- Ablenkung: Anstatt in ihren Körper hineinzuspüren, lassen sich Klienten von Gedanken ablenken, die in diesem Moment nicht relevant sind, wie zum Beispiel die Planung eines Arbeitstreffens oder die Erinnerung an ein Gespräch, das sie letzte Woche mit jemandem geführt haben.
- Irritation: Klienten können sich durch verschiedene Aspekte der Session gestört fühlen – einen trockenen Mund, die falsche Musik, den Atemrhythmus des Begleiters, Geräusche von anderen Breathwork-Teilnehmern oder von Nachbarn. Natürlich können einige dieser Aspekte tatsächlich störend sein, doch wenn sie das Hineinspüren in den Prozess immer wieder behindern, lohnt es sich nachzufragen, was in den Klienten sich auf diese Weise gestört fühlt und warum.
- Erstarren: Klienten können sich durch die Session so verunsichert fühlen, dass sie ihren Körper nicht entspannen können oder Schwierigkeiten haben, frei zu atmen.
- Verkrampfen: Eine intensivere Version des Erstarrens – bei manchen Klienten verkrampfen sich die Muskeln im ganzen Körper. Das ist körperlich ungefährlich, aber wenn die Muskeln im ganzen Körper angespannt sind, ist es natürlich sehr schwierig, andere Gefühle oder Prozesse an die Oberfläche kommen zu lassen.

3. Die Sandmänner

Die Sandmänner folgen einer »sanfteren« Herangehensweise als die Störer, um verunsichernde Prozesse zu verhindern. Sie lassen dich einfach ganz sacht »abdriften«. Typische Sandmannstimmen sind:

- Erschöpfung: Klienten können das zirkuläre Atmen plötzlich sehr schwer und ermüdend finden, oder sie haben das Gefühl, von einer Welle der Erschöpfung weggeschwemmt zu werden.
- Schlaf: Klienten schlafen womöglich wiederholt ein, selbst wenn sie mehrmals von dir geweckt werden oder sich mitten in einem Prozess befinden.
- Dissoziation: Dissoziation bezieht sich hier auf einen Zustand, in dem sich Klienten von ihren eigenen Gefühlen und Gedanken entfernt und isoliert fühlen – manchmal insgesamt, manchmal beschränkt auf bestimmte Körperregionen, Themen usw. In jedem Fall ist die Dissoziation ein deutliches Zeichen dafür, dass der Klient mit etwas konfrontiert ist, das sich traumatisch und/oder potenziell gefährlich anfühlt und daher mit großer Sorgfalt behandelt werden muss (siehe Kapitel 8.2).

Dazu sollten wir allerdings sagen, dass Müdigkeit und Ruhe nicht immer problematische Elemente einer Breathwork-Session darstellen. Daher ist es für uns als Begleiter nicht notwendig, Klienten immer »aktiv« zu halten. Es gibt Sessions, in denen das tiefste Bedürfnis des Klienten wirklich Ruhe ist; in denen der Klient in der Vergangenheit erlebte Erschöpfung erneut erlebt und verarbeitet; oder in denen die Erfahrung tiefer Entspannung ein entscheidender Schritt für das persönliche Wachstum ist. Solche Ruhezustände als Begleiter zu unterbrechen, würde dem Klienten einen Bärendienst erweisen. Wie unterscheidet man also ein echtes Ruhebedürfnis von einem Abwehrmechanismus, der Müdigkeit oder Dissoziation nutzt, um den Klienten vor tieferen Prozessen zu schützen? Wie immer können diese Unterschiede sehr subtil sein, und es erfordert praktische, körperliche Erfahrung, um sie zu erkennen. Meist sind hilfreiche und nicht hilfreiche Ruhezustände aber am besten dadurch zu unterscheiden, wie »lebendig« sie sich anfühlen. Eine problematische Ruhe kann eher betäubt wirken, so als ob der Klient nicht mehr wirklich da ist. Die Körperhaltung ist dabei eher steif oder kraftlos. Im Gegensatz dazu kann eine erholsame Entspannung so aussehen, dass der Atem mühelos durch den Körper strömt, dass sich die verschiedenen Körperteile leicht bewegen und wenn nötig anpassen, dass das Gesicht Emotionen auf unbeschwerte Weise widerspiegelt. Doch natürlich ist das Hineinspüren in diese Unterscheidungen keine unfehlbare Methode! Einer der einfachsten und respektvollsten Wege, um herauszufinden, wie sich dein Klient fühlt, ist daher schlicht zu fragen. Zum Beispiel so: »Genießt du gerade deine Ruhe?« Oder: »Fühlst du dich noch präsent in deinem Körper?« Die Reaktion auf eine solche Frage macht in der Regel sehr deutlich, welche Art von Prozess Klienten gerade durchlaufen.

Bei den hier aufgeführten Beispielen handelt es sich natürlich um genau das – Beispiele. In Wirklichkeit können deine Klienten mit vielen verschiedenen Schutzmechanismen reagieren, die oft auf einzigartige und unerwartete Weise miteinander vermischt sind. Das Wichtigste dabei ist: Die Klienten haben diese Schutzmechanismen nicht grundlos entwickelt. Jeder Schutzmechanismus hat eine klare Aufgabe – er schützt den Klienten vor Gedanken und Gefühlen, die ihm in der Vergangenheit nicht gutgetan hätten. Das heißt auch, dass der offensive Kampf, solche Beschützer »einfach« loszuwerden, in der Regel in einem metaphorischen Blutbad endet. Deshalb ist Breathwork ein Raum, in dem alles willkommen ist – Schutzmechanismen eingeschlossen!

Das bedeutet natürlich nicht, dass wir uns einfach zurücklehnen und die Klienten ihren nächsten Urlaub planen lassen, wenn es wahrscheinlich sinnvollere Themen gibt, die sie in einer Breathwork-Session bearbeiten könnten. Was es allerdings schon bedeutet, ist, dass Schutzmechanismen anerkannt und respektiert werden müssen, bevor sie abgelegt werden können. Und dass Schutzmechanismen möglicherweise Zeit brauchen, um zu prüfen, ob sich dein Klient wirklich in einem emotional sicheren Raum befindet, bevor sie zur Seite treten können.

Wenn du deinen Klienten helfen kannst, ihre Schutzmechanismen respektvoll hinter sich zu lassen, führt dies typischerweise zu »glücklicheren« Sessions, weil die Klienten dann die Gefühle erleben, die sonst von ihren Schutzstimmen versteckt werden, und sich hoffentlich mit ihnen anfreunden können. Und die Schutzstimmen können wiederum konkret erfahren, dass das, was sich hinter der Schutzmauer befindet, die Klienten nicht überwältigt oder gefährdet. Trotzdem kann es manchmal notwendig sein, eine ganze Session lang gegen Abwehrmechanismen zu stoßen, um so direkt zu erleben, wie sie funktionieren. Solche Sessions sind in der Regel weniger angenehm als jene, die über die Abwehrmechanismen hinausgehen. Gleichzeitig können sie jedoch einige der nützlichsten Erkenntnisse bringen, die deine Klienten in ihren Alltag mitnehmen können. Wenn es Klienten selbst mit Unterstützung schwerfällt, ihre Schutzmauern zu durchbrechen, denk daran, dass diese Weggabelung an sich bereits ein wertvolles Reiseziel ist. Und wenn die Abwehrmechanismen sich in dieser Session erst mal respektiert und sicher fühlen, können sie sich klarer zeigen, wodurch dein Klient wichtige neue Erkenntnisse gewinnen kann, um in der nächsten Session mehr Raum für andere Prozesse zu lassen.

8.1.3 Weggabelung 3: Hineinfühlen

Typische Herausforderungen: Emotionen ausdrücken statt fühlen, zu hart oder schnell vorgehen, erwartete Emotionen betonen

Angenommen, dein Klient hat seine Verteidigungsmechanismen durchbrochen – vielleicht schnell und mühelos, vielleicht mit harter Arbeit und Unterstützung – und begonnen, Kontakt mit den Gefühlen und Erfahrungen aufzunehmen, die unter der Oberfläche liegen. Dann kann die nächste Herausforderung darin bestehen, sich wirklich auf diese Gefühle und Erfahrungen einzulassen – sich selbst den Raum und die Zeit zu geben, sie vollständig zu fühlen. Hier können wir auf eine sanftere und subtilere Form von Abwehrmechanismen stoßen. Anstatt die Erfahrung gänzlich zu bekämpfen, versuchen diese Arten von Abwehrmechanismen, sie so zu gestalten, dass sie innerhalb der Komfortzone des Klienten bleiben.

Die größte Versuchung an dieser Weggabelung ist der Drang, Erfahrungen größer und schneller zu machen und dabei unangenehme Verarbeitungsschritte zu überspringen. Ein Klient könnte zum Beispiel einen Wutanfall verspüren und sofort dazu übergehen, ihn »herauszuschreien«, anstatt sich die Zeit zu nehmen, die Wut wirklich im Körper zu spüren – und darunter verborgen vielleicht verletzlichere Gefühle zu entdecken. Oder eine Klientin geht nach einem emotionalen Ausbruch schnell wieder dazu über, so intensiv wie möglich zu atmen, um direkt zum nächsten Thema zu gelangen, anstatt die Gefühle nachklingen zu lassen und sich Zeit zu nehmen, um zu erspüren, was als Nächstes wahrgenommen werden möchte. Oder Klienten kommen mit einer alten Angst in Berührung und versuchen sofort, sie loszulassen und aus ihrem Körper zu vertreiben. Dabei wäre es wohl hilfreicher, ein paar ruhige Atemzüge zu nehmen und sich mit dem kleinen, sanften inneren Kind zu verbinden, das diese Angst einst zum ersten Mal gespürt hat. Diese Beispiele verdeutlichen bereits einige der offensichtlichsten Herausforderungen an dieser Weggabelung:

- Emotionen ausdrücken, statt sich Zeit zu nehmen, sie vollständig zu fühlen (z. B. Wut »herausschreien«, statt sie in ihrer ganzen Tiefe zuzulassen)
- Verletzliche Gefühle zugunsten defensiver Gefühle überspringen (z. B. von Traurigkeit oder Hilflosigkeit schnellstmöglich zur Wut übergehen)
- Konzentration auf erwartete Emotionen und Prozesse statt zu fühlen, was wirklich in diesem Moment passiert (z. B. »negative« Emotionen wie Hass loslassen, weil das der erwartete Weg zum persönlichen Wachstum ist, anstatt dem Instinkt zu folgen, eine »negative« Emotion, mit der man sich zum ersten Mal verbunden hat, zu genießen und zu intensivieren)

Wenn Klienten in dieser Art von Herausforderung feststecken, können sie das erleben, was manchmal als »falsche Katharsis« bezeichnet wird: Ein Gefühl kommt hoch und wird ausgedrückt, was sich in diesem Moment wie eine Erleichterung anfühlt. Da der Klient jedoch keinen echten Kontakt zu den tieferen Wurzeln und/oder verletzlicheren Anteilen des Gefühls hergestellt hat, muss dasselbe Gefühl beim nächsten

Mal erneut gelöst werden, sodass sich durch diese Erfahrung nichts Grundlegendes geändert hat.

Das bedeutet natürlich nicht, dass große emotionale Ausbrüche oder intensive körperliche Prozesse immer eine Ablenkung sind. Sie können durchaus genau das sein, was in einem bestimmten Moment notwendig und angemessen ist. Kommen wir also zu der Frage, die du an dieser Stelle vermutlich schon hast kommen sehen: Wie unterscheiden wir zwischen einem Ausdruck, der tief empfunden und notwendig ist, und einer falschen Katharsis, die Klienten daran hindert, sich voll und ganz auf ihren wahrhaftigsten, ehrlichsten Prozess einzustimmen? Wie immer sind diese Unterscheidungen subtil und nicht leicht in Worte zu fassen. In Kapitel 8.2 gehen wir näher auf die falsche Katharsis ein und darauf, wie man als Begleiter mit ihr umgehen kann. Aber kurz gesagt: Wenn Klienten Schritte überspringen, kann sich ihr Prozess sowohl härter als auch oberflächlicher anfühlen, als ob der emotionale Ausdruck produziert oder erarbeitet werden muss. Im Gegensatz dazu können sich authentische, verbundene Prozesse weicher und verletzlicher anfühlen, zugleich jedoch auch beängstigender und herausfordernder. Außerdem fühlen sich notwendige emotionale Ausbrüche oft so an, als ob sie von einer mächtigen, »unterirdischen« emotionalen Quelle gespeist werden und die sichtbar ausgedrückten Gefühle daher nur die »Spitze des Eisbergs« darstellen. Und schließlich kann man sich auch noch folgende Faustregel merken: Wenn der emotionale Prozess nach dem ersten Durchbruch über lange Zeit hin sehr intensiv verläuft, ist es generell keine schlechte Idee, Klienten dazu einzuladen, den Fuß vom Gas zu nehmen – unabhängig davon, ob es sich um einen authentischen Ausbruch oder ein geistiges Überspringen handelt. Die Reaktion deines Klienten auf eine solche Einladung kann dir zudem ein noch klareres Gefühl für den Prozess vermitteln.

8.1.4 Weggabelung 4: Eingrenzen

Typische Herausforderungen: Panik, übermäßiger Ausdruck, selbstlaufende Prozesse, Selbstverlust

Wenn Klienten sich tief auf ihren Prozess eingelassen haben, besteht die nächste potenzielle Herausforderung darin, die aufkommenden Erfahrungen robust aufzufangen und einzugrenzen. Wenn ein Klient mit heftigen Emotionen in Kontakt kommt, können diese eine Eigendynamik entwickeln und größer werden, als es der Klient in diesem Moment verdauen kann. An solchen Punkten können sich Klienten hilflos oder überfordert fühlen – oder sie können das verlieren, was man ihr »Zentrum« nennen könnte. Damit meinen wir das bewusste Selbst, das die aufkommenden Emotionen wahrnimmt und dann gezielt entscheidet, wie es damit umgehen will. Wenn Klienten ihr Zentrum verlieren, kann sich das so anfühlen, als würden sie von einer Emotion völlig verschluckt, als würden sie ganz zu dieser Emotion werden, anstatt sich selbst zu fühlen, als hätten sie die Fähigkeit verloren, die Dynamik ihres eigenen Prozesses bewusst zu gestalten. Ein effektiver Umgang mit potenziell überwältigenden Prozessen ist ein absolut entscheidender Aspekt der Breathwork-Begleitung. Daher werden wir in Kapitel 8.2 ausführlich über verschiedene Arten sprechen, in denen Klienten von großen emotionalen Prozessen überwältigt werden und wie wir sie bei der Eingrenzung unterstützen können.

8.1.5 Weggabelung 5: Landen

Typische Herausforderungen: Verpassen des Session-Ausgangs, Schwierigkeiten bei der Rückkehr zum bewussten Selbst, Abhängigkeit vom Begleiter

Wenn Klienten ein gutes Stück ihres inneren magischen Gartens durchquert haben, ist es an der Zeit, sich in Richtung der Ausgangstore zu begeben und die Prozesse der Session auf sanfte und respektvolle Weise abzuschließen. An diesem Punkt können vor allem Klienten, die intensive emotionale Prozesse erlebt haben, Unterstützung benötigen, um zu ihrem bewussten Selbst zurückzukehren. Sonst kann es passieren, dass sie weiter Welle um Welle emotionaler Ausbrüche durchlaufen oder Prozesse über den Punkt hinaus fortsetzen, an dem sie noch robust integriert werden können. Die »Rückkehr zur Erde« kann auf unterschiedliche Weisen eine Herausforderung sein. Manche Klienten sind so erleichtert über einen emotionalen Durchbruch oder so besorgt, dass sie den Zugang beim nächsten Mal nicht finden können, dass sie die Breathwork-Erfahrung einfach nicht verlassen wollen. In solchen Sessions kann die Erdungsphase ihre eigene Form der Heilung mit sich bringen: Sie lädt Klienten dazu ein, ihr Grundvertrauen zu finden, dass jede Session nur ein Schritt auf einer lebenslangen Reise der Heilung und Selbstentdeckung ist und dass alles, was heute nicht verarbeitet wurde, erneut an die Oberfläche kommen wird, wenn es an der Zeit ist.

Andere Klienten haben vielleicht das Gefühl, dass sie nur dann ins Alltagsbewusstsein zurückkehren können, wenn sie die soeben gemachten nicht-alltäglichen Erfahrungen so schnell wie möglich hinter sich lassen. Alltagsbewusstsein und tiefe emotionale Verarbeitung fühlen sich für sie womöglich wie fundamentale Gegensätze an, die nicht koexistieren können. In diesem Spannungsfeld ist es oft verlockend, zu glauben, dass ein großer emotionaler Durchbruch wichtiger, wahrhaftiger oder gültiger ist als »gewöhnliche« Bedürfnisse und Erfahrungen wie »Ich möchte etwas Leckeres zu Abend essen« oder »Ich möchte nach Hause gehen und meinen Partner in den Arm nehmen«. Das Heilungspotenzial liegt hier in der Erkenntnis, dass es in Wahrheit gar keinen Konflikt oder Wettbewerb gibt: »Gewöhnliche« und »außergewöhnliche« Zustände verdienen gleichermaßen Respekt und einen Platz im Leben deiner Klienten. In einem ausgeglichenen Leben koexistieren tiefe und alltägliche Prozesse und inspirieren sich gegenseitig. Die Erdungsphase einer Breathwork-Session ist einer der Räume, die dazu einladen, das bewusste Selbst und seine alltäglichen Berechnungen hereinzulassen, ohne die magischen und seltsamen Erfahrungen, die oftmals in einer Breathwork-Session auftauchen, auszusperren.

Eine besondere Herausforderung für dich als Begleiter besteht während der Erdungsphase darin, dass Klienten in einer intensiven Session vielleicht mit dir Kontakt gesucht und sich auf deine Unterstützung verlassen haben. Wenn dies der Fall ist, ist jetzt der Zeitpunkt gekommen, ihnen sanft Raum zu geben, damit sie spüren können, wie es ist, das Echo dieser Prozesse in sich selbst zu halten und aufzufangen. Und damit sie erfahren, dass das bewusste Selbst stark genug ist, um diese Prozesse zu integrieren. Wenn Begleiter auch in der Erdungsphase noch stark in den Prozess der Klienten involviert sind, kann das ablenkend wirken und/oder eine seltsame Form von Abhängigkeit oder verschmolzenen Erfahrungen erzeugen. Doch dies ist die Zeit für die Klienten, sich daran zu erinnern, dass sie sich selbst vertrauen können, wenn sie ihre Erfahrungen und Erkenntnisse aus der Breathwork-Session in das tägliche Leben mitnehmen.

8.1.6 Weggabelung 6: Integrieren

Typische Herausforderungen: Überinterpretation oder starre Auslegung des Prozesses, Selbstkritik und enttäuschte Erwartungen, Übertreibung

Auf die letzte große Weggabelung trifft man meist erst nach Abschluss der Session – sie dreht sich um die Frage, wie das bewusste Selbst und vor allem der Verstand Erlebnisse interpretieren können, die oft jenseits ihres Erfahrungshorizontes liegen. Drei der häufigsten Herausforderungen in dieser Phase sind:

1. Ungünstige Interpretationen

Ungünstige Interpretationen einer Breathwork-Erfahrung können in ganz unterschiedlichen Formen auftreten. Der erste Stolperstein ist dabei bereits die Tatsache, dass die Erfahrung überhaupt interpretiert wird. Der Verstand möchte gerne sicher sein, was er genau erlebt hat, denn die meisten von uns bevorzugen die Sicherheit klarer Definitionen, um die Welt zu strukturieren. Dagegen operieren Einsichten, Inspirationen und Lösungen, die bei Breathwork an die Oberfläche unseres Bewusstseins gelangen, oft in einer Art »Traumsprache«. Mit anderen Worten: Sie drücken Wahrheiten auf symbolische und vielschichtige Weise aus. Diese Sprache verliert zumindest einen Teil ihrer Kraft, wenn sie auf eine einzige definitive Realität festgenagelt wird. Es kann also sehr hilfreich sein, eine Session eine Zeit lang im Ungewissen zu belassen und ausdrücklich zu sagen: »Ich weiß nicht, was das bedeutet, und ich muss es auch nicht wissen.« Wenn Klienten in dieser Weggabelung stecken bleiben, können sie in Versuchung geraten, ihre Erfahrungen in einer starren Weise überzuinterpretieren, die keinen Raum für subtilere Facetten des Erlebten lässt. Sie sagen dann zum Beispiel, dass sie mit einem

Engel kommuniziert haben. Dabei könnte man vielleicht auch sagen, sie seien einem Teil von sich selbst begegnet, den sie als Engel visualisiert haben. Oder sie hätten einen tief verwurzelten Archetyp aus dem kollektiven Unterbewusstsein kontaktiert. Oder sie hätten ein Bedürfnis nach mehr Licht in ihrem Leben ausgedrückt. Oder sie hätten sich mit einem Symbol befasst, das ihnen von ihren Großeltern gelehrt wurde. Oder, oder, oder. Keine oder auch alle dieser Interpretationen können als wahr angesehen werden – und unserer Erfahrung nach haben Sessions oft die besten Langzeiteffekte, wenn man alle Interpretationen gleichzeitig gelten lässt, ohne zu urteilen.

Eine besonders folgenreiche Variante dieser Interpretationsfalle sind unmittelbare praktische Handlungen. Ein Klient könnte sich zum Beispiel dazu berufen fühlen, sofort nach der Session seinen Job zu kündigen oder sich scheiden zu lassen. Wie du dir vorstellen kannst, ist das selten die ideale Herangehensweise. In der Regel raten wir unseren Klienten, mit neuen Erkenntnissen zunächst ein paar Tage – je nach Entscheidungsschwere auch Wochen – zu leben und sie in den Alltag zu integrieren, bevor sie praktische Schritte unternehmen. Denn wenn man es mit »Traumsprache« zu tun hat, kann eine Erfahrung eine klare praktische Bedeutung haben, wie zum Beispiel: »Ich muss meinen Job jetzt sofort aufgeben.« Sie kann aber auch eher symbolische und indirekte Prozesse widerspiegeln, wie zum Beispiel: »Ich muss meine Einstellung zu meiner Arbeit neu strukturieren und meine Bindung an sie loslassen.« Oft werden diese Unterscheidungen jedoch erst deutlich, wenn man der Erfahrung genug Zeit gegeben hat, sich zu setzen.

2. Zweifel

»Jede Session bringt dir das, was du brauchst!« – das ist eine typische Aussage, die von vielen Breathwork-Begleitern, uns eingeschlossen, gerne wiederholt wird. Und das hat seine Gründe! Natürlich gibt es Fälle, in denen diese Aussage nicht zutrifft. Wenn die Feuerwehr mitten in deiner Breathwork-Session wegen eines falschen Alarms in den Raum platzt, könnte das für dein persönliches Wachstum in diesem Moment zwar durchaus von Bedeutung sein – doch vermutlich ist es das eher nicht. Unserer Erfahrung nach folgt die überwiegende Mehrheit der Sessions allerdings ihrer eigenen, tiefen Logik. In gewisser Weise ist das nicht allzu überraschend: Wenn wir uns jede Session als einen Prozess vorstellen, der die Grenzen zwischen bewusster und unbewusster Wahrnehmung aufweicht, dann werden die Themen, die zuerst auftauchen, sehr wahrscheinlich diejenigen sein, die direkt unter der Oberfläche gelegen haben und daher wohl auch am reifsten sind für die bewusste Verarbeitung und Integration. Manchmal kann es Klienten jedoch schwerfallen, im Nachhinein zu akzeptieren, wie sich eine Session entwickelt hat. Vielleicht fragen sie sich, ob sie Dinge anders hätten machen sollen, ob sie der Session eine andere Richtung hätten geben sollen, ob sie »Fehler« gemacht haben usw. Ebenso kommt es vor, dass Klienten mit klar definierten Erwartungen in die Session gegangen und nun enttäuscht oder besorgt darüber sind, dass die Sitzung woandershin geführt hat. Doch wenn der Verstand die Erfahrungen auf diese Weise anzweifelt, verringert das die Chance, an die gewonnenen Einsichten und Heilungsprozesse anzuknüpfen, ob diese nun innerhalb der ursprünglichen Erwartungen lagen oder nicht.

3. Übermäßiges Erzählen

Besonders bei Sessions, die wichtige, aufregende oder beunruhigende Einsichten hervorgebracht haben, möchten Klienten ihre Erfahrungen mitunter sofort mit Angehörigen oder Freunden teilen. In manchen Fällen kann dies sicher zusätzliche Unterstützung bei der Integration der Erfahrung bringen. Es birgt jedoch auch ein paar Risiken: Erstens zwingt die bloße Formulierung der Erlebnisse Klienten dazu, sie zu einem gewissen Grad zu beschränken und zu definieren – ein Prozess, der nicht unbedingt hilfreich ist (siehe oben). Zweitens können unerwartete Reaktionen von anderen – etwa in Form von Urteilen, Sorgen oder mangelndem Einfühlungsvermögen – besonders schwer zu verdauen sein, wenn die Erfahrung noch unverarbeitet und verletzlich ist. Daher ist es wichtig, dass Klienten ganz bewusst entscheiden, wie sie ihre Erfahrungen teilen – mit Gesprächspartnern, die offen und unterstützend zuhören können.

Unabhängig von den spezifischen Herausforderungen, denen Klienten an dieser letzten Weggabelung begegnen, besteht die fundamentale Heilungschance hier darin, das Grundvertrauen zu finden, dass sie durch ihre Breathwork-Erfahrung wachsen können, selbst wenn der Verstand nicht genau weiß, warum und wie das geschieht. Diese Art von Vertrauen trägt viel Frieden und innere Freiheit zum Leben im Allgemeinen bei – ganz gleich, was die konkreten Inhalte einer Breathwork-Session waren.

Damit sind wir am Ende unserer Führung durch die sechs großen Weggabelungen im magischen Breathwork-Garten. In Kapitel 10 sprechen wir noch einmal konkreter über praktische Maßnahmen, die du ergreifen kannst, um deine Klienten an diesen Weggabelungen zu unterstützen. Für den Moment hoffen wir, dass das Bild des magischen Gartens ein nützliches Werkzeug ist, das dir dabei hilft, wahrzunehmen, welche Prozesse deine Klienten in verschiedenen Momenten einer Session durchlaufen können. Aufmerksam wahrgenommen zu werden, ist nicht nur ein grundlegendes menschliches Bedürfnis, es ist auch etwas, das die meisten von uns nicht oft genug erfahren – in diesem Sinne kann allein schon das bloße Wahrnehmen und Anerkennen der Reise, die deine Klienten unternehmen, ein großer Heilungsschritt sein!

So geht's weiter
Im nächsten Kapitel kommen wir noch einmal auf die Weggabelung des Eingrenzens zurück, um zu erörtern, wie du verschiedene Formen von Überforderung erkennen und wie du deine Klienten bei Bedarf darin unterstützen kannst, von solchen Überforderungen nicht »gefressen« zu werden.

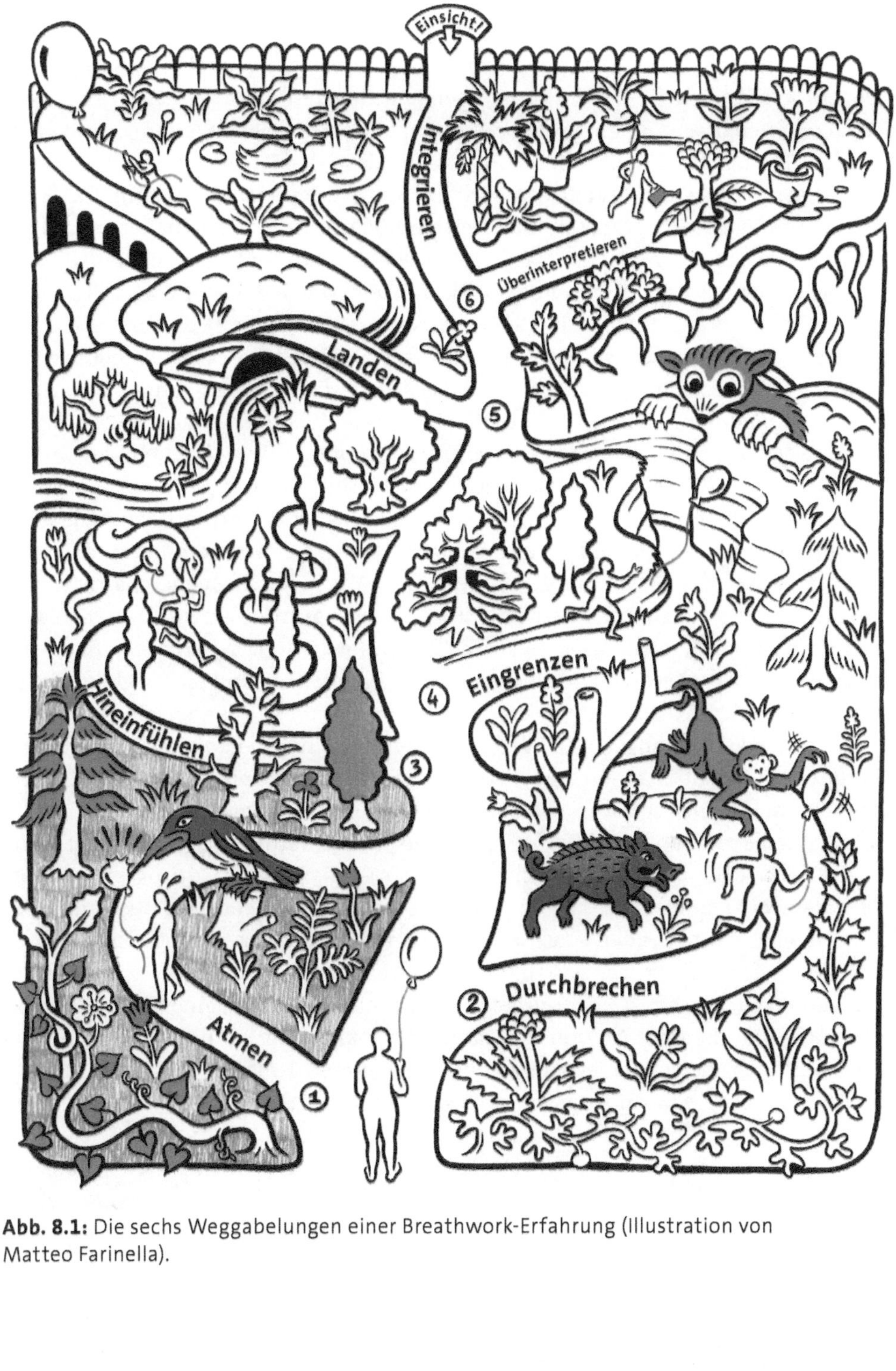

Abb. 8.1: Die sechs Weggabelungen einer Breathwork-Erfahrung (Illustration von Matteo Farinella).

8.2 Die Leiter der Agitation

Breathwork kann schwer lastende Themen aus der Vergangenheit ins Bewusstsein bringen. Solche Themen in der unterstützenden Umgebung einer Breathwork-Session erneut zu erleben, kann eine große Hilfe sein, um sie auf neue Weise integrieren zu können. Klienten beschreiben diesen Prozess oft als Katharsis – eine Erleichterung von alten Belastungen (Lalande et al. 2012; Straton 1990; Rhinewine & Williams 2007). Das geschieht freilich nur, wenn man innerlich bereit dafür ist, sich einem herausfordernden Thema zu stellen. Andernfalls fühlt man sich nur (ein weiteres Mal) überwältigt – und das ist natürlich nicht besonders heilsam (Duckworth & Follette 2012; Schock et al. 2010; Layne et al. 2006; Linden & Rutkowski 2013). Deshalb ist eine der sechs entscheidenden Weggabelungen, die wir im vorigen Kapitel besprochen haben, die Eingrenzung von Erfahrungen auf ein Level, das Klienten integrieren können. In diesem Kapitel nehmen wir typische Arten in den Blick, wie Klienten auf Überwältigungszustände reagieren, und besprechen, wie wir sie dabei unterstützen können, in sicherere und besser kontrollierbare mentale Zustände zurückzukehren.

Im Allgemeinen neigt die Intensität einer Breathwork-Erfahrung dazu, sich selbst auszubalancieren: Es scheint, dass unser Unterbewusstsein eine ziemlich gute Vorstellung davon hat, was wir bewältigen können und was nicht. Die generelle Faustregel lautet daher, dass man in jeder Session nur mit so viel konfrontiert wird, wie man auch verkraften kann. Aber jede Regel hat ihre Ausnahmen – und diese hier ist mit einem großen roten Sternchen versehen, besonders für Klienten, die mit einem gut gefüllten Trauma-Rucksack in die Breathwork-Session gehen. Für diese Klienten können wiederauftauchende Erinnerungen und Emotionen sehr intensiv und potenziell retraumatisierend sein. Deshalb ist es durchaus möglich, dass sie solide Unterstützung benötigen, vor allem im Hinblick auf die sichere Eingrenzung und Erdung der Erfahrung.

In Kapitel 8.1 haben wir einige erste Anhaltspunkte dafür gegeben, wann es wichtig sein kann, Klienten zu helfen, intensive emotionale Prozesse einzugrenzen. Aber wie unterscheidet man zwischen einem intensiven, vielleicht sehr ausdrucksstarken, aber letztlich heilenden Prozess und einem, der das Nervensystem des Klienten schlichtweg überfordert? Die von uns erdachte Leiter der Agitation ist ein praktisches mentales Bild, um schnell einzuordnen, wie intensiv der Prozess eines Klienten wahrscheinlich ist und welche Art von Unterstützung er brauchen könnte. Das Konzept der Agitationsleiter überschneidet sich mit weitverbreiteten Konzepten wie dem Window of Tolerance (Siegel 1999; Corrigan et al. 2011; Hershler 2021) und der Polyvagal Theory (Porges 1995, 2007, 2009; Dana 2018; Manzotti et al. 2024). Was ein gutes Zeichen ist! Schließlich wäre es beunruhigend, wenn sich verschiedene Denkschulen über die grundlegenden Prinzipien, wie Menschen herausfordernde Erfahrungen verarbeiten, komplett uneinig wären. All diese Konzepte haben gemeinsam, dass sie einen »optimalen« mentalen Zustand beschreiben, der von Zuversicht, Entspannung und Kompetenz geprägt ist; ebenso wie verschiedene Formen dysregulierter mentaler Zustände, die davon abweichen – entweder in Richtung Aktion (Fight or Flight) oder Untätigkeit (Freeze). Ausgehend von diesen gemeinsamen Merkmalen hat sich die Agitationsleiter für uns als die einfachste Landkarte für herausfordernde Erfahrungen in veränderten Bewusstseinszuständen erwiesen (obwohl es sich auf jeden Fall lohnt, auch die anderen oben erwähnten Rahmenwerke zu kennen).

Abbildung 8.2 zeigt eine Zusammenfassung der Agitationsleiter. Der Grundgedanke dabei ist, dass Klienten eine typische Abfolge von mentalen Zuständen und Bewältigungsmechanismen durchlaufen, wenn die Intensität einer schwierigen Erfahrung zunimmt. Sie rutschen also, metaphorisch gesprochen, die Leiter der Agitation hinunter in die Dysfunktion. Und genau wie bei einer physischen Leiter kann es dann viel Energie kosten, wieder nach oben zu klettern, wenn man ein paar Sprossen hinuntergefallen ist.

Üblicherweise beginnen Klienten die Session in ihrer Komfortzone, in der nichts Unerwartetes oder ungewöhnlich Herausforderndes passiert. (Manchmal starten Klienten, die bereits sehr offen oder mit hochemotionalen Themen in die Session kommen, ihren Prozess allerdings auch außerhalb ihrer Komfortzone.) Wenn sich nun eine Breathwork-Erfahrung vom Alltagsbewusstsein wegbewegt, betreten Klienten die Wachstumszone – den perfekten Balancepunkt für Lernen und persönliches Wachstum, der ein paar Schritte jenseits der Komfortzone liegt. In der Wachstumszone können Klienten mit ungewohnten und herausfordernden Erfahrungen konfrontiert werden, jedoch auf einem Level, das sich gut verarbeiten und integrieren lässt. Es überrascht nicht, dass die hilfreichsten Breathwork-Sessions in der Regel in oder um die Wachstumszone herum stattfinden. Denn jenseits davon stoßen wir auf Erfahrungen, die für die Klienten zu intensiv sind, um sie alleine integrieren zu können. Hier bist du als Begleiter gefordert, um sie dabei zu unterstützen, ihren Prozess zu navigieren und einzugrenzen.

Die erste Stufe der Abwehr gegen überfordernde Erfahrungen bilden typischerweise handlungsorientierte Bewältigungsmechanismen, die eher mit dem sympathischen Nervensystem verbunden sind – die sprichwörtliche Kampf- oder Fluchtreaktion (Dana 2018; Hershler 2021; van der Kolk 1994; Marko & Riečanský 2018; Gibbons 2019; Kreibig 2010). Je nach persönlichem Hintergrund neigen Menschen eher zum Kampf oder zur Flucht. So oder so bedeutet dies aber, dass die Erfahrung zu intensiv geworden ist, um sie offen wahrzunehmen oder willkommen zu heißen. Dadurch ist das Nervensystem gezwungen zu handeln. Klienten, die sich im Kampf- oder Fluchtmodus befinden, haben immer noch ein klares Gefühl für sich selbst, dieses Selbst fühlt sich allerdings eher in der Defensive als entspannt und neugierig. Ein solcher Zustand kann sich zum Beispiel in heftigen Bewegungen wie Treten, Stoßen oder Schieben äußern, die zwanghaft oder schwer beherrschbar scheinen, oder aber in unruhiger und/oder ängstlicher Atmung oder unkontrollierbarem Zittern.

Wenn Erfahrungen so überwältigend werden, dass sie nicht durch Kampf- oder Fluchtreaktionen gelöst werden können, besteht die nächste Stufe der Dysregulation typischerweise darin, dass Klienten die Verbindung zu ihrem bewussten Selbst und ihrem Ich verlieren. Das nennen wir die »Fading Self«-Zone (siehe Kapitel 7.4). Diese schwindende Verbindung zum Selbst kann verschiedene Formen annehmen. Eine der häufigsten (und immer noch recht handlungsorientierten) ist die Panik. Dabei handelt es sich im Grunde um eine intensivere, weniger kontrollierte Version der oben beschriebenen Fluchtreaktion. Die Klienten haben dabei das Gefühl, die Kontrolle über ihren emotionalen Prozess zu verlieren, und drücken dies auf ungesteuerte Weise aus, zum Beispiel durch anhaltendes Schreien und Zittern oder durch unkontrollierte Bewegungen. Eine weitere recht verbreitete Variante der Fading Self-Zone ist die Regression zu einem jüngeren Selbst, wobei die Klienten sich wie eine jüngere Version ihrer selbst fühlen und verhalten und dabei die Verankerung in ihrem gegenwärtigen Selbst verlieren. Ein Klient könnte sich dann beispielsweise in der Fötus-Stellung zusammenrollen, am Daumen lutschen oder kindlich klingen, wenn er spricht.

Wenn Klienten noch heftiger überwältigt werden als in der Fading Self-Zone, neigen sie dazu, in deaktivierte mentale Zustände zu fallen, die typischerweise mit dem parasympathischen System verbunden sind (Kreibig 2010; Hershler 2021; Corrigan et al. 2011; Porges 2009). Eine der offensichtlichsten Varianten eines solchen deaktivierten Zustands ist das Einfrieren oder Erstarren. In dieser Freeze-Zone hören die Klienten im Wesentlichen auf, aktiv auf die Welt um sie herum zu reagieren – oder sie überhaupt wahrzunehmen. Ihr Atem ist meist flach, sie bewegen sich nur wenig und haben entweder die Augen geschlossen oder starren kontinuierlich auf denselben Punkt – ein uralter Reflex bei überwältigender Gefahr, der eng mit dem verwandt ist, was bei Tieren passiert, wenn sie sich angesichts eines Raubtiers »tot stellen«.

Eine der am stärksten dysregulierten Versionen der intensiven Überwältigung ist die Dissoziation. Dissoziation wird im Allgemeinen als ein Prozess definiert, bei dem sich eine Person von ihren Gedanken, Gefühlen, Erinnerungen, ihrem Körperbewusstsein und/oder ihrem Identitätsgefühl abkoppelt.[9] Dissoziierte Erfahrungen werden nicht in ein kohärentes Selbstgefühl integriert. Funktionen, die normalerweise nahtlos ineinandergreifen, wie Gedächtnis, Wahrnehmung und Emotionen, können sich plötzlich unzusammenhängend oder asynchron anfühlen – oder sogar ganz »ausfallen«. So kann man zum Beispiel traurig sein, aber nicht mehr wissen, warum; man nimmt etwas Erschütterndes wahr, merkt jedoch, dass man zu lachen beginnt; oder man fühlt sich wie ein losgelöster Beobachter der eigenen Handlungen (Maldonado et al. 2002; Brand & Frewen 2017; Michelson & Ray 1996; Spiegel & Cardeña 1991; Steinberg 1995, 2001).

Da Dissoziation viele verschiedene Formen annehmen kann, ist sie nicht immer leicht zu erkennen, insbesondere für jemanden, der sie noch nie selbst erlebt hat. Im Allgemeinen können Klienten, die eine Dissoziation erleben, den Eindruck erwecken, nicht ganz präsent zu sein, und es kann ihnen schwerfallen, auf Fragen oder Aufforderungen zu reagieren. Ihre Bewegungen können passiv und nicht geerdet erscheinen oder so, als ob sie fremdgesteuert wären. Ihre Emotionen können sich »flach« oder unlebendig anfühlen, und du als Begleiter bekommst vielleicht den Eindruck, dass die Sitzung in keine klare Richtung geht und/oder dein Klient nicht selbst bestimmen kann, welche Richtung er mit seiner Erfahrung einschlagen möchte. In der Psychologie wer-

---

9 Siehe https://www.isst-d.org/resources/dissociation-faqs/ und https://www.unimedizin-mainz.de/psychosomatik/patienten/psychosomatische-erkrankungen/depersonalisation.html für einige gute Zusammenfassungen von allen Prozessen rund um die Dissoziation.

den mehrere allgemeine Prozesse beschrieben, die auftreten können, wenn eine Person eine Dissoziation erlebt. Hier sind die Aspekte, die in einer Breathwork-Session am deutlichsten sichtbar werden können:

- *Depersonalisation:* Depersonalisation ist das Gefühl, vom eigenen Körper losgelöst – und vielleicht sogar entfremdet – zu sein. Während einer Breathwork-Session kann sich Depersonalisation als verminderte Empfindlichkeit gegenüber Berührungen und sogar Schmerzen manifestieren. Ebenso ist die Fähigkeit, mit dem Körper zu kommunizieren (etwa Bewegungen zu kontrollieren), vermindert (Maldonado et al. 2002; Steinberg 1995; Spiegel & Cardeña 1991; Guralnik & Simeon 2010; Simeon & Abugel 2006; Ciaunica et al. 2024).
- *Derealisation:* Derealisation beschreibt das Gefühl, dass die Welt um einen herum nicht real ist. Die Betroffenen erleben ihre Umgebung als weit entfernt, wie durch einen Schleier oder wie in einem Film (Steinberg 1995; Michelson & Ray 1996). Zu den offensichtlichsten Anzeichen gehören »betäubte« Gefühle und verlangsamte Reaktionen.
- *Dissoziative Amnesie und Identitätsverwirrung:* Im Gegensatz zu der Art von »Gedächtnisverlust«, die völlig unproblematisch auftreten kann, wenn Klienten in einer Sitzung beispielsweise eine tiefe Ruhe erleben, zeigt sich die dissoziative Amnesie eher in kurzen, oft beunruhigenden Diskontinuitäten der subjektiven Erfahrung (Maldonado et al. 2002; Steinberg 1995). So können Klienten etwa zeitweise vergessen, was sie gerade in der Sitzung getan haben; was die (wahrscheinlich traumatischen) Themen waren, die hochgekommen sind; warum sie überhaupt hier sind; wer du bist usw. Selbst wenn Klienten diese Momente der Diskontinuität nicht verbalisieren, tragen sie oft zu einem allgemeinen Gefühl der Orientierungslosigkeit und Verlorenheit bei, das du als Begleiter erspüren kannst.

Selbstverständlich werden Klienten diese einzelnen Sprossen auf der Agitationsleiter nicht immer »nach Vorschrift« durchlaufen. Abhängig von ihrer Persönlichkeit, ihrer Vorgeschichte und den aufkommenden Themen können sie Stufen überspringen und eher aktive oder passive Bewältigungsstrategien bevorzugen. Ein leider recht häufiges Beispiel ist, dass Klienten mit Missbrauchserfahrungen oder anderen schweren Formen von Traumata oft dazu neigen, handlungsorientierte Kampf- oder Fluchtreaktionen auszulassen und direkt in die Erstarrung und Dissoziation überzugehen, wenn eine Erfahrung zu intensiv wird.

Wenn wir über verschiedene Zustände der Dysregulation sprechen, müssen wir auch über Notfallmanöver sprechen. In seltenen Fällen können Klienten zum Beispiel durch wiederauftauchende traumatische Erfahrungen so überwältigt sein, dass die Gefahr einer Retraumatisierung besteht. Dann musst du ihnen dringend helfen, so schnell wie möglich in das normale Bewusstsein zurückzukehren, damit sie das Trauma aus ihrem bewussten Selbst heraus integrieren können, anstatt es erneut zu erleben. In Kapitel 9.5 beleuchten wir ein paar Notfallmanöver, die du anwenden kannst, um Klienten wieder auf »sicheren Boden« zu führen, wenn sie in eine akute Dissoziation geraten.

8.2.1 Falsche Freunde

In manchen Sitzungen ist es leicht zu erkennen, wenn Klienten die Wachstumszone verlassen haben und in einen Zustand der Dysregulation geraten sind. In anderen Sitzungen hingegen kannst du auf »falsche Freunde« stoßen – mentale Zustände, die ähnlich aussehen, in Wirklichkeit jedoch etwas ganz anderes sind. Nachfolgend beschreiben wir zwei der häufigsten Verwechslungen, auf die du achten solltest, wenn du herausfinden willst, auf welcher Agitationsstufe sich dein Klient gerade befindet.

1. Falsche Katharsis

Der Begriff »falsche Katharsis« beschreibt eine Dynamik, bei der Klienten ihre Gefühle sehr intensiv ausdrücken, zum Beispiel durch lautes Schreien oder Weinen. Von außen betrachtet kann dies so aussehen, als würden sie sich den Grenzen der Wachstumszone nähern und ihre Gefühle so intensiv erleben, dass sie in den Kampf- oder Fluchtmodus übergehen. Tatsächlich kann es für sie in diesem Moment jedoch einfacher und weniger beängstigend sein, Emotionen aktiv auszudrücken, als sich selbst den Raum zu geben, sie tief zu fühlen. Intensive äußere Expression kann daher der perfekte Weg sein, sich von diesen tieferen Gefühlen abzulenken und gleichzeitig die Erwartungen zu erfüllen, was in einer Breathwork-Sitzung passieren »sollte«. Mit anderen Worten: Auch wenn Klienten den Eindruck haben, dass sie sich im intensiven Spektrum der Wachstumszone bewegen, kann es sein, dass die Betonung des emotionalen Ausdrucks sie in Wirklichkeit in ihrer persönlichen Komfortzone hält. Wie kann man also falsche Katharsis von echter emotionaler Befreiung unterscheiden? Wie immer hängt viel davon ab, was dein Einfühlungsvermögen dir in dem betreffenden Moment sagt, aber hier sind ein paar allgemeine Hinweise, die du zusätzlich nutzen kannst:

- Pupillengröße: Der Mensch ist ein Meister darin, sich selbst und andere zu täuschen. Unser Körper dagegen lässt sich in der Regel nur schwer etwas vormachen. Konkret bedeutet das, dass bei einem emotionalen Ausbruch, der einen Klienten womöglich in den Kampf- oder Fluchtmodus versetzt, sich die Pupillen erweitern. Das passiert bei einer falschen Katharsis selten.
- Dauer: Wenn Klienten in einer Session einem neuen, tief berührenden Thema begegnen, treten wirklich notwendige Gefühlsäußerungen typischerweise in relativ kurzen Wellen von ein paar Minuten auf. Wenn ein Klient dagegen beispielsweise 20 Minuten lang ununterbrochen schreit, ist die Wahrscheinlichkeit groß, dass ein ruhigerer Ansatz ihm helfen würde, mehr von dem zu fühlen, was in ihm vorgeht.
- Leichtigkeit: Scheint der Gefühlsausdruck dem Klienten »leichtzufallen«? Oder wirkt es so, als ob er aus dem tiefsten Inneren herausbricht? Bei echten emotionalen Ausbrüchen neigen Menschen oft dazu, ihren Ausdruck eher zurückzuhalten oder zu verbergen, weil er etwas zutiefst Verletzliches und Persönliches darstellt – etwas, das Mut erfordert, um es mit anderen zu teilen. Im Gegensatz dazu kann der Ausdruck bei einer falschen Katharsis eher nach außen gerichtet wirken, manchmal sogar so, als ob er sich speziell an Personen in der direkten Umgebung richtet.

- Gegenübertragung: Wie wir in Kapitel 7.4 erörtert haben, kann deine eigene psychologische Gegenübertragung sowohl ein Segen als auch ein Fluch sein. Sie kann dich Klienten gegenüber in ungünstige Rollen und Verhaltensweisen drängen, doch wenn sie bewusst erkannt und gespürt wird, kann sie auch ein großartiger Kompass sein, um zu erkennen, was in deinem Klienten vorgeht. Falsche Katharsis ist so ein Fall. Wenn du zum Beispiel in deine Reaktion auf den emotionalen Ausbruch eines Klienten hineinspürst, fühlt sich der Ausbruch dann »schrill« für dich an? Macht er dich nervös oder ungeduldig, oder hast du das Gefühl, dass dringend etwas von dir »gebraucht« wird? Diese Gefühle können eine Antwort deines Unterbewusstseins darauf sein, dass Klienten so wahrgenommen werden möchten, als ob sie etwas tief verarbeiten, während sie das in Wirklichkeit gar nicht tun. Natürlich musst du, wenn du einer möglichen Gegenübertragung nachgehst, immer die Voreingenommenheit deines eigenen Systems im Auge behalten. Wenn es zum Beispiel Emotionen gibt, mit denen du persönlich nur schwer umgehen kannst (Wut etwa), können diese dir ebenfalls schrill und überzogen vorkommen, unabhängig davon, durch welche Art von Prozess sie bei deinem Klienten entstehen.

2. Wiedererleben versus Regression

Eine der erstaunlichen Kapazitäten von Breathwork besteht darin, dass es vergangene Erfahrungen auf eine Art ans Licht bringen kann, die es erlaubt, sie auf eine direkte, verkörperte Weise zu fühlen und zu verarbeiten, anstatt sie nur intellektuell zu »verstehen«. Dieser Prozess birgt natürlich auch Herausforderungen. Wie unterscheidet man etwa, ob Klienten eine vergangene Version von sich selbst auf therapeutische Weise wiedererleben, oder ob sie in die Vergangenheit zurückfallen oder von ihr überwältigt werden, also in die Fading Self-Zone abrutschen? In vielerlei Hinsicht sind diese beiden Zustände in ihrem Erscheinungsbild fast identisch, zum Beispiel können Klienten in beiden Zuständen wie jüngere Versionen von sich selbst handeln und klingen. Der Unterschied besteht in diesem Fall hauptsächlich darin, ob das bewusste Selbst noch präsent und für den Klienten zugänglich ist oder nicht. Hier sind ein paar allgemeine Punkte, auf die du achten kannst, um deine Intuition bei dieser Unterscheidung zu unterstützen:

- Atmung: Wenn Klienten in einen akuten Kampf- oder Fluchtmodus geraten oder sich unkontrolliert in ein jüngeres Selbst »verwandeln«, wird ihr Atem oft schneller und flacher. Bitte sie in diesem Fall, ihre Atmung zu vertiefen und/oder zu verlangsamen, und schau, ob sie darauf reagieren können.
- Verbalisierung: Während einer akuten Regression können Worte zu einer Herausforderung werden. Kann dein Klient noch zum Ausdruck bringen, dass er sich dessen bewusst ist, was er erlebt? Um das zu klären, kannst du ihn zum Beispiel fragen, was er gerade fühlt und ob er den Prozess vertiefen oder verlassen möchte, und schauen, ob das bewusste Selbst deines Klienten in der Lage ist, den Prozess wahrzunehmen und zu kommunizieren.

- Verbindung: Ist der Klient in der Lage, sich in der Gegenwart mit dir zu verbinden? Kann er zum Beispiel eine Berührung deiner Hand wahrnehmen, dir in die Augen schauen, mit dir als gegenwärtiges Selbst kommunizieren? Oder erlebt er dich als einen Teil der Vergangenheit (zum Beispiel als einen erinnerten Elternteil)?

Ein zentraler Aspekt einer guten Breathwork-Begleitung ist die Bereitschaft, mit Klienten »dunkle innere Räume« zu besuchen und schwierige, schmerzhafte Gefühle als normalen und willkommenen Teil des Lebens zu betrachten. Diese dunklen Räume sind nichts, wovor man Angst haben muss – man kann sie sogar als den tiefen, erdigen Schoß betrachten, in dem ein Großteil der emotionalen Heilung stattfindet. In diesem Kapitel haben wir uns angeschaut, wie du erkennen kannst, wo die Reise deiner Klienten gerade hingeht – und wo auf dem Weg Herausforderungen und Gefahren lauern können. Nicht, damit du vor solch schwierigen Erfahrungen zurückschreckst, sondern damit du ihnen mit Wissen, Respekt, einer gründlichen Erdung und mit Vertrauen (in deine Klienten und in dich selbst) begegnen kannst.

So geht's weiter

Nachdem wir nun einige Orientierungshilfen haben, um uns in den inneren Landschaften unserer Klienten zurechtzufinden, können wir zum praktischen Teil übergehen. Im nächsten Kapitel befassen wir uns konkreter mit praktischen Schritten, die du unternehmen kannst, um deinen Klienten einen sicheren Raum für ihre innere Reise zu schaffen.

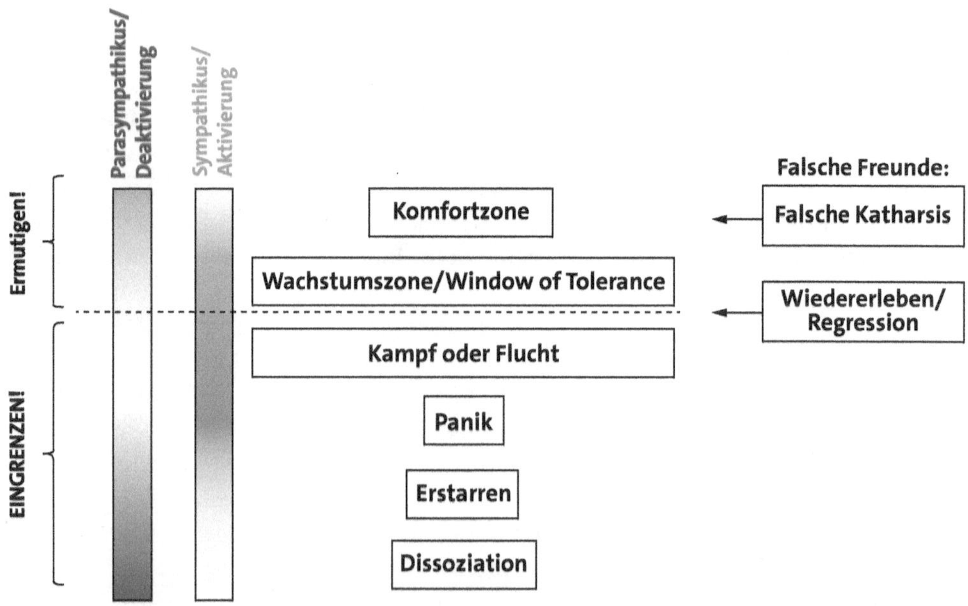

Abb. 8.2: Die Leiter der Agitation.

9 Praxis

Ob du deine Klienten nun durch eine freudige, liebevolle Begegnung mit dem Universum begleitest, eine etwas schläfrige Ruhesession oder eine harte Trauma-Verarbeitung – einen robusten und vielseitigen Werkzeugkasten brauchst du dazu in jedem Fall. In diesem Kapitel gehen wir daher die grundlegenden praktischen Elemente und Werkzeuge, die du als Begleiter am besten dabeihaben solltest, Schritt für Schritt durch.

9.1 Vorbereitung

Für eine Breathwork-Session solltest du vor allem drei Dinge vorbereiten: deinen Raum, dich selbst und deine Klienten. Die Vorbereitung des Raums ist denkbar einfach: Du bereitest ihn im Grunde genau so vor, wie du das für deine eigenen Sitzungen machen würdest (siehe Kapitel 5.1): Wasserglas, Schüssel, Matratze, Decke(n), Musik und eventuell eine Augenbinde und einige »Bitte nicht stören!«-Schilder (physisch und/oder digital). Darüber hinaus kannst du natürlich auch Hilfsmittel bereitlegen, die du als Begleiter gerne verwendest, zum Beispiel Kissen, Handtücher oder Sandsäcke um die Körperarbeit (siehe Kapitel 9.4) zu unterstützen; Düfte (z. B. ätherische Öle, Räucherwerk, traditionelle Räucherpflanzen wie Palo Santo); Klanginstrumente wie Rasseln oder Klangschalen etc. – was immer du einsetzen möchtest, um mit deinen Klienten über verschiedene Sinne zu kommunizieren. Damit ist dein Raum vorbereitet. Es bleibt also noch die Vorbereitung für dich selbst und deine Klienten – und genau darum geht es im Rest dieses Kapitels.

9.1.1 Vorbereitung für dich

Wie wir in Kapitel 7.4 besprochen haben, kannst und sollst du als Begleiter deine ganze Person in die Session einbringen. Dabei ist nur wichtig, dass dein bewusstes Selbst am Steuer sitzt und nicht dein Ego. Eine kurze Erinnerung, was wir mit diesen Begriffen meinen: Dein Ego bezieht sich hier auf den Teil von dir, der sich um dein Überleben kümmert und sich als getrennt von anderen Menschen versteht. Das bewusste Selbst hingegen bezieht sich auf das zentrale Ich, das Entscheidungen über deine Handlungen in dieser Welt trifft – in dynamischer, bewusster Verbindung mit allem in dir und um dich herum.

Wie stellst du also praktisch sicher, dass du geistig in der Lage bist, dein Ego zurückzunehmen und deinem bewussten Selbst die Führung zu überlassen? Wie erwähnt, besteht eine der Hauptaufgaben des Egos darin, für dein (physisches, soziales, emotionales, finanzielles usw.) Überleben zu sorgen. Es ist schwer, sich in offener Verbindung mit der Welt zu fühlen, wenn man gleichzeitig das Gefühl hat, man sei nur einen Schritt davon entfernt, psychisch oder physisch verletzt zu werden. Deshalb ist es nicht einfach nur »nett«, dich vor einer Session bewusst zu entspannen und daran zu erinnern, dass du und deine Klienten zumindest für die nächste Stunde in den sicheren Händen des Universums seid – es ist auch ein entscheidender Schritt, um deinem bewussten Selbst den nötigen Raum zu geben. Jeder Begleiter hat seine ganz persönliche Art, sich in diesen entspannten Flow-Zustand zu versetzen. Hier sind ein paar Methoden, die wir besonders hilfreich finden:

Verkörpern und erden

Eine der wichtigsten Routen, über die Breathwork zu einer besseren Lebensqualität beiträgt, ist, indem es deine Verkörperung unterstützt, also deine Fähigkeit, direkter mit den Empfindungen in deinem Körper zu kommunizieren. Und wie du dir vorstellen kannst, ist es leichter, Prozesse der Verkörperung zu begleiten, wenn man sich selbst in seinem Körper zu Hause fühlt. Hier sind ein paar Tipps, wie du bewusst Verbindung und Kommunikation mit deinem Körper herstellen kannst. Zunächst einmal kannst du natürlich einfach selbst eine kurze Session mit zirkulärer Atmung oder Wim-Hof-Atmung machen, bevor du eine Session begleitest (siehe Kapitel 6). Wenn du das Gefühl hast, dass du selbst im Moment einige heftige, unverarbeitete Emotionen mit dir herumträgst, kann es sogar sinnvoll sein, vorher eine vollständige Breathwork-Session durchzuführen. In diesem Fall würden wir dir jedoch raten, mindestens ein paar Stunden Integrationszeit einzuplanen, bevor du die Sitzung einer anderen Person begleitest.

Wenn du viel zu tun gehabt hast und das Bedürfnis verspürst, aus dem Aktionsmodus auszusteigen und dich mehr ins Hier und Jetzt fallen zu lassen, kannst du dir auch Zeit für eine Achtsamkeitsmeditation nehmen. Wenn du die Möglichkeit hast, ist eine weitere großartige Erdungsübung, eine Weile barfuß durch die Natur (Wald, Wiese, Park, Garten usw.) zu laufen und den Boden unter deinen Füßen bewusst zu spüren. Und schließlich: Wenn du »den Kopf freischütteln« und die Instinkte deines Körpers aufwecken möchtest, empfehlen wir ein paar Minuten Shaking – eine unserer Lieblingsübungen, um uns selbst und unsere Klienten vorzubereiten. Dazu stehst du mit den Füßen auf Schulterbreite, entspannst all deine Gelenke (vor allem Knöchel, Knie, Hüfte und Kiefer) und fängst dann an, mit den Knien zu wackeln, sodass dein ganzer Körper in Bewegung gerät und buchstäblich durchgeschüttelt wird. Das Schütteln passiert vor allem vertikal, also auf und ab. Im Prinzip beugst und streckst du nur deine Knie ein bisschen in einem ziemlich schnellen Tempo und lässt den Rest deines Körpers spontan mitschütteln. Es gibt aber keine festen Vorgaben, wie du dich genau bewegen oder schütteln sollst – wenn du das Gefühl hast, dass du dabei ein wenig merkwürdig aussiehst, machst du es vermutlich richtig (siehe dazu auch: https://tinyurl.com/AtemkraftBegleitvideos).

Aussprechen und mitteilen

Du wirst dich nicht immer glücklich und ausgeglichen fühlen, wenn du eine Session begleitest. Hin und wieder wird eine Sitzung anstehen, wenn du gerade selbst mit schwierigen Herausforderungen kämpfst, gestresst bist, dich nicht in bester körperlicher Verfassung befindest oder selbst emotionale Turbulenzen verarbeitest. In solchen Momenten ist es wichtig, anzuerkennen, was in dir vorgeht, damit du es annehmen und für die Dauer der Sitzung sicher »parken« kannst.

Wenn du zusammen mit anderen Begleitern arbeitest, kann ein Sharing vor der Sitzung eine wunderbare Möglichkeit sein, sich als Team miteinander zu verbinden und deine eigenen Prozesse dem unterstützenden Kreis des Teams anzuvertrauen. Das trägt auch direkt dazu bei, einen sicheren und offenen Raum für eure Klienten zu schaffen. Doch auch wenn du allein arbeitest, kann es vorteilhaft sein, deine Gefühle laut auszusprechen: Das kann dein System dafür öffnen, deine aktuelle Erfahrung genau so anzunehmen, wie sie ist, was wiederum dabei hilft, die Session in innerer Balance statt in innerem Konflikt anzugehen.

In manchen Fällen kann es sogar nützlich sein, deine Klienten kurz über die Prozesse, die du gerade erlebst, zu informieren. Natürlich solltest du dies auf eine Weise tun, die deine Klienten nicht emotional belastet oder ablenkt. Der Austausch sollte also nicht zu viel Zeit oder geistige Energie in Anspruch nehmen, und du solltest klarmachen, dass du deine Prozesse selbst verarbeiten kannst und keine Hilfe benötigst. Du kannst dies sogar explizit kommunizieren, indem du wiederholst, dass deine Klienten sich in keiner Weise um dich kümmern müssen. Du sagst ihnen nur Bescheid, was los ist. Nehmen wir an, dass du auf dem Weg zur Session beinahe von jemandem angefahren wurdest. Zu Beginn könntest du deinen Klienten dann beispielsweise sagen: »Ich bin ein wenig aufgewühlt, weil ich gerade fast einen Verkehrsunfall hatte. Nehmen wir uns einen Moment Zeit, um uns beide zu erden und im Hier und Jetzt anzukommen.« Indem du laut aussprichst, wie du dich fühlst, kannst du deine Schreckgefühle unter Umständen besser »parken« oder loslassen, bevor du die Session beginnst. Und für deine Klienten kann es hilfreich sein, den Kontext der Session zu verstehen, anstatt sich über nervöse »Vibes« von dir zu wundern, die sie nicht einordnen können. Noch wichtiger: Deine Klienten sehen dadurch, wie du offen und bewusst mit den verletzlichen und menschlichen Seiten deines Lebens umgehst. Es gibt einen Unterschied zwischen dem Wunsch, Klienten nicht zu belasten, und dem Versuch, deine Menschlichkeit zu überspielen. Und in einer Breathwork-Session geschehen so viele heilende Prozesse durch die offene Verbindung zwischen Menschen – nicht durch die Beziehung zwischen einem Klienten und einem übermenschlichen, völlig selbstlosen Begleiterwesen. Erlaube dir also, deine menschliche Erfahrung anzuerkennen – so lange du sie nicht zum Problem deiner Klienten machst.

9.1.2 Vorbereitung für Klienten

Wenn du dich schon einmal unvorbereitet in eine eigene Breathwork-Session gestürzt hast, ist dir wahrscheinlich aufgefallen, dass der Übergang vom Alltagsbewusstsein zu den Prozessen, die aus deinem Unterbewusstsein an die Oberfläche sprudeln, etwas holprig sein kann. Aus diesem Grund verlaufen die meisten Breathwork-Sessions reibungsloser, wenn sich auch Klienten kognitiv und emotional auf sie vorbereiten. Allgemeingültige Vorbereitungsschritte für eine Session lassen sich in zwei Phasen unterteilen: den »Check-in«, der sicherstellt, dass sowohl du als auch deine Klienten alle notwendigen Informationen haben, bevor die Session beginnt, und den »Drop-in«, das heißt den allmählichen Übergang vom Alltagsbewusstsein ins verkörperte Bewusstsein.

Der Check-in

Noch bevor deine Klienten den Session-Raum betreten, solltest du dich vergewissern, dass keine der No-Go-Kontraindikationen, die in Kapitel 4.1 besprochen wurden, auf sie zutreffen und dass du dir der Vielleicht-Kontraindikationen wie Asthma bewusst bist, auf die du während der Sitzung achten musst. Wir empfehlen daher, Kontraindikationen vor der Vereinbarung eines Termins per E-Mail, Telefon oder Online-Formular zu besprechen. Vor allem bei Klienten, die zum ersten Mal mit dir arbeiten, solltest du vor Beginn der Session sicherstellen, dass sie alle notwendigen Informationen über die Sitzung haben. Dazu gehören Dauer, Atemtechnik und ein kurzer Überblick über typische potenzielle Erfahrungen, damit sie nicht schockiert sind, wenn sie zum Beispiel plötzlich einen starken Drang verspüren zu lachen oder zu weinen.

Vor allem solltest du vor Beginn der Session über die Begleitung im Allgemeinen und über Körperarbeit im Besonderen sprechen. Dabei gilt es zu klären, welche Berührungen (wenn überhaupt) für deine Klienten in Ordnung sind. Ebenso nützlich ist es, ganz praktisch zu üben, wie sie dir mitteilen können, dass sich eine Intervention unpassend anfühlt (siehe Kapitel 7.2). Wenn du eine Gruppe begleitest, kann es sinnvoll sein, an dieser Stelle eine kurze Pause einzulegen und die Teilnehmenden zu ermutigen, mit dir unter vier Augen über ihre Grenzen zu sprechen, wenn sie dies nicht vor der Gruppe tun möchten.

Und schließlich solltest du deine Klienten fragen, ob es Besonderheiten in ihrer persönlichen Geschichte gibt, insbesondere traumatische Ereignisse und wichtige Kindheitserfahrungen, über die du Bescheid wissen solltest für den Fall, dass sie in der Sitzung an die Oberfläche kommen. Bei wiederkehrenden Klienten können diese Punkte natürlich abgekürzt werden. Auch bei ihnen kann es aber sinnvoll sein, die Atemtechnik kurz zu rekapitulieren und die Einstellung zu Berührungen erneut zu erfragen – vor allem, weil sich diese im Laufe der Zeit ändern kann.

Der Drop-in

In dieser Phase der Vorbereitung bewegen wir uns allmählich weg von konkreten Fakten und hin zur körperlichen Wahrnehmung von Emotionen und Empfindungen. Besonders bei Klienten, die eine distanzierte oder komplizierte Beziehung zu ihrem Körper zu haben scheinen, empfehlen wir, mit kurzen Übungen zu beginnen, die sie einladen eine engere Verbindung mit ihrem Körper aufzunehmen. Dabei kann es sich um dieselben Übungen handeln, mit denen du dich selbst auf eine Sitzung vorbereitest, also zum Beispiel Shaking oder Barfußgehen. Je nach deiner Ausbildung, deinem Hintergrund und dem verfügbaren Zeitraum kannst du auch andere Praktiken der körperzentrierten Meditation (z. B. Tai-Chi oder Chakra-Meditationen) einbringen. Wenn du den Eindruck hast, dass deine Klienten sich bereits wohlfühlen, mit ihrem Körper kommunizieren und ihre Gefühle deutlich wahrnehmen, dann kannst du diesen Schritt natürlich auch überspringen.

Um deinen Klienten zu helfen, ihr analytisches Denken und ihre »Wahrnehmungsfilter« loszulassen, kann es außerdem nützlich sein, gemeinsam über den emotionalen Ausgangspunkt der Session zu sprechen. Denk daran: Das Ziel dieses Gesprächs besteht nicht darin, dass Klienten analysieren, welche Ergebnisse sie sich erhoffen, oder sich konkrete Ziele setzen, sondern dass sie sich für Themen und Emotionen öffnen, die normalerweise vielleicht nicht genügend Raum einnehmen dürfen. Ein typisches Gespräch kann sich zum Beispiel folgendermaßen abspielen:

1. Frage deine Klienten zunächst, welche Themen in ihrem Leben gerade im Mittelpunkt stehen und ob es bestimmte Herzensanliegen gibt, die sie in die Session einbringen möchten. Höre aktiv zu. Wiederhole Aussagen und stelle Fragen, die dir helfen, dich wirklich auf die Gefühle der Klienten einzustimmen (z. B. »Ich frage mich, wie sich das für dich angefühlt hat.« oder »Ich kann mir vorstellen, dass das enttäuschend war. Oder hat es sich für dich ganz anders angefühlt?«). Wenn sich Klienten in detaillierten Schilderungen von Fakten und Ereignissen verlieren, lenke ihren Fokus wieder darauf, wie sich ihre Erlebnisse angefühlt haben.
2. Versuche zu erkennen, welche Themen für die Klienten die größte emotionale »Ladung« haben. Du kannst dies oft an einer Veränderung des Tonfalls oder der Körperhaltung ablesen. Klienten können plötzlich lebhaft oder bedrückt, schüchtern und verletzlich oder entschlossen klingen. In jedem Fall klingt das, was sie sagen, »lebendig« und so, als hätten sie ihre Aussagen nicht vorher durchanalysiert.
3. Frage deine Klienten, ob sie sich gut dabei fühlen, sich auf eines der emotional besonders präsenten Themen zu fokussieren. Dazu kannst du Fragen stellen, die darauf abzielen, sich dem Thema auf der Ebene des verkörperten Gefühls anzunähern und nicht nur als theoretisches Konzept. Du kannst zum Beispiel fragen, wo die Emotion im Körper zu spüren ist und welche Qualität sie hat (z. B. warm/kalt, hart/weich, hell/dunkel, männlich/weiblich, welche Farbe und Größe usw.).
4. Lade die so erspürten Gefühle in die Session ein, betone aber auch, dass die Sitzung sich durchaus in eine andere Richtung entwickeln kann und die Klienten sich nicht auf ein Thema fixieren müssen, sollte der Prozess sie woandershin führen.

Wichtig ist stets, dass die Themen, die in solchen vorbereitenden Gesprächen angesprochen werden, in der Session im Mittelpunkt stehen können – oder auch nicht. Bewegt sich der Breathwork-Prozess deiner Klienten zu ganz anderen Themen hin, empfehlen wir dir, darauf zu vertrauen, dass das Unterbewusstsein der Klienten die Themen an die Oberfläche bringt, die für sie in diesem Augenblick am nützlichsten sind, ganz gleich, ob ihr vorher darüber gesprochen habt oder nicht. Mit anderen Worten: Themen, die während der Vorbereitung angesprochen wurden, dienen immer nur als Ausgangspunkt, nicht als Ziel, an dem man unbedingt festhalten muss.

Wenn du eine Breathwork-Gruppe begleitest, kannst du natürlich nicht mit jedem Teilnehmer ein Einzelgespräch führen, um den jeweiligen Ausgangspunkt für ihren Prozess zu finden. Ein Sharingkreis kann in diesem Fall jedoch eine sehr ähnliche Funktion übernehmen. Dabei erhalten die Teilnehmer zwar keine gezielten Rückmeldungen oder Fragen, um sich tiefer auf ihre Gefühle einzustimmen, aber die (oft resonierenden) Erzählungen der anderen und die Erfahrung, dass alles, was mitgeteilt wird, auf das offene Ohr einer unterstützenden Gemeinschaft stößt, sind für viele ein ebenso schöner Weg, ihre Gefühlswelt zu öffnen.

Wenn du mit Klienten arbeitest, die womöglich intensiven Erfahrungen begegnen könnten, etwa aufgrund früherer Traumata, kann es sehr hilfreich sein, einen zusätzlichen Vorbereitungsschritt einzufügen. Dabei geht es darum, gemeinsam innere Quellen der Kraft und Sicherheit zu erkunden. Das könnte zum Beispiel eine starke und weise innere Stimme sein (siehe Kapitel 7.4), also ein Krieger, eine Hexe oder ein Magier, ein Schamane, eine väterliche oder mütterliche Facette, ein König oder eine Königin – kurzum, etwas Mächtiges und tief Verwurzeltes, zu dem die Klienten leicht eine Verbindung aufbauen können. Oder es könnten Orte oder Objekte sein, die Geborgenheit ausstrahlen und von deinen Klienten visualisiert werden können, zum Beispiel ein gemütliches Häuschen, eine sichere Höhle oder eine große warme Decke. Gemeinsam könnt ihr daran arbeiten, diese Kraftquellen so lebhaft wie möglich zu visualisieren und mit ihnen in Verbindung zu treten, und anschließend Möglichkeiten erkunden, um sie in der Session aufzurufen (z. B. mithilfe eines Codeworts oder eines mentalen Bildes). So können sich die Klienten später damit verbinden, sollte sich die Session überwältigend anfühlen (siehe Kapitel 8.2).

Nicht zuletzt kann es in den ersten Minuten einer Session hilfreich sein, die Atmung anzuleiten, angefangen mit tiefen Atemzügen. Das kann den Klienten helfen, sich zu entspannen, um dann allmählich zu einem aktiveren, verbundenen Atemmuster überzugehen (ein Beispiel für einen solchen Übergang findest du hier: https://tinyurl.com/AtemkraftBegleitvideos).

So geht's weiter

Eine der wichtigsten Begleiterinnen in einer Breathwork-Session ist die Musik. Musik kann den Verlauf einer Breathwork-Erfahrung tiefgreifend formen – zum Guten wie zum Schlechten. Im nächsten Kapitel besprechen wir daher, wie du Playlists zusammenstellst, die deinen Klienten in ihren Prozessen zur Seite stehen.

9.2 Musik

Wenn Breathwork eine Wanderung durch deinen persönlichen Zaubergarten ist (siehe Kapitel 8.1), dann ist Musik die Zauberflöte, die den einen Pfad öffnet, einen anderen schließt und einen dritten verwandelt. Das bedeutet nicht, dass Musik für Breathwork unbedingt notwendig ist. Wenn du magst, kannst du Breathwork-Sessions auch prima ohne Musik durchführen (Canello et al. n. d.). Und doch kann Musik ein mächtiges Werkzeug sein, um den Atem zu energetisieren und zu stabilisieren und um emotionale Räume zu öffnen, die sonst vielleicht schwerer zugänglich wären. In gewisser Weise ist sie selbst eine Begleiterin, die deine Klienten einlädt, tiefer in ihre Prozesse einzutauchen. In Solo-Sessions kann man Musik sogar als die einzige Begleiterin betrachten. Sorgfältig zusammengestellte Playlists können den emotionalen Raum und die Intention der Person, die sie erstellt hat, intuitiv wiedergeben. Solo-Praktizierende spüren diese Intention und emotionale Unterstützung oft sehr deutlich und empfinden sie als echte Hilfe, um tiefer in eine Session einzusteigen. Das spiegelt sich auch in vielen Kommentaren auf unserem YouTube-Kanal für Breathwork-Musik wider. Hier nur zwei Beispiele:

> »Das war einer der schönsten veränderten Bewusstseinszustände, die ich je erlebt habe. Ich kann dir nicht genug für diesen wunderschön gestalteten Track danken. Du hast mein Leben verändert. Ich schätze dich und danke dir.« (@graycommerce über die Playlist »Forgiveness«, verfügbar unter https://youtu.be/slSJLSR_e5I)

> »Mann, das war großartig! Die tiefste Breathwork-Session, die ich hatte, seit ich vor zwei Jahren angefangen habe. Vielen Dank!« (@tachienavarro5487 über die »Higher Self«-Playlist, verfügbar unter https://youtu.be/CP6hV3l6o6U)

Diese Zitate zeigen: Eine mit Bedacht und Liebe zusammengestellte Playlist kann einen echten Beitrag zu einer Breathwork-Sitzung leisten – ob du nun physisch mit im Raum bist oder nicht. Wenn du also musikalisch interessiert bist und gerne Playlists erstellst, kann dies eine großartige Möglichkeit sein, Klienten zu unterstützen, selbst wenn du gerade keine persönlichen Sessions mit ihnen durchführen kannst.

Weil Musik Breathwork-Prozesse verstärken und sogar formen kann, gelten für sie genau dieselben Herausforderungen wie für menschliche Begleiter: Wenn sie mit den Klienten im Einklang ist, kann sie deren Erfahrung erden und erweitern; ist das jedoch nicht der Fall, kann sie ablenkend oder sogar störend in die Session eingreifen. Wie stellen wir also Playlists zusammen, die die Prozesse der Klienten während einer Session unterstützen, ohne sie in eine Richtung zu drängen, die sie vielleicht gar nicht einschlagen wollen?

Wie alle anderen Aspekte der Breathwork-Begleitung ist auch die Musikauswahl eine sehr persönliche Entscheidung. Begleiter investieren unterschiedlich viel Zeit und Energie in ihre Auswahl, bevorzugen verschiedene Musikstile und verwenden unterschiedliche Ansätze bei der Zusammenstellung. Wenn du keine eigene Breathwork-Musik zusammenstellen möchtest, findest du auf Sharing-Plattformen und Social Media viele tolle Playlists. Wenn du Musik jedoch als maßgeschneiderten Co-Begleiter für dich nutzen möchtest, haben wir hier ein paar Tipps, wie du relativ schnell und unkompliziert eigene Playlists zusammenstellen kannst.

Zunächst einmal gibt es ein paar grundlegende Prinzipien, auf die du bei der Suche nach Musiktiteln achten solltest:

1. *Liedtexte:* Liedtexte wollen mit Sorgfalt ausgewählt werden. Der richtige Text zur richtigen Zeit kann eine wunderbare Möglichkeit sein, um Prozesse zu öffnen und Klienten in ihren Erfahrungen zu bestätigen. Der falsche Text zur falschen Zeit kann aber auch störend in den Prozess hineinfunken. Unserer Erfahrung nach sind Liedtexte vor allem in der emotionalen »Ausbruchsphase« einer Breathwork-Session nützlich, vorausgesetzt, der Text passt zur Erfahrung der Klienten. Und gegen Ende der Sitzung können Lieder mit Text Klienten sanft ermutigen, in ihr Alltagsbewusstsein zurückzukehren. In anderen Phasen der Session besteht hingegen die Gefahr, dass Texte das intellektuelle Denken wieder aufwecken und von den Prozessen, die unter der Oberfläche ablaufen, ablenken.
2. *Erinnerungen:* Wahrscheinlich hast du es selbst schon mal erlebt – Musik hat eine fast magische Kraft, uns in verschiedene Lebensabschnitte zurückzuversetzen. Schon ein paar Töne können uns an unseren Hochzeitstag erinnern; an die Zeit, in der wir uns auf ein wichtiges Vorstellungsgespräch vorbereitet haben; oder an die schreckliche Party, auf der wir uns mit 16 mit einem Freund zerstritten haben. Mit dieser Kapazität sollte man bewusst umgehen, um den Prozess der Klienten nicht durch irrelevante Erinnerungen zu unterbrechen. Natürlich kannst du nicht für alle Klienten eine individuelle Liste »erinnerungsbelasteter« Lieder erstellen, aber es gibt ein paar Faustregeln: Populäre Lieder sind viel häufiger mit Erinnerungen verbunden, vor allem wenn sie aus der Jugend des Klienten stammen. Was musikalische Erinnerungen angeht, wäre es wahrscheinlich relativ unproblematisch, 60-jährigen Klienten Rihanna vorzuspielen, Queen oder die Beatles wären dagegen wohl etwas heikler. Religiöse Musik kann für viele Menschen ebenfalls ein emotionaler Trigger sein, deshalb kann es sich lohnen, sie einfach gänzlich zu meiden.
3. *Emotionen:* Selbst wenn deine Klienten mit den klarsten Intentionen in eine Session hineingehen, kannst du nicht wissen, wohin die Sitzung am Ende führen wird – ob sie ihnen Freude, Entspannung, Traurigkeit, Wut, alles davon oder etwas ganz anderes bringt. Wenn du kein absolut festes Thema für eine Session hast, solltest du deshalb nach Musik suchen, die auf vielfältige Weise empfunden und interpretiert werden kann. Wenn du zum Beispiel ein lautes, wütendes Lied spielst, während dein Klient gerade voller Glück mit seinem wahren Selbst in Verbindung tritt, wäre das sicher eine, na ja, interessante, aber vermutlich nicht unbedingt notwendige Erfahrung. Musikstücke, die verschiedene Arten von Emotionen hervorrufen können, sind nicht immer leicht zu finden, und man braucht ein wenig Übung, um sie zu erkennen. Ein großartiges Beispiel ist »On The Nature of Daylight« von Max

Richter. Wenn du es hörst, wirst du feststellen, dass man es als traurig, aber auch als freudig empfinden kann, als verletzlich, aber auch als stark.

4. *Rhythmen:* Über den Großteil der Breathwork-Session hinweg möchtest du deine Klienten dabei unterstützen, aktiv zu atmen – und Musik kann dabei eine wichtige Rolle spielen. Wenn du Lieder für den aktiveren Teil der Session auswählst, lohnt es sich immer, selbst im Rhythmus der Musik mitzuatmen, um zu testen, ob die Atemgeschwindigkeit angenehm ist. Natürlich ändert sich der ideale Rhythmus je nach Phase der Session (mehr dazu unten), dennoch ist es sehr hilfreich, die allgemeine »Atemtauglichkeit« eines Liedes zu prüfen und auch, wie die Rhythmen zueinanderpassen, wenn du mehrere Lieder hintereinander spielst.

Du hast ein paar großartige Breathwork-Lieder gefunden – wie stellst du sie nun in einer Playlist harmonisch zusammen? Wie erwähnt hat jede Breathwork-Sitzung ihre eigene Dynamik – und die lässt sich nicht genau vorhersagen. Aber natürlich gibt es auch allgemeine Muster, nach denen Breathwork-Sessions ablaufen, und an diesen Mustern können wir uns bei der Zusammenstellung unserer Wiedergabeliste orientieren. Unserer Erfahrung nach ist es nützlich, den musikalischen Flow einer Breathwork-Sitzung in sechs Phasen zu unterteilen (siehe Abbildungen 9.1 und 9.2): Einstimmen, Steigern, Weiterforschen, Ausbrechen, Entspannen und Landen/Erden. Musik kann jede dieser Phasen auf unterschiedliche Weise unterstützen und willkommen heißen. Deshalb empfehlen wir, Lieder nach der Phase zu sortieren, in die sie am besten hineinpassen:

1. Einstimmen: Eintauchen in das Andersartige

In dieser Phase sollte die Musik den Klienten dabei helfen, sich auf das Hier und Jetzt zu konzentrieren, sich zu entspannen und auf den Prozess einzulassen und bewusste Gedanken loszulassen. Nützliche Merkmale dafür sind:

- kein starker Beat, da die Klienten noch nicht aktiv atmen sollen
- ungewöhnliche Klänge, die Klienten verblüffen oder den Verstand durcheinanderwirbeln können
- keine bedrohlichen, beängstigenden oder stressigen Klänge; einem besorgten Geist fällt es schwerer, loszulassen, daher soll das Gesamtgefühl entspannend und beruhigend sein

In einer 60-minütigen Session würde diese Phase etwa die ersten fünf Minuten in Anspruch nehmen.

2. Steigern: In den Prozess hineinatmen

Klienten beginnen aktiv zu atmen und die ersten inneren Prozesse können in Gang kommen. In dieser Phase sollte die Musik die Klienten ermutigen, aktiv weiterzuatmen und sich in die Session »hineinzuarbeiten«. Die Musik sollte den Geist nicht durch unerwartete oder erschreckende Elemente zurück ins Alltagsbewusstsein reißen. Die wichtigsten Qualitäten sind:

- ein starker, »atemtauglicher« Rhythmus; teste am besten vorher selbst, ob der Atemrhythmus angenehm und aktiv genug ist
- eine ausreichend einfache Rhythmus- und Liedstruktur, damit die Klienten dazu atmen können, ohne darüber nachdenken zu müssen
- keine ablenkenden Texte oder schrille, schnelle Klänge wie rhythmische Klicks oder Klingeln, die Klienten überraschen und wieder ins Alltagsbewusstsein zurückversetzen könnten
- eine eher erdende statt übermäßig emotionale Qualität, da die Klienten in dieser Phase oft noch nicht an dem Punkt sind, an dem Emotionen an die Oberfläche fließen; sehr emotionale Lieder können sich hier eher abschreckend oder manipulativ anfühlen oder nicht im Einklang mit der Erfahrung der Klienten stehen

In einer 60-minütigen Session sollte die Steigerungsphase etwa 15 Minuten in Anspruch nehmen.

3. Weiterforschen: Der Eigendynamik folgen

In dieser Phase gewinnen in der Regel sowohl der Atemrhythmus der Klienten als auch ihre inneren Prozesse an Eigendynamik und benötigen daher weniger Unterstützung. Die Musik sollte die Klienten dazu ermutigen, aktiv weiterzuatmen. Entscheidende Merkmale sind:

- ein klarer Rhythmus zum Mitatmen, ähnlich wie in der Steigerungsphase, aber mit mehr Freiheit in Bezug auf ungewöhnliche Rhythmen, da die Klienten zu diesem Zeitpunkt meist ausreichend in ihren Prozess eingetaucht sind, um nicht sofort in die intellektuelle Analyse zurückzukehren
- die Musik kann emotional aufgeladener und unerwarteter sein als in der Steigerungsphase, da die Klienten zu diesem Zeitpunkt üblicherweise ihr Alltagsbewusstsein hinter sich gelassen haben und oft auch eher bereit sind, Gefühle fließen zu lassen

In einer 60-minütigen Sitzung nimmt diese Phase etwa 10 bis 15 Minuten ein.

4. Ausbrechen: Die Energie fließen lassen

In dieser Phase erreicht die Energie, die sich im Laufe der Sitzung aufgebaut hat, typischerweise ihren Höhepunkt und wird freigesetzt, oft in Form von Emotionen. Die Musik sollte daher Verletzlichkeit, Offenheit und authentischen Ausdruck unterstützen. Ihre wichtigsten Eigenschaften sind:

- kein allzu starker Rhythmus, da die Klienten vom aktiven Atmen zu Verletzlichkeit und Ruhe wechseln

- Raum für verschiedene Emotionen, um eine Diskrepanz zwischen der inneren Gefühlswelt der Klienten und den von der Musik hervorgerufenen Emotionen zu vermeiden
- die Liedtexte sollten entweder so allgemein gehalten sein, dass sie auf verschiedene Situationen anwendbar sind, oder sorgfältig auf die jeweilige Session und ihre Inhalte zugeschnitten sein

In einer 60-minütigen Sitzung dauert die Ausbruchsphase etwa 10 Minuten.

5. Entspannen: Eine Kuscheldecke aus Klang schaffen

Im Anschluss an die emotionale Freisetzung lädt diese Phase die Klienten ein, sich zu entspannen und warm und sicher zu fühlen. Musik kann dabei quasi als Kuscheldecke dienen. Nützliche Qualitäten sind:

- keine oder nur sanfte Rhythmen
- kein oder nur sehr wenig Text
- nicht zu emotional, da ihr euch auf das Ende der Session zubewegt und zu diesem Zeitpunkt nicht zu viele neue Prozesse in Gang gesetzt werden sollten

In einer 60-minütigen Session dauert die Entspannungsphase etwa 10 Minuten.

6. Landen/Erden: Ein sanfter Weckruf

In dieser Phase werden die Klienten sanft aufgefordert, sich langsam wieder mit ihrem Alltagsbewusstsein zu verbinden. Musik kann sie ermutigen, die Erfahrungen aus der Breathwork-Session in ihr praktisches Leben zu übertragen. Wichtige Merkmale sind:

- ein sanfter Rhythmus und ein warmes Gefühl, um bei der Erdung zu helfen
- warme, tröstliche Texte, um die Klienten zu ermutigen und gleichzeitig ihre verbale Verarbeitung anzukurbeln

In einer 60-minütigen Sitzung nimmt die Landephase 5 bis 10 Minuten in Anspruch.

Wenn du die Lieder für jede Sitzungsphase gefunden und sichergestellt hast, dass sie die vorgesehene Zeit gut abdecken, besteht der letzte Schritt darin, sich die Übergänge zwischen den Musikstücken genau anzuhören. Vor allem in den aktiven Atemphasen solltest du dich vergewissern, dass der Rhythmus sich von einem Lied zum nächsten nicht zu stark ändert. In der Regel sind fließende Übergänge am besten, damit die Klienten in die Session vertieft bleiben. Das Gleiche gilt für emotionale Inhalte: Plötzliche Wechsel, etwa von Freude zu Wut, können sich unerwartet und störend anfühlen, wenn Klienten mitten in einem laufenden Prozess sind. Deshalb lohnt es sich meist, Übergangslieder zu finden, die die Bewegung von einer Emotion zur nächsten sanft gestalten. Das bedeutet aber nicht, dass alle Lieder harmonisch aufeinanderfolgen müssen. Du kannst dich auch dafür entscheiden, zum Beispiel von einem sehr intensiven

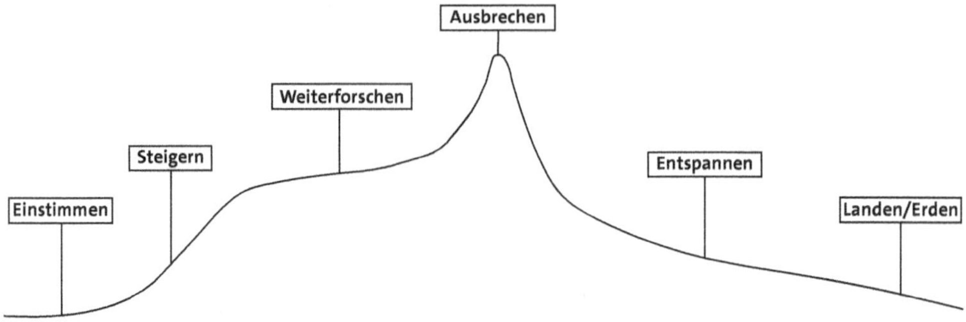

Abb. 9.1: Typische Dynamik einer Breathwork-Playlist. Die emotionale Intensität steigt bis zur Ausbruchsphase in Wellen an und flacht dann zum Ende der Session hin sacht ab.

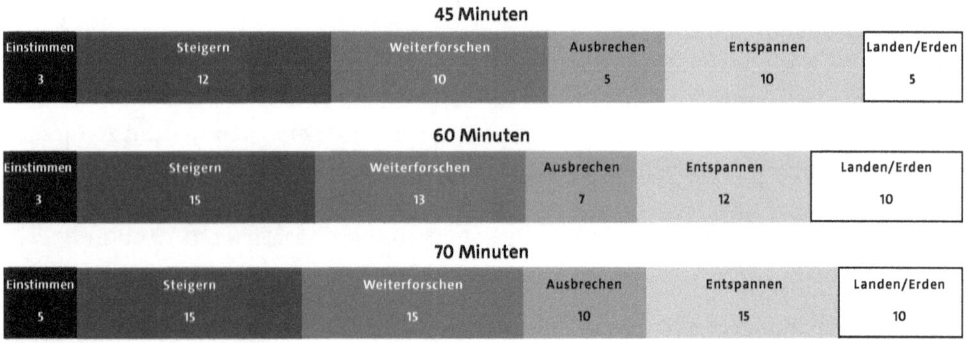

Abb. 9.2: Ungefähre Dauer der verschiedenen Sitzungsphasen für drei typische Playlistlängen.

Atemrhythmus zu einem Musikstück ohne klaren Rhythmus zu wechseln, oder von explosiver Wut zu stiller Traurigkeit. Diese Art von plötzlichem Übergang kann vor allem zu Beginn der Ausbruchsphase interessant sein, als Einladung, emotionale Barrieren fallen zu lassen. Wichtig ist allerdings, dass du solche rhythmischen und/oder emotionalen Brüche nicht zufällig, sondern sehr bewusst einführst, basierend auf der Dynamik der Sitzung.

Das wäre also unser kleines Rezept, um Breathwork-Playlists selbst zusammenzubasteln. Weitere Inspirationen findest du hier: https://tinyurl.com/AtemkraftBegleitvideos.

So geht's weiter

Die Musik ist ein wunderbares Hilfsmittel im Breathwork-Werkzeugkasten. Dasselbe gilt auch für die Stimme. Klänge und Worte können sowohl emotionale Prozesse auslösen als auch bei der Verbindung und Unterstützung helfen. Mehr dazu im nächsten Kapitel.

9.3 Klang und Wort

Wie Schamanen, Popidole und Eltern von Kleinkindern auf der ganzen Welt seit Langem wissen, können deine Stimme und Worte unglaublich mächtige Werkzeuge sein, um intensive emotionale Prozesse auszulösen. Als Breathwork-Begleiter können sie dir helfen, dich mit deinen Klienten zu verbinden und sie dabei zu unterstützen, ihre Erfahrungen vollständig zu erspüren und auszudrücken. Aber wie du dir wohl schon denken kannst, gibt es dafür keine allgemeingültigen Regeln. Um tief zu wirken, muss das, was du kommunizierst, unmittelbar deinen authentischen Gefühlen entspringen. Worte, die aus einer Art analytischen Haltung heraus gesprochen werden – nach dem Motto: »Das wäre jetzt wahrscheinlich sinnvoll zu sagen« –, versetzen Klienten oft in die intellektuelle Analyse zurück (mehr zur Resonanz zwischen Klient und Begleiter findest du in Kapitel 7.4). In diesem Sinne sind sowohl Klänge als auch Worte im Grunde vor allem ein Weg für dich, Klienten vorzuleben, wie es sich anfühlt, seine Emotionen in diesem Moment direkt und authentisch auszudrücken. Wir bezeichnen dies manchmal als »Stimmarbeit«, und zusammen mit Musik (siehe Kapitel 9.2) und Körperarbeit (siehe Kapitel 9.4) gehört sie zu den wichtigsten Instrumenten der Breathwork-Begleitung.

Ähnlich wie du dich schrittweise dem persönlichen Raum deiner Klienten näherst, um mit ihnen durch Berührung in Kontakt zu treten, kannst du auch deine Stimmarbeit schrittweise intensivieren. Wir beginnen üblicherweise mit leisen Summtönen. Summen kann ein überraschend breites Spektrum an Gefühlen transportieren, und schon dieser kleine akustische Anstoß kann ausreichen, um Klienten das zu vermitteln, was sie brauchen. Der nächste Schritt sind deutlichere und klarer definierte Klänge wie Knurren oder wortloses Singen. Da Worte oft den Intellekt der Klienten anstoßen können, sollten sie nur dann ins Spiel kommen, wenn es wichtig scheint, spezifischere Botschaften zu übermitteln, als dies mit reinen Geräuschen möglich ist.

9.3.1 Klänge – von dir

Klänge sind ein herrliches Werkzeug für Begleiter, da sie – ähnlich wie Musik – die emotionale Seite deiner Klienten direkt ansprechen können, ohne verbale und analytische Verarbeitungsprozesse loszutreten. Nicht selten haben selbst einfache Klänge die Kraft, einige der bedeutendsten Botschaften zu vermitteln, die du als Begleiter kommunizieren willst. Botschaften wie: »Du bist nicht allein«, »Du wirst wahrgenommen und unterstützt«, »Deine Gefühle sind willkommen« oder »Deine Gefühle haben hier einen sicheren Raum«. Natürlich lässt sich das in einem Buch nicht besonders gut demonstrieren. Wenn du dir also nur schwer vorstellen kannst, wie Klänge all diese Dinge transportieren können, findest du hier ein kleines Beispielvideo: https://tinyurl.com/AtemkraftBegleitvideos.

Solltest du gerade erst als Begleiter anfangen, fühlst du dich vielleicht etwas schüchtern oder verlegen, wenn du versuchst, deine Stimme wirklich offen und ausdrucksstark einzusetzen. Das ist völlig normal – vor allem, weil den meisten von uns beigebracht wurde, die Wahrheit buchstäblich runterzuschlucken, also unserem ungefilterten Ich sozusagen die Kehle zuzuschnüren. Wenn du innere Barrieren spürst, die dich davon abhalten, deine Stimme frei zu nutzen, solltest du dich nicht dazu zwingen. Wie bereits erwähnt, sind Stimmausdrücke, die eher dem Gedanken »Ich sollte das wohl tun« entspringen als einem spontanen Gefühl, meist ohnehin wenig hilfreich und tragen im Gegenteil dazu bei, dass du dich noch unsicherer in deiner Rolle als Begleiter fühlst.

Nimm dir stattdessen Zeit, dich mit deiner Stimme anzufreunden. Bis zu einem gewissen Grad geschieht dies automatisch durch deine persönliche Weiterentwicklung und indem du übst, deine Stimme im Alltag authentischer einzusetzen. Wenn du diesen Prozess noch ein wenig ankurbeln willst, kannst du regelmäßig kleine Stimmübungen machen. Zum Beispiel indem du wie ein Tiger knurrst, dir mit deiner Stimme eine warme Umarmung gibst oder dir einfach selbst etwas vorsummst, während du verschiedene Gefühle empfindest. Chakra-Meditation ist eine weitere wunderbare Möglichkeit, die Verbindung zwischen dir und deiner Stimme zu stärken. Die sieben Chakren sind Punkte in deinem Körper, die bestimmte Emotionen und persönliche Qualitäten repräsentieren, die wir alle auf die eine oder andere Weise erfahren – zum Beispiel die Wurzel, die uns mit unserer physischen Existenz auf diesem Planeten verankert, der Krieger, der unsere Grenzen verteidigt, und das Herz, das uns mit uns selbst und anderen verbindet. Deine Interpretation der Chakren – ob als Energiepunkte, Symbole für Gefühle, Überbleibsel religiöser Traditionen oder etwas ganz anderes – bleibt natürlich ganz dir überlassen; unserer Erfahrung nach macht es für die Praxis keinen großen Unterschied, welche Interpretation dir am besten liegt.

Während einer Chakra-Meditation richtest du deine Wahrnehmung auf die einzelnen Chakren und die zugehörigen Gefühle, indem du jeweils einen spezifischen Klang summst oder singst. Als Teil deiner (mehr oder weniger) regelmäßigen Praxis kann dir diese Übung helfen, deine Beziehung zu verschiedenen Aspekten deiner selbst zu vertiefen, zum Beispiel zu deinem inneren Krieger, deinem Herzen oder deinem spirituellen Selbst. Gleichzeitig hilft es dir, dich dabei wohlzufühlen, diese Qualitäten mit deiner Stimme auszudrücken. Und je leichter du deine Gefühle durch deine Stimme mitteilen kannst, desto leichter fällt es deinen Klienten, das Gleiche zu tun.

9.3.2 Klänge – mit deinen Klienten

Deine eigene Stimme in eine Session einzubringen, hilft deinen Klienten oft schon, zu spüren, dass sie sich die Freiheit nehmen können, ihren Gefühlen Raum zu geben und ihnen Ausdruck zu verleihen. Es kommt jedoch vor, dass Klienten intensive Gefühle wie Wut oder Trauer erleben, diese aber selbst mithilfe deiner Stimme nur schwer artikulieren können. In solchen Fällen kannst du Klienten direkt dazu einzuladen, ihre Stimme gemeinsam mit dir zu nutzen – um sich buchstäblich hören zu lassen.

Wenn du den Eindruck hast, dass ein Klient nur wenig Hemmungen hat, seine Stimme zu benutzen, kannst du ihn weitgehend unspezifisch einladen, zum Beispiel mit einem einfachen »Lass dich hören« oder »Lass mich deine Wahrheit hören«. Denn wenn Klienten bereits offen dafür sind, ihre Stimme einzusetzen, braucht ihr System meist nur einen kleinen Anstoß. Anderen Klienten behagt es dagegen weniger, ihre Stimme zu benutzen, und von einer direkten Aufforderung könnten sie sich eher unter Druck gesetzt fühlen. Wenn du vermutest, dass dies der Fall sein könnte, formulierst du deine Aufforderung sanfter, zum Beispiel mit dem Satz: »Spüre mal, ob du dieser Erfahrung eine Stimme verleihen willst«. In Situationen, in denen sehr offensichtlich ist, welche Emotion dein Klient in sich trägt, kannst du dieser Emotion auch spezifisch Raum geben, indem du beispielsweise sagst: »Lass mich deine Wut hören« oder »Fühle, ob deine Traurigkeit eine Stimme braucht«.

Wenn deine Klienten beginnen, ihren Gefühlen eine Stimme zu verleihen, kannst du sie mit Affirmationen wie »Ich höre dich« oder »Deine Wahrheit darf sich hören lassen« unterstützen – natürlich in einer Sprechweise, die sich für dich authentisch und angemessen anfühlt. Ebenso kannst du die Stimme deiner Klienten unterstützen, indem du ihre Laute spiegelst, also mit ihnen gemeinsam knurrst, seufzt usw. In diesem Fall solltest du natürlich vermeiden, deine Klienten in ihrem eigenen Ausdruck zu unterbrechen oder zu übertönen. Denn eine der heilsamsten Erfahrungen bei Breathwork-Sitzungen ist es, wenn Klienten ihre wahren Gefühle in ihrer eigenen Stimme wiedererkennen. Deine Stimme sollte also nicht der Solist, sondern der Hintergrundchor der Session sein, damit sich deine Klienten in ihren Äußerungen unterstützt fühlen.

Zu guter Letzt kann es auch hilfreich sein, Klienten direkt aufzufordern, gemeinsam mit dir bestimmte Töne zu erzeugen. Du kannst sie zum Beispiel dazu einladen, beim nächsten Ausatmen so lange wie möglich »Aaaaaaah« zu sagen und dann mit ihnen »mitklingen«. Diese Art der strukturierten Klangintervention ist besonders nützlich, wenn du das Gefühl hast, dass Klienten eine komplizierte Beziehung zu ihrer Stimme haben und vielleicht eingeschüchtert sind, wenn sie spontan Klänge erzeugen sollen. Dies kann auch helfen, wenn Klienten sehr hart an ihrem Atem zu arbeiten scheinen, sich verkrampfen oder sich nicht ausreichend Raum geben, um einfach nur zu fühlen. In solchen Fällen kann ein langes und langsames Ausatmen, bei dem die Klienten sich selbst hören können, ihre angestrengte Atmung unterbrechen und ihnen helfen, eine Verbindung mit den Gefühlen aufzubauen, die sie in ihrer Stimme wahrnehmen.

9.3.3 Worte

Wenn es darum geht, Klienten mit Worten zu unterstützen, haben Begleiter sehr unterschiedliche Vorlieben. Einige, wie Martha, reden in manchen Sitzungen ziemlich viel, während andere, wie Abdel, Worte vermeiden, wann immer sie nur können. Letztlich hängt diese Entscheidung von deiner Persönlichkeit, deinen Klienten, deiner Beziehung zu ihnen und vielen anderen Faktoren ab. Es gibt jedoch zwei Regeln, die unabhängig von deinen Vorlieben für den Gebrauch von Worten in einer Breathwork-Sitzung gelten: Die Worte müssen von Herzen kommen. Und sie müssen allgemein genug sein, um im Einklang mit den Erfahrungen deiner Klienten zu stehen, statt sie zu verwirren oder abzulenken. Stell dir zum Beispiel vor, ein Klient spürt mitten in der Session plötzlich ein starkes Gefühl der Vergebung in Bezug auf eine schmerzhafte frühere Beziehung und beginnt daraufhin, vor Erleichterung und Freude zu weinen. Wenn du das siehst, hast du als Begleiter womöglich das Bedürfnis, etwas zu sagen wie: »Umarme deine Traurigkeit, sie ist willkommen«. Das ist zwar ein schöner Gedanke, kann aber verwirrend oder irritierend sein, wenn dein Klient sich überhaupt nicht traurig fühlt. Um solche Missverständnisse und Ablenkungen zu vermeiden, empfehlen wir, allgemeinere Sätze zu verwenden, die sich auf ein breites Spektrum an Breathwork-Erfahrungen beziehen können – es sei denn, du bist dir absolut sicher, was ein Klient gerade erlebt. Hier einige Vorschläge: »Lass deinen Gefühlen freien Lauf, alle Gefühle sind willkommen«, »Ich sehe dich«, »Du bist nicht allein«, »Du bist wirklich mutig«. Das sind natürlich nur Beispiele – erspüre am besten selbst, welche nicht allzu spezifischen Formulierungen sich für dich authentisch und stimmig anfühlen!

So geht's weiter

Interventionen mit Worten und Klängen können sehr ergreifend und kraftvoll sein. Manchmal jedoch gibt es einen noch direkteren Weg, mit den Prozessen und Gefühlen deiner Klienten zu kommunizieren: durch Körperkontakt! Im nächsten Kapitel sprechen wir daher über verschiedene Möglichkeiten, wie du Berührungen einsetzen kannst, um Breathwork-Prozesse zu unterstützen.

9.4 Körperarbeit

Von all den Dingen, die man nur schwer aus Büchern über Breathwork lernen kann, steht Körperarbeit ganz oben auf der Liste. Aber wir werden unser Bestes versuchen! Im Kern stellt Körperarbeit einen Weg dar, mit Klienten durch körperliche Berührungen zu kommunizieren. Dies ist ein entscheidendes Werkzeug für die Breathwork-Begleitung: Unserer Erfahrung nach können Worte und Klänge zumindest einen Teil ihrer Wirkung verlieren, sobald Klienten tief in ihren Prozess eingetaucht sind, physische

Berührung dagegen bleibt selbst dann noch ein direkter Kommunikationskanal. Mehr noch: Berührung ist auch der Kommunikationskanal, der am meisten im Körper und am wenigsten intellektuell oder analytisch erlebt wird – ein entscheidender Vorteil, wenn es um die Unterstützung tiefgehender Breathwork-Prozesse geht! Aber welche Botschaften kann man durch Berührung kommunizieren? So viele! Zum Beispiel: »Du bist in Sicherheit«, »Du bist nicht allein«, »Befreie dich«, »Nimm deinen Raum ein«, »Du bist kostbar«, »Du verdienst sanfte Fürsorge«, »Du hast ein Recht auf deine Grenzen«, »Ich sehe deinen Schmerz«. All jene Botschaften also, die viele von uns nicht erhalten haben, als wir sie dringend gebraucht hätten.

Berührungen bieten als Kommunikationsmittel unendlich viele Möglichkeiten – genauso wie dieselben Noten immer wieder neu arrangiert werden können, um andere Melodien zu erschaffen, können ähnliche Berührungen je nach Kontext eine Fülle unterschiedlicher Bedeutungen vermitteln. In diesem Kapitel werden wir nur das grundlegende »Abc« der Körperarbeit erläutern, die du als Begleiter anwenden kannst, aber es gibt noch Tausende andere Wege, körperliche Berührung positiv zu nutzen – weit über das hinaus, was wir auf den folgenden Seiten besprechen werden. Im Zweifelsfall solltest du die hier aufgeführten Beispiele daher lediglich als Ausgangspunkt nehmen, um dann deine Intuition entscheiden zu lassen, was im jeweiligen Moment nötig und angebracht ist. Um das Spektrum an Berührungen wiederzugeben, die bei der Begleitung generell nützlich sein können, lohnt es sich, sie nach dem Wie und Wo aufzuschlüsseln. Beginnen wir mit dem Wie!

9.4.1 Berührungsqualitäten

Es gibt ein unglaublich breites und vielfältiges Spektrum an Berührungen, von kaum spürbar bis schmerzhaft intensiv, von kitzelig bis sanft. Das gilt besonders in einem Kontext wie Breathwork, der uns einlädt, ganz präsent und offen für Empfindungen zu sein. Wenn du wirklich auf die Signale deines Körpers eingestimmt bist, kannst du sogar »Berührungen« wahrnehmen, bei denen du gar nicht direkt berührt wirst (siehe Übung 1)! Als schnelle und einfache Orientierungshilfe für diese Fülle unterschiedlicher Berührungsqualitäten kannst du sie in drei große Kategorien einteilen: 1. sanft und verbindend, 2. unterstützend und eingrenzend, 3. auslösend.

1. Bei verbindenden Berührungen stellst du auf sanfte Weise Kontakt mit den Klienten her. Diese Art der Berührung ist ausdrücklich nicht zielgerichtet, du versuchst dabei also nicht, etwas am Prozess der Klienten zu verändern. Stattdessen lässt die Berührung sie einfach wissen, dass du bei ihnen bist, und vermittelt deine Neugier und Offenheit ihren Gefühlen gegenüber.
2. Unterstützende und eingrenzende Berührungen haben ein klareres Ziel: Wie der Name schon sagt, handelt es sich um eine etwas festere Berührung, die Klienten vermittelt, dass du sie unterstützt und ihre körperlichen Grenzen stärkst und wahrst. Im Gegensatz zur auslösenden Berührung pushst du die Grenzen deiner

Klienten nicht, sondern verstärkst oder umreißt sie, indem du ihnen mit deiner Berührung einen stabilen, sicheren Rahmen bietest. Dazu gehört auch passiver Widerstand, etwa wenn Klienten das Bedürfnis haben, gegen etwas zu drücken.

3. Auslösende oder Trigger-Berührungen sind die stärksten und zielgerichtetsten Berührungen. Sie sollen das System deiner Klienten aus der Komfortzone stoßen, um eine emotionale Entladung auszulösen oder eine innere Barriere zu durchbrechen. Dadurch können sie sich oft unangenehm anfühlen, denn du übst dabei starken und gezielten Druck auf einen der Körperbereiche aus, die oft mit unterdrückten oder konfliktreichen Emotionen verbunden sind. Wie du dir vorstellen kannst, können solche Berührungen nicht wahllos am ganzen Körper eingesetzt werden – eine Liste effektiver Berührungspunkte findest du im nächsten Abschnitt dieses Kapitels. Da Trigger-Berührungen im Guten wie im Schlechten die drastischsten Wirkungen haben können, solltest du sie erst einsetzen, nachdem du sie in einem Trainingssetting mit Feedback von erfahrenen Praktizierenden geübt hast. Das wiederholen wir gleich noch einmal, weil es so wichtig ist: Bitte verwende keine Trigger-Berührungen, wenn du sie vorher nicht unter Aufsicht geübt hast, denn sie können bei falscher Anwendung Klienten körperlich verletzen oder unkontrollierte psychologische Prozesse auslösen!

Um ein Gespür für all diese verschiedenen Berührungsqualitäten zu entwickeln, kannst du sie zunächst an dir selbst ausprobieren. Noch besser ist es, dir einen Partner zu suchen und die Berührungen gegenseitig anzuwenden. Auf diese Weise kannst du am eigenen Leib erfahren, wie sich verschiedene Berührungen im Kontext von Breathwork anfühlen, und bekommst gleichzeitig Feedback darüber, wie sich deine Berührungen für deinen Übungspartner anfühlen. Einzelheiten dazu findest du unten in Übung 2.

Ganz gleich, welche Berührungsqualität du in einem bestimmten Augenblick wählst, noch wichtiger ist die Intention, mit der du sie einsetzt. Unserer Erfahrung nach gehören Berührungen, zusammen mit anderen Formen der nonverbalen Kommunikation wie Körperhaltung und Gesichtsausdruck, zu den aufrichtigsten Kommunikationsformen, zu denen Menschen fähig sind. Es ist schwer, mit Berührungen zu lügen. Stell dir vor, du berührst jemanden auf starke, eingrenzende Weise und denkst dabei: »Oh Gott, hoffentlich geht das gut«. Oder du berührst jemanden auf sanfte, verbindende Weise und denkst dabei: »Dieser Klient sollte sich wirklich zusammenreißen«. Diese verborgenen Gefühle werden deinen Klienten im Allgemeinen durch deine Berührung vermittelt (erste wissenschaftliche Einblicke in diesen Prozess findest du in diesen Studien: Hertenstein et al. 2009; Hauser et al. 2019), auch wenn bisher niemand so genau weiß, wie das vonstattengeht (einige erste Ideen dazu findest du hier: Kraus et al. 2019; Kirsch et al. 2018). Einerseits kann dieser Umstand ein wenig einschüchternd sein – du kannst dich nicht verstecken. Andererseits ist es aber auch unglaublich befreiend – bei deiner Berührung gibt es nichts, was du verstecken müsstest (weil das sowieso nicht geht). Gib dir also selbst die Erlaubnis, dich in der Körperarbeit mit Klienten authentisch von deinen Gefühlen leiten zu lassen!

Übung 1: Wo fängt Berührung an?

Für viele Menschen ist es überraschend, wie empfindlich unsere Haut auf die Nähe anderer reagiert, wenn wir wirklich aufmerksam sind. Um das an dir selbst auszuprobieren, kannst du einen Arm auf Brusthöhe ausstrecken und den Unterarm so beugen, dass er waagerecht und parallel zu deiner Schulterlinie »liegt«. Schließe dann deine Augen und lass deine andere Hand ganz langsam auf deinen Unterarm sinken. Achte dabei darauf, wann dein Arm zum ersten Mal spürt, dass sich deine Hand nähert.

Alternativ kannst du auch deine Hände schulterbreit auseinander auf Brusthöhe vor dir halten, die Handflächen einander zugewandt. Schließe dann deine Augen und bewege deine Hände ganz langsam aufeinander zu, bis sie sich in einer Namaste-Geste vor deiner Brust treffen. Achte dabei darauf, wann deine Hände sich erstmals gegenseitig spüren.

Noch ein Tipp: Wenn du diese Übungen mit einem Partner machst, fühlen sie sich noch »gruseliger« an – auf eine gute Weise!

9.4.2 Berührungspunkte

Jeder Mensch erlebt seinen Körper anders – deine Kultur, Geschichte, Gesundheit, Fitness und deine Beziehung zu deinem Körper prägen, wie du Berührungen in verschiedenen Körperbereichen wahrnimmst. Und doch gibt es auch allgemeingültige Muster, wie wir Menschen Emotionen mit verschiedenen Körperempfindungen verbinden (siehe Kapitel 3.5). Die meisten von uns, unabhängig von unserer persönlichen Geschichte, unserem kulturellen Hintergrund usw., empfinden Herzschmerz – im Herzen. Wut sitzt gerne im Bauch. Und Angst fühlt sich an, als würde sie uns die Brust zuschnüren. Diese groben Zuordnungen können wir bei der Breathwork-Begleitung als emotionale Körperlandkarte nutzen, um dann sorgfältig zu erkunden, ob und in welchem Ausmaß sie auf die jeweilige Person zutrifft. Im folgenden Abschnitt führen wir einige der häufigsten Körperbereiche auf, wo Berührungen deinen Klienten helfen können, Zugang zu verschiedenen Gefühlen und Erfahrungen zu bekommen.

Bevor wir beginnen, eine kurze Erinnerung an etwas hoffentlich völlig Selbstverständliches: Körperarbeit beinhaltet weder Berührungen erogener Zonen wie Genitalien und Brüste noch anderweitige Berührungen mit sinnlicher Absicht. Sexuelle Grenzüberschreitungen haben bei Breathwork absolut nichts zu suchen, selbst in dem extrem unwahrscheinlichen Fall, dass Klienten sie wünschen oder Begleiter dazu ermutigen. Nun aber weiter zu unserer Liste der beliebtesten Berührungspunkte – von Kopf bis Fuß.

Stirn

Wir berühren die Stirn hauptsächlich in zwei Kontexten: 1. Vor allem wenn verletzliche, kindliche Emotionen hochkommen, kannst du Klienten beruhigend über die Stirn streichen, vielleicht so wie man einem Kind über die Stirn streichen würde, wenn es Fieber hat. 2. Wenn Klienten in einer Sitzung verwirrt oder verloren zu sein scheinen, kann ein sanfter Kontakt mit dem »dritten Auge«, also dem Bereich zwischen den Augenbrauen, helfen, einen physischen Fokuspunkt zu setzen.

Kiefer/Wangen

Vor allem im Bereich der Wangen kannst du mit einer sanften Berührung, wie wir sie für die Stirn beschrieben haben, verletzliche Prozesse einladen. Eine unterstützende Berührung mit beiden Händen auf beiden Wangen kann Klienten helfen, sich geborgen zu fühlen. Diese spezifische Berührung kann für Klienten, die bei längerem Körperkontakt nervös werden, allerdings etwas zu viel sein. Daher solltest du im Voraus immer in Erfahrung bringen, wie viel Körperkontakt deine Klienten als angenehm empfinden.

Bei vielen von uns trägt der Kiefer viel emotionale Spannung. Oft drückt er physisch aus, wenn wir metaphorisch mit den Zähnen knirschen oder die Zähne zusammenbeißen. Emotionen, die sich nicht äußern dürfen, schlagen sich oft in einer Dauerverspannung des Kiefers nieder. Wenn sich der Kiefer deiner Klienten während einer Session zu verkrampfen beginnt (aufgrund von Tetanie und/oder emotionaler Anspannung), kannst du zunächst eine feste, unterstützende Berührung auf beiden Seiten anwenden und den Kiefer sanft öffnen. So erinnerst du die Klienten daran, ihren Mund entspannt offen zu lassen. Einen solchen Impuls solltest du allerdings höchstens ein-, zweimal pro Session geben, vielleicht verbunden mit einer verbalen Aufforderung (z. B.: »Versuche, den Kiefer zu entspannen/deinen Mund offen zu lassen«). Wenn Klienten diese Einladung nicht annehmen, ist es besser, einfach zu akzeptieren, dass ihre Atemtechnik in dieser Session nicht »nach Vorschrift« verlaufen wird. Mitten in einer Breathwork-Session immer wieder in technischen Punkten korrigiert zu werden, kann aktive innere Prozesse empfindlich stören – und das ist kein noch so korrektes Atmen wert.

Wenn du das Gefühl hast, dass deine Klienten Verspannungen im Kiefer haben, die sie lösen möchten, kannst du auch eine Trigger-Berührung anwenden, indem du deinen Daumen kräftig in den Hohlraum drückst, wo sich Kiefer und Schädel treffen. Dies kann für Klienten etwas unangenehm oder sogar leicht schmerzhaft sein, oft jedoch auf eine seltsam erleichternde Weise. Halte diese auslösende Berührung ein paar Sekunden, lass dann los und schau, ob es den Ausdruck oder die Verarbeitung bei deinen Klienten in Gang zu bringen scheint. Wenn du das Gefühl hast, dass sie hilfreich ist, kannst du diese Trigger-Berührung mehrmals wiederholen. Zuvor empfehlen wir jedoch, die Klienten direkt zu fragen, ob sie möchten, dass du weiterhin Druck auf den Kiefer ausübst.

Kehle

Wie der Kiefer ist auch die Kehle oft mit der Erfahrung unterdrückter Gefühle verbunden, die wir bisher nicht äußern durften. Wenn Klienten mit ihrer Kehle in Kontakt kommen, können Gefühle auftauchen, die von Traurigkeit und Hilflosigkeit über Schmerz und Wut bis hin zu Stärke und Freude reichen. Eben alles, was bis jetzt vielleicht nicht genug Raum hatte, sich auszudrücken. Die Kehle ist auch einer der verletzlichsten Körperteile, mit denen wir in der Breathwork-Begleitung arbeiten. Deshalb raten wir, nur sanfte, verbindende Berührungen im Halsbereich zu verwenden. Stärkere Berührungen können sich schnell bedrohlich anfühlen und Assoziationen von Würgen oder Strangulieren hervorrufen. Was die sanften Berührungen betrifft, so verwenden wir am häufigsten eine nach oben gerichtete Streichbewegung entlang der Kehle, oder wir legen einfach nur ein paar Finger ganz sanft auf den Hals, typischerweise dann, wenn wir das Gefühl haben, dass Klienten aufkommende Gefühle aussprechen müssen und/oder Unterstützung brauchen, um ihren Emotionen Gehör zu verschaffen. Du kannst auch die Hand der Klienten sanft auf ihre Kehle legen und sie so dazu einzuladen, ihre Stimme willkommen zu heißen.

Nacken

Die Nackenregion ist einer der Bereiche, in dem wir oft manifestieren, wie es sich anfühlt, die schwereren Aspekte unseres Lebens zu tragen. Deshalb kann eine unterstützende Hand unter dem Nacken Klienten daran erinnern, dass sie in diesem Moment nichts zu tragen haben – im Gegenteil, sie werden von einem unterstützenden Raum getragen. Dies kann ihnen zudem helfen, eine sichere Verbindung zu den Spannungen und Belastungen herzustellen, die der Nackenbereich möglicherweise verkörpert.

Eine ähnliche Intervention im Nackenbereich besteht darin, deine Hände auf beiden Seiten etwas unter den Kopf des Klienten zu legen und dann den Kopf sanft von einer Seite zur anderen zu bewegen. Das kann dazu beitragen, den Nacken in beide Richtungen zu lockern. Diese Bewegung kann besonders hilfreich sein, wenn du den Eindruck hast, dass der Nacken starr oder unbeweglich ist und etwas mehr Flexibilität oder Vitalität vertragen könnte. Darüber hinaus kann diese Intervention hilfreich sein, wenn Klienten »den Kopf freibekommen müssen«, da das Hin- und Herbewegen des Kopfes das analytische Denken erschwert.

Schultern

Wie der Nacken sind auch die Schultern einer der Körperbereiche, in denen wir fühlen können, dass wir »die Last der Welt tragen«. Eine sanfte Berührung der Schultern kann sich daher wie eine einfühlsame und ermutigende Verbindung mit dieser Last anfühlen. Du kannst die Schultern auch auf unterstützende Weise berühren, indem du beide Hände auf sie legst und etwas Druck auf Schultern und Oberarme ausübst, sodass eine Art robuste Umarmung entsteht. Dies kann besonders hilfreich sein, wenn Klienten

Angst haben, die Kontrolle zu verlieren, sobald sie ihren Emotionen freien Lauf lassen. Eine starke Umarmung auf Schulterhöhe kann deinen Klienten das Gefühl geben, dass du ihren Prozessen einen sicheren und klar abgegrenzten Raum bietest und sie nicht Gefahr laufen, ihre Grenzen zu verlieren. Eine ähnlich starke Unterstützung kannst du vermitteln, indem du deine Hände zwischen die Schultern des Klienten und die Matratze legst. Und schließlich kann ein stärkerer Druck am oberen Ende der Schulterblätter auch als Trigger-Berührung fungieren. Das kann Klienten beispielsweise helfen, heftige Emotionen wie Schmerz und Wut zu erleben, die mit den Lasten verbunden sind, die sie in ihrem Leben mit sich tragen.

Herz

Das Herz ist wahrscheinlich der universellste Kontaktpunkt und typischerweise mit tiefem Fühlen, Verletzlichkeit und Verbundenheit mit uns selbst und anderen verknüpft. Wie bei der Kehle empfehlen wir auch in diesem Bereich generell nur sanfte Berührungen. Die häufigste Form besteht darin, deine Hand auf das Herz der Klienten zu legen. Oder du legst die Hand der Klienten auf ihr Herz; unter Umständen kannst du zusätzlich deine eigene Hand schützend darüber platzieren. Diese zweite Variante ist besonders interessant, weil sie 1. Sorgen über wahrgenommene Grenzüberschreitungen durch Berührung im Brustbereich aus dem Weg räumt, vor allem bei Klienten mit einer Vorgeschichte von Grenzüberschreitungen und Missbrauch; und weil sie 2. Klienten dazu inspirieren kann, zu spüren, wie es ist, für sich selbst einzutreten und ihr Herz zu ehren – vielleicht mit deiner Unterstützung, aber aus dem Kontakt mit sich heraus.

Hände

Wie du dir vielleicht vorstellen kannst, sind die Hände einer der vielseitigsten Kontaktpunkte für Begleiter. Um nur ein paar der häufigsten Beispiele zu nennen: Eine sanfte Berührung der Hände kann Klienten auf behutsame Weise deine Präsenz und Verbundenheit vermitteln. Ein festerer Griff kann Klienten einen Anker bieten, wenn sie emotional intensive Prozesse durchlaufen. Und wenn du deinen Klienten einen starken passiven Widerstand entgegensetzt, indem du sie mit ihren Händen gegen deine Hände drücken lässt, können sie ihre Kraft spüren und sich darin üben, ihre Grenzen zu wahren und/oder heftige Emotionen wie Wut körperlich zu verarbeiten.

Solarplexus

Der Solarplexus, auch als Sonnengeflecht bekannt, ist der Punkt in der Mitte des Brustkorbs zwischen den beiden untersten Rippen. Für diejenigen, die es gerne anatomisch korrekt haben: Solarplexus ist die Laienbezeichnung für ein Areal, das eigentlich Zöliakieplexus heißt. Der Zöliakieplexus ist ein Nervenbündel, das tief hinten im Bauchraum nahe der Wirbelsäule liegt. Wenn man aber Druck auf die Oberfläche zwischen den Rippen ausübt (also auf den Bereich, den wir üblicherweise als Solarplexus bezeichnen), wird auch der Zöliakieplexus aktiviert, oft mit dramatischen Effekten: Wie Boxer wissen, kann ein Volltreffer auf den Solarplexus dem Gegner so sehr die Luft abschnüren, dass der Kampf auf der Stelle beendet ist.

Bei vielen Menschen scheint der Solarplexus besonders mit intensiven Gefühlen wie Schmerz und Wut verbunden zu sein. Ein Druck auf den Solarplexus kann zum Beispiel recht häufig dazu führen, dass Klienten zu weinen oder zu schreien beginnen. Natürlich nicht, weil ihnen der Kontakt physisch wehtut, sondern weil dadurch Emotionen getriggert werden. Wegen dieser oft sehr direkten Verbindung mit intensiven Gefühlen sind sanfte Berührungen des Solarplexus zwar prinzipiell möglich, werden in der Praxis jedoch eher selten angewendet. Stattdessen wenden wir dort meist unterstützende oder sogar Trigger-Berührungen an, wenn es scheint, dass starke Emotionen fließen wollen.

Unterer Rippenrand

Ähnlich wie der Solarplexus ist auch der Bereich direkt unterhalb der untersten Rippen auf beiden Seiten des Brustkorbs oft mit starken Emotionen verbunden. Wenn Klienten in diesen Bereich hineinspüren, scheinen sie oft mit Emotionen konfrontiert zu werden, die mit Angst und Kontrolle (bzw. Kontrollverlust) in Zusammenhang stehen. Daher nennen manche Praktiker diesen Bereich auch den »Angstgürtel«. Unsere Theorie dazu ist, dass Angst mitunter dazu neigt, den Brustkorb und das Zwerchfell einzuengen, also deren Ausdehnung einzuschränken und eine flache Atmung zu verursachen. Druck unterhalb der Rippen könnte diese Muskelspannungen lösen. In unserer Praxis nehmen wir mit diesem Bereich meist im Rahmen von Trigger-Berührungen Kontakt auf, indem wir das weiche Gewebe direkt unter den untersten Rippen auf beiden Seiten nach innen und nach oben schieben, das Gewebe also etwas »unter die Rippen« drücken.

Unterbauch

Der Unterbauch ist eine weitere Region, in der tiefe Emotionen sehr direkt erlebt werden können – Gefühle wie Schmerz, Trauer und Wut, aber auch Lebenskraft, Freude und existenzielle Vitalität. Eine der typischsten Anwendungen für Berührungen am Unterbauch ist, Klienten einfach daran zu erinnern, so tief wie möglich zu atmen. Diese Berührung kann sanft sein oder auch etwas fester, um den Klienten einen gewissen physischen Widerstand zu bieten, gegen den sie atmen können. Eine unterstützende Berührung des Unterbauchs kann ebenfalls hilfreich sein, um mit dem eigenen Körper in Kontakt zu bleiben. Das gilt besonders, wenn es scheint, dass weniger »geerdete« Prozesse (z. B. in weitgehend kognitiven oder spirituellen Bereichen) gerade nicht so nützlich sind. Trigger-Berührungen schließlich, die sich auf Druckpunkte um den Nabel herum fokussieren, können ähnliche Wirkungen haben wie beim Solarplexus: im richtigen Moment angewandt, können sie starke, bisher unverarbeitete Emotionen an die Oberfläche bringen.

Hüfte

Wie der Unterbauch scheint auch der gesamte Hüftbereich oft mit Themen wie Vitalität und Lebenskraft verbunden zu sein – sowohl in ihrer positiven, wachstumsorientierten als auch in ihrer schmerzhaft unterdrückten Form. Deshalb gibt es einige sehr interessante Anwendungen der Körperarbeit, die die Hüften einbeziehen, diese müssen aber vorher unbedingt praktisch gelehrt und geübt werden. Wenn du also vorhast, an einem Präsenz-Training für Breathwork und/oder Körperarbeit teilzunehmen, kannst du auf diese Manöver gespannt sein! Abgesehen davon kann das einfache Auflegen beider Hände seitlich an den Hüften, mit einer sanften oder einer eingrenzenden Berührung, Klienten auf ihre Lebensenergie fokussieren (oder auch auf deren Abwesenheit, wenn es nötig scheint, das zu spüren). Eine andere Möglichkeit besteht darin, beide Hände seitlich an die Hüften zu legen und sie rhythmisch zu bewegen, wodurch der gesamte Körper des Klienten mitschwingt. Unserer Erfahrung nach hilft das oft, mehr Leben und Gefühl in den Körper zu bringen, wenn Prozesse erstarrt scheinen.

Oberschenkel

Berührungen am Oberschenkel können vor allem dazu beitragen, Klienten ein Gefühl der Erdung zu vermitteln. Sanfte Berührungen werden hier meist eher als merkwürdig und ablenkend wahrgenommen, weil sie sich sowohl potenziell sinnlich als auch einfach kitzlig anfühlen können. Aus diesem Grund verwenden wir in diesem Bereich in der Regel nur robuste, eingrenzende Berührungen. Dabei üben wir mit den Handflächen von oben Druck auf beide Oberschenkel aus, wenn Klienten Unterstützung brauchen, um sich zu erden, der Prozess einen emotionalen Anker erfordert und/oder die Gefahr besteht, dass die emotionale Dynamik zum Selbstläufer wird.

Füße

Die Füße werden meist als direkte Verkörperung der emotionalen Erdung erlebt. Daher kann eine feste, unterstützende Berührung der Fußsohlen mit der ganzen Hand Klienten das Gefühl geben, als stünden ihre Füße wirklich auf dem Boden. Zudem kann es sie daran erinnern, ihren ganzen Körper zu spüren und nicht nur ihren Kopf, wenn die Prozesse zu hektisch werden. Sanfte Berührungen dagegen sind im Allgemeinen nicht sehr praktisch, da viele Menschen an den Füßen kitzlig sind.

Abbildung 9.3 fasst alle hier aufgeführten Berührungspunkte und die verschiedenen, von uns jeweils empfohlenen Berührungsqualitäten zusammen. Mit Übung 2 kannst du anhand dieser Grafik üben, wie sich die einzelnen Kontakte und Qualitäten für dich anfühlen. Wenn du alle Berührungen in Aktion sehen möchtest, kannst du dir auch dieses kurze Video anschauen: https://tinyurl.com/AtemkraftBegleitvideos.

Wie bereits erwähnt, sind diese Kontaktpunkte nur Beispiele für Körperbereiche, in denen Klienten Berührungen oft als emotional bedeutsam empfinden. In Kapitel 3.5

haben wir erörtert, dass Emotionen oft in ähnlichen Körperregionen wahrgenommen werden, unabhängig von kultureller und individueller Vorgeschichte. Die von uns aufgeführten Berührungspunkte basieren auf dieser mehr oder weniger universellen emotionalen Körperlandkarte und auf den Arten von Berührungen, die wir im Laufe der Jahre als besonders nützlich erfahren haben. Wie direkt anwendbar diese Liste für dich ist, hängt nicht nur von deinen eigenen persönlichen Vorlieben ab, sondern auch von den Klienten, mit denen du arbeitest, und dem Kontext, in dem du sie begleitest. Unsere Liste ist also nur als Ausgangspunkt gedacht, um dein eigenes intuitives »Vokabular« für die berührungsbasierte Kommunikation mit deinen Klienten zu entwickeln. Dafür braucht man vor allem Zeit, praktische Erfahrung und Feedback.

Eine besonders hilfreiche, generelle Faustregel für die Körperarbeit ist jedoch, immer den ganzen Körper der Klienten zu beachten. Da wir alle in mehr oder weniger sprachzentrierten Kulturen leben, sind wir sehr darauf trainiert, uns auf das Gesicht anderer Menschen zu konzentrieren. Um mit dieser Gewohnheit zu brechen, solltest du dir während der Sitzung bewusst Zeit nehmen, den gesamten körperlichen Prozess deiner Klienten aus der »Adlerperspektive« zu betrachten, etwa indem du physisch ein wenig auf Abstand gehst und/oder um deine Klienten herumläufst. Dadurch wird es leichter, einen Bedarf für Körperarbeit jenseits des Kopfes wahrzunehmen.

Übung 2: Eine Ganzkörpersequenz der Berührung

Solo-Version: Lege dich auf eine Matratze, schließe die Augen und atme ein paar Mal tief durch, bis du dich ruhig fühlst und offen dafür, deinen Körper zu spüren. Gehe dann die oben genannten Berührungspunkte von Kopf bis Fuß durch. Probiere bei jedem Berührungspunkt verschiedene Berührungsqualitäten aus. Beginne mit sanften Berührungen und gehe dann – wenn das für den jeweiligen Berührungspunkt angemessen ist – zu unterstützenden und zu Trigger-Berührungen über. Nimm dir Zeit, wirklich wahrzunehmen, wie du dich bei den einzelnen Berührungen fühlst. In einer Solo-Session werden nicht alle Berührungspunkte leicht zu erreichen sein – zum Beispiel wirst du wohl nicht gegen deine Fußsohlen pressen können. Mache dir also nicht zu viel Druck, alle Berührungspunkte hundertprozentig korrekt durchzugehen – wichtiger ist, zu spüren, wie sich die jeweiligen Kontaktpunkte anfühlen, wenn du sie in einem entspannten Zustand der Achtsamkeit berührst. Wenn du kannst, wiederhole die Übung mit einem Trainingspartner, um wirklich alle Berührungspunkte auszuprobieren.

Version mit Partner: In dieser Version gehst du dieselben Berührungspunkte und -qualitäten durch wie bei der Solo-Version. Zu Beginn legt sich einer von euch (der »Klient«) hin, schließt die Augen, entspannt sich und nimmt ein paar beruhigende Atemzüge. Als Nächstes kann der »Klient« mit einer langsamen, sanften Version der zirkulären Atmung beginnen – ausreichend stark, um seine Sinne zu öffnen, ohne aber tief in eigene emotionale Prozesse einzutauchen. Zur Unterstützung könnt ihr auch meditative Musik abspielen. Anschließend geht der »Begleiter« die verschiedenen Berührungspunkte und -qualitäten von Kopf bis Fuß durch. Am Ende der Übung gibt der »Klient« Feedback, wie sich die Berührungen jeweils angefühlt haben. Wenn sich eine Berührung unangenehm oder fehl am Platz anfühlt, kann der »Klient« natürlich auch sofort während der Übung Feedback geben. Weniger dringende Rückmeldungen hebt ihr euch aber besser für das Ende auf, damit ihr euch mehr auf das Körpergefühl als auf die verbale Analyse konzentrieren könnt. Wenn ihr das Feedback ausgetauscht habt, wiederholt die Übung mit getauschten Rollen.

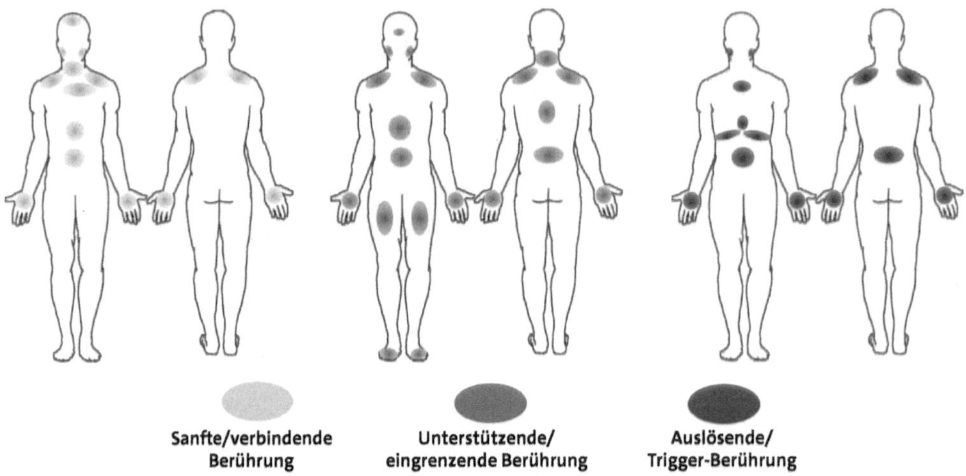

Abb. 9.3: Links: Häufige Kontaktpunkte für Körperarbeit im Kontext von Breathwork. Rechts: Empfohlene Berührungsqualitäten am jeweiligen Kontaktpunkt.

So geht's weiter

Mit diesem Kapitel sind unsere Tipps zu den fundamentalen Werkzeugen der Breathwork-Begleitung (Musik, Stimm- und Körperarbeit) abgeschlossen. Im nächsten Kapitel widmen wir uns der Frage, wie man diese Werkzeuge effektiv einsetzt, sollte eine Session doch einmal aus dem Ruder laufen. Anders gesagt: Wie sieht Erste Hilfe im Rahmen von Breathwork aus?

9.5 Erste Hilfe

Lass uns über Notfälle sprechen! Echte Notfälle kommen bei Breathwork zum Glück zwar nur sehr selten vor, dennoch müssen wir als Begleiter auf sie vorbereitet sein. Daher werfen wir in diesem Kapitel einen Blick auf die Werkzeuge, die du griffbereit haben solltest, falls Klienten in stürmische Gewässer geraten.

Was medizinische Notfälle angeht, sind theoretische Instruktionen von zwei Laienmedizinern wie uns wohl nicht die hilfreichste Informationsquelle. Soweit man das bisher beurteilen kann, ist das Risiko eines echten medizinischen Notfalls, zum Beispiel eines Herz- oder Lungeninfarkts, für gesunde Menschen ohne Vorerkrankungen während einer Breathwork-Session nicht höher als zu jedem anderen Zeitpunkt. Sollte ein solcher Fall dennoch eintreten, musst du als Begleiter natürlich als Ersthelfer fungieren. Aus diesem Grund empfehlen wir, dich nicht nur darüber zu informieren, wie du schnell medizinische Hilfe rufen kannst, sondern auch ein Training in Herz-Lungen-Wiederbelebung (HLW) zu absolvieren, damit du weißt, wie du im Notfall Erste Hilfe leisten kannst. Zudem gibt dir das mehr Selbstvertrauen, wenn du mit Klienten mit leichten Kontraindikationen, wie zum Beispiel einem moderaten Asthma, arbeitest. Allerdings haben viele Begleiter keine HLW-Ausbildung, und trotzdem wurden bisher, wenn überhaupt, nur sehr wenige medizinische Notfälle bei Breathwork-Sessions gemeldet. So haben in einem kommunalen Krankenhaus in den USA über einen Zeitraum von zwölf Jahren rund 11 000 Patienten Breathwork-Sessions durchgeführt. Ein Report, der (allerdings ohne Peer-Review) diese 11 000 Fälle analysierte, kam zu dem Schluss, dass keine ernsthaften, durch Breathwork ausgelösten medizinischen Probleme beobachtet wurden (siehe https://maps.org/news-letters/v23n1/v23n1_24-27.pdf). Und damit sind wir schon am Ende unserer Laienmeinung zu medizinischen Notfällen angekommen und können zu dem Teil übergehen, zu dem wir erheblich mehr sagen können: psychologische Notfälle.

Psychologische Notfälle drehen sich meist um einen vorübergehenden Verlust des Selbstgefühls. Die häufigste Variante davon sind emotional überwältigende und potenziell retraumatisierende Breathwork-Erfahrungen – wenn also Prozesse derart herausfordernd werden, dass Klienten in psychologisch dysregulierte Zustände wie Panik, Regression, Dissoziation oder Depersonalisation geraten. Obwohl solche Zustände bei Breathwork in der Regel wesentlich milder verlaufen als etwa die in psychiatrischen Leitlinien beschriebenen dissoziativen Anfälle (Brand & Frewen 2017; Harricharan et al. 2016; Michelson & Ray 1996; Spitzer et al. 2006), benötigen Klienten dennoch Unterstützung beim Eindämmen, Aushalten und Integrieren, um eine Retraumatisierung zu vermeiden. Einen detaillierteren Überblick über Zustände der Dysregulation findest du in Kapitel 8.2. Meistens wirst du gar nicht auf die hier beschriebenen Notfallmanöver zurückgreifen müssen, wenn du früh genug merkst, dass ein Klient auf der Agitationsleiter abzurutschen beginnt. Dann kannst du eingrenzende und erdende Interventionen setzen, noch bevor ein vollständig dysregulierter Zustand überhaupt erreicht wird.

Die zweithäufigste Form des Selbstverlusts betrifft Klienten, die vielleicht nicht gewusst (oder nicht erwähnt) haben, dass sie an Kontraindikationen leiden, etwa an einer

Tendenz zu psychotischen Episoden. In solchen Fällen können Klienten auch dann in einen Zustand der Dissoziation oder Depersonalisation geraten, wenn sie keine besonders traumatischen oder emotional intensiven Prozesse erleben. Aber unabhängig davon, ob Klienten ihr Selbstgefühl durch intensive emotionale Herausforderungen oder durch eine Prädisposition verlieren, gibt es einige Faustregeln, wie du ihnen dabei helfen kannst, so schnell wie möglich in ihr Alltagsbewusstsein zurückzukehren.

Da sich evidenzbasierte Psychotherapien bisher vor allem auf langfristige Interventionen zum Beispiel bei chronischen dissoziativen Störungen (Bergmann 2007; Michelson & Ray 1996; Maldonado et al. 2002; Spiegel & Cardeña 1991; Steinberg 1995) zu konzentrieren scheinen und weniger auf die akute Unterstützung bei vorübergehenden Dissoziationszuständen, berufen wir uns in diesem Kapitel stärker auf Einsichten aus der somatischen Trauma-Arbeit als auf solche aus der klassischen Psychotherapie. Unsere Empfehlungen beruhen weitgehend auf dem sogenannten OMG-Response-Template, das von David Berceli eingeführt wurde (siehe u. a. https://trecollege.com/orient-move-ground). Berceli lehrt Praktiken zur aktiven Trauma-Verarbeitung, man kann sich also vorstellen, dass die Gefühle, die er mit seinen Klienten erforscht, per definitionem schnell überwältigend werden können. OMG steht für Orient-Move-Ground bzw. Orientieren-Bewegen-Erden – drei Schritte, die Begleiter und Klienten gemeinsam unternehmen können, um sich von überwältigenden Erfahrungen zu lösen. Dem möchten wir noch einen vierten Punkt hinzufügen: Connect bzw. Verbinden.

9.5.1 Orientieren

Orientieren bedeutet in diesem Zusammenhang, die Verbindung der Klienten zu ihrer physischen Existenz im Hier und Jetzt wiederherzustellen. Um mit der Orientierung zu beginnen, kannst du sie bitten, ihren Namen und deinen Namen zu nennen und zu sagen, wo sie sich befinden. Bei einer durch ein Trauma ausgelösten Regression kann es auch hilfreich sein, die Klienten zu bitten, ihr Alter zu nennen, um sie in ihrem gegenwärtigen, erwachsenen Selbst zu verankern. Wenn du weißt, dass deine Klienten ein glückliches Leben in der Gegenwart aufgebaut haben, kannst du zusätzliche Anker hinzufügen, indem du sie zum Beispiel nach den Namen ihres Partners und/oder ihrer Kinder fragst.

Eine weitere gute Übung, um Klienten in der Gegenwart (statt in ihrer Vergangenheit) zu verankern, besteht darin, sie aufzufordern, ihre Sinne zu benutzen und zum Beispiel im Raum drei gelbe Gegenstände, zwei Geräusche, vier weiche Dinge usw. zu benennen. Es kann auch sinnvoll sein, sie Objekte mit einer Anzahl von eins bis fünf nennen zu lassen, wobei sie mit einem einzigen Objekt beginnen und dann Gruppen von zwei, drei, vier und fünf (gleichartigen) suchen. Wichtig ist, dass alle Objekte physisch im selben Raum vorhanden sind – es kann sich also nicht um Wörter, Konzepte, Social-Media-Fotos usw. handeln. Der Grund dafür ist, dass du deine Klienten viel effektiver in ihrer gegenwärtigen, verkörperten Erfahrung verankern kannst, wenn diese auf Objekten basiert, mit denen sie physisch interagieren können – schließlich ist es das Ziel deiner Klienten, sich wieder präsent in ihrem Körper wahrzunehmen.

9.5.2 Bewegen

Eines der charakteristischen Merkmale von Trauma ist, dass Körper und Emotionen dadurch »einfrieren« oder stecken bleiben (Payne et al. 2015; Haines 2015; van der Kolk 1994, 2003). Peter Levine, Trauma-Experte und Begründer des körperorientierten Therapieansatzes des Somatic Experiencing, spricht in diesem Zusammenhang auch von »unvollendeten Handlungen« (Levine 1997, 2010; Payne et al. 2015): Ein Trauma entsteht oft nicht allein durch gefährliche oder schmerzhafte Situationen, sondern durch gefährliche oder schmerzhafte Situationen, die nicht erfolgreich verarbeitet werden können, sodass eine unvollständige emotionale Erzählung entsteht. So kann beispielsweise eine gefährliche Situation, aus der man fliehen konnte, ein geringeres langfristiges Trauma hervorrufen als die gleiche Situation, wenn die Fluchtreaktion verhindert wurde. Das bedeutet, dass körperliche Bewegung ein wirksames Mittel sein kann, um Handlungen abzuschließen, die durch traumatische Erfahrungen unterbrochen wurden, und dadurch überwältigende, aber festsitzende Gefühle »aufzutauen«.

Je nach Kontext der Session können dabei unterschiedliche Arten von Bewegung sinnvoll sein. Bei Klienten in einem eher deaktivierten mentalen Zustand, wie einer Dissoziation, kann es beispielsweise hilfreich sein, sie dabei zu unterstützen, sich körperlich mehr Raum zu verschaffen. Das kann durch expansive Bewegungen wie Tritte und Schläge, durch Stöße gegen eine physische Grenze (z. B. deine Hände, ein Kissen, das du hältst, oder eine Matte auf dem Boden) oder durch Schreien geschehen. Wenn Klienten vor Angst erstarrt zu sein scheinen, kann es hilfreich sein, sie einzuladen, ihren ganzen Körper zu schütteln, um die »eingefrorenen« Körperbereiche physisch zu befreien. Oder du unterstützt sie dabei, mehr Raum in ihrem Körper einzunehmen, indem sie tief einatmen und vielleicht sogar ihre Arme beim Einatmen nach außen strecken. Oder du lädst sie dazu ein, sich gemeinsam mit dir sanft hin und her zu wiegen, um sich zu entspannen. Dies sind nur ein paar der Möglichkeiten, wie du das Bewegungsprinzip an die jeweilige Session anpassen kannst, indem du die Emotionen, die in den Klienten an die Oberfläche kommen, in Bewegungen umlenkst, um ihnen so zu helfen, sich diesen Emotionen zu stellen und ihnen auf eine verkörperte, sichere Weise Ausdruck zu geben.

9.5.3 Erden

Ein zentrales Merkmal vieler dysregulierter mentaler Zustände sind Gedanken und Emotionen, die sich im Kreis drehen und nicht mehr in der körperlichen Existenz im Hier und Jetzt geerdet sind (Haines 2015). Um Klienten in ihrem Körper zu erden, kannst du vor allem unterstützende Berührungen auf die untere Körperhälfte und die Füße richten, um so symbolisch den Kontakt mit der Erde zu stärken. Wenn möglich, kannst du deine Klienten auch bitten, selbst mit ihrem Körper in Kontakt zu treten, zum Beispiel indem sie ihre Hand auf ihren Bauch legen oder eine Hand gegen die andere drücken, um ihre eigenen »Umrisse« zu spüren und ihren Körper als klar umgrenzte Einheit wahrzunehmen. Eine weitere Erdungstechnik, die sich zudem mit den oben genannten Orientierungspraktiken überschneidet, besteht darin, Klienten beschreiben zu lassen, wie sich beispielsweise das Gewicht ihres Körpers auf dem Boden oder die Kleidung auf ihrer Haut anfühlt – oder andere körperliche Empfindungen im Hier und Jetzt, die nicht emotional aufgeladen sind.

9.5.4 Verbinden

Gefühle der Überwältigung und der Isolation sind eng miteinander verwoben. Denn Isolation überwältigt: Das Gefühl, Schwierigkeiten ganz allein bewältigen zu müssen, ist für viele von uns einer der stärksten Trauma-Trigger. Und Überwältigung isoliert: Indem sie uns aus der Gegenwart in die Vergangenheit zurückreißt und indem sie es uns erschwert, andere um Hilfe zu bitten – oder sogar überhaupt zu sprechen (van der Kolk 1994, 2003, 2006). Deshalb ist eine offene, unterstützende Verbindung ein so starkes Gegenmittel gegen Überforderung. Wenn Klienten sich in einem Zustand der Dysregulation befinden, ist daher eine der effektivsten Maßnahmen, mit ihnen auf emotional offene, akzeptierende Art und Weise in Verbindung zu treten, ohne Urteil oder Angst gegenüber dem mentalen Zustand, in dem sie sich befinden. Dazu kannst du beispielsweise ihre Hände halten, sie fest umarmen (was auch hilft, weil es das körperliche Gefühl vermittelt, gehalten zu werden) oder ihr Sparringspartner für körperlichen Ausdruck sein, zum Beispiel indem sie gegen deine Hände drücken, indem du Augenkontakt herstellst oder indem du sie verbal daran erinnerst, dass du bei ihnen bist und sie diesen Prozess nicht allein durchstehen müssen.

Basierend auf den eben beschriebenen vier Prinzipien Orientieren, Bewegen, Erden und Verbinden empfehlen wir daher die folgenden Faustregeln für Notfallinterventionen bei übermäßig intensiven psychologischen Prozessen:

- Nimm Kontakt mit den Klienten auf (z. B. durch Berührung und/oder Nennung ihres Namens) und fordere sie auf, sich hinzusetzen. Du kannst ihnen auch aufhelfen, wenn es nötig ist. Dies ist der erste Schritt, um sie aus dem laufenden Prozess in das Hier und Jetzt zurückzuholen und wieder eine sichere Verbindung zu dir herzustellen.
- Stelle Augenkontakt her und bitte die Klienten, wenn möglich, den Blickkontakt zu dir zu halten. Oft können in dieser Phase Berührungen helfen, um die Klienten weiter zu stabilisieren, zum Beispiel indem du ihre Hand ergreifst oder sie an den Schultern festhältst.

- Hilf den Klienten, sich verbal auszudrücken. Indem die Klienten wieder in die verbale Verarbeitung zurückkehren, kehren sie auch zu ihrem bewussten Selbst zurück (Stone et al. 2011). Um diesen Prozess zu unterstützen, kannst du ihnen Fragen stellen, die ihnen Entscheidungsfreiheit geben und die Perspektive ihres bewussten Selbst einladen. Zum Beispiel: »Was würde dir jetzt helfen, dich unterstützt zu fühlen?« Oder: »Wohin willst du, dass dein Prozess von hier aus weitergeht?«
- Wenn ein Klient besonders tief in ein vergangenes Selbst zurückgereist ist, ist es oft hilfreich, sanfter zu beginnen, indem du zunächst das jüngere Selbst ansprichst, das aktuell anwesend ist. Du kannst das jüngere Selbst zum Beispiel fragen, wovor es Angst hat, wie es sich fühlt und was es braucht. Wenn es sich einigermaßen beruhigt fühlt, kannst du es fragen, ob es dem erwachsenen Ich genug Raum geben kann, um ihm zu helfen. Wenn du schließlich den Kontakt zu diesem erwachsenen, bewussten Ich hergestellt hast, kannst du zu Fragen übergehen wie jenen, die unter dem vorigen Punkt aufgelistet sind.

Wie immer gilt auch hier: Verstehe diese Faustregeln bitte nicht als ein Rezept, das du auswendig lernen musst, sondern als Anregung, die du je nach deinen individuellen Fähigkeiten, Vorlieben und Umständen anpassen kannst. Ganz wichtig ist, dass all diese Schritte nur dann effektiv sind, wenn du dich selbst in der Situation sicher fühlst. Spüren Klienten etwa, dass du in Panik gerätst, während du ihnen Unterstützung anbietest, kann das im Endeffekt zwar immer noch hilfreich sein, wenn du dir genug Zeit gibst, die Session in ruhigere Gewässer zu bringen. Auf besonders elegante Weise wird dies dann aber wohl nicht geschehen. Versuche also, dich in dem Wissen zu entspannen, dass emotionales Chaos ein normaler und grundlegender Teil der menschlichen Existenz ist; dass wir alle hin und wieder Augenblicke der Überwältigung erleben und sie im Allgemeinen auch unbeschadet überstehen; und dass du als Begleiter weißt, was zu tun ist, um deine Klienten sicher durch den Sturm zu begleiten.

So geht's weiter

Damit sind wir am Ende unserer praktischen Tipps zur Breathwork-Begleitung angelangt. Im nächsten Kapitel kommen wir noch einmal auf die sechs Weggabelungen der Atemarbeit (siehe Kapitel 8.1) zurück und ordnen ihnen die jeweils nützlichsten hier besprochenen Interventionen zu.

10 Zurück zu den sechs Weggabelungen

In den vorangegangenen Kapiteln haben wir über die grundlegenden Prinzipien der Breathwork-Begleitung gesprochen, über die typischen Weggabelungen, denen Klienten auf ihren Breathwork-Reisen begegnen können, über Ansätze, wie du sie auf ethische Weise auf diesen Reisen begleiten kannst, und über praktische Werkzeuge, die dir dabei zugutekommen. Zeit für eine Zusammenfassung! In diesem Kapitel listen wir deshalb nochmals die Interventionen auf, die wir am häufigsten an den sechs Weggabelungen einsetzen. Wie immer gilt dabei: Diese Empfehlungen kommen bewährten Standardvorgehensweisen so nah wie möglich, verstehe sie aber bitte nicht als Vorschriften oder als eine vollständige Liste. Eine Intervention, die du »mechanisch« einsetzt, weil dir jemand gesagt hat, dass du sie anwenden sollst, wird weder deinen Klienten noch dir selbst viel nützen. Stattdessen sollte dir diese Liste als Inspiration dienen, um intuitiv diejenigen Maßnahmen zu finden, die für deine Klienten und dich in einem bestimmten Moment am besten passen!

Noch ein weiterer Hinweis: In dieser Liste sind nur Interventionen aufgeführt, die in Buchform gut zu vermitteln und gefahrlos anwendbar sind. Gerade in Bezug auf Körperarbeit gibt es noch viele weitere großartige Ansätze. Da sie mit mehr körperlichem Einsatz verbunden sind, können sie sehr effektiv sein, aber auch körperliches Unbehagen, Schmerzen oder im allerschlimmsten Fall vielleicht sogar Verletzungen verursachen, wenn sie falsch angewendet werden. Daher solltest du sie unbedingt vorher in einem Präsenz-Training ausprobieren. Mit den hier aufgeführten Interventionen kannst du bereits sehr gute Breathwork-Sessions durchführen, wenn du aber neugierig geworden bist, lohnt es sich, nach Trainingskursen zu suchen, um noch tiefer in die Körperarbeit einzutauchen.

Und zum Schluss noch eine Sache, die du im Hinterkopf behalten solltest, während wir die verschiedenen möglichen Interventionen durchgehen: Eines der Grundprinzipien von Breathwork ist, mit kleinen Interventionen zu beginnen und nur bei Bedarf stärker zu intervenieren (mit der offensichtlichen Ausnahme von Notfällen). Wenn du also das Gefühl hast, dass ein Eingreifen notwendig ist, dir aber nicht ganz sicher bist, welche am besten passt, fängst du am besten mit nonverbalen, nicht-körperlichen Interventionen wie Summen oder Atmen an und gehst erst zu verbalen Interventionen und/oder Berührungen über, wenn der Klient stärkere Unterstützung zu benötigen scheint. Und auch wenn du dir ganz sicher bist, dass ein Klient zum Beispiel von starkem körperlichen Druck profitieren würde, empfehlen wir dir, mit einer sanfteren Berührung zu beginnen und diese allmählich zu verstärken. So vermeidest du, Klienten durch plötzlichen Kontakt aus ihrem Prozess aufzuschrecken, und verschaffst dir genug Zeit, nonverbales Feedback (z. B. ein körperliches Zurückziehen) seitens der Klienten wahrzunehmen. Auf diese Weise stellst du sicher, dass du ihre Bedürfnisse und Grenzen so vollständig wie möglich respektierst.

1. Weggabelung: Atmen

Die Atmung selbst ist die simpelste Weggabelung, was die Unterstützung von deiner Seite angeht. Und eine der einfachsten Möglichkeiten, die kontinuierliche zirkuläre Atmung zu unterstützen, besteht darin, schlicht mitzuatmen. Das gemeinsame Atmen kann deine Klienten dazu anregen, konsequenter zu atmen, unter anderem indem es als eine Art Metronom dient, das sie an den angestrebten Rhythmus erinnert. Das bedeutet nicht, dass du den Klienten einfach einen Rhythmus vorgibst, dem sie folgen sollen – ein unabgestimmter Atemrhythmus kann sehr ablenkend sein! Besser ist es, dich am Atemrhythmus deiner Klienten zu orientieren und diesen bei Bedarf sanft in Richtung des zirkulären Atmens zu modulieren (z. B. indem du die Einatmung Schritt für Schritt etwas ausdehnst). Dazu noch ein kleiner technischer Hinweis: Wenn du mit deinen Klienten atmest, achte darauf, dass du nicht vollständig in die zirkuläre Atmung miteinsteigst und dich so in einen eigenen Prozess hineinatmest. Natürlich solltest du idealerweise trotzdem so klingen, als würdest du zirkulär atmen, da es sonst schwierig ist, den Rhythmus deiner Klienten zu unterstützen. Dafür gibt es die unterschiedlichsten Lösungen. Martha zum Beispiel begleitet ihre Klienten gerne ein paar Zyklen lang vollständig beim zirkulären Atmen und überspringt dann ein oder zwei Zyklen, um in ihrem Alltagsbewusstsein zu bleiben. Abdel wiederum atmet gerne kontinuierlich mit Klienten mit, begrenzt aber die Auswirkungen auf sich selbst, indem er relativ flach einatmet.

Wenn deine Klienten den typischen Breathwork-Rhythmus überhaupt nicht einhalten, kannst du ihnen auch einfache verbale Anweisungen geben wie: »Versuche, kürzer auszuatmen« oder »Versuche, Ein- und Ausatmen stärker miteinander zu verbinden«. Wenn du den Klienten solche Einladungen gegeben und sie vielleicht auch körperlich unterstützt hast und sich ihr Atemrhythmus dennoch nicht verändert, empfehlen wir, den Atemrhythmus der Klienten so zu respektieren, wie er ist. Wiederholte Unterbrechungen mit technischen Hinweisen, selbst wenn sie aus guten Gründen geschehen, sind inneren Breathwork-Prozessen schlicht nicht dienlich.

Viele Klienten haben auch damit zu kämpfen, dass sie nicht tief genug atmen, sodass der Atem im Brustbereich stecken bleibt, anstatt tief in den Bauch zu gehen. Um die Atmung zu vertiefen, hilft es oft, sanften Druck auf den Unterbauch auszuüben, etwa indem du die Hand der Klienten und/oder deine eigene Hand dort auflegst, und die Klienten aufzufordern, zur Hand hin zu atmen. Alternativ kannst du ihnen auch ein kleines mit Sand gefülltes Kissen auf den Unterbauch legen. Das ist besonders nützlich, wenn Klienten kontinuierliche Unterstützung bei der tiefen Atmung benötigen und/oder du mehrere Klienten gleichzeitig unterstützen willst (z. B. in einer Gruppen-Session).

Wenn das Atmen in den Bauch nicht so ganz klappen will, kann es auch sein, dass der Bereich um das Zwerchfell und den Solarplexus verengt ist. Dies kann etwa bei

Klienten der Fall sein, die es gewohnt sind, ihren Atem stark zu kontrollieren, und/oder sich gestresst fühlen. Wenn du also deine Klienten gebeten hast, in den Bauch zu atmen, ihnen vielleicht sogar schon etwas körperliche Unterstützung gegeben hast und trotzdem keine großen Veränderungen siehst, dann lohnt es sich, zu schauen, ob sich der Brustbereich um die unteren Rippen flexibel ausdehnt. Wenn das nicht der Fall ist, kann eine Trigger-Berührung am Solarplexus oder unterhalb der untersten Rippen sinnvoll sein (siehe Kapitel 9.4). Diese Interventionen können angespannte Muskeln lockern, die verhindern, dass sich der Brustkorb vollständig ausdehnt. Das wiederum kann emotionale Spannungen lösen, deshalb triggern diese Interventionen oft nicht nur eine tiefere Atmung, sondern auch emotionale Katharsis (z. B. in Form von Weinen oder Schreien).

Wenn du den Eindruck hast, dass die Atmung deiner Klienten eher im Kehl- als im Brustbereich verengt ist, kannst du eine Hand unter ihren Nacken legen und diesen leicht anheben, sodass die Stirn sich sanft zum Boden hin bewegt und das Kinn nach oben zeigt, wodurch die Kehle ein wenig gedehnt wird. Auf diese Weise entsteht mehr Raum für den Atem. Solltest du diese Intervention noch nicht praktisch geübt haben, ist es sinnvoll, sie erst einmal an dir selbst und/oder mit einem Übungspartner auszuprobieren, damit du weißt, wie stark du den Hals anheben musst, um Platz in der Kehle zu schaffen, ohne sie zu überdehnen.

Wenn du das Gefühl hast, dass der Atem deiner Klienten insgesamt etwas eingeengt ist, dass sie in ihrem Körper also nicht genügend Raum finden, in den sie »hineinatmen« können, dann bietet sich die sogenannte Schulter-Hüft-Dehnung an. Lege dazu eine Hand auf die Vorderseite der Schulter, genau unter die Stelle, an der der Arm in den Oberkörper übergeht. Lege die andere Hand vorne auf der gegenüberliegenden Körperseite auf die Hüfte. Dehne dann den Oberkörper diagonal, indem du das Schultergelenk nach oben zum Kopf und gleichzeitig die Hüfte nach unten zum Bein hin drückst. Halte diese Position einige Sekunden lang, lass dann los und wiederhole die Übung auf den gegenüberliegenden Seiten. Wichtig ist, dass du nicht in den Körper hineindrückst, sondern nach außen, indem du Schulter und Hüfte voneinander wegdrückst, um mehr Raum im Oberkörper zu schaffen (ein Video dazu findest du hier: https://tinyurl.com/AtemkraftBegleitvideos). Diese Intervention kann sehr effektiv sein, um eine tiefe Atmung zu unterstützen. Wenn Klienten bereits in tiefe emotionale Prozesse eingetaucht sind, solltest du diese körperlich intensive Intervention allerdings eher nicht durchführen, da sie von laufenden Prozessen ablenken kann.

2. Weggabelung: Durchbrechen

Wenn Klienten Schwierigkeiten haben, zu ihren authentischen emotionalen Erfahrungen durchzubrechen, kannst du sie in verschiedener Hinsicht unterstützen:

Sicherheit

Einer der Hauptgründe, warum Klienten sich nicht vollständig in eine Session hineinsinken lassen können, ist, dass sich ihr System nicht sicher fühlt. Um das Gefühl der Sicherheit zu stärken, gibt es viele mögliche Interventionen: von einem warmen, erdenden Summen über verbale Ermutigung (»Du bist in Sicherheit«, »Du bist nicht allein«, »Lass die Gefühle fließen, ich halte dich«) bis hin zu eingrenzenden Berührungen, zum Beispiel an Schultern, Nacken oder Hüfte. Ziel dieser Interventionen ist es, Klienten das Gefühl zu geben, gehalten zu werden – auch wenn sie vielleicht nicht in der Lage sind, sich in dieser Erfahrung vollständig selbst zu halten. Auf einer weniger konkreten Ebene besteht einer der effektivsten Schritte darin, Klienten dein eigenes Vertrauen und Wohlbefinden in Bezug auf dich selbst und die Session spüren zu lassen. Vergiss also nicht, zutiefst darauf zu vertrauen, dass die Session auf die eine oder andere Weise ihren richtigen Weg finden wird!

Offenheit

Ein häufiges Hindernis an dieser Weggabelung ist, dass Klienten sich geistig nicht den Erfahrungen öffnen können, die in ihnen aufkommen. Vielleicht haben sie ein anderes Thema oder ein anderes Gefühl erwartet, oder sie denken, dass sie etwas nicht richtig machen. Um sie einzuladen, ihren Geist für das zu öffnen, was in diesem Moment geschieht, kannst du sie verbal daran erinnern, zum Beispiel mit folgenden Aussagen: »Spüre, wie sich dein Körper jetzt gerade anfühlt«, »Entspanne dich und sei sanft mit dir«, »Bleib mit mir im Hier und Jetzt«, »Alles, was du fühlst, ist willkommen«, »Vertraue deinem Atem« oder »Vertraue deinem Körper – dein Körper weiß den Weg«.

Der Bedarf nach mehr innerer Offenheit kann sich auch als körperliche Starre oder Bewegungsarmut äußern. In solchen Momenten kannst du deinen Klienten helfen, ihren Körper durch sanftes Schütteln buchstäblich zu lockern. Wir verwenden zwei Varianten der Schüttel-Intervention: Die erste besteht darin, den Kopf deiner Klienten mit beiden Händen zu halten und ihn sanft hin und her zu drehen. Das ist besonders nützlich, wenn du das Gefühl hast, dass deine Klienten »den Kopf freibekommen müssen«, denn es ist überraschend schwierig, zu grübeln, wenn sich der Kopf von einer Seite zur anderen »schüttelt«. Die zweite Variante ist, eine Hand oder beide Hände auf den Bauch der Klienten zu legen und ihn sanft hin und her zu rütteln. Wenn du dies in der richtigen Frequenz tust, beginnt der ganze Körper sanft zu »wabbeln«. Alternativ kannst du diese Art des »Ganzkörperwabbelns« auch auslösen, indem du deine Hände seitlich auf die Hüften der Klienten legst und sie so hin und her schaukelst. Bei beiden Interventionen ist es interessant zu beobachten, ob die Klienten sich dem »Bewegt-werden« hingeben oder ob sie versuchen, die Bewegung ihres Körpers zu kontrollieren. Wenn Letzteres der Fall ist, kannst du sie verbal zum Loslassen ermutigen, etwa mit Aufforderungen wie: »Du musst nichts tun« oder »Versuch, deinen Körper sich so bewegen zu lassen, wie er will«.

Ausdruck

Die Unterstützung des emotionalen Ausdrucks hilft Klienten oft, zu ihrer vollen Breathwork-Erfahrung durchzubrechen. In diesem Zusammenhang gehören die in Kapitel 9.4 beschriebenen Trigger-Berührungen zu den kraftvollsten Interventionen – insbesondere an den Schultern, am Solarplexus, um den Bauchnabel und unterhalb der Rippen. Oft können jedoch schon viel kleinere Handlungen deine Klienten ermutigen, ihren Gefühlen Ausdruck zu verleihen. Ein nützliches Prinzip besteht darin, dezentere Ausdrucksformen deiner Klienten, die noch nicht so viel Raum einnehmen, zu verstärken. Wenn ein Klient zum Beispiel mit zusammengebissenen Zähnen leise, wütende Laute von sich gibt, kannst du diese verstärken, indem du mit ihm knurrst, ihm durch Berührung hilfst, den Mund zu öffnen, oder indem du etwas sagst wie: »Lass dich hören«. Wenn du dagegen Traurigkeit bemerkst, könntest du die Ausdrucksform zum Beispiel durch leises, mitfühlendes Summen verstärken.

Sanfte Beharrlichkeit

Damit eine Breathwork-Reise geschmeidig verläuft, brauchen Klienten im Allgemeinen eine gute Balance zwischen Sanftheit und Beharrlichkeit. Wenn Klienten sich von dieser Balance zu weit weg bewegen, kann es schwierig werden, einen Durchbruch zu erzielen. Auf der einen Seite können sich Klienten zu verbissen anstrengen, wodurch sie verletzliche oder spontane Prozesse überspringen und vergessen, sich selbst Sanftheit und Mitgefühl zuzugestehen. Die Interventionen, die du in Fällen einer solchen Überanstrengung anwenden kannst, betrachten wir im nächsten Abschnitt. Anderen Klienten fällt es vielleicht schwer, sich auf ihren Prozess zu konzentrieren; stattdessen driften sie ab oder geben auf. Hier kannst du als Anker fungieren, indem du sie zum Beispiel daran erinnerst, so stark wie möglich weiterzuatmen, sich auf ihre Gefühle zu konzentrieren und mit dir verbunden zu bleiben. Es kann auch hilfreich sein, Klienten in ihrem Körper zu verankern, indem du starke eingrenzende Berührungen anwendest, zum Beispiel am Bauch und am Solarplexus, oder indem du sie einlädst, mit ihren Händen gegen deine zu pressen.

3. Weggabelung: Hineinfühlen

Das ideale Szenario an dieser Weggabelung ist, dass Klienten voll und ganz präsent sind in ihrem Prozess, nicht auf eine zielgerichtete Weise, sondern einfach verletzlich und einfühlsam sich selbst gegenüber. Wenn Klienten Schwierigkeiten haben, sich auf ihre Prozesse einzulassen, und/oder die verletzlicheren Aspekte ihrer Erfahrung eher meiden, dann besteht die wichtigste Unterstützung darin, sie einzuladen, langsamer und sanfter vorzugehen. Du kannst diese Einladung verbal ausdrücken, zum Beispiel mit solchen Aussagen: »Du kannst langsam machen«, »Es gibt kein Ziel, das du erreichen musst«, »Du musst dich nicht anstrengen« oder »Wie würde es sich anfühlen, wenn du dir jetzt erlaubst, verletzlich zu sein?« Du kannst deine Einladung zur Verletzlichkeit und Sanftheit aber auch direkt über den Körper vermitteln, beispielsweise mit sanften Berührungen der Stirn, der Wange oder der Hände oder mit sanftem, beruhigendem Summen. Darüber hinaus kannst du mit deinen Klienten mitatmen und den Atemrhythmus dabei schrittweise verlangsamen. Seichte Wellenbewegungen durch den Körper deiner Klienten können ebenfalls ein Gefühl der Sanftheit in die Session bringen. Um solche Bewegungen anzuregen, kannst du mit beiden Handrücken behutsam und großflächig über ihren Körper hinwegstreichen, beispielsweise von den Schultern zu den Fingerspitzen. Das Ziel dabei ist, eine sanft fließende Bewegung durch den ganzen Körper zu suggerieren. Du kannst auch ein seichtes Schaukeln des ganzen Körpers verwenden, wie wir es für die vorige Weggabelung beschrieben haben, nur noch etwas langsamer und sanfter – ein bisschen so wie wenn man im Schwimmbecken auf einer Luftmatratze liegt, die leicht von den Wellen geschaukelt wird.

Die hier aufgeführten Interventionen können definitiv hilfreich sein, aber denk daran: Es gibt beinahe unendlich viele Wege zu einem verletzlichen, offenen Erleben. Und jede Handlung, die sich für dich authentisch anfühlt und deine Klienten darin unterstützt, bei ihren Gefühlen präsent zu bleiben, ermöglicht einen dieser Wege.

4. Weggabelung: Eingrenzen

In Kapitel 9.5 haben wir Notfallinterventionen besprochen, die hilfreich sind, wenn Breathwork-Prozesse überwältigend werden. Idealerweise sollte es dir aber gelingen, deine Klienten schon beim Eingrenzen ihrer Erfahrungen zu unterstützen, lange bevor Notfallinterventionen notwendig werden. Vorweg: Wenn du ahnst, dass es in der bevorstehenden Session um emotional belastende Themen gehen könnte und/oder ein Klient eine traumatische Vorgeschichte hat, könnt ihr bereits vor Beginn der Session ein paar Ressourcen vorbereiten (siehe Kapitel 9.1). Gemeinsam könnt ihr Quellen der Sicherheit, der Kraft und des Trostes erkunden, die du während der Sitzung abrufen kannst, wenn dein Klient sie brauchen sollte. Ob imaginär oder real, Hauptsache ist, dass er sie mit Sicherheit assoziiert, beispielsweise schützende innere Stimmen wie ein Elternteil, ein Krieger, eine Hexe oder ein Spirit Animal. Ebenso nützlich ist es, gemeinsam Warnzeichen oder Codewörter festzulegen, damit ihr schnell bemerken und kommunizieren könnt, wenn ein Prozess aus der Bahn gerät (siehe Kapitel 9.1 und 9.5). In diesem Zusammenhang kann »Titrieren« sehr hilfreich sein, wenn Klienten mit intensiven und möglicherweise traumatischen Prozessen konfrontiert werden. Titrieren bedeutet, dass Klienten so viel Kontakt zu ihren Gefühlen aufnehmen, wie sie können, sich jedoch zurückziehen, sobald sie spüren, dass Kampf-, Flucht- oder Panikreaktionen in ihnen aufkommen. Fühlen sie sich dann wieder mit ihrem bewussten Selbst verbunden, können sie sich erneut auf ihre Gefühle einlassen. Dies ermöglicht es ihnen, die Kontrolle über den eigenen Prozess zu behalten und zu erleben, dass sie sich ihren Gefühlen stellen können, ohne überwältigt oder retraumatisiert zu werden. Dafür ist es sinnvoll, den Prozess der emotionalen Titration vorher durchzusprechen und einen Satz zu vereinbaren (z. B.: »Komm zurück ans Ufer« oder »Suche Kontakt zu deiner Mitte«), den du sagen kannst, wenn du das Gefühl hast, dass es für deine Klienten an der Zeit ist, sich wieder im Hier und Jetzt zu verankern.

Doch trotz aller Vorbereitung kann es vorkommen, dass Klienten in emotionale Prozesse geraten, die sie schließlich überwältigen. Wenn du bemerkst, dass Klienten auf der Leiter der Agitation (siehe Kapitel 8.2) ein paar Sprossen abrutschen, sind die folgenden Aspekte entscheidend, um ihnen dabei zu helfen, ihre innere Mitte wiederzufinden und sich zu regulieren:

Bremsen

Bitte deine Klienten, langsam und tief zu atmen (und wenn nötig auch ihre körperlichen Bewegungen zu verlangsamen). Schon diese Verlangsamung kann das System der Klienten daran erinnern, dass sie sich an einem sicheren Ort befinden. Das kannst du dann mit Worten noch verstärken. Verlangsamung ist besonders wichtig, wenn sich Klienten in aktivierten Zuständen der Dysregulation wie Kampf, Flucht oder Panik befinden.

Verbinden

Eines der wichtigsten Heilmittel für Dysregulation ist Verbindung. In dysregulierten Zuständen fühlen wir uns ganz allein in unserem Kopf. Gefühle und Gedanken kreisen in einem Strudel aus versuchter und gescheiterter Verarbeitung. Eine simple Verbindung zu einem anderen Menschen kann diesen Teufelskreis durchbrechen. Um dich mit deinen Klienten zu verbinden, kannst du sie verbal daran erinnern, dass du bei ihnen bist. Aber natürlich kannst du auch eine physische Verbindung herstellen, indem du sie umarmst, ihre Hand hältst oder sie bittest, dir in die Augen zu sehen.

Verankern

Um Klienten zu helfen, sich wieder stärker in ihrem bewussten Selbst zu verankern, kannst du Verschiedenes tun: Du kannst sie einladen, sich mit ihren körperlichen Empfindungen im Hier und Jetzt zu verbinden, indem sie auf ihren Atem achten, ihr Gewicht auf der Matratze spüren, sich eine Hand auf den Bauch legen und wahrnehmen, wie sie sich beim Atmen hebt und senkt. Vor allem wenn du das Gefühl hast, dass ein Klient in ein jüngeres oder hilfloseres Selbst zurückgereist ist, ist es außerdem hilfreich, ausdrücklich mit dem gegenwärtigen, kompetenten, erwachsenen Selbst zu kommunizieren. Dazu kannst du zum Beispiel fragen: »Wie kann der/die erwachsene [Name des Klienten/der Klientin] dir hier helfen?« Du kannst auch ausdrücklich das gegenwärtige Selbst des Klienten ans Steuer setzen und entscheiden lassen, was es als Nächstes tun möchte. Zum Beispiel so: »Willst du bei diesen Gefühlen bleiben oder lieber zurück ans Ufer kommen?« Solche Fragen erinnern deine Klienten daran, dass sie die Macht haben, zu entscheiden, wie sie ihre Sitzung gestalten möchten.

Eingrenzen

Einer der schwierigsten Aspekte dysregulierter emotionaler Zustände ist das Gefühl, »auseinanderzufallen« – als würde man von unstrukturierten Gefühlen überrollt oder gar zerschmettert werden. Körperlicher Halt kann deinen Klienten helfen, schwierige Gefühle zuzulassen und gleichzeitig körperlich zu erleben, dass ihre Grenzen stabil sind, sie also nicht »auseinanderfallen«. Je nachdem wie viel Berührung deine Klienten angenehm finden, kannst du sie zum Beispiel in einer engen Umarmung halten, sie haltgebend an Schultern, Hüften oder Oberschenkeln berühren oder auch passiven Widerstand gegen ihre Hände oder Füße ausüben (siehe Kapitel 9.4). Insbesondere passiver Widerstand kann Klienten helfen, Gefühle durch körperlichen Ausdruck zu verarbeiten. Indem sie sich gegen ein reales, physisches Hindernis stemmen, haben sie die Möglichkeit, Gefühle wie Wut körperlich klar zu artikulieren, innere Barrieren zu überwinden oder einfach ihre eigene Kraft zu spüren.

Ausdrücken

Emotionale Erfahrungen können unter anderem dadurch überwältigend werden, dass es schwer ist, sie zum Ausdruck zu bringen. Dies kann vor allem in deaktivierten Zuständen wie Erstarren und Dissoziation vorkommen. Um deinen Klienten zu helfen, ihre Emotionen auszudrücken, kannst du beispielsweise mit ihnen summen, lachen, knurren oder schreien; du kannst ihnen den physischen Widerstand bieten, den sie brauchen, um ihre Emotionen auf körperliche Weise zu verarbeiten (siehe vorherigen Punkt); und du kannst sie auch verbal dazu auffordern, sich zu bewegen und Geräusche zu machen, ihren Raum einzunehmen und ihre Stimme einzusetzen.

5. Weggabelung: Landen

Die Erdungsphase einer Breathwork-Sitzung erfordert im Allgemeinen den geringsten Input von dir. Um Klienten zu helfen, in sich selbst zu »landen«, ist es meist am besten, den Kontakt zu reduzieren. So können sie erfahren, wie es sich anfühlt, in ihrem persönlichen Raum mit sich selbst allein zu sein. An diesem Punkt kann es auch hilfreich sein, sie mit einer Decke zuzudecken – das verstärkt das körperliche Gefühl, in ihrem eigenen, sicheren und geborgenen Raum zu sein.

Wenn Klienten jedoch weiterhin intensive Prozesse durchleben, kannst du ihnen helfen, diese allmählich abzuschließen, indem du sanfte Berührungen an Körperstellen einsetzt, die normalerweise nicht mit starken emotionalen Auslösern verbunden sind, etwa an Händen oder Fußsohlen. So vermittelst du ihnen das körperliche Gefühl, wieder »mit beiden Beinen auf dem Boden zu stehen«. Du kannst die Klienten auch verbal ermutigen, sich zu entspannen, loszulassen, was sie gerade bewegt, und sich auszuruhen. Wenn du das Gefühl hast, dass ein Klient zum Beispiel nicht die Chance verpassen will, ein bestimmtes Thema zu Ende zu verarbeiten, kannst du ihn daran erinnern, dass er zu diesem Prozess zurückkehren kann und nicht alles in einer einzigen Sitzung »abgehandelt« werden muss (oder kann). Diese Erfahrung des Loslassens und des Vertrauens in den langfristigen Prozess kann an sich schon sehr heilsam sein.

Es gibt allerdings auch seltene Fälle, in denen ein Prozess eine solche Eigendynamik entwickelt, dass er unbedingt in seinem eigenen Tempo abgeschlossen werden muss. In solchen Situationen kann ein plötzlicher Abbruch dieser Dynamik sich gewaltsam oder respektlos anfühlen. Bevor du auf eine solche Dynamik eingehst, horche genau in dich hinein, um sicherzugehen, dass sich der Klient nicht in einer falschen Katharsis befindet (siehe Kapitel 8.2), dass du gerade keine Fixer- oder Grandioser Helfer-Aspekte von dir selbst auf den Klienten projizierst (siehe Kapitel 7.4), dass dieser Prozess wirklich davon profitieren würde, nicht sofort beendet zu werden, und natürlich: dass du dir rein logistisch die Zeit dafür nehmen kannst! Wenn du diese Punkte für dich selbst bestätigt hast, gib deinem Klienten den nötigen Raum und vertraue darauf, dass entspanntere Musik und sanftere Interventionen deinerseits den Prozess zur richtigen Zeit in ruhigere Bahnen lenken werden.

6. Weggabelung: Integrieren

In Kapitel 5.5 haben wir den Prozess der Integration ausführlich aus der Perspektive der Person beschrieben, die die Breathwork-Session durchlebt. Kurz gesagt haben wir dort vier wichtige integrative Schritte erläutert: sich mit dem eigenen Körper verbinden, sich mit dem Nicht-Wissen anfreunden, das Alltägliche würdigen und die Breathwork-Erfahrung schützen.

Was die Verbindung mit dem eigenen Körper angeht, sind Klienten typischerweise in der Lage, diese nach einer Sitzung ohne aktive Hilfe wiederzufinden. In den seltenen Fällen, in denen dabei Schwierigkeiten auftreten, kannst du ihnen körperzentrierte Übungen anbieten, um sich wieder in ihrer körperlichen Erfahrung zu verankern. Dazu gehören einige der Praktiken, die wir auch als Session-Vorbereitung empfehlen (siehe Kapitel 9.1), darunter (Barfuß-)Gehen und Tanzen. Alternativ kannst du auch Praktiken anwenden, die Klienten helfen, sich auf bestimmte Empfindungen zu konzentrieren. Mit einem kleinen Massageball zu spielen und zu fühlen, wie er sich zwischen den Händen oder den Fußsohlen hin und her bewegt, kann beispielsweise eine schöne Hilfe sein, um die Wahrnehmung zurück in den Körper zu verlagern.

Sobald die Klienten sich vollkommen präsent und in ihrem Körper geerdet fühlen, kannst du sie einladen, über ihre Session zu sprechen, wenn sich das richtig anfühlt. Vielleicht möchtest du sie auch daran erinnern, dass nicht alle Erfahrungen in Worte gefasst werden wollen. Das ist nicht nur ein guter Ratschlag, sondern erlaubt deinen Klienten auch zu üben, wie sie ihre Erfahrungen authentisch schützen können, zum Beispiel indem sie ehrlich anerkennen, was sie in Worte fassen wollen und was nicht.

Wenn deine Klienten dir etwas über ihre Erfahrungen mitteilen möchten, höre ihnen vor allem offen und aktiv zu. Oft reicht diese Art des aktiven Zuhörens schon aus, damit sie sich mit ihren Erfahrungen wohlfühlen und sie in den Alltag integrieren können. In anderen Sessions kann es Klienten schwerfallen, ihre Erfahrung sinnvoll zu deuten – sei es, weil sie sich verwirrt oder zwischen verschiedenen Interpretationen hin- und hergerissen fühlen oder weil sie sich sofort auf eine Interpretation festgelegt haben und andere mögliche Bedeutungen komplett ignorieren. In solchen Momenten besteht der schwierige Balanceakt darin, voll und ganz zu akzeptieren, wie deine Klienten mit ihren Erfahrungen umgehen wollen, und gleichzeitig mitzuhelfen, der jeweiligen Erfahrung eine Struktur zu geben, die für sie letztlich von Nutzen ist. Wenn Klienten über verletzliche innere Prozesse sprechen, können sich ungefragte Kommentare oder Interpretationen ziemlich schmerzhaft und ablenkend anfühlen. Aus diesem Grund empfehlen wir, deine eigene Interpretation nur dann einzubringen, wenn du das Gefühl hast, dass sie deinen Klienten wirklich nützt, und möglichst erst nachdem du sie gefragt hast, ob sie deine Sichtweise hören möchten. Für den Fall, dass ein Klient mit dir über seine Erfahrungen sprechen möchte, folgen hier noch einmal die oben genannten zentralen Aspekte der Integration, auf die hinzuweisen sich oft lohnt:

Sich mit dem Nicht-Wissen anfreunden

Anders als bei Mathetests gibt es bei Breathwork-Erfahrungen meist viele gleich »richtige« Antworten. Nur die Zeit kann zeigen, welche Sichtweise für deine Klienten am stichhaltigsten ist. Bis sich Klarheit darüber von selbst einstellt, ist es wichtig, dass sich der Geist im Nicht-Wissen entspannt, anstatt sich sofort an die Erklärung zu klammern, die auf den ersten Blick am plausibelsten erscheint. Und selbst wenn eine Breathwork-Erfahrung eine klare Botschaft vermittelt, ist sie immer nur *eine Wahrheit*. Beide Wörter sind hier wichtig: Was immer deine Klienten erlebt haben, ist absolut *wahr* – und zugleich ist es auch immer nur *eine* von zahlreichen Wahrheiten. Viele der fundamentalsten Lebenswahrheiten treten in Paaren von vermeintlich unvereinbaren Gegensätzen auf: Alles ist wichtig *und* nichts ist wichtig. Wir sind unglaublich klein und verletzlich *und* wir sind unglaublich kraftvoll. Du bist nie allein *und* du bist immer allein. Liebe ist das einzig Wichtige *und* Liebe ist nicht genug. Alle Handlungen sind ein gültiger Teil des kosmischen Spiels *und* manche Handlungen sind besser (oder schlechter) als andere. Durch (kurze) Gespräche am Ende einer Breathwork-Session kannst du deinen Klienten helfen, sich mit der Tatsache anzufreunden, dass ihre Erfahrungen absolut wahr sind, aber nicht die einzige Wahrheit sein müssen.

Das Alltägliche würdigen

Eine weitere potenzielle Herausforderung bei der Integration besteht darin, die Erlebnisse und Einsichten aus einer Breathwork-Erfahrung in den Alltag zu übersetzen. In manchen Fällen mag es den Klienten widerstreben, in die begrenztere Erlebniswelt des Alltagsbewusstseins zurückzukehren. In anderen Fällen »vergessen« sie vielleicht, ihre Einsichten mit praktischen Handlungen und Entscheidungen im Alltag zu verbinden. Wieder andere Klienten setzen ihre Erkenntnisse vielleicht sofort in die Tat um, ohne sie erst auf sich wirken zu lassen. In all diesen Situationen kann es hilfreich sein, Klienten daran zu erinnern, dass ein glückliches Leben dann entsteht, wenn unsere verletzlicheren, universell verbundenen Aspekte und unsere bodenständigeren, egozentrischen Facetten im Einklang zusammenwirken. Beides will gehört werden, beides bringt einzigartige Fähigkeiten in deinen Lebensweg ein und beides sollte idealerweise auf dasselbe Ziel hinarbeiten.

Die Breathwork-Erfahrung schützen

Um deinen Klienten zu helfen, ihre Erfahrungen bei der Rückkehr in den Alltag zu schützen, solltest du sie daran erinnern, sich (wenn möglich) Zeit und Raum zu geben, die Erfahrungen in sich wirken zu lassen, und bewusst zu entscheiden, mit wem sie diese Erfahrungen teilen möchten. Denn Breathwork-Erfahrungen gedeihen am besten in einem Klima sanfter, offener Akzeptanz. Wenn man stattdessen Verurteilung oder Ablehnung erfährt, kann sich das sehr schmerzhaft anfühlen. Das gilt sowohl für andere Menschen als auch für eigene innere Stimmen. Wenn Klienten zum Beispiel eine herausfordernde Session erlebt haben, können kritische Interpretationen auftauchen wie: »Ich hätte das anders machen sollen«, »Das war nicht das, was ich brauchte, das war falsch für mich« oder »Ich habe versagt«. Solche Sichtweisen sind in gewissem

Maße schlicht ein Teil des Menschseins, sie können jedoch auch die laufenden, oft sehr konstruktiven Prozesse überschatten, die in dieser herausfordernden Session hochgekommen sind. In diesem Zusammenhang können Klienten enttäuscht sein, wenn sie die Ziele, die sie sich für eine Session gesetzt haben, nicht erreichen. Erinnere sie daher daran, dass jede Session nur ein Schritt in einem kontinuierlichen Prozess ist und persönliche Entwicklung selten linear verläuft – und schon gar nicht so, wie wir es vorhergesagt oder geplant haben. Denn wenn wir es vorhersagen könnten, wäre es ja nichts Neues für uns!

Zu guter Letzt

Andere Menschen auf ihrer inneren Reise zu begleiten, ist eine wunderbare Möglichkeit, mit unserer gemeinsamen Menschlichkeit in Verbindung zu kommen. Sollte dich dieses Buch neugierig auf mehr gemacht haben, ermutigen wir dich, deine eigene Expedition in die Breathwork-Begleitung zu unternehmen. Dabei wünschen wir dir eine glückliche Reise!

Nachwort

In der Tradition der ehrlich bemühten Wahrheitssuche wollen wir dieses Buch mit ein paar sanften Worten der Mahnung beschließen.

Wie alles im Leben ist Breathwork kein Allheilmittel. Es ist nur einer von vielen Zugängen, die dir helfen können, dich selbst wahrhaftiger kennenzulernen. Wir beide lieben Breathwork, aber im Endeffekt ist es nicht besonders wichtig, welchen Zugang du persönlich wählst – wichtig ist der Raum, in den er dich führt. Hör also in dich hinein, was dein Lebensfunke in verschiedenen Lebenskapiteln fordert. In manchen Phasen ist es nötig, sich auf die körperliche Gesundheit zu fokussieren – mit einer passenden Diät, Vitaminen, einem neuen Schlafrhythmus, Fitness, Massagen, Yoga, Tanz, Laufen usw. In anderen Zeiten steht eher die emotionale Heilung im Vordergrund – zum Beispiel mit Therapie, Coaching, Selbsthilfegruppen und Achtsamkeitsübungen. Dann gibt es wiederum Phasen, in denen das Leben ganz praktisch wird und die wichtigste Herausforderung darin besteht, deine Finanzen, deine Arbeit, die physischen Räume, in denen du dich aufhältst, usw. mit deinen inneren Bedürfnissen und Inspirationen in Einklang zu bringen. Und schließlich gibt es auch Momente, in denen das Leben auf einmal Platz macht für die ganz großen Themen: Spiritualität, universelle Verbindung, Transzendenz. Oder einfacher gesagt: Momente der Ehrfurcht. Genau wie ein Körper eine gesunde und vielfältige Ernährung braucht, braucht dies auch der Geist. Wir wünschen dir, dass Breathwork eine der Quellen sein wird, die deine Seele nähren, hoffentlich über viele Jahre – aber nicht die einzige!

Und schließlich: Ganz gleich, ob du dieses Buch komplett durchgelesen hast oder nur die Teile, die für dich relevant sind – nichts davon kann praktische Erfahrung ersetzen. Deshalb ermutigen wir dich, dieses Buch lediglich als einen allgemeinen Reiseführer zu betrachten, der dich bei der Erkundung deiner inneren Landschaft unterstützen kann (und vielleicht auch dabei, andere auf ihren eigenen Erkundungsreisen zu begleiten). Hoffentlich erweist sich dieser Reiseführer für dich als hilfreich, aber letztendlich sind dies alles nur unsere Meinungen: unsere persönlichen Sichtweisen darauf, was Breathwork sein und bewirken kann. Einiges davon mag sich für dich genau richtig anfühlen, anderes wiederum passt vielleicht nicht ganz zu dir. Übernehme daher bitte nur das, was für dich nützlich ist. Was den Rest angeht: Bleib offen, bleib neugierig und vor allem – bleib dir selbst treu. Höre auf deinen Körper, er wird dir die Wahrheit sagen!

Frohes Atmen!
Abdel und Martha

Dank

Dieses Buch wäre nie entstanden ohne die Förderung der Tiny Blue Dot Foundation, das ermutigende und hellsichtige Feedback unserer Übersetzerin Conni Schlicht, unserer Lektorin Nadja Urbani und unseres Lektors Michael Lenkeit sowie die enthusiastische Unterstützung unserer Familien und Freunde. Danke euch, alles Gute wächst in Verbindung!

Quellen

Ache, BW, Young, JM (2005). Olfaction: Diverse Species, Conserved Principles. *Neuron* 48 (3): 417–30. https://doi.org/10.1016/j.neuron.2005.10.022.

Achenbach-Ng, J, Siao, TCP, Mavroudakis, N, Chiappa, KH, Kiers, L (1994). Effects of Routine Hyperventilation on PCO2 and PO2 in Normal Subjects: Implications for EEG Interpretations. *Journal of Clinical Neurophysiology* 11 (2): 220.

Adams, D (1979). *The Hitchhiker's Guide to the Galaxy*. Del Rey.

Aday, JS, Bloesch, EK, Davoli, CC (2020a). Can Psychedelic Drugs Attenuate Age-Related Changes in Cognition and Affect? *Journal of Cognitive Enhancement* 4 (2): 219–27. https://doi.org/10.1007/s41465-019-00151-6.

Aday, JS, Mitzkovitz, CM, Bloesch, EK, Davoli, CC, Davis, AK (2020b). Long-Term Effects of Psychedelic Drugs: A Systematic Review. *Neuroscience & Biobehavioral Reviews* 113 (June):179–89. https://doi.org/10.1016/j.neubiorev.2020.03.017.

Agadzhanyan, NA, Panina, MI, Kozupitsa, GS, Sergeev, OS (2003). Subjective and Neurological Manifestations of Hyperventilation States of Different Intensities 29 (4).

Ainslie, PN, Duffin, J (2009). Integration of Cerebrovascular CO_2 Reactivity and Chemoreflex Control of Breathing: Mechanisms of Regulation, Measurement, and Interpretation. *American Journal of Physiology-Regulatory, Integrative and Comparative Physiology* 296 (5): R1473–95. https://doi.org/10.1152/ajpregu.91008.2008.

Akeju, O, Brown, EN (2017). Neural Oscillations Demonstrate That General Anesthesia and Sedative States Are Neurophysiologically Distinct from Sleep. *Current Opinion in Neurobiology*, Neurobiology of Sleep, 44 (Juni):178–85. https://doi.org/10.1016/j.conb.2017.04.011.

Aknin, LB, Whillans, AV (2021). Helping and Happiness: A Review and Guide for Public Policy. *Social Issues and Policy Review* 15 (1): 3–34. https://doi.org/10.1111/sipr.12069.

Alamia, A, Timmermann, C, Nutt, DJ, VanRullen, R, Carhart-Harris, RL (2020). DMT Alters Cortical Travelling Waves. Hg. van Wassenhove, V, Behrens, TE, Murray Alexander, D. *eLife* 9 (Oktober):e59784. https://doi.org/10.7554/eLife.59784.

Aleksandrova, LR, Phillips, AG (2021). Neuroplasticity as a Convergent Mechanism of Ketamine and Classical Psychedelics. *Trends in Pharmacological Sciences* 42 (11): 929–42. https://doi.org/10.1016/j.tips.2021.08.003.

Allen, M, Varga, S, Heck, DH (2023). Respiratory Rhythms of the Predictive Mind. *Psychological Review* 130 (4): 1066–80. https://doi.org/10.1037/rev0000391.

Anderson, BE, Huxel Bliven, KC (2017). The Use of Breathing Exercises in the Treatment of Chronic, Nonspecific Low Back Pain. *Journal of Sport Rehabilitation* 26 (5): 452–58. https://doi.org/10.1123/jsr.2015-0199.

Andrews-Hanna, JR (2012). The Brain's Default Network and Its Adaptive Role in Internal Mentation. *The Neuroscientist* 18 (3): 251–70. https://doi.org/10.1177/1073858411403316.

Atilgan, H, Doody, M, Oliver, DK, McGrath, TM, Shelton, AM, Echeverria-Altuna, I, Tracey, I, Vyazovskiy, VV, Manohar, SG, Packer, AM (2021). Does the Claustrum Have a Function? Lessons from Human Lesion and Animal Studies Point to Divergent Multifunctionality. OSF. https://doi.org/10.31234/osf.io/gufd6.

Avram, M, Rogg, H, Korda, A, Andreou, C, Müller, F, Borgwardt, S (2021). Bridging the Gap? Altered Thalamocortical Connectivity in Psychotic and Psychedelic States. *Frontiers in Psychiatry* 12 (Oktober). https://doi.org/10.3389/fpsyt.2021.706017.

Babo-Rebelo, M, Richter, CG, Tallon-Baudry, C (2016). Neural Responses to Heartbeats in the Default Network Encode the Self in Spontaneous Thoughts. *Journal of Neuroscience* 36 (30): 7829–40. https://doi.org/10.1523/JNEUROSCI.0262-16.2016.

Backus, AR, Schoffelen, JM, Szebényi, S, Hanslmayr, S, Doeller, CF (2016). Hippocampal-Prefrontal Theta Oscillations Support Memory Integration. *Current Biology* 26 (4): 450–57. https://doi.org/10.1016/j.cub.2015.12.048.

Badra, LJ, Cooke, WH, Hoag, JB, Crossman, AA, Kuusela, TA, Tahvanainen, KUO, Eckberg, DL (2001). Respiratory Modulation of Human Autonomic Rhythms. *American Journal of Physiology-Heart and Circulatory Physiology* 280 (6): H2674–88. https://doi.org/10.1152/ajpheart.2001.280.6.H2674.

Bagur, S, Lefort, JM, Lacroix, MM, de Lavilléon, G, Herry, C, Chouvaeff, M, Billand, C, Geoffroy, H, Benchenane, K (2021). Breathing-Driven Prefrontal Oscillations Regulate Maintenance of Conditioned-Fear Evoked Freezing Independently of Initiation. *Nature Communications* 12 (1): 2605. https://doi.org/10.1038/s41467-021-22798-6.

Bahi, C, Irrmischer, M, Franken, K, Fejer, G, Schlenker, A, Berend Deijen, J, Engelbregt, H (2024). Effects of Conscious Connected Breathing on Cortical Brain Activity, Mood and State of Consciousness in Healthy Adults. *Current Psychology* 43 (12): 10578–89. https://doi.org/10.1007/s12144-023-05119-6.

Balban, MY, Neri, E, Kogon, MM, Weed, L, Nouriani, B, Jo, B, Holl, G, Zeitzer, JM, Spiegel, D, Huberman, AD (2023). Brief Structured Respiration Practices Enhance Mood and Reduce Physiological Arousal. *Cell Reports Medicine* 4 (1): 100895. https://doi.org/10.1016/j.xcrm.2022.100895.

Ballentine, G, Friedman, SF, Bzdok, D (2022). Trips and Neurotransmitters: Discovering Principled Patterns across 6850 Hallucinogenic Experiences. *Science Advances* 8 (11): eabl6989. https://doi.org/10.1126/sciadv.abl6989.

Banushi, B, Brendle, M, Ragnhildstveit, A, Murphy, T, Moore, C, Egberts, J, Robison, R (2023). Breathwork Interventions for Adults with Clinically Diagnosed Anxiety Disorders: A Scoping Review. *Brain Sciences* 13 (2): 256. https://doi.org/10.3390/brainsci13020256.

Barker, SA (2018). N,N-Dimethyltryptamine (DMT), an Endogenous Hallucinogen: Past, Present, and Future Research to Determine Its Role and Function. *Frontiers in Neuroscience* 12. https://doi.org/10.3389/fnins.2018.00536.

Barker, SA (2022). Administration of N,N-Dimethyltryptamine (DMT) in Psychedelic Therapeutics and Research and the Study of Endogenous DMT. *Psychopharmacology* 239 (6): 1749–63. https://doi.org/10.1007/s00213-022-06065-0.

Barker, SA, Borjigin, J, Lomnicka, I, Strassman, R (2013). LC/MS/MS Analysis of the Endogenous Dimethyltryptamine Hallucinogens, Their Precursors, and Major Metabolites in Rat Pineal Gland Microdialysate. *Biomedical Chromatography* 27 (12): 1690–1700. https://doi.org/10.1002/bmc.2981.

Barker, SA, Monti, JA, Christian, ST (1981). N,N-Dimethyltryptamine: An Endogenous Hallucinogen. *International Review of Neurobiology*, Hg. Smythies, JR, Bradley, RJ, 22:83–110. Academic Press. https://doi.org/10.1016/S0074-7742(08)60291-3.

Barrett, FS, Doss, MK, Sepeda, ND, Pekar, JJ, Griffiths, RR (2020). Emotions and Brain Function Are Altered up to One Month after a Single High Dose of Psilocybin. *Scientific Reports* 10 (1): 2214. https://doi.org/10.1038/s41598-020-59282-y.

Barrett, FS, Griffiths, RR (2018). Classic Hallucinogens and Mystical Experiences: Phenomenology and Neural Correlates. *Behavioral Neurobiology of Psychedelic Drugs*, Hg. Halberstadt, AL, Vollenweider, FX, Nichols, DE, 393–430. Springer. https://doi.org/10.1007/7854_2017_474.

Barrett, FS, Krimmel, SR, Griffiths, RR, Seminowicz, DA, Mathur, BN (2020). Psilocybin Acutely Alters the Functional Connectivity of the Claustrum with Brain Networks That Support Perception, Memory, and Attention. *NeuroImage* 218 (September):116980. https://doi.org/10.1016/j.neuroimage.2020.116980.

Barrett, FS, Johnson, MW, Griffiths, RR (2015). Validation of the Revised Mystical Experience Questionnaire in Experimental Sessions with Psilocybin. *Journal of Psychopharmacology* 29 (11): 1182–90. https://doi.org/10.1177/0269881115609019.

Bednarczyk, EM, Rutherford, WF, Leisure, GP, Munger, MA, Panacek, EA, Miraldi, FD, Green, JA (1990). Hyperventilation-Induced Reduction in Cerebral Blood Flow: Assessment by Positron Emission Tomography. *DICP* 24 (5): 456–60. https://doi.org/10.1177/106002809002400501.

Benedetti, F (2020). *Placebo Effects*. Oxford University Press. https://doi.org/10.1093/oso/9780198843177.001.0001.

Ben-Zion, Z, Fine, NB, Keynan, NJ, Admon, R, Green, N, Halevi, M, Fonzo, GA, et al. (2018). Cognitive Flexibility Predicts PTSD Symptoms: Observational and Interventional Studies. *Frontiers in Psychiatry* 9:477. https://doi.org/10.3389/fpsyt.2018.00477.

Bergado, JA, Almaguer, W (2002). Aging and Synaptic Plasticity: A Review. *Neural Plasticity* 9 (4): 738453. https://doi.org/10.1155/NP.2002.217.

Bergmann, U (2007). She's Come Undone: A Neurobiological Exploration of Dissociative Disorders. Healing the Heart of Trauma and Dissociation with EMDR and Ego State Therapy, 61–89.

Billman, GE (2011). Heart Rate Variability – A Historical Perspective. *Frontiers in Physiology* 2 (November). https://doi.org/10.3389/fphys.2011.00086.

Biskamp, J, Bartos, M, Sauer, JF (2017). Organization of Prefrontal Network Activity by Respiration-Related Oscillations. *Scientific Reports* 7 (1): 45508. https://doi.org/10.1038/srep45508.

Blevins, KR (2023). Psychedelics, Embodiment, and Intersubjectivity. *Journal of Psychedelic Studies* 7 (S1): 40–47. https://doi.org/10.1556/2054.2023.00257.

Bobillier, P, Seguin, S, Petitjean, F, Salvert, D, Touret, M, Jouvet, M (1976). The Raphe Nuclei of the Cat Brain Stem: A Topographical Atlas of Their Efferent Projections as Revealed by Autoradiography. *Brain Research* 113 (3): 449–86. https://doi.org/10.1016/0006-8993(76)90050-0.

Boiten, FA (1998). The Effects of Emotional Behaviour on Components of the Respiratory Cycle. *Biological Psychology* 49 (1): 29–51. https://doi.org/10.1016/S0301-0511(98)00025-8.

Boiten, FA, Frijda, NH, Wientjes, CJE (1994). Emotions and Respiratory Patterns: Review and Critical Analysis. *International Journal of Psychophysiology* 17 (2): 103–28. https://doi.org/10.1016/0167-8760(94)90027-2.

Bondy, SC (2023). The Hormesis Concept: Strengths and Shortcomings. *Biomolecules* 13 (10): 1512. https://doi.org/10.3390/biom13101512.

Bonnelle, V, Feilding, A, Rosas, FE, Nutt, DJ, Carhart-Harris, RL, Timmermann, C (2024). Autonomic Nervous System Activity Correlates with Peak Experiences Induced by DMT and Predicts Increases in Wellbeing. https://doi.org/10.1101/2024.03.19.585567.

Bornemann, B, Singer, T (2017). Taking Time to Feel Our Body: Steady Increases in Heartbeat Perception Accuracy and Decreases in Alexithymia over 9 Months of Contemplative Mental Training. *Psychophysiology* 54 (3): 469–82. https://doi.org/10.1111/psyp.12790.

Bouchard, S, Bernier, F, Boivin, E, Morin, B, Robillard, G (2012). Using Biofeedback While Immersed in a Stressful Videogame Increases the Effectiveness of Stress Management Skills in Soldiers. Hg. Lucia, A. *PLOS ONE* 7 (4): e36169. https://doi.org/10.1371/journal.pone.0036169.

Bouso, JC, Palhano-Fontes, F, Rodríguez-Fornells, A, Ribeiro, S, Sanches, R, Crippa, JAS, Hallak, JEC, de Araujo, DB, Riba, J (2015). Long-Term Use of Psychedelic Drugs Is Associated with Differences in Brain Structure and Personality in Humans. *European Neuropsychopharmacology* 25 (4): 483–92. https://doi.org/10.1016/j.euroneuro.2015.01.008.

Bouso, JC, dos Santos, RG, Alcázar-Córcoles, MA, Hallak, JEC (2018). Serotonergic Psychedelics and Personality: A Systematic Review of Contemporary Research. *Neuroscience & Biobehavioral Reviews* 87 (April):118–32. https://doi.org/10.1016/j.neubiorev.2018.02.004.

Brand, BL, Frewen, P (2017). Dissociation as a Trauma-Related Phenomenon. *APA Handbook of Trauma Psychology: Foundations in Knowledge*. Hg. Gold, SN. 215–41. American Psychological Association. https://doi.org/10.1037/0000019-013.

Brand, R (2019). Mentors: How to Help and Be Helped. Bluebird.

Breeksema, JJ, van Elk, M (2021). Working with Weirdness: A Response to »Moving Past Mysticism in Psychedelic Science«. *ACS Pharmacology & Translational Science* 4 (4): 1471–74. https://doi.org/10.1021/acsptsci.1c00149.

Breuer, J, Freud, S (1893). On the Psychical Mechanism of Hysterical Phenomena. *The International Journal of Psychoanalysis* 37:8–13.

Brewer, R, Cook, R, Bird, G (2016). Alexithymia: A General Deficit of Interoception. *Royal Society Open Science* 3 (10): 150664. https://doi.org/10.1098/rsos.150664.

Brewerton, TD, Eyerman, JE, Cappetta, P, Mithoefer, MC (2012). Long-Term Abstinence Following Holotropic Breathwork as Adjunctive Treatment of Substance Use Disorders and Related Psychiatric Comorbidity. *International Journal of Mental Health and Addiction* 10 (3): 453–59. https://doi.org/10.1007/s11469-011-9352-3.

Brouwer, A, Carhart-Harris, RL (2021). Pivotal Mental States. *Journal of Psychopharmacology* 35 (4): 319–52. https://doi.org/10.1177/0269881120959637.

Brown, M, Worrell, C, Pariante, CM (2021). Inflammation and Early Life Stress: An Updated Review of Childhood Trauma and Inflammatory Markers in Adulthood. *Pharmacology Biochemistry and Behavior* 211 (December):173291. https://doi.org/10.1016/j.pbb.2021.173291.

Brown, RP, Gerbarg, PL, Muench, F (2013). Breathing Practices for Treatment of Psychiatric and Stress-Related Medical Conditions. *Psychiatric Clinics of North America* 36 (1): 121–40. https://doi.org/10.1016/j.psc.2013.01.001.

Bruton, A, Lewith, GT (2005). The Buteyko Breathing Technique for Asthma: A Review. *Complementary Therapies in Medicine* 13 (1): 41–46. https://doi.org/10.1016/j.ctim.2005.01.003.

Buijs, RM (2013). Chapter 1 – The Autonomic Nervous System: A Balancing Act. *Handbook of Clinical Neurology*, HG. Buijs, RM, Swaab, DF, 117:1–11. Autonomic Nervous System. Elsevier. https://doi.org/10.1016/B978-0-444-53491-0.00001-8.

Bullock, T, Giesbrecht, B, Beaudin, AE, Goodyear, BG, Poulin, MJ (2021). Effects of Changes in End-tidal PO_2 and PCO_2 on Neural Responses during Rest and Sustained Attention. *Physiological Reports* 9 (21). https://doi.org/10.14814/phy2.15106.

Burchett, SA, Hicks, TP (2006). The Mysterious Trace Amines: Protean Neuromodulators of Synaptic Transmission in Mammalian Brain. *Progress in Neurobiology* 79 (5): 223–46. https://doi.org/10.1016/j.pneurobio.2006.07.003.

Busija, DW (1984). Sympathetic Nerves Reduce Cerebral Blood Flow during Hypoxia in Awake Rabbits. *American Journal of Physiology-Heart and Circulatory Physiology* 247 (3): H446–51. https://doi.org/10.1152/ajpheart.1984.247.3.H446.

Buzsáki, G (2002). Theta Oscillations in the Hippocampus. *Neuron* 33 (3): 325–40. https://doi.org/10.1016/S0896-6273(02)00586-X.

Cacioppo, JT, Hughes, ME, Waite, LJ, Hawkley, LC, Thisted, RA (2006). Loneliness as a Specific Risk Factor for Depressive Symptoms: Cross-Sectional and Longitudinal Analyses. *Psychology and Aging* 21 (1): 140–51. https://doi.org/10.1037/0882-7974.21.1.140.

Calabrese, EJ (2008). Hormesis and Medicine. *British Journal of Clinical Pharmacology* 66 (5): 594–617. https://doi.org/10.1111/j.1365-2125.2008.03243.x.

Calabrese, EJ (2014). Hormesis: A Fundamental Concept in Biology. *Microbial Cell* 1 (5): 145–49. https://doi.org/10.15698/mic2014.05.145.

Calabrò, RS, Cacciola, A, Bramanti, P, Milardi, D (2015). Neural Correlates of Consciousness: What We Know and What We Have to Learn! *Neurological Sciences* 36 (4): 505–13. https://doi.org/10.1007/s10072-015-2072-x.

Campbell-Sills, L, Barlow, DH, Brown, TA, Hofmann, SG (2006). Acceptability and Suppression of Negative Emotion in Anxiety and Mood Disorders. *Emotion* 6 (4): 587–95. https://doi.org/10.1037/1528-3542.6.4.587.

Campos, DJ, Grob, C (2011). *The Shaman and Ayahuasca: Journeys to Sacred Realms.* Hg. Overton, G. Divine Arts.

Canello, T, Tlaie, A, Chalise, K, Pia, L, Havenith, MN (n. d.). Non-Ordinary States of Consciousness Evoked by Connected Breathwork Correlate with Improved Heart Rate Variability.

Cantero, JL, Atienza, M, Salas, RM (2002). Human Alpha Oscillations in Wakefulness, Drowsiness Period, and REM Sleep: Different Electroencephalographic Phenomena within the Alpha Band. *Neurophysiologie Clinique/Clinical Neurophysiology* 32 (1): 54–71. https://doi.org/10.1016/S0987-7053(01)00289-1.

Carhart-Harris, RL, Erritzoe, D, Haijen, E, Kaelen, M, Watts, R (2018). Psychedelics and Connectedness. *Psychopharmacology* 235 (2): 547–50. https://doi.org/10.1007/s00213-017-4701-y.

Carhart-Harris, RL, Erritzoe, D, Williams, T, Stone, JM, Reed, LJ, Colasanti, A, Tyacke, RJ, et al. (2012). Neural Correlates of the Psychedelic State as Determined by fMRI Studies with Psilocybin. *Proceedings of the National Academy of Sciences* 109 (6): 2138–43. https://doi.org/10.1073/pnas.1119598109.

Carhart-Harris, RL, Friston, KJ (2019). REBUS and the Anarchic Brain: Toward a Unified Model of the Brain Action of Psychedelics. Hg. Barker, EL. *Pharmacological Reviews* 71 (3): 316–44. https://doi.org/10.1124/pr.118.017160.

Carhart-Harris, RL, Roseman, L, Haijen, E, Erritzoe, D, Watts, R, Branchi, I, Kaelen, M (2018). Psychedelics and the Essential Importance of Context. *Journal of Psychopharmacology* 32 (7): 725–31. https://doi.org/10.1177/0269881118754710.

Carhart-Harris, RL, Nutt, DJ (2017). Serotonin and Brain Function: A Tale of Two Receptors. *Journal of Psychopharmacology* 31 (9): 1091–1120. https://doi.org/10.1177/0269881117725915.

Carhart-Harris, RL, Leech, R, Hellyer, PJ, Shanahan, M, Feilding, A, Tagliazucchi, E, Chialvo, DR, Nutt, DJ (2014). The Entropic Brain: A Theory of Conscious States Informed by Neuroimaging Research with Psychedelic Drugs. *Frontiers in Human Neuroscience* 8. https://doi.org/10.3389/fnhum.2014.00020.

Carpenter, L, Chung, MC (2011). Childhood Trauma in Obsessive Compulsive Disorder: The Roles of Alexithymia and Attachment. *Psychology and Psychotherapy: Theory, Research and Practice* 84 (4): 367–88. https://doi.org/10.1111/j.2044-8341.2010.02003.x.

Carr, SC, Hardy, A, Fornells-Ambrojo, M (2018). Relationship between Attachment Style and Symptom Severity across the Psychosis Spectrum: A Meta-Analysis. *Clinical Psychology Review* 59 (Februar):145–58. https://doi.org/10.1016/j.cpr.2017.12.001.

Carter, OL, Burr, DC, Pettigrew, JD, Wallis, GM, Hasler, F, Vollenweider, FX (2005). Using Psilocybin to Investigate the Relationship between Attention, Working Memory, and the Serotonin 1A and 2A Receptors. *Journal of Cognitive Neuroscience* 17 (10): 1497–1508. https://doi.org/10.1162/089892905774597191.

Caspers, H, Speckmann, EJ (1972). Cerebral pO2, pCO2 and pH: Changes During Convulsive Activity and Their Significance for Spontaneous Arrest of Seizures. *Epilepsia* 13 (5): 699–725. https://doi.org/10.1111/j.1528-1157.1972.tb04403.x.

Cavanna, F, Vilas, MG, Palmucci, M, Tagliazucchi, E (2018). Dynamic Functional Connectivity and Brain Metastability during Altered States of Consciousness. *NeuroImage, Brain Connectivity Dynamics*, 180 (Oktober):383–95. https://doi.org/10.1016/j.neuroimage.2017.09.065.

Cervantes, J, Puente, I (2014). Effects of Holorenic Breathwork on Anxiety and Heart Rate Variability: Preliminary Results 6.

Chandra, S, Jaiswal, AK, Singh, R, Jha, D, Mittal, AP (2017). Mental Stress: Neurophysiology and Its Regulation by Sudarshan Kriya Yoga. *International Journal of Yoga* 10 (2): 67. https://doi.org/10.4103/0973-6131.205508.

Chawla, N, Ostafin, B (2007). Experiential Avoidance as a Functional Dimensional Approach to Psychopathology: An Empirical Review. *Journal of Clinical Psychology* 63 (9): 871–90. https://doi.org/10.1002/jclp.20400.

Chen, Q, Shi, M, Zhang, W, Tian, J (2015). Effect of Breathing and Daoyin Exercises on the Quality of Life in Patients with Chronic Obstructive Pulmonary Disease. *Journal of Acupuncture and Tuina Science* 13 (6): 353–60. https://doi.org/10.1007/s11726-015-0882-2.

Cherniak, AD, Brulin, JG, Mikulincer, M, Östlind, S, Carhart-Harris, RL, Granqvist, P (2023). Psychedelic Science of Spirituality and Religion: An Attachment-Informed Agenda Proposal. *The International Journal for the Psychology of Religion* 33 (4): 259–76. https://doi.org/10.1080/10508619.2022.2148061.

Chhabra, D, Kharya, C, PremKrishanan, A, Singh, P, Bhagat, OL, Deepak, KK, Kochupillai, V (2024). Long Sudarshan Kriya Yoga Enhances Cardiovascular and Respiratory Synchronization: An Observational Study. *Journal of Ayurveda and Integrative Medicine* 15 (1): 100867. https://doi.org/10.1016/j.jaim.2023.100867.

Chirico, A, Glaveanu, VP, Cipresso, P, Riva, G, Gaggioli, A (2018). Awe Enhances Creative Thinking: An Experimental Study. *Creativity Research Journal* 30 (2): 123–31. https://doi.org/10.1080/10400419.2018.1446491.

Chow, WM, Wooten, HR, Leonard, HT (2008). Breathwork and Couple Relationships: A Qualitative Investigation 11 (1).

Christian, ST, Harrison, R, Pagel, J (1976). Evidence for Dimethyltryptamine (DMT) as a Naturally-Occurring Transmitter in Mammalian Brain. *The Alabama Journal of Medical Sciences* 13 (2): 162–65.

Ciaunica, A, Ayache, J, Haggard, P, Nakul, E, Bonnet, E, Auvray, M (2024). Explicit and Implicit Sense of Agency in Depersonalisation Experiences. *Scientific Reports* 14 (1): 15396. https://doi.org/10.1038/s41598-024-65862-z.

Ciaunica, A, McEllin, L, Kiverstein, J, Gallese, V, Hohwy, J, Woźniak, M (2022). Zoomed out: Digital Media Use and Depersonalization Experiences during the COVID-19 Lockdown. *Scientific Reports* 12 (1): 3888. https://doi.org/10.1038/s41598-022-07657-8.

Clarke, S (n. d.). Mental Wellbeing, It's As Simple As Breathing: A Pilot Investigation Toward Empirical Research On Conscious Connected Breathwork.

Close, JB, Hajien, EC, Watts, R, Roseman, L, Carhart-Harris, RL (2020). Psychedelics and Psychological Flexibility – Results of a Prospective Web-Survey Using the Acceptance and Action Questionnaire II. *Journal of Contextual Behavioral Science* 16 (April):37–44. https://doi.org/10.1016/j.jcbs.2020.01.005.

Colagiuri, B, Schenk, LA, Kessler, MD, Dorsey, SG, Colloca, L (2015). The Placebo Effect: From Concepts to Genes. *Neuroscience* 307 (Oktober):171–90. https://doi.org/10.1016/j.neuroscience.2015.08.017.

Comai, S, Bertazzo, A, Carretti, N, Podfigurna-Stopa, A, Luisi, S, Costa, CVL (2010). Serum Levels of Tryptophan, 5-Hydroxytryptophan and Serotonin in Patients Affected with Different Forms of Amenorrhea. *International Journal of Tryptophan Research: IJTR* 3:69–75. https://doi.org/10.4137/ijtr.s3804.

Coomer, J (2020). *A Practical Guide to Breathwork: A Remedy for the Modern Human Condition.* Midwestern Method.

Corrigan, FM, Fisher, JJ, Nutt, DJ (2011). Autonomic Dysregulation and the Window of Tolerance Model of the Effects of Complex Emotional Trauma. *Journal of Psychopharmacology* 25 (1): 17–25. https://doi.org/10.1177/0269881109354930.

Courtin, E, Knapp, M (2017). Social Isolation, Loneliness and Health in Old Age: A Scoping Review. *Health & Social Care in the Community* 25 (3): 799–812. https://doi.org/10.1111/hsc.12311.

Cozolino, L (2014). *The Neuroscience of Human Relationships: Attachment and the Developing Social Brain.* W. W. Norton & Company.

Cozzi, NV, Gopalakrishnan, A, Anderson, LL, Feih, JT, Shulgin, AT, Daley, PF, Ruoho, AE (2009). Dimethyltryptamine and Other Hallucinogenic Tryptamines Exhibit Substrate Behavior at the Serotonin Uptake Transporter and the Vesicle Monoamine Transporter. *Journal of Neural Transmission* 116 (12): 1591–99. https://doi.org/10.1007/s00702-009-0308-8.

Craig, AD (2002). How Do You Feel? Interoception: The Sense of the Physiological Condition of the Body. *Nature Reviews Neuroscience* 3 (8): 655–66. https://doi.org/10.1038/nrn894.

Craparo, G, Ardino, V, Gori, A, Caretti, V (2014). The Relationships between Early Trauma, Dissociation, and Alexithymia in Alcohol Addiction. *Psychiatry Investigation* 11 (3): 330. https://doi.org/10.4306/pi.2014.11.3.330.

Crick, FC, Koch, C (2005). What Is the Function of the Claustrum? *Philosophical Transactions of the Royal Society B: Biological Sciences* 360 (1458): 1271–79. https://doi.org/10.1098/rstb.2005.1661.

Critchley, HD, Garfinkel, SN (2017). Interoception and Emotion. *Current Opinion in Psychology* 17 (Oktober):7–14. https://doi.org/10.1016/j.copsyc.2017.04.020.

Crockett, JE, Cashwell, CS, Tangen, JL, Hall, KH, Young, JS (2016). Breathing Characteristics and Symptoms of Psychological Distress: An Exploratory Study. *Counseling and Values* 61 (1): 10–27. https://doi.org/10.1002/cvj.12023.

Dana, D (2018). *The Polyvagal Theory in Therapy: Engaging the Rhythm of Regulation.* W. W. Norton & Company.

Davey, CG, Pujol, J, Harrison, BJ (2016). Mapping the Self in the Brain's Default Mode Network. *NeuroImage* 132 (Mai):390–97. https://doi.org/10.1016/j.neuroimage.2016.02.022.

Davey, S, Halberstadt, J, Bell, E (2021). Where Is Emotional Feeling Felt in the Body? An Integrative Review. Hg. Li, Z. *PLOS ONE* 16 (12): e0261685. https://doi.org/10.1371/journal.pone.0261685.

Davis, AK, Barrett, FS, Griffiths, RR (2020). Psychological Flexibility Mediates the Relations between Acute Psychedelic Effects and Subjective Decreases in Depression and Anxiety. *Journal of Contextual Behavioral Science* 15 (Januar):39–45. https://doi.org/10.1016/j.jcbs.2019.11.004.

Daws, RE, Timmermann, C, Giribaldi, B, Sexton, JD, Wall, MB, Erritzoe, D, Roseman, L, Nutt, DJ, Carhart-Harris, RL (2022). Increased Global Integration in the Brain after Psilocybin Therapy for Depression. *Nature Medicine* 28 (4): 844–51. https://doi.org/10.1038/s41591-022-01744-z.

De Boer, RW, Karemaker, JM, van Montfrans, GA (1986). Determination of Baroreflex Sensitivity by Spectral Analysis of Spontaneous Blood Pressure and Heart Rate Fluctuations in Man. *Neural Mechanisms and Cardiovascular Disease*, 303–15.

De Couck, M, Caers, R, Musch, L, Fliegauf, J, Giangreco, A, Gidron, Y (2019). How Breathing Can Help You Make Better Decisions: Two Studies on the Effects of Breathing Patterns on Heart Rate Variability and Decision-Making in Business Cases. *International Journal of Psychophysiology* 139 (Mai): 1–9. https://doi.org/10.1016/j.ijpsycho.2019.02.011.

Deacon, BJ (2013). The Biomedical Model of Mental Disorder: A Critical Analysis of Its Validity, Utility, and Effects on Psychotherapy Research. *Clinical Psychology Review, The Future of Evidence-Based Practice in Psychotherapy*, 33 (7): 846–61. https://doi.org/10.1016/j.cpr.2012.09.007.

Dean, JG (2018). Indolethylamine-N-Methyltransferase Polymorphisms: Genetic and Biochemical Approaches for Study of Endogenous N,N-Dimethyltryptamine. *Frontiers in Neuroscience* 12:232. https://doi.org/10.3389/fnins.2018.00232.

Dean, JG, Liu, T, Huff, S, Sheler, B, Barker, SA, Strassman, RJ, Wang, MM, Borjigin, J (2019). Biosynthesis and Extracellular Concentrations of N,N-Dimethyltryptamine (DMT) in Mammalian Brain. *Scientific Reports* 9 (1): 9333. https://doi.org/10.1038/s41598-019-45812-w.

DeGraves, BS, Titley, H, Duan, Y, Thorne, TE, Banerjee, S, Ginsburg, L, Salma, J, et al. (2024). Workforce Resilience Supporting Staff in Managing Stress: A Coherent Breathing Intervention for the Long-term Care Workforce. *Journal of the American Geriatrics Society* 72 (3): 753–66. https://doi.org/10.1111/jgs.18727.

Deighton, S, Neville, A, Pusch, D, Dobson, K (2018). Biomarkers of Adverse Childhood Experiences: A Scoping Review. *Psychiatry Research* 269 (November):719–32. https://doi.org/10.1016/j.psychres.2018.08.097.

Del Negro, CA, Funk, GD, Feldman, JL (2018). Breathing Matters. *Nature Reviews Neuroscience* 19 (6): 351–67. https://doi.org/10.1038/s41583-018-0003-6.

DePuy, SD, Kanbar, R, Coates, MB, Stornetta, RL, Guyenet, PG (2011). Control of Breathing by Raphe Obscurus Serotonergic Neurons in Mice. *The Journal of Neuroscience* 31 (6): 1981–90. https://doi.org/10.1523/JNEUROSCI.4639-10.2011.

De Wit, PAJM, Moraes Cruz, R (2021). Treating PTSD with Connected Breathing: A Clinical Case Study and Theoretical Implications. *European Journal of Trauma & Dissociation* 5 (3): 100152. https://doi.org/10.1016/j.ejtd.2020.100152.

Dhruva, A, Miaskowski, C, Abrams, D, Acree, M, Cooper, B, Goodman, S, Hecht, FM (2012). Yoga Breathing for Cancer Chemotherapy-Associated Symptoms and Quality of Life: Results of a Pilot Randomized Controlled Trial. *Journal of Alternative and Complementary Medicine* 18 (5): 473–79. https://doi.org/10.1089/acm.2011.0555.

Dietrich, A, Al-Shawaf, L (2018). The Transient Hypofrontality Theory of Altered States of Consciousness. *Journal of Consciousness Studies* 25 (11–12): 226–47.

Dietrich, A (2003). Functional Neuroanatomy of Altered States of Consciousness: The Transient Hypofrontality Hypothesis. *Consciousness and Cognition* 12 (2): 231–56. https://doi.org/10.1016/S1053-8100(02)00046-6.

Disterhoft, JF, Oh, MM (2006). Learning, Aging and Intrinsic Neuronal Plasticity. *Trends in Neurosciences* 29 (10): 587–99. https://doi.org/10.1016/j.tins.2006.08.005.

Dittrich, A (1998). The Standardized Psychometric Assessment of Altered States of Consciousness (ASCs) in Humans. *Pharmacopsychiatry* 31 (S 2): 80–84. https://doi.org/10.1055/s-2007-979351.

Domínguez-Clavé, E, Soler, J, Elices, M, Pascual, JC, Álvarez, E, de la Fuente Revenga, M, Friedlander, P, Feilding, A, Riba, J (2016). Ayahuasca: Pharmacology, Neuroscience and Therapeutic Potential. *Brain Research Bulletin*, Neurobiology of emerging psychoactive drugs, 126 (September):89–101. https://doi.org/10.1016/j.brainresbull.2016.03.002.

Donaldson, ZR, Nautiyal, KM, Ahmari, SE, Hen, R (2013). Genetic Approaches for Understanding the Role of Serotonin Receptors in Mood and Behavior. *Current Opinion in Neurobiology, Social and emotional neuroscience*, 23 (3): 399–406. https://doi.org/10.1016/j.conb.2013.01.011.

Doss, MK, Madden, MB, Gaddis, A, Nebel, MB, Griffiths, R, Mathur, BN, Barrett, FS (2022). Models of Psychedelic Drug Action: Modulation of Cortical-Subcortical Circuits. *Brain* 145 (2): 441–56. https://doi.org/10.1093/brain/awab406.

Doss, MK, Považan, M, Rosenberg, MD, Sepeda, ND, Davis, AK, Finan, PH, Smith, GS, et al. (2021). Psilocybin Therapy Increases Cognitive and Neural Flexibility in Patients with Major Depressive Disorder. *Translational Psychiatry* 11 (1): 1–10. https://doi.org/10.1038/s41398-021-01706-y.

Duckworth, MP, Follette, VM (2012). *Retraumatization: Assessment, Treatment, and Prevention.* Routledge.

Dulla, CG, Dobelis, P, Pearson, T, Frenguelli, BG, Staley, KJ, Masino, SA (2005). Adenosine and ATP Link PCO2 to Cortical Excitability via pH. *Neuron* 48 (6): 1011–23. https://doi.org/10.1016/j.neuron.2005.11.009.

Düzel, E, Penny, WD, Burgess, N (2010). Brain Oscillations and Memory. *Current Opinion in Neurobiology*, Cognitive neuroscience, 20 (2): 143–49. https://doi.org/10.1016/j.conb.2010.01.004.

Eckberg, DL (2000). Physiological Basis for Human Autonomic Rhythms. *Annals of Medicine* 32 (5): 341–49. https://doi.org/10.3109/07853890008995937.

Eckberg, DL (2003). Topical Review: The Human Respiratory Gate. *The Journal of Physiology* 548 (2): 339–52. https://doi.org/10.1111/j.1469-7793.2003.00339.x.

Eichhorn, S, Brähler, E, Franz, M, Friedrich, M, Glaesmer, H (2014). Traumatic Experiences, Alexithymia, and Posttraumatic Symptomatology: A Cross-Sectional Population-Based Study in Germany. *European Journal of Psychotraumatology* 5 (1): 23870. https://doi.org/10.3402/ejpt.v5.23870.

Elliot, S, Edmonson, D (2005). *The New Science of Breath*. Coherence Pub.

Enck, P, Zipfel, S (2019). Placebo Effects in Psychotherapy: A Framework. *Frontiers in Psychiatry* 10 (Juni). https://doi.org/10.3389/fpsyt.2019.00456.

Engel, L (1977). The Need for a New Medical Model: A Challenge for Biomedicine. *Science* 196 (4286): 129–36. https://doi.org/10.1126/science.847460.

Erritzoe, D, Smith, J, Fisher, PM, Carhart-Harris, RL, Frokjaer, VB, Knudsen, GM (2019). Recreational Use of Psychedelics Is Associated with Elevated Personality Trait Openness: Exploration of Associations with Brain Serotonin Markers. *Journal of Psychopharmacology* 33 (9): 1068–75. https://doi.org/10.1177/0269881119827891.

Evens, R, Schmidt, ME, Majić, T, Schmidt, TT (2023). The Psychedelic Afterglow Phenomenon: A Systematic Review of Subacute Effects of Classic Serotonergic Psychedelics. *Therapeutic Advances in Psychopharmacology* 13 (Januar):20451253231172254. https://doi.org/10.1177/20451253231172254.

Falletta-Cowden, N, Smith, P, Hayes, SC, Georgescu, S, Kolahdouzan, SA (2022). What the Body Reveals about Lay Knowledge of Psychological Flexibility. *Journal of Clinical Medicine* 11 (10): 2848. https://doi.org/10.3390/jcm11102848.

Fang, S, Chung, MC, Wang, Y (2020). The Impact of Past Trauma on Psychological Distress: The Roles of Defense Mechanisms and Alexithymia. *Frontiers in Psychology* 11 (Mai). https://doi.org/10.3389/fpsyg.2020.00992.

Faull, OK, Subramanian, HH, Ezra, M, Pattinson, KTS (2019). The Midbrain Periaqueductal Gray as an Integrative and Interoceptive Neural Structure for Breathing. *Neuroscience & Biobehavioral Reviews* 98 (März):135–44. https://doi.org/10.1016/j.neubiorev.2018.12.020.

Fearon, R, Pasco, M, Roisman, GI (2017). Attachment Theory: Progress and Future Directions. *Current Opinion in Psychology, Parenting* 15 (Juni):131–36. https://doi.org/10.1016/j.copsyc.2017.03.002.

Felitti, VJ, Anda, RF, Nordenberg, D, Williamson, DF, Spitz, AM, Edwards, V, Koss, MP, Marks, JS (1998). Relationship of Childhood Abuse and Household Dysfunction to Many of the Leading Causes of Death in Adults: The Adverse Childhood Experiences (ACE) Study. *American Journal of Preventive Medicine* 14 (4): 245–58. https://doi.org/10.1016/S0749-3797(98)00017-8.

Fincham, GW, Kartar, A, Uthaug, M, Anderson, B, Hall, L, Nagai, Y, Critchley, H, Colasanti, A (2023a). High Ventilation Breathwork Practices: An Overview of Their Effects, Mechanisms, and Considerations for Clinical Applications. Preprint. PsyArXiv. https://doi.org/10.31234/osf.io/z62fv.

Fincham, GW, Strauss, C, Montero-Marin, J, Cavanagh, K (2023b). Effect of Breathwork on Stress and Mental Health: A Meta-Analysis of Randomised-Controlled Trials. *Scientific Reports* 13 (1): 432. https://doi.org/10.1038/s41598-022-27247-y.

Fincham, GW, Strauss, C, Montero-Marin, J, Cavanagh, K (2023c). Effect of Breathwork on Stress and Mental Health: A Meta-Analysis of Randomised-Controlled Trials. Scientific Reports 13 (1): 432. https://doi.org/10.1038/s41598-022-27247-y.

Fleming, W, Rizowy, B, Shwartz, A (2024). The Nature Gaze: Eye-tracking Experiment Reveals Well-being Benefits Derived from Directing Visual Attention towards Elements of Nature. *People and Nature* 6 (4): 1469–85. https://doi.org/10.1002/pan3.10648.

Fokkema, DS (1999). The Psychobiology of Strained Breathing and Its Cardiovascular Implications: A Functional System Review. *Psychophysiology* 36 (2): 164–75. https://doi.org/10.1111/1469-8986.3620164.

Forrest, LN, Smith, AR, White, RD, Joiner, TE (2015). (Dis)Connected: An Examination of Interoception in Individuals with Suicidality. *Journal of Abnormal Psychology* 124 (3): 754–63. https://doi.org/10.1037/abn0000074.

Foster, J (2016). The Way of Rest: Finding the Courage to Hold Everything in Love. Sounds True Inc.

Fraley, RC, Roisman, GI (2019). The Development of Adult Attachment Styles: Four Lessons. *Current Opinion in Psychology, Attachment in Adulthood*, 25 (Februar):26–30. https://doi.org/10.1016/j.copsyc.2018.02.008.

Franco Corso, SJ, O'Malley, KY, Subaiya, S, Mayall, D, Dakwar, E (2023). The Role of Non-Ordinary States of Consciousness Occasioned by Mind-Body Practices in Mental Health Illness. *Journal of Affective Disorders* 335 (August):166–76. https://doi.org/10.1016/j.jad.2023.04.116.

Frecska, E, Szabo, A, Winkelman, MJ, Luna, LE, McKenna, DJ (2013). A Possibly Sigma-1 Receptor Mediated Role of Dimethyltryptamine in Tissue Protection, Regeneration, and Immunity. *Journal of Neural Transmission* 120 (9): 1295–1303. https://doi.org/10.1007/s00702-013-1024-y.

Frewen, PA, Dozois, DJA, Neufeld, RWJ, Lanius, RA (2008). Meta-Analysis of Alexithymia in Posttraumatic Stress Disorder. *Journal of Traumatic Stress* 21 (2): 243–46. https://doi.org/10.1002/jts.20320.

Fujino, K, Yoshitake, T, Inoue, O, Ibii, N, Kehr, J, Ishida, J, Nohta, H, Yamaguchi, M (2002). Increased Serotonin Release in Mice Frontal Cortex and Hippocampus Induced by Acute Physiological Stressors. *Neuroscience Letters* 320 (1–2): 91–95. https://doi.org/10.1016/s0304-3940(02)00029-0.

Füstös, J, Gramann, K, Herbert, BM, Pollatos, O (2012). On the Embodiment of Emotion Regulation: Interoceptive Awareness Facilitates Reappraisal. *Social Cognitive and Affective Neuroscience* 8 (8): 911. https://doi.org/10.1093/scan/nss089.

Gagliano, M, Simard, S (2018). Thus Spoke the Plant: A Remarkable Journey of Groundbreaking Scientific Discoveries and Personal Encounters with Plants. North Atlantic Books.

Gandevia, SC, Rothwell, JC (1987). Activation of the Human Diaphragm from the Motor Cortex. *The Journal of Physiology* 384 (1): 109–18. https://doi.org/10.1113/jphysiol.1987.sp016445.

Garcia-Garcia, AL, Meng, Q, Canetta, S, Gardier, AM, Guiard, BP, Kellendonk, C, Dranovsky, A, Leonardo, ED (2017). Serotonin Signaling through Prefrontal Cortex 5-HT1A Receptors during Adolescence Can Determine Baseline Mood-Related Behaviors. *Cell Reports* 18 (5): 1144. https://doi.org/10.1016/j.celrep.2017.01.021.

Garland, EL, Howard, MO (2018). Mindfulness-Based Treatment of Addiction: Current State of the Field and Envisioning the next Wave of Research. *Addiction Science & Clinical Practice* 13 (1): 14. https://doi.org/10.1186/s13722-018-0115-3.

Gattuso, JJ, Perkins, D, Ruffell, S, Lawrence, AJ, Hoyer, D, Jacobson, LH, Timmermann, C, et al. (2023). Default Mode Network Modulation by Psychedelics: A Systematic Review. *International Journal of Neuropsychopharmacology* 26 (3): 155–88. https://doi.org/10.1093/ijnp/pyac074.

Geyer, MA, Vollenweider, FX (2008). Serotonin Research: Contributions to Understanding Psychoses. *Trends in Pharmacological Sciences* 29 (9): 445–53. https://doi.org/10.1016/j.tips.2008.06.006.

Gibbons, CH (2019). Chapter 27 – Basics of Autonomic Nervous System Function. *Handbook of Clinical Neurology*, Hg. Levin, KH, Chauvel, P, 160:407–18. Clinical Neurophysiology: Basis and Technical Aspects. Elsevier. https://doi.org/10.1016/B978-0-444-64032-1.00027-8.

Gilbert, C (1999). Breathing: The Legacy of Wilhelm Reich. *Journal of Bodywork and Movement Therapies* 3 (2): 97–106. https://doi.org/10.1016/S1360-8592(99)80029-1.
Girotti, M, Adler, SM, Bulin, SE, Fucich, EA, Paredes, D, Morilak, DA (2018). Prefrontal Cortex Executive Processes Affected by Stress in Health and Disease. *Progress in Neuro-Psychopharmacology and Biological Psychiatry* 85 (Juli):161–79. https://doi.org/10.1016/j.pnpbp.2017.07.004.
Gogolla, N (2017). The Insular Cortex. *Current Biology* 27 (12): R580–86. https://doi.org/10.1016/j.cub.2017.05.010.
Gottlieb, S, Keltner, D, Lombrozo, T (2018). Awe as a Scientific Emotion. *Cognitive Science* 42 (6): 2081–94. https://doi.org/10.1111/cogs.12648.
Gourine, AV, Kasymov, V, Marina, N, Tang, F, Figueiredo, MF, Lane, S, Teschemacher, AG, Spyer, KM, Deisseroth, K, Kasparov, S (2010). Astrocytes Control Breathing Through pH-Dependent Release of ATP. *Science* 329 (5991): 571–75. https://doi.org/10.1126/science.1190721.
Grassmann, M, Vlemincx, E, von Leupoldt, A, Mittelstädt, JM, van den Bergh, O (2016). Respiratory Changes in Response to Cognitive Load: A Systematic Review. *Neural Plasticity* 2016 (Juni):8146809. https://doi.org/10.1155/2016/8146809.
Green, E (1999). Biofeedback and Yoga. *Subtle Energies & Energy Medicine* 10 (2): 46.
Griffiths, RR, Johnson, MW, Carducci, MA, Umbricht, A, Richards, WA, Richards, BD, Cosimano, MP, Klinedinst, MA (2016). Psilocybin Produces Substantial and Sustained Decreases in Depression and Anxiety in Patients with Life-Threatening Cancer: A Randomized Double-Blind Trial. *Journal of Psychopharmacology* 30 (12): 1181–97. https://doi.org/10.1177/0269881116675513.
Grof, S, Grof, C (2010). *Holotropic Breathwork: A New Approach to Self-Exploration and Therapy.* SUNY Series in Transpersonal and Humanistic Psychology. State University of New York Press.
Grof, S, Grof, C (2023). *Holotropic Breathwork, Second Edition: A New Approach to Self-Exploration and Therapy.* SUNY Press.
Groh, AM, Fearon, P, van IJzendoorn, MH, Bakermans-Kranenburg, MJ, Roisman, GI (2017). Attachment in the Early Life Course: Meta-Analytic Evidence for Its Role in Socioemotional Development. *Child Development Perspectives* 11 (1): 70–76. https://doi.org/10.1111/cdep.12213.
Gross, JJ (1999). Emotion Regulation: Past, Present, Future. *Cognition & Emotion* 13 (5): 551–73. https://doi.org/10.1080/026999399379186.
Gross, JJ (2002). Emotion Regulation: Affective, Cognitive, and Social Consequences. *Psychophysiology* 39 (3): 281–91. https://doi.org/10.1017/S0048577201393198.
Gross, JJ (2013). *Handbook of Emotion Regulation.* Guilford publications.
Gross, JJ, John, OP (2003). Individual Differences in Two Emotion Regulation Processes: Implications for Affect, Relationships, and Well-Being. *Journal of Personality and Social Psychology* 85 (2): 348–62. https://doi.org/10.1037/0022-3514.85.2.348.
Grossman, D, Christensen, LW (2004). *On Combat: The Psychology and Physiology of Deadly Conflict in War and in Peace.* PPCT Research Publications.
Grund, M, Al, E, Pabst, M, Dabbagh, A, Stephani, T, Nierhaus, T, Gaebler, M, Villringer, A (2022). Respiration, Heartbeat, and Conscious Tactile Perception. *The Journal of Neuroscience* 42 (4): 643–56. https://doi.org/10.1523/JNEUROSCI.0592-21.2021.
Guaranha, MSB, Garzon, E, Buchpiguel, CA, Tazima, S, Yacubian, EMT, Sakamoto, AC (2005). Hyperventilation Revisited: Physiological Effects and Efficacy on Focal Seizure Activation in the Era of Video-EEG Monitoring. *Epilepsia* 46 (1): 69–75. https://doi.org/10.1111/j.0013-9580.2005.11104.x.
Güleç, MY, Altintaş, M, İnanç, L, Bezgin, CH, Koca, EK, Güleç, H (2013). Effects of Childhood Trauma on Somatization in Major Depressive Disorder: The Role of Alexithymia. *Journal of Affective Disorders* 146 (1): 137–41. https://doi.org/10.1016/j.jad.2012.06.033.

Guralnik, O, Simeon, D (2010). Depersonalization: Standing in the Spaces Between Recognition and Interpellation. *Psychoanalytic Dialogues* 20 (4): 400–416. https://doi.org/10.1080/10481885.2010.502501.

Gutchess, A (2014). Plasticity of the Aging Brain: New Directions in Cognitive Neuroscience. *Science* 346 (6209): 579–82. https://doi.org/10.1126/science.1254604.

Guyon, AJAA, Cannavò, R, Studer, RK, Hildebrandt, H, Danuser, B, Vlemincx, E, Gomez, P (2020). Respiratory Variability, Sighing, Anxiety, and Breathing Symptoms in Low- and High-Anxious Music Students Before and After Performing. *Frontiers in Psychology* 11 (Februar):303. https://doi.org/10.3389/fpsyg.2020.00303.

Haijen, ECHM, Kaelen, M, Roseman, L, Timmermann, C, Kettner, H, Russ, S, Nutt, DJ, et al. (2018). Predicting Responses to Psychedelics: A Prospective Study. *Frontiers in Pharmacology* 9 (November). https://doi.org/10.3389/fphar.2018.00897.

Haines, S (2015). *Trauma Is Really Strange*. Singing Dragon.

Hamilton-West, K, Pellatt-Higgins, T, Sharief, F (2019). Evaluation of a Sudarshan Kriya Yoga (SKY) Based Breath Intervention for Patients with Mild-to-Moderate Depression and Anxiety Disorders. *Primary Health Care Research & Development* 20:e73. https://doi.org/10.1017/S1463423619000045.

Han, P, Trinidad, BJ, Shi, J (2015). Hypocalcemia-Induced Seizure: Demystifying the Calcium Paradox. *ASN Neuro* 7 (2): 1759091415578O5. https://doi.org/10.1177/1759091415578050.

Hanley, AW, Mehling, WE, Garland, EL (2017). Holding the Body in Mind: Interoceptive Awareness, Dispositional Mindfulness and Psychological Well-Being. *Journal of Psychosomatic Research* 99 (August):13–20. https://doi.org/10.1016/j.jpsychores.2017.05.014.

Harbour, E, Stöggl, T, Schwameder, H, Finkenzeller, T (2022). Breath Tools: A Synthesis of Evidence-Based Breathing Strategies to Enhance Human Running. *Frontiers in Physiology* 13 (März):813243. https://doi.org/10.3389/fphys.2022.813243.

Harms, MB, Shannon Bowen, KE, Hanson, JL, Pollak, SD (2018). Instrumental Learning and Cognitive Flexibility Processes Are Impaired in Children Exposed to Early Life Stress. *Developmental Science* 21 (4): e12596. https://doi.org/10.1111/desc.12596.

Harricharan, S, Rabellino, D, Frewen, PA, Densmore, M, Théberge, J, McKinnon, MC, Schore, AN, Lanius, RA (2016). fMRI Functional Connectivity of the Periaqueductal Gray in PTSD and Its Dissociative Subtype. *Brain and Behavior* 6 (12): e00579. https://doi.org/10.1002/brb3.579.

Harris, NB (n. d.). Nadine Burke Harris: How Childhood Trauma Affects Health across a Lifetime. *TED Talk*. https://www.ted.com/talks/nadine_burke_harris_how_childhood_trauma_affects_health_across_a_lifetime.

Hartogsohn, I (2016). Set and Setting, Psychedelics and the Placebo Response: An Extra-Pharmacological Perspective on Psychopharmacology. *Journal of Psychopharmacology* 30 (12): 1259–67. https://doi.org/10.1177/0269881116677852.

Harvey, BH, Naciti, C, Brand, L, Stein, DJ (2003). Endocrine, Cognitive and Hippocampal/Cortical 5HT 1A/2A Receptor Changes Evoked by a Time-Dependent Sensitisation (TDS) Stress Model in Rats. *Brain Research* 983 (1–2): 97–107. https://doi.org/10.1016/s0006-8993(03)03033-6.

Hasel, P, Liddelow, SA (2021). Astrocytes. *Current Biology* 31 (7): R326–27. https://doi.org/10.1016/j.cub.2021.01.056.

Hauser, SC, McIntyre, S, Israr, A, Olausson, H, Gerling, GJ (2019). Uncovering Human-to-Human Physical Interactions That Underlie Emotional and Affective Touch Communication. *2019 IEEE World Haptics Conference*, 407–12. https://doi.org/10.1109/WHC.2019.8816169.

Havenith, MN, Leidenberger, M, Brasanac, J, Corvacho, M, Figueiredo, IC, Schwarz, L, Uthaug, M, et al. (2025). Decreased CO2 Saturation during Circular Breathwork Supports Emergence of Altered States of Consciousness. *Communications Psychology* 3 (1): 1–17. https://doi.org/10.1038/s44271-025-00247-0.

Hayes, JA, Gelso, CJ, Hummel, AM (2011). Managing Countertransference. *Psychotherapy* 48 (1): 88–97. https://doi.org/10.1037/a0022182.
Hayes, SC, Luoma, JB, Bond, FW, Masuda, A, Lillis, J (2006). Acceptance and Commitment Therapy: Model, Processes and Outcomes. *Behaviour Research and Therapy* 44 (1): 1–25. https://doi.org/10.1016/j.brat.2005.06.006.
Hayes, SC, Strosahl, K, Wilson, KG, Bissett, RT, Pistorello, J, Toarmino, D, Polusny, MA, et al. (2004). Measuring Experiential Avoidance: A Preliminary Test of a Working Model. *The Psychological Record* 54 (4): 553–78. https://doi.org/10.1007/BF03395492.
Heck, DH, Correia, BL, Fox, MB, Liu, Y, Allen, M, Varga, S (2022). Recent Insights into Respiratory Modulation of Brain Activity Offer New Perspectives on Cognition and Emotion. *Biological Psychology* 170 (April):108316. https://doi.org/10.1016/j.biopsycho.2022.108316.
Heck, DH, Kozma, R, Kay, LM (2019). The Rhythm of Memory: How Breathing Shapes Memory Function. *Journal of Neurophysiology* 122 (2): 563–71. https://doi.org/10.1152/jn.00200.2019.
Heller, MC (2012). *Body Psychotherapy*. W. W. Norton & Company.
Hendricks, PS (2018). Awe: A Putative Mechanism Underlying the Effects of Classic Psychedelic-Assisted Psychotherapy. *International Review of Psychiatry* 30 (4): 331–42. https://doi.org/10.1080/09540261.2018.1474185.
Hendricks, S (2022). *The Oldest Cure in the World: Adventures in the Art and Science of Fasting*. Harry N. Abrams.
Henriksen, J, Larsen, ER, Mattisson, C, Andersson, NW (2019). Loneliness, Health and Mortality. *Epidemiology and Psychiatric Sciences* 28 (2): 234–39. https://doi.org/10.1017/S2045796017000580.
Herrero, JL, Khuvis, S, Yeagle, E, Cerf, M, Mehta, AD (2018). Breathing above the Brain Stem: Volitional Control and Attentional Modulation in Humans. *Journal of Neurophysiology* 119 (1): 145–59. https://doi.org/10.1152/jn.00551.2017.
Hershler, A (2021). The Window of Tolerance. *Looking at Trauma: A Tool Kit for Clinicians*. Hg. Hershler, A, Hughes, L, Nguyen, P, Wall, S: 25–28. Penn State University Press. https://doi.org/10.1515/9780271092287-008.
Hertenstein, MJ, Holmes, R, McCullough, M, Keltner, D (2009). The Communication of Emotion via Touch. *Emotion* 9 (4): 566–73. https://doi.org/10.1037/a0016108.
Herzog, JI, Schmahl, C (2018). Adverse Childhood Experiences and the Consequences on Neurobiological, Psychosocial, and Somatic Conditions Across the Lifespan. *Frontiers in Psychiatry* 9 (September). https://doi.org/10.3389/fpsyt.2018.00420.
Hogan, BE, Linden, W, Najarian, B (2002). Social Support Interventions: Do They Work? *Clinical Psychology Review* 22 (3): 381–440. https://doi.org/10.1016/S0272-7358(01)00102-7.
Holmes, SW, Morris, R, Clance, PR, Thompson Putney, R (1996). Holotropic Breathwork: An Experiential Approach to Psychotherapy. *Psychotherapy: Theory, Research, Practice, Training* 33 (1): 114–20. https://doi.org/10.1037/0033-3204.33.1.114.
Holroyd, CB (2022). Interbrain Synchrony: On Wavy Ground. *Trends in Neurosciences* 0 (0). https://doi.org/10.1016/j.tins.2022.02.002.
Holt-Lunstad, J, Smith, TB, Baker, M, Harris, T, Stephenson, D (2015). Loneliness and Social Isolation as Risk Factors for Mortality: A Meta-Analytic Review.
Homma, I, Masaoka, Y (2008). Breathing Rhythms and Emotions. *Experimental Physiology* 93 (9): 1011–21. https://doi.org/10.1113/expphysiol.2008.042424.
Hornung, JP (2003). The Human Raphe Nuclei and the Serotonergic System. *Journal of Chemical Neuroanatomy* 26 (4): 331–43. https://doi.org/10.1016/j.jchemneu.2003.10.002.
Huttunen, J, Tolvanen, H, Heinonen, E, Voipio, J, Wikström, H, Ilmoniemi, RJ, Hari, R, Kaila, K (1999). Effects of Voluntary Hyperventilation on Cortical Sensory Responses. *Experimental Brain Research* 125 (3): 248–54. https://doi.org/10.1007/s002210050680.
Huxley, A (1954). *The Doors of Perception*. Harper & Row.

Hyman, SE (2005). Neurotransmitters. *Current Biology* 15 (5): R154–58. https://doi.org/10.1016/j.cub.2005.02.037.
Ibrahim, F, Schumacher, J, Schwandt, L, Herzberg, PY (2023). The First Shot Counts the Most: Tactical Breathing as an Intervention to Increase Marksmanship Accuracy in Student Officers. *Military Psychology* (September): 1–12. https://doi.org/10.1080/08995605.2023.2258737.
Inbar, O, Inbar, O, Zohar, H, Ofir, D (2022). Physiological Responses during a Single Rebirthing (Breath Work) Session: Physiological Responses during the Rebirthing Treatment. *Medical Science and Discovery* 9 (6): 347–54. https://doi.org/10.36472/msd.v9i6.748.
Insausti, R, Marcos, P, Arroyo-Jiménez, MM, Blaizot, X, Martínez-Marcos, A (2002). Comparative Aspects of the Olfactory Portion of the Entorhinal Cortex and Its Projection to the Hippocampus in Rodents, Nonhuman Primates, and the Human Brain. *Brain Research Bulletin* 57 (3): 557–60. https://doi.org/10.1016/S0361-9230(01)00684-0.
Ito, H, Kanno, I, Ibaraki, M, Hatazawa, J, Miura, S (2003). Changes in Human Cerebral Blood Flow and Cerebral Blood Volume during Hypercapnia and Hypocapnia Measured by Positron Emission Tomography. *Journal of Cerebral Blood Flow & Metabolism* 23 (6): 665–70. https://doi.org/10.1097/01.WCB.0000067721.64998.F5.
Ito, J, Roy, S, Liu, Y, Cao, Y, Fletcher, M, Lu, L, Boughter, JD, Grün, S, Heck, DH (2014). Whisker Barrel Cortex Delta Oscillations and Gamma Power in the Awake Mouse Are Linked to Respiration. *Nature Communications* 5 (1): 3572. https://doi.org/10.1038/ncomms4572.
Jacoby, M (1984). The Analytic Encounter: Transference and Human Relationship. Inner City Books.
Jänig, W, McLachlan, EM (1992). Characteristics of Function-Specific Pathways in the Sympathetic Nervous System. *Trends in Neurosciences* 15 (12): 475–81. https://doi.org/10.1016/0166-2236(92)90092-M.
Jansen, ASP, Nguyen, XV, Karpitskiy, V, Mettenleiter, TC, Loewy, AD (1995). Central Command Neurons of the Sympathetic Nervous System: Basis of the Fight-or-Flight Response. *Science* 270 (5236): 644–46. https://doi.org/10.1126/science.270.5236.644.
Jaremka, LM, Fagundes, CP, Glaser, R, Bennett, JM, Malarkey, WB, Kiecolt-Glaser, JC (2013). Loneliness Predicts Pain, Depression, and Fatigue: Understanding the Role of Immune Dysregulation. *Psychoneuroendocrinology* 38 (8): 1310–17. https://doi.org/10.1016/j.psyneuen.2012.11.016.
Jensen, O, Bonnefond, M, VanRullen, R (2012). An Oscillatory Mechanism for Prioritizing Salient Unattended Stimuli. *Trends in Cognitive Sciences* 16 (4): 200–206. https://doi.org/10.1016/j.tics.2012.03.002.
Jensen, O, Hari, R, Kaila, K (2002). Visually Evoked Gamma Responses in the Human Brain Are Enhanced during Voluntary Hyperventilation. *NeuroImage* 15 (3): 575–86. https://doi.org/10.1006/nimg.2001.1013.
Jerath, R, Edry, JW, Barnes, VA, Jerath, V (2006). Physiology of Long Pranayamic Breathing: Neural Respiratory Elements May Provide a Mechanism That Explains How Slow Deep Breathing Shifts the Autonomic Nervous System. *Medical Hypotheses* 67 (3): 566–71. https://doi.org/10.1016/j.mehy.2006.02.042.
Jiang, J, Chen, C, Dai, B, Shi, G, Ding, G, Liu, L, Lu, C (2015). Leader Emergence through Interpersonal Neural Synchronization. *Proceedings of the National Academy of Sciences* 112 (14): 4274–79. https://doi.org/10.1073/pnas.1422930112.
Jiménez, JH, Bouso, JC (2022). Significance of Mammalian N,N-Dimethyltryptamine (DMT): A 60-Year-Old Debate. *Journal of Psychopharmacology* 36 (8): 905–19. https://doi.org/10.1177/02698811221104054.
Jiménez-Garrido, DF, Gómez-Sousa, M, Ona, G, Dos Santos, RG, Hallak, JEC, Alcázar-Córcoles, MA, Bouso, JC (2020). Effects of Ayahuasca on Mental Health and Quality of Life in Naïve

Users: A Longitudinal and Cross-Sectional Study Combination. *Scientific Reports* 10 (1): 4075. https://doi.org/10.1038/s41598-020-61169-x.
Jitsuki, S, Takemoto, K, Kawasaki, T, Tada, H, Takahashi, A, Becamel, C, Sano, A, et al. (2011). Serotonin Mediates Cross-Modal Reorganization of Cortical Circuits. *Neuron* 69 (4): 780–92. https://doi.org/10.1016/j.neuron.2011.01.016.
Johannknecht, M, Kayser, C (2022). The Influence of the Respiratory Cycle on Reaction Times in Sensory-Cognitive Paradigms. *Scientific Reports* 12 (1): 2586. https://doi.org/10.1038/s41598-022-06364-8.
Johns Hopkins Medicine (2024). Schroth Method for Scoliosis. https://Www.Hopkinsmedicine.Org/Health/Conditions-and-Diseases/Scoliosis/Schroth-Method-for-Scoliosis.
Jones, CL, Ward, J, Critchley, HD (2010). The Neuropsychological Impact of Insular Cortex Lesions. *Journal of Neurology, Neurosurgery & Psychiatry* 81 (6): 611–18. https://doi.org/10.1136/jnnp.2009.193672.
Jones, S, Nyberg, L, Sandblom, J, Stigsdotter Neely, A, Ingvar, M, Petersson, KM, Bäckman, L (2006). Cognitive and Neural Plasticity in Aging: General and Task-Specific Limitations. *Neuroscience & Biobehavioral Reviews, Methodological and Conceptual Advances in the Study of Brain-Behavior Dynamics: A Multivariate Lifespan Perspective*, 30 (6): 864–71. https://doi.org/10.1016/j.neubiorev.2006.06.012.
Kaertner, LS, Steinborn, MB, Kettner, H, Spriggs, MJ, Roseman, L, Buchborn, T, Balaet, M, Timmermann, C, Erritzoe, D, Carhart-Harris, RL (2021). Positive Expectations Predict Improved Mental-Health Outcomes Linked to Psychedelic Microdosing. *Scientific Reports* 11 (1): 1941. https://doi.org/10.1038/s41598-021-81446-7.
Kamilar-Britt, P, Gordis, EB, Earleywine, M (2023). The Therapeutic Alliance in Psychedelic-Assisted Psychotherapy: A Novel Target for Research and Interventions. *Psychedelic Medicine* 1 (4): 262–66. https://doi.org/10.1089/psymed.2023.0020.
Kandasamy, N, Garfinkel, SN, Page, L, Hardy, B, Critchley, HD, Gurnell, M, Coates, JM (2016). Interoceptive Ability Predicts Survival on a London Trading Floor. *Scientific Reports* 6 (1): 32986. https://doi.org/10.1038/srep32986.
Kandel, ER, Schwartz, JH, Jessell, TM, Siegelbaum, SA, Hudspeth, AJ (2012). *Principles of Neural Science*. McGraw-Hill Education/Medical.
Karalis, N, Sirota, A (2022). Breathing Coordinates Cortico-Hippocampal Dynamics in Mice during Offline States. *Nature Communications* 13 (1): 467. https://doi.org/10.1038/s41467-022-28090-5.
Kärkkäinen, J, Forsström, T, Tornaeus, J, Wähälä, K, Kiuru, P, Honkanen, A, Stenman, UH, Turpeinen, U, Hesso, A (2005). Potentially Hallucinogenic 5-hydroxytryptamine Receptor Ligands Bufotenine and Dimethyltryptamine in Blood and Tissues. *Scandinavian Journal of Clinical and Laboratory Investigation* 65 (3): 189–99. https://doi.org/10.1080/00365510510013604.
Kashdan, TB, Barrios, V, Forsyth, JP, Steger, MF (2006). Experiential Avoidance as a Generalized Psychological Vulnerability: Comparisons with Coping and Emotion Regulation Strategies. *Behaviour Research and Therapy* 44 (9): 1301–20. https://doi.org/10.1016/j.brat.2005.10.003.
Katrinli, S, Oliveira, NCS, Felger, JC, Michopoulos, V, Smith, AK (2022). The Role of the Immune System in Posttraumatic Stress Disorder. *Translational Psychiatry* 12 (1): 1–14. https://doi.org/10.1038/s41398-022-02094-7.
Kazdin, AE (2021). *Research Design in Clinical Psychology*. Cambridge University Press.
Kelmendi, B, Kaye, AP, Pittenger, C, Kwan, AC (2022). Psychedelics. *Current Biology* 32 (2): R63–67. https://doi.org/10.1016/j.cub.2021.12.009.
Keltner, D (2024). Awe: The New Science of Everyday Wonder and How It Can Transform Your Life. Penguin.
Keltner, D, Haidt, J (2003). Approaching Awe, a Moral, Spiritual, and Aesthetic Emotion. *Cognition and Emotion* 17 (2): 297–314. https://doi.org/10.1080/02699930302297.

Kennealy, JA, Penovich, PE, Moore-Nease, SE (1986). EEG and Spectral Analysis in Acute Hyperventilation. *Electroencephalography and Clinical Neurophysiology* 63 (2): 98–106. https://doi.org/10.1016/0013-4694(86)90002-7.

Kessler, RC, Aguilar-Gaxiola, S, Alonso, J, Benjet, C, Bromet, EJ, Cardoso, G, Degenhardt, L, et al. (2017). Trauma and PTSD in the WHO World Mental Health Surveys. *European Journal of Psychotraumatology* 8: 1353383. https://doi.org/10.1080/20008198.2017.1353383.

Kety, SS, Schmidt, CF (1946). The Effects Of Active And Passive Hyperventilation On Cerebral Blood Flow, Cerebral Oxygen Consumption, Cardiac Output, And Blood Pressure Of Normal Young Men 1. *Journal of Clinical Investigation* 25 (1): 107–19. https://doi.org/10.1172/JCI101680.

Kever, A, Pollatos, O, Vermeulen, N, Grynberg, D (2015). Interoceptive Sensitivity Facilitates Both Antecedent- and Response-Focused Emotion Regulation Strategies. *Personality and Individual Differences* 87 (Dezember): 20–23. https://doi.org/10.1016/j.paid.2015.07.014.

Kiely, WF, Gellhorn, E (1972). Mystical States Of Consciousness: Neurophysiological And Clinical Aspects. *The Journal of Nervous and Mental Disease* 154 (6): 399.

Kirk, U, Downar, J, Montague, PR (2011). Interoception Drives Increased Rational Decision-Making in Meditators Playing the Ultimatum Game. *Frontiers in Neuroscience* 5 (April). https://doi.org/10.3389/fnins.2011.00049.

Kirsch, LP, Krahé, C, Blom, N, Crucianelli, L, Moro, V, Jenkinson, PM, Fotopoulou, A (2018). Reading the Mind in the Touch: Neurophysiological Specificity in the Communication of Emotions by Touch. *Neuropsychologia, Special Issue: The Neuroscience of Empathy* 116 (Juli):136–49. https://doi.org/10.1016/j.neuropsychologia.2017.05.024.

Kleber, RJ (2019). Trauma and Public Mental Health: A Focused Review. *Frontiers in Psychiatry* 10. https://www.frontiersin.org/articles/10.3389/fpsyt.2019.00451.

Kluger, DS, Balestrieri, E, Busch, NA, Gross, J (2021). Respiration Aligns Perception with Neural Excitability. *eLife* 10 (Dezember):e70907. https://doi.org/10.7554/eLife.70907.

Kluger, DS, Gross, J (2020). Depth and Phase of Respiration Modulate Cortico-Muscular Communication. *NeuroImage* 222 (November):117272. https://doi.org/10.1016/j.neuroimage.2020.117272.

Kluger, DS, Gross, J 2021. Respiration Modulates Oscillatory Neural Network Activity at Rest. Hg. Poeppel, D. *PLOS Biology* 19 (11): e3001457. https://doi.org/10.1371/journal.pbio.3001457.

Ko, K, Knight, G, Rucker, JJ, Cleare, AJ (2022). Psychedelics, Mystical Experience, and Therapeutic Efficacy: A Systematic Review. *Frontiers in Psychiatry* 13 (Juli):917199. https://doi.org/10.3389/fpsyt.2022.917199.

Kohn, L (2007). Daoyin: Chinese Healing Exercises. *Asian Medicine* 3 (1): 103–29. https://doi.org/10.1163/157342107x207236.

Kohn, L (2008). *Chinese Healing Exercises: The Tradition of Daoyin*. University of Hawai'i Press.

Kohrt, BA, Ottman, K, Panter-Brick, C, Konner, M, Patel, V (2020). Why We Heal: The Evolution of Psychological Healing and Implications for Global Mental Health. *Clinical Psychology Review* 82 (Dezember):101920. https://doi.org/10.1016/j.cpr.2020.101920.

Kometer, M, Pokorny, T, Seifritz, E, Vollenweider, FX (2015). Psilocybin-Induced Spiritual Experiences and Insightfulness Are Associated with Synchronization of Neuronal Oscillations. *Psychopharmacology* 232 (19): 3663–76. https://doi.org/10.1007/s00213-015-4026-7.

Kontos, HA, Wei, EP, Raper, AJ, Patterson, JL (1977). Local Mechanism of CO2 Action of Cat Pial Arterioles. *Stroke* 8 (2): 226–29. https://doi.org/10.1161/01.STR.8.2.226.

Kox, M, van Eijk, LT, Zwaag, J, van den Wildenberg, J, Sweep, FCGJ, van der Hoeven, JG, Pickkers, P (2014). Voluntary Activation of the Sympathetic Nervous System and Attenuation of the Innate Immune Response in Humans. *Proceedings of the National Academy of Sciences* 111 (20): 7379–84. https://doi.org/10.1073/pnas.1322174111.

Kox, M, Stoffels, M, Smeekens, SP, van Alfen, N, Gomes, M, Eijsvogels, TMH, Hopman, MTE, van der Hoeven, JG, Netea, MG, Pickkers, P (2012). The Influence of Concentration/Meditation on Autonomic Nervous System Activity and the Innate Immune Response: A Case Study. *Psychosomatic Medicine* 74 (5): 489–94. https://doi.org/10.1097/PSY.0b013e3182583c6d.

Kozhevnikov, M, Elliott, J, Shephard, J, Gramann, K (2013). Neurocognitive and Somatic Components of Temperature Increases during G-Tummo Meditation: Legend and Reality. Hg. Romanovsky, AA. *PLOS ONE* 8 (3): e58244. https://doi.org/10.1371/journal.pone.0058244.

Krapf, R, Caduff, P, Wagdi, P, Stäubli, M, Hulter, HN (1995). Plasma Potassium Response to Acute Respiratory Alkalosis. *Kidney International* 47 (1): 217–24. https://doi.org/10.1038/ki.1995.26.

Kraus, J, Frick, A, Roman, R, Jurkovičová, L, Mareček, R, Mikl, M, Brázdil, M, Fredrikson, M (2019). Soothing the Emotional Brain: Modulation of Neural Activity to Personal Emotional Stimulation by Social Touch. *Social Cognitive and Affective Neuroscience* 14 (11): 1179–85. https://doi.org/10.1093/scan/nsz090.

Kreibig, SD (2010). Autonomic Nervous System Activity in Emotion: A Review. *Biological Psychology* 84 (3): 394–421. https://doi.org/10.1016/j.biopsycho.2010.03.010.

Krus, DM, Wapner, S, Freeman, H, Casey, TM (1963). Differential Behavioral Responsivity to LSD-25: Study in Normal and Schizophrenic Adults. *Archives of General Psychiatry* 8 (6): 557–63. https://doi.org/10.1001/archpsyc.1963.01720120031005.

Kumpula, MJ, Orcutt, HK, Bardeen, JR, Varkovitzky, RL (2011). Peritraumatic Dissociation and Experiential Avoidance as Prospective Predictors of Posttraumatic Stress Symptoms. *Journal of Abnormal Psychology* 120 (3): 617–27. https://doi.org/10.1037/a0023927.

Kuzminskaite, E, Penninx, BWJH, van Harmelen, AL, Elzinga, BM, Hovens, JGFM, Vinkers, CH (2021). Childhood Trauma in Adult Depressive and Anxiety Disorders: An Integrated Review on Psychological and Biological Mechanisms in the NESDA Cohort. *Journal of Affective Disorders* 283 (März):179–91. https://doi.org/10.1016/j.jad.2021.01.054.

Kwan, AC, Olson, DE, Preller, KH, Roth, BL (2022). The Neural Basis of Psychedelic Action. *Nature Neuroscience* 25 (11): 1407–19. https://doi.org/10.1038/s41593-022-01177-4.

Labate, BC, Jungaberle, H (2011). *The Internationalization of Ayahuasca*. LIT Verlag.

Laborde, S, Allen, MS, Borges, U, Dosseville, F, Hosang, TJ, Iskra, M, Mosley, E, et al. (2022). Effects of Voluntary Slow Breathing on Heart Rate and Heart Rate Variability: A Systematic Review and a Meta-Analysis. *Neuroscience & Biobehavioral Reviews* 138 (Juli):104711. https://doi.org/10.1016/j.neubiorev.2022.104711.

Lalande, L, Bambling, M, King, R, Lowe, R (2012). Breathwork: An Additional Treatment Option for Depression and Anxiety? *Journal of Contemporary Psychotherapy* 42 (2): 113–19. https://doi.org/10.1007/s10879-011-9180-6.

Lange, J, Keil, J, Schnitzler, A, van Dijk, H, Weisz, N (2014). The Role of Alpha Oscillations for Illusory Perception. *Behavioural Brain Research* 271 (September):294–301. https://doi.org/10.1016/j.bbr.2014.06.015.

Layne, CM, Warren, JS, Saltzman, WR, Fulton, JB, Steinberg, AM, Pynoos, RS (2006). Contextual Influences on Posttraumatic Adjustment: Retraumatization and the Roles of Revictimization, Posttraumatic Adversities, and Distressing Reminders. *Psychological Effects of Catastrophic Disasters*. Routledge.

Lebedev, AV, Kaelen, M, Lövdén, M, Nilsson, J, Feilding, A, Nutt, DJ, Carhart-Harris, RL (2016). LSD-Induced Entropic Brain Activity Predicts Subsequent Personality Change. *Human Brain Mapping* 37 (9): 3203–13. https://doi.org/10.1002/hbm.23234.

Lee, CH, Giuliani, F (2019). The Role of Inflammation in Depression and Fatigue. *Frontiers in Immunology* 10 (Juli):1696. https://doi.org/10.3389/fimmu.2019.01696.

Lehrer, PM, Vaschillo, E, Vaschillo, B, Lu, SE, Eckberg, DL, Edelberg, R, Shih, WJ, et al. (2003). Heart Rate Variability Biofeedback Increases Baroreflex Gain and Peak Expiratory Flow. *Psychosomatic Medicine* 65 (5): 796. https://doi.org/10.1097/01.PSY.0000089200.81962.19.

Leupin, V, Britz, J (2024). Interoceptive Signals Shape the Earliest Markers and Neural Pathway to Awareness at the Visual Threshold. *Proceedings of the National Academy of Sciences* 121 (37): e2311953121. https://doi.org/10.1073/pnas.2311953121.

Levine, PA (1997). Waking the Tiger: Healing Trauma: The Innate Capacity to Transform Overwhelming Experiences. North Atlantic Books.

Levine, PA (2010). In an Unspoken Voice: How the Body Releases Trauma and Restores Goodness. North Atlantic Books.

Lewis, CR, Preller, KH, Braden, BB, Riecken, C, Vollenweider, FX (2020). Rostral Anterior Cingulate Thickness Predicts the Emotional Psilocybin Experience. *Biomedicines* 8 (2): 34. https://doi.org/10.3390/biomedicines8020034.

Lewis-Healey, E, Tagliazucchi, E, Canales-Johnson, A, Bekinschtein, TA (2024). Breathwork-Induced Psychedelic Experiences Modulate Neural Dynamics. *Cerebral Cortex* 34 (8): bhae347. https://doi.org/10.1093/cercor/bhae347.

Liaw, YS, Augustine, GJ (2023). The Claustrum and Consciousness: An Update. *International Journal of Clinical and Health Psychology* 23 (4): 100405. https://doi.org/10.1016/j.ijchp.2023.100405.

Liu, S, Ye, M, Pao, GM, Song, SM, Jhang, J, Jiang, H, Kim, JH, Kang, SJ, Kim, DI, Han, S (2022). Divergent Brainstem Opioidergic Pathways That Coordinate Breathing with Pain and Emotions. *Neuron* 110 (5): 857–873.e9. https://doi.org/10.1016/j.neuron.2021.11.029.

Llinás, R, Ribary, U (2001). Consciousness and the Brain. *Annals of the New York Academy of Sciences* 929 (1): 166–75. https://doi.org/10.1111/j.1749-6632.2001.tb05715.x.

Lockmann, ALV, Laplagne, DA, Tort, ABL (2018). Olfactory Bulb Drives Respiration-Coupled Beta Oscillations in the Rat Hippocampus. *European Journal of Neuroscience* 48 (8): 2663–73. https://doi.org/10.1111/ejn.13665.

Lombaert, N, Hennes, M, Gilissen, S, Schevenels, G, Aerts, L, Vanlaer, R, Geenen, L, et al. (2018). 5-HTR2A and 5-HTR3A but Not 5-HTR1A Antagonism Impairs the Cross-Modal Reactivation of Deprived Visual Cortex in Adulthood. *Molecular Brain* 11 (1): 65. https://doi.org/10.1186/s13041-018-0404-5.

Longo, VD, Mattson, MP (2014). Fasting: Molecular Mechanisms and Clinical Applications. *Cell Metabolism* 19 (2): 181–92. https://doi.org/10.1016/j.cmet.2013.12.008.

Low, PA (2011). Primer on the Autonomic Nervous System. Academic Press.

Lowen, A (1976). *Bioenergetics*. Penguin Publishing Group.

Luanaigh, CÓ, Lawlor, BA (2008). Loneliness and the Health of Older People. *International Journal of Geriatric Psychiatry* 23 (12): 1213–21. https://doi.org/10.1002/gps.2054.

Ludwig, AM (1966). Altered States of Consciousness. *Archives of General Psychiatry* 15 (3): 225. https://doi.org/10.1001/archpsyc.1966.01730150001001.

Ly, C, Greb, AC, Cameron, LP, Wong, JM, Barragan, EV, Wilson, PC, Burbach, KF, et al. (2018). Psychedelics Promote Structural and Functional Neural Plasticity. *Cell Reports* 23 (11): 3170–82. https://doi.org/10.1016/j.celrep.2018.05.022.

Machell, KA, Goodman, FR, Kashdan, TB (2015). Experiential Avoidance and Well-Being: A Daily Diary Analysis. *Cognition and Emotion* 29 (2): 351–59. https://doi.org/10.1080/02699931.2014.911143.

MacLean, KA, Johnson, MW, Griffiths, RR (2011). Mystical Experiences Occasioned by the Hallucinogen Psilocybin Lead to Increases in the Personality Domain of Openness. *Journal of Psychopharmacology* 25 (11): 1453–61. https://doi.org/10.1177/0269881111420188.

Maclean, KA, Leoutsakos, JMS, Johnson, MW, Griffiths, RR (2012). Factor Analysis of the Mystical Experience Questionnaire: A Study of Experiences Occasioned by the Hallucinogen Psilocybin. *Journal for the Scientific Study of Religion* 51 (4): 721–37. https://doi.org/10.1111/j.1468-5906.2012.01685.x.

Madsen, MK, Stenbæk, DS, Arvidsson, A, Armand, S, Marstrand-Joergensen, MR, Johansen, SS, Linnet, K, Ozenne, B, Knudsen, GM, Fisher, PM (2021). Psilocybin-Induced Changes in Brain Network Integrity and Segregation Correlate with Plasma Psilocin Level and Psychedelic Experience. *European Neuropsychopharmacology* 50 (September):121–32. https://doi.org/10.1016/j.euroneuro.2021.06.001.

Maldonado, JR, Butler, LD, Spiegel, D (2002). Treatments for Dissociative Disorders. *A Guide to Treatments That Work*: 463–96. Oxford University Press.

Malik, M, Camm, AJ (1993). Components of Heart Rate Variability – What They Really Mean and What We Really Measure. *American Journal of Cardiology* 72 (11): 821–22. https://doi.org/10.1016/0002-9149(93)91070-X.

Malviya, S, Meredith, P, Zupan, B, Kerley, L (2022). Identifying Alternative Mental Health Interventions: A Systematic Review of Randomized Controlled Trials of Chanting and Breathwork. *Journal of Spirituality in Mental Health* 24 (2): 191–233. https://doi.org/10.1080/19349637.2021.2010631.

Manzotti, A, Panisi, C, Pivotto, M, Vinciguerra, F, Benedet, M, Brazzoli, F, Zanni, S, et al. (2024). An In-Depth Analysis of the Polyvagal Theory in Light of Current Findings in Neuroscience and Clinical Research. *Developmental Psychobiology* 66 (2): e22450. https://doi.org/10.1002/dev.22450.

Marko, M, Riečanský, I (2018). Sympathetic Arousal, but Not Disturbed Executive Functioning, Mediates the Impairment of Cognitive Flexibility under Stress. *Cognition* 174 (May):94–102. https://doi.org/10.1016/j.cognition.2018.02.004.

Marshall, EM, Frazier, PA (2019). Understanding Posttrauma Reactions within an Attachment Theory Framework. *Current Opinion in Psychology, Attachment in Adulthood* 25 (Februar):167–71. https://doi.org/10.1016/j.copsyc.2018.08.001.

Martin, B, Dalzen, R (2021). The Art of Receiving and Giving: The Wheel of Consent. Luminare Press.

Martinez, TT (n. d.). The Results of Breathwork on Traumatized African American Male Juveniles.

Maslow, AH (1943). A Theory of Human Motivation. *Psychological Review* 50 (4): 370–96. https://doi.org/10.1037/h0054346.

Mason, NL, Kuypers, KPC, Müller, F, Reckweg, J, Tse, DHY, Toennes, SW, Hutten, NRPW, et al. (2020). Me, Myself, Bye: Regional Alterations in Glutamate and the Experience of Ego Dissolution with Psilocybin. *Neuropsychopharmacology* 45 (12): 2003–11. https://doi.org/10.1038/s41386-020-0718-8.

Mattson, MP (2008). Hormesis Defined. *Ageing Research Reviews, Hormesis* 7 (1): 1–7. https://doi.org/10.1016/j.arr.2007.08.007.

McCorry, LK (2007). Physiology of the Autonomic Nervous System. *American Journal of Pharmaceutical Education* 71 (4): 78. https://doi.org/10.5688/aj710478.

McEvoy, PM, Mahoney, AEJ (2011). Achieving Certainty about the Structure of Intolerance of Uncertainty in a Treatment-Seeking Sample with Anxiety and Depression. *Journal of Anxiety Disorders* 25 (1): 112–22. https://doi.org/10.1016/j.janxdis.2010.08.010.

McGrath, SA, Abbott Nilsen, A, Kerley, KR (2011). Sexual Victimization in Childhood and the Propensity for Juvenile Delinquency and Adult Criminal Behavior: A Systematic Review. *Aggression and Violent Behavior* 16 (6): 485–92. https://doi.org/10.1016/j.avb.2011.03.008.

Meller, E, Friedman, E, Schweitzer, JW, Friedhoff, AJ (1977). Tetrahydro-β-carbolines: Specific Inhibitors Of Type A Monoamine Oxidase In Rat Brain. *Journal of Neurochemistry* 28 (5): 995–1000. https://doi.org/10.1111/j.1471-4159.1977.tb10661.x.

Melnychuk, MC, Dockree, PM, O'Connell, RG, Murphy, PR, Balsters, JH, Robertson, IH (2018). Coupling of Respiration and Attention via the Locus Coeruleus: Effects of Meditation and Pranayama. *Psychophysiology* 55 (9): e13091. https://doi.org/10.1111/psyp.13091.

Menon, V (2023). 20 Years of the Default Mode Network: A Review and Synthesis. *Neuron* 111 (16): 2469–87. https://doi.org/10.1016/j.neuron.2023.04.023.
Merrick, MT, Ford, DC, Ports, KA, Guinn, AS (2018). Prevalence of Adverse Childhood Experiences from the 2011-2014 Behavioral Risk Factor Surveillance System in 23 States. *JAMA Pediatrics* 172 (11): 1038–44.
Metcalf, BA (n. d.). Examining the Effects of Holotropic Breathwork in the Recovery from Alcoholism and Drug Dependence.
Meuret, AE, Ritz, T, Wilhelm, FH, Roth, WT (2005). Voluntary Hyperventilation in the Treatment of Panic Disorder—Functions of Hyperventilation, Their Implications for Breathing Training, and Recommendations for Standardization. *Clinical Psychology Review* 25 (3): 285–306. https://doi.org/10.1016/j.cpr.2005.01.002.
Michalak, J, Troje, NF, Fischer, J, Vollmar, P, Heidenreich, T, Schulte, D (2009). Embodiment of Sadness and Depression – Gait Patterns Associated With Dysphoric Mood. *Psychosomatic Medicine* 71 (5): 580. https://doi.org/10.1097/PSY.0b013e3181a2515c.
Miller, T, Nielsen, L (2015). Measure of Significance of Holotropic Breathwork in the Development of Self-Awareness. *The Journal of Alternative and Complementary Medicine* 21 (12): 796–803. https://doi.org/10.1089/acm.2014.0297.
Michelson, LK, Ray, WJ (1996). Handbook of Dissociation: Theoretical, Empirical, and Clinical Perspectives. Springer Science & Business Media.
Migicovsky, Z, Kovalchuk, I (2011). Epigenetic Memory in Mammals. *Frontiers in Genetics* 2 (Juni). https://doi.org/10.3389/fgene.2011.00028.
Miller, WR, Forcehimes, AA, Zweben, A (2019). *Treating Addiction: A Guide for Professionals.* Guilford Publications.
Milyavskaya, M, Lydon, JE (2013). Strong but Insecure: Examining the Prevalence and Correlates of Insecure Attachment Bonds with Attachment Figures. *Journal of Social and Personal Relationships* 30 (5): 529–44. https://doi.org/10.1177/0265407512461200.
Miyazaki, K, Miyazaki, KW, Doya, K (2012). The Role of Serotonin in the Regulation of Patience and Impulsivity. *Molecular Neurobiology* 45 (2): 213–24. https://doi.org/10.1007/s12035-012-8232-6.
Mo, J, Liu, Y, Huang, H, Ding, M (2013). Coupling between Visual Alpha Oscillations and Default Mode Activity. *NeuroImage* 68 (März):112–18. https://doi.org/10.1016/j.neuroimage.2012.11.058.
Moberly, AH, Schreck, M, Bhattarai, JP, Zweifel, LS, Luo, W, Ma, M (2018). Olfactory Inputs Modulate Respiration-Related Rhythmic Activity in the Prefrontal Cortex and Freezing Behavior. *Nature Communications* 9 (1): 1528. https://doi.org/10.1038/s41467-018-03988-1.
Moerman, DE, Jonas, WB (2002). Deconstructing the Placebo Effect and Finding the Meaning Response. *Annals of Internal Medicine* 136 (6): 471–76. https://doi.org/10.7326/0003-4819-136-6-200203190-00011.
Mokdad, AH, Forouzanfar, MH, Daoud, F, Mokdad, AA, El Bcheraoui, C, Moradi-Lakeh, M, Kyu, HH, et al. (2016). Global Burden of Diseases, Injuries, and Risk Factors for Young People's Health during 1990–2013: A Systematic Analysis for the Global Burden of Disease Study 2013. *The Lancet* 387 (10036): 2383–2401. https://doi.org/10.1016/S0140-6736(16)00648-6.
Monestès, JL, Karekla, M, Jacobs, N, Michaelides, MP, Hooper, N, Kleen, M, Ruiz, FJ, et al. (2018). Experiential Avoidance as a Common Psychological Process in European Cultures. *European Journal of Psychological Assessment* 34 (4): 247–57. https://doi.org/10.1027/1015-5759/a000327.
Monroy, M, Keltner, D (2023). Awe as a Pathway to Mental and Physical Health. *Perspectives on Psychological Science* 18 (2): 309–20. https://doi.org/10.1177/17456916221094856.
Monroy, M, Uğurlu, Ö, Zerwas, F, Corona, R, Keltner, D, Eagle, J, Amster, M (2023). The Influences of Daily Experiences of Awe on Stress, Somatic Health, and Well-Being: A Longitudinal Study during COVID-19. *Scientific Reports* 13 (1): 9336. https://doi.org/10.1038/s41598-023-35200-w.

Monti, A, Porciello, G, Tieri, G, Aglioti, SM (2020). The »Embreathment« Illusion Highlights the Role of Breathing in Corporeal Awareness. *Journal of Neurophysiology* 123 (1): 420–27. https://doi.org/10.1152/jn.00617.2019.

Morina, N, Wicherts, JM, Lobbrecht, J, Priebe, S (2014). Remission from Post-Traumatic Stress Disorder in Adults: A Systematic Review and Meta-Analysis of Long Term Outcome Studies. *Clinical Psychology Review* 34 (3): 249–55. https://doi.org/10.1016/j.cpr.2014.03.002.

Moustafa, AA, Parkes, D, Fitzgerald, L, Underhill, D, Garami, J, Levy-Gigi, E, Stramecki, F, Valikhani, A, Frydecka, D, Misiak, B (2021). The Relationship between Childhood Trauma, Early-Life Stress, and Alcohol and Drug Use, Abuse, and Addiction: An Integrative Review. *Current Psychology* 40 (2): 579–84. https://doi.org/10.1007/s12144-018-9973-9.

Mueller, D, Bacalso, E, Ortega-Williams, A, Pate Jr, DJ, Topitzes, J (2021). A Mutual Process of Healing Self and Healing the Community: A Qualitative Study of Coping with and Healing from Stress, Adversity, and Trauma among Diverse Residents of a Midwestern City. *Journal of Community Psychology* 49 (5): 1169–94. https://doi.org/10.1002/jcop.22530.

Müller, F, Dolder, PC, Schmidt, A, Liechti, ME, Borgwardt, S (2018). Altered Network Hub Connectivity after Acute LSD Administration. *NeuroImage: Clinical* 18 (January):694–701. https://doi.org/10.1016/j.nicl.2018.03.005.

Müller, LE, Schulz, A, Andermann, M, Gäbel, A, Gescher, DM, Spohn, A, Herpertz, SC, Bertsch, K (2015). Cortical Representation of Afferent Bodily Signals in Borderline Personality Disorder: Neural Correlates and Relationship to Emotional Dysregulation. *JAMA Psychiatry* 72 (11): 1077–86. https://doi.org/10.1001/jamapsychiatry.2015.1252.

Mulloy, CW (2019). Learning to Yield: Body Psychotherapy and Complex Posttraumatic Stress Disorder. *Body, Movement and Dance in Psychotherapy* 14 (4): 234–48. https://doi.org/10.1080/17432979.2019.1673822.

Murphy, R, Kettner, H, Zeifman, R, Giribaldi, B, Kartner, L, Martell, J, Read, T, et al. (2022). Therapeutic Alliance and Rapport Modulate Responses to Psilocybin Assisted Therapy for Depression. *Frontiers in Pharmacology* 12 (March):788155. https://doi.org/10.3389/fphar.2021.788155.

Murphy-Beiner, A, Soar, K (2020). Ayahuasca's »Afterglow«: Improved Mindfulness and Cognitive Flexibility in Ayahuasca Drinkers. *Psychopharmacology* 237 (4): 1161–69. https://doi.org/10.1007/s00213-019-05445-3.

Muthukumaraswamy, SD, Carhart-Harris, RL, Moran, RJ, Brookes, MJ, Williams, TM, Errtizoe, D, Sessa, B, et al. (2013). Broadband Cortical Desynchronization Underlies the Human Psychedelic State. *Journal of Neuroscience* 33 (38): 15171–83. https://doi.org/10.1523/JNEUROSCI.2063-13.2013.

Muzik, O, Reilly, KT, Diwadkar, VA (2018). »Brain over Body« – A Study on the Willful Regulation of Autonomic Function during Cold Exposure. *NeuroImage* 172 (Mai):632–41. https://doi.org/10.1016/j.neuroimage.2018.01.067.

Nakata, H, Kakigi, R, Kubo, H, Shibasaki, M (2023). Effects of Hypocapnia and Hypercapnia on Human Somatosensory Processing. *Neuroscience Research* 190 (Mai):29–35. https://doi.org/10.1016/j.neures.2022.11.007.

Nardou, R, Lewis, EM, Rothhaas, R, Xu, R, Yang, A, Boyden, E, Dölen, G (2019). Oxytocin-Dependent Reopening of a Social Reward Learning Critical Period with MDMA. *Nature* 569 (7754): 116–20. https://doi.org/10.1038/s41586-019-1075-9.

Nedergaard, M, Ransom, B, Goldman, SA (2003). New Roles for Astrocytes: Redefining the Functional Architecture of the Brain. *Trends in Neurosciences* 26 (10): 523–30. https://doi.org/10.1016/j.tins.2003.08.008.

Nestor, J (2021). Breath: The New Science of a Lost Art. Riverhead Books.

Newberg, AB, Iversen, J (2003). The Neural Basis of the Complex Mental Task of Meditation: Neurotransmitter and Neurochemical Considerations. *Medical Hypotheses* 61 (2): 282–91. https://doi.org/10.1016/S0306-9877(03)00175-0.

Newberg, AB, Yaden, DB (2018). A Neurotheological Perspective on Altered States of Consciousness. *Journal of Consciousness Studies* 25 (11–12): 204–25.

Nichols, CD, Nichols, DE (2020). DMT in the Mammalian Brain: A Critical Appraisal. *Alius Bulletin* 4:16–22.

Nichols, DE (2016). Psychedelics. Hg. Barker, EL. *Pharmacological Reviews* 68 (2): 264–355. https://doi.org/10.1124/pr.115.011478.

Nichols, DE (2018). N,N-Dimethyltryptamine and the Pineal Gland: Separating Fact from Myth. *Journal of Psychopharmacology* 32 (1): 30–36. https://doi.org/10.1177/0269881117736919.

Nichols, DE, Johnson, M, Nichols, C (2017). Psychedelics as Medicines: An Emerging New Paradigm. *Clinical Pharmacology & Therapeutics* 101 (2): 209–19. https://doi.org/10.1002/cpt.557.

Nieto, SJ, Patriquin, MA, Nielsen, DA, Kosten, TA (2016). Don't Worry; Be Informed about the Epigenetics of Anxiety. *Pharmacology Biochemistry and Behavior* 146–147 (Juli):60–72. https://doi.org/10.1016/j.pbb.2016.05.006.

Nigri, A, Ferraro, S, D'Incerti, L, Critchley, HD, Bruzzone, MG, Minati, L (2013). Connectivity of the Amygdala, Piriform, and Orbitofrontal Cortex during Olfactory Stimulation: A Functional MRI Study. *NeuroReport* 24 (4): 171. https://doi.org/10.1097/WNR.0b013e32835d5d2b.

Nishikawa, M, Kumakura, Y, Young, SN, Fiset, P, Vogelzangs, N, Leyton, M, Benkelfat, C, Diksic, M (2005). Increasing Blood Oxygen Increases an Index of 5-HT Synthesis in Human Brain as Measured Using α-[11C]Methyl-l-Tryptophan and Positron Emission Tomography. *Neurochemistry International* 47 (8): 556–64. https://doi.org/10.1016/j.neuint.2005.07.006.

Nishitani, N, Nagayasu, K, Asaoka, N, Yamashiro, M, Andoh, C, Nagai, Y, Kinoshita, H, et al. (2019). Manipulation of Dorsal Raphe Serotonergic Neurons Modulates Active Coping to Inescapable Stress and Anxiety-Related Behaviors in Mice and Rats. *Neuropsychopharmacology* 44 (4): 721–32. https://doi.org/10.1038/s41386-018-0254-y.

Nuding, SC, Segers, LS, Iceman, KE, O'Connor, R, Dean, JB, Bolser, DC, Baekey, DM, et al. (2015). Functional Connectivity in Raphé-Pontomedullary Circuits Supports Active Suppression of Breathing during Hypocapnic Apnea. *Journal of Neurophysiology* 114 (4): 2162–86. https://doi.org/10.1152/jn.00608.2015.

Nummenmaa, L, Glerean, E, Hari, R, Hietanen, JK (2014). Bodily Maps of Emotions. *Proceedings of the National Academy of Sciences* 111 (2): 646–51. https://doi.org/10.1073/pnas.1321664111.

Nutt, DJ, Forshall, S, Bell, C, Rich, A, Sandford, J, Nash, J, Argyropoulos, S (1999). Mechanisms of Action of Selective Serotonin Reuptake Inhibitors in the Treatment of Psychiatric Disorders. *European Neuropsychopharmacology* 9 (Juli): 81–86. https://doi.org/10.1016/S0924-977X(99)00030-9.

Nyhus, E, Curran, T (2010). Functional Role of Gamma and Theta Oscillations in Episodic Memory. *Neuroscience & Biobehavioral Reviews*, Binding Processes: Neurodynamics and Functional Role in Memory and Action, 34 (7): 1023–35. https://doi.org/10.1016/j.neubiorev.2009.12.014.

Obara, M, Szeliga, M, Albrecht, J (2008). Regulation of pH in the Mammalian Central Nervous System under Normal and Pathological Conditions: Facts and Hypotheses. *Neurochemistry International* 52 (6): 905–19. https://doi.org/10.1016/j.neuint.2007.10.015.

Olthof, M, Hasselman, F, Strunk, G, Aas, B, Schiepek, G, Lichtwarck-Aschoff, A (2020). Destabilization in Self-Ratings of the Psychotherapeutic Process Is Associated with Better Treatment Outcome in Patients with Mood Disorders. *Psychotherapy Research* 30 (4): 520–31. https://doi.org/10.1080/10503307.2019.1633484.

Ondicova, K, Mravec, B (2010). Multilevel Interactions between the Sympathetic and Parasympathetic Nervous Systems: A Minireview. *Endocrine Regulations* 44 (2): 69–75. https://doi.org/10.4149/endo_2010_02_69.

Oneda, B, Ortega, KC, Gusmão, JL, Araújo, TG, Mion, D (2010). Sympathetic Nerve Activity Is Decreased during Device-Guided Slow Breathing. *Hypertension Research* 33 (7): 708–12. https://doi.org/10.1038/hr.2010.74.

Ong, AD, Uchino, BN, Wethington, E (2016). Loneliness and Health in Older Adults: A Mini-Review and Synthesis. *Gerontology* 62 (4): 443–49. https://doi.org/10.1159/000441651.

Orepic, P, Park, HD, Rognini, G, Faivre, N, Blanke, O (2022). Breathing Affects Self-Other Voice Discrimination in a Bodily State Associated with Somatic Passivity. *Psychophysiology* 59 (7): e14016. https://doi.org/10.1111/psyp.14016.

Orr, L, Ray, S (2007). *Rebirthing in the New Age*. Trafford.

Orr, L, van Laere, F (2011). *Manual for Rebirthers*. Vision Libros.

Pahnke, WN, Richards, WA (n. d.). Implications of LSD and Experimental Mysticism.

Palgi, Y, Shrira, A, Ring, L, Bodner, E, Avidor, S, Bergman, Y, Cohen-Fridel, S, Keisari, S, Hoffman, Y (2020). The Loneliness Pandemic: Loneliness and Other Concomitants of Depression, Anxiety and Their Comorbidity during the COVID-19 Outbreak. *Journal of Affective Disorders* 275 (Oktober):109–11. https://doi.org/10.1016/j.jad.2020.06.036.

Palhano-Fontes, F, Andrade, KC, Tofoli, LF, Santos, AC, Crippa, JAS, Hallak, JEC, Ribeiro, S, de Araujo, DB (2015). The Psychedelic State Induced by Ayahuasca Modulates the Activity and Connectivity of the Default Mode Network. *PLOS ONE* 10 (2): e0118143. https://doi.org/10.1371/journal.pone.0118143.

Park, HD, Barnoud, C, Trang, H, Kannape, OA, Schaller, K, Blanke, O (2020). Breathing Is Coupled with Voluntary Action and the Cortical Readiness Potential. *Nature Communications* 11 (1): 289. https://doi.org/10.1038/s41467-019-13967-9.

Park, J, Moghaddam, B (2017). Impact of Anxiety on Prefrontal Cortex Encoding of Cognitive Flexibility. *Neuroscience*, Cognitive Flexibility: Development, Disease, and Treatment, 345 (März):193–202. https://doi.org/10.1016/j.neuroscience.2016.06.013.

Pasquini, L, Palhano-Fontes, F, Araujo, DB (2020). Subacute Effects of the Psychedelic Ayahuasca on the Salience and Default Mode Networks. *Journal of Psychopharmacology* 34 (6): 623–35. https://doi.org/10.1177/0269881120909409.

Payne, P, Levine, PA, Crane-Godreau, MA (2015). Somatic Experiencing: Using Interoception and Proprioception as Core Elements of Trauma Therapy. *Frontiers in Psychology* 6. https://www.frontiersin.org/articles/10.3389/fpsyg.2015.00093.

Peebles, KC, Ball, OG, MacRae, BA, Horsman, HM, Tzeng, YC (2012). Sympathetic Regulation of the Human Cerebrovascular Response to Carbon Dioxide. *Journal of Applied Physiology* 113 (5): 700–706. https://doi.org/10.1152/japplphysiol.00614.2012.

Pekala, RJ (1991). The Phenomenology of Consciousness Inventory. *Quantifying Consciousness: An Empirical Approach*, Hg. Pekala, RJ, 127–43. Springer US. https://doi.org/10.1007/978-1-4899-0629-8_8.

Pekala, RJ, Kumar, VK (1986). The Differential Organization of the Structures of Consciousness during Hypnosis and a Baseline Condition. *The Journal of Mind and Behavior* 7 (4): 515–39.

Pelz, M (2022). *Fast Like a Girl: A Woman's Guide to Using the Healing Power of Fasting to Burn Fat, Boost Energy, and Balance Hormones*. Hay House LLC.

Perl, O, Ravia, A, Rubinson, M, Eisen, A, Soroka, T, Mor, N, Secundo, L, Sobel, N (2019). Human Non-Olfactory Cognition Phase-Locked with Inhalation. *Nature Human Behaviour* 3 (5): 501–12. https://doi.org/10.1038/s41562-019-0556-z.

Perry, C (1997). Transference and Countertransference. *The Cambridge Companion to Jung*. Cambridge University Press.

Philippot, P, Chapelle, G, Blairy, S (2002). Respiratory Feedback in the Generation of Emotion. *Cognition & Emotion* 16 (5): 605–27. https://doi.org/10.1080/02699930143000392.

Piff, PK, Dietze, P, Feinberg, M, Stancato, DM, Keltner, D (2015). Awe, the Small Self, and Prosocial Behavior. *Journal of Personality and Social Psychology* 108 (6): 883–99. https://doi.org/10.1037/pspi0000018.

Pinchbeck, D, Rokhlin, S (2019). When Plants Dream: Ayahuasca, Amazonian Shamanism and the Global Psychedelic Renaissance. Watkins Publishing.

Pines, S, Gelblum, T (1966). Al-Bīrūnī's Arabic Version of Patañjali's »Yogasūtra«. *Bulletin of the School of Oriental and African Studies* 29 (2): 302–25.

Piszczek, L, Piszczek, A, Kuczmanska, J, Audero, E, Gross, CT (2015). Modulation of Anxiety by Cortical Serotonin 1A Receptors. *Frontiers in Behavioral Neuroscience* 9 (Februar). https://doi.org/10.3389/fnbeh.2015.00048.

Plett, H (2020). The Art of Holding Space: A Practice of Love, Liberation, and Leadership. Page Two.

Pollan, M (2019). How to Change Your Mind: What the New Science of Psychedelics Teaches Us about Consciousness, Dying, Addiction, Depression, and Transcendence. Penguin Books.

Porges, SW (1995). Orienting in a Defensive World: Mammalian Modifications of Our Evolutionary Heritage. *Psychophysiology* 32 (4). https://onlinelibrary.wiley.com/doi/abs/10.1111/j.1469-8986.1995.tb01213.x.

Porges, SW (2007). The Polyvagal Perspective. *Biological Psychology* 74 (2): 116–43. https://doi.org/10.1016/j.biopsycho.2006.06.009.

Porges, SW (2009). The Polyvagal Theory: New Insights into Adaptive Reactions of the Autonomic Nervous System. *Cleveland Clinic Journal of Medicine* 76: S86–90. https://doi.org/10.3949/ccjm.76.s2.17.

Posse, S, Dager, SR, Richards, TL, Yuan, C, Ogg, R, Artru, AA, Müller-Gärtner, HW, Hayes, C (1997). In Vivo Measurement of Regional Brain Metabolic Response to Hyperventilation Using Magnetic Resonance: Proton Echo Planar Spectroscopic Imaging (PEPSI). *Magnetic Resonance in Medicine* 37 (6): 858–65. https://doi.org/10.1002/mrm.1910370609.

Powers, A, Cross, D, Fani, N, Bradley, B (2014). PTSD, Emotion Dysregulation, and Dissociative Symptoms in a Highly Traumatized Sample. *Journal of Psychiatric Research* 61 (Dezember):174. https://doi.org/10.1016/j.jpsychires.2014.12.011.

Preece, DA, Mehta, A, Petrova, K, Sikka, P, Bjureberg, J, Becerra, R, Gross, JJ (2023). Alexithymia and Emotion Regulation. *Journal of Affective Disorders* 324 (März):232–38. https://doi.org/10.1016/j.jad.2022.12.065.

Preller, KH, Burt, JB, Ji, JL, Schleifer, CH, Adkinson, BD, Stämpfli, P, Seifritz, E, et al. (2018). Changes in Global and Thalamic Brain Connectivity in LSD-Induced Altered States of Consciousness Are Attributable to the 5-HT2A Receptor. Hg. Hunt, LT, Behrens, TE. *eLife* 7 (Oktober):e35082. https://doi.org/10.7554/eLife.35082.

Preller, KH, Vollenweider, FX (2018). Phenomenology, Structure, and Dynamic of Psychedelic States. *Behavioral Neurobiology of Psychedelic Drugs*, Hg. Halberstadt, AL, Vollenweider, FX, Nichols, DE, 221–56. Current Topics in Behavioral Neurosciences. Springer. https://doi.org/10.1007/7854_2016_459.

Price, CJ, Hooven, C (2018). Interoceptive Awareness Skills for Emotion Regulation: Theory and Approach of Mindful Awareness in Body-Oriented Therapy (MABT). *Frontiers in Psychology* 9 (Mai):798. https://doi.org/10.3389/fpsyg.2018.00798.

Purdon, C (1999). Thought Suppression and Psychopathology. *Behaviour Research and Therapy* 37 (11): 1029–54. https://doi.org/10.1016/S0005-7967(98)00200-9.

Putica, A, van Dam, NT, Steward, T, Agathos, J, Felmingham, K, O'Donnell, M (2021). Alexithymia in Post-Traumatic Stress Disorder Is Not Just Emotion Numbing: Systematic Review of Neural Evidence and Clinical Implications. *Journal of Affective Disorders* 278 (Januar):519–27. https://doi.org/10.1016/j.jad.2020.09.100.

Quednow, BB, Kometer, M, Geyer, MA, Vollenweider, FX (2012). Psilocybin-Induced Deficits in Automatic and Controlled Inhibition Are Attenuated by Ketanserin in Healthy Human Volunteers. *Neuropsychopharmacology* 37 (3): 630–40. https://doi.org/10.1038/npp.2011.228.

Quentin, E, Belmer, A, Maroteaux, L (2018). Somato-Dendritic Regulation of Raphe Serotonin Neurons; A Key to Antidepressant Action. *Frontiers in Neuroscience* 12 (Dezember). https://doi.org/10.3389/fnins.2018.00982.

Radha, G, Lopus, M (2021). The Spontaneous Remission of Cancer: Current Insights and Therapeutic Significance. *Translational Oncology* 14 (9): 101166. https://doi.org/10.1016/j.tranon.2021.101166.

Rafferty, GF, Saisch, SGN, Gardner, WN (1992). Relation of Hypocapnic Symptoms to Rate of Fall of End-Tidal PCO 2 in Normal Subjects. *Respiratory Medicine.*

Rana, M, Steenari, M, Shrey, D (2023). Hyperventilation and Seizures: Not a New Sense: A Literature Review. *Neuropediatrics* 54 (6): 359–64. https://doi.org/10.1055/s-0043-1774808.

Ranade, S, Pi, HJ, Kepecs, A (2014). Neuroscience: Waiting for Serotonin. *Current Biology* 24 (17): R803-805. https://doi.org/10.1016/j.cub.2014.07.024.

Ray, TS (2010). Psychedelics and the Human Receptorome. *PLOS ONE* 5 (2): e9019. https://doi.org/10.1371/journal.pone.0009019.

Redinbaugh, MJ, Phillips, JM, Kambi, NA, Mohanta, S, Andryk, S, Dooley, GL, Afrasiabi, M, Raz, A, Saalmann, YB (2020). Thalamus Modulates Consciousness via Layer-Specific Control of Cortex. *Neuron* 106 (1): 66–75.e12. https://doi.org/10.1016/j.neuron.2020.01.005.

Reiche, S, Hermle, L, Gutwinski, S, Jungaberle, H, Gasser, P, Majić, T (2018). Serotonergic Hallucinogens in the Treatment of Anxiety and Depression in Patients Suffering from a Life-Threatening Disease: A Systematic Review. *Progress in Neuro-Psychopharmacology and Biological Psychiatry* 81 (Februar):1–10. https://doi.org/10.1016/j.pnpbp.2017.09.012.

Rheingold, AA, Acierno, R, Resnick, HS (2004). Trauma, Posttraumatic Stress Disorder, and Health Risk Behaviors. *Trauma and Health: Physical Health Consequences of Exposure to Extreme Stress*: 217–43. American Psychological Association. https://doi.org/10.1037/10723-009.

Rhinewine, JP, Williams, OJ (2007). Holotropic Breathwork: The Potential Role of a Prolonged, Voluntary Hyperventilation Procedure as an Adjunct to Psychotherapy. *The Journal of Alternative and Complementary Medicine* 13 (7): 771–76. https://doi.org/10.1089/acm.2006.6203.

Riba, J, Rodríguez-Fornells, A, Strassman, RJ, Barbanoj, MJ (2001). Psychometric Assessment of the Hallucinogen Rating Scale. *Drug and Alcohol Dependence* 62 (3): 215–23. https://doi.org/10.1016/S0376-8716(00)00175-7.

Rickli, A, Moning, OD, Hoener, MC, Liechti, ME (2016). Receptor Interaction Profiles of Novel Psychoactive Tryptamines Compared with Classic Hallucinogens. *European Neuropsychopharmacology* 26 (8): 1327–37. https://doi.org/10.1016/j.euroneuro.2016.05.001.

Rijsketic, DR, Casey, AB, Barbosa, DAN, Zhang, X, Hietamies, TM, Ramirez-Ovalle, G, Pomrenze, MB, et al. (2023). UNRAVELing the Synergistic Effects of Psilocybin and Environment on Brain-Wide Immediate Early Gene Expression in Mice. *Neuropsychopharmacology* 48 (12): 1798–1807. https://doi.org/10.1038/s41386-023-01613-4.

Rock, AJ, Denning, NC, Harris, KP, Clarke, GI, Misso, D (2015). Exploring Holotropic Breathwork: An Empirical Evaluation of Altered States of Awareness. *Journal of Transpersonal Psychology* 47 (1): 3–24.

Rojas-Líbano, D, Wimmer Del Solar, J, Aguilar-Rivera, M, Montefusco-Siegmund, R, Maldonado, PE (2018). Local Cortical Activity of Distant Brain Areas Can Phase-Lock to the Olfactory Bulb's Respiratory Rhythm in the Freely Behaving Rat. *Journal of Neurophysiology* 120 (3): 960–72. https://doi.org/10.1152/jn.00088.2018.

Romeo, B, Hermand, M, Pétillion, A, Karila, L, Benyamina, A (2021). Clinical and Biological Predictors of Psychedelic Response in the Treatment of Psychiatric and Addictive Disorders: A Systematic Review. *Journal of Psychiatric Research* 137 (Mai):273–82. https://doi.org/10.1016/j.jpsychires.2021.03.002.

Roseman, L, Haijen, E, Idialu-Ikato, K, Kaelen, M, Watts, R, Carhart-Harris, RL (2019). Emotional Breakthrough and Psychedelics: Validation of the Emotional Breakthrough Inventory. *Journal of Psychopharmacology* 33 (9): 1076–87. https://doi.org/10.1177/0269881119855974.

Roseman, L, Leech, R, Feilding, A, Nutt, DJ, Carhart-Harris, RL (2014). The Effects of Psilocybin and MDMA on Between-Network Resting State Functional Connectivity in Healthy Volunteers. *Frontiers in Human Neuroscience* 8 (Mai). https://doi.org/10.3389/fnhum.2014.00204.

Rosenberg, MB, Chopra, D (2015). *Nonviolent Communication: A Language of Life*. PuddleDancer Press.

Rosenberg, MB (2003). Nonviolent Communication: A Language of Life. PuddleDancer Press.

Rosendahl, S, Sattel, H, Lahmann, C (2021). Effectiveness of Body Psychotherapy. A Systematic Review and Meta-Analysis. *Frontiers in Psychiatry* 12 (September). https://doi.org/10.3389/fpsyt.2021.709798.

Rothlisberger, BW, Badra, LJ, Hoag, JB, Cooke, WH, Kuusela, TA, Tahvanainen, KUO, Eckberg, DL (2003). Spontaneous »Baroreflex Sequences« Occur as Deterministic Functions of Breathing Phase. *Clinical Physiology and Functional Imaging* 23 (6): 307–13. https://doi.org/10.1046/j.1475-0961.2003.00489.x.

Röttger, S, Theobald, DA, Abendroth, J, Jacobsen, T (2021). The Effectiveness of Combat Tactical Breathing as Compared with Prolonged Exhalation. *Applied Psychophysiology and Biofeedback* 46 (1): 19–28. https://doi.org/10.1007/s10484-020-09485-w.

Ruban, A, Kołodziej, AA (2018). Changes in Default-Mode Network Activity and Functional Connectivity as an Indicator of Psychedelic-Assisted Psychotherapy Effectiveness. *Neuropsychiatria i Neuropsychologia* 13 (3): 91–97. https://doi.org/10.5114/nan.2018.81249.

Rudd, M, Vohs, KD, Aaker, J (2012). Awe Expands People's Perception of Time, Alters Decision Making, and Enhances Well-Being. *Psychological Science* 23 (10): 1130–36. https://doi.org/10.1177/0956797612438731.

Russo, MA, Santarelli, DM, O'Rourke, D (2017). The Physiological Effects of Slow Breathing in the Healthy Human. *Breathe* 13 (4): 298–309. https://doi.org/10.1183/20734735.009817.

Saavedra, JM, Coyle, JT, Axelrod, J (1973). The Distribution and Properties of the Nonspecific N-Methyltransferase in Brain. *Journal of Neurochemistry* 20 (3): 743–52. https://doi.org/10.1111/j.1471-4159.1973.tb00035.x.

Šabanović, M (2022). Structural and Behavioural Signatures of Enhanced Plasticity Resulting from a Single Dose of the Psychedelic Drug DOI. University of Oxford. https://ora.ox.ac.uk/objects/uuid:1ae66dab-a6e3-4520-b8f3-572596350870.

Šabanović, M, Bannerman, D, Walton, M, Lerch, J, Vyazovskiy, V (2020). Differential Acute Behavioral Responses to (±)-DOI Injected in a Novel or Familiar Environment.

Salvati, KA, Beenhakker, MP (2019). Out of Thin Air: Hyperventilation-Triggered Seizures. *Brain Research* 1703 (Januar):41–52. https://doi.org/10.1016/j.brainres.2017.12.037.

Salvati, KA, Souza, GMPR, Lu, AC, Ritger, ML, Guyenet, P, Abbott, SB, Beenhakker, MP (2022). Respiratory Alkalosis Provokes Spike-Wave Discharges in Seizure-Prone Rats. Hg. Gleeson, JG, Colgin, LL, Dulla, CG, Nobis, W. *eLife* 11 (Januar):e72898. https://doi.org/10.7554/eLife.72898.

Samain-Aupic, L, Ackerley, R, Aimonetti, JM, Ribot-Ciscar, E (2019). Emotions Can Alter Kinesthetic Acuity. *Neuroscience Letters* 694 (Februar): 99–103. https://doi.org/10.1016/j.neulet.2018.11.053.

Sampedro, F, de la Fuente Revenga, M, Valle, M, Roberto, N, Domínguez-Clavé, E, Elices, M, Luna, LE, et al. (2017). Assessing the Psychedelic »After-Glow« in Ayahuasca Users: Post-Acute Neurometabolic and Functional Connectivity Changes Are Associated with Enhanced Mindfulness Capacities. *International Journal of Neuropsychopharmacology* 20 (9): 698–711. https://doi.org/10.1093/ijnp/pyx036.

Sanchez-Quijano, F, Puerta-Cortés, D, Mazorco Salas, J (2023). Effects of Mindfulness and Holotropic Breathwork on the Rehabilitation of Adolescents Who Use Psychoactive Substances: A Pilot Study. *International Journal of Transpersonal Studies Advance Publication Archive* (Januar). https://digitalcommons.ciis.edu/advance-archive/77.

Sandi, C (2013). Stress and Cognition. *WIREs Cognitive Science* 4 (3): 245–61. https://doi.org/10.1002/wcs.1222.
Sara, G, Lappin, J (2017). Childhood Trauma: Psychiatry's Greatest Public Health Challenge? *The Lancet Public Health* 2 (7): e300–301. https://doi.org/10.1016/S2468-2667(17)30104-4.
Saraswati, S (2009). *A Systematic Course in the Ancient Tantric Techniques of Yoga and Kriya.* Yoga Publications Trust.
Sargeant, W, Chapple, KC, Smith, H (2009). *The Bhagavad Gītā.* State University of New York Press.
Saul, JP, Berger, RD, Albrecht, P, Stein, SP, Chen, MH, Cohen, RJ (1991). Transfer Function Analysis of the Circulation: Unique Insights into Cardiovascular Regulation. *American Journal of Physiology-Heart and Circulatory Physiology* 261 (4): H1231–45. https://doi.org/10.1152/ajpheart.1991.261.4.H1231.
Saunders, BE, Adams, ZW (2014). Epidemiology of Traumatic Experiences in Childhood. *Child and Adolescent Psychiatric Clinics of North America* 23 (2): 167–84. https://doi.org/10.1016/j.chc.2013.12.003.
Scheer, C, Kubowitsch, S, Dendorfer, S, Jansen, P (2021). Happy Enough to Relax? How Positive and Negative Emotions Activate Different Muscular Regions in the Back – an Explorative Study. *Frontiers in Psychology* 12 (Mai):511746. https://doi.org/10.3389/fpsyg.2021.511746.
Schirmer, A, Croy, I, Ackerley, R (2023). What Are C-Tactile Afferents and How Do They Relate to »Affective Touch«? *Neuroscience & Biobehavioral Reviews* 151 (August):105236. https://doi.org/10.1016/j.neubiorev.2023.105236.
Schlosser, M, Sparby, T, Vörös, S, Jones, R, Marchant, NL (2019). Unpleasant Meditation-Related Experiences in Regular Meditators: Prevalence, Predictors, and Conceptual Considerations. *PLOS ONE* 14 (5): e0216643. https://doi.org/10.1371/journal.pone.0216643.
Schock, K, Rosner, R, Wenk-Ansohn, M, Knaevelsrud, C (2010). Retraumatisierung – Annäherung an eine Begriffsbestimmung. *Psychotherapie · Psychosomatik · Medizinische Psychologie* 60 (07): 243–49. https://doi.org/10.1055/s-0030-1248268.
Schottelkotte, KM, Crone, SA (2022). Forebrain Control of Breathing: Anatomy and Potential Functions. *Frontiers in Neurology* 13 (November):1041887. https://doi.org/10.3389/fneur.2022.1041887.
Schultz, K, Cattaneo, LB, Sabina, C, Brunner, L, Jackson, S, Serrata, JV (2016). Key Roles of Community Connectedness in Healing from Trauma. *Psychology of Violence* 6 (1): 42–48. https://doi.org/10.1037/vio0000025.
Schwartz, R (2021). No Bad Parts: Healing Trauma and Restoring Wholeness with the Internal Family Systems Model. Sounds True Adult.
Schwartz, R (2023). *Introduction to Internal Family Systems.* Sounds True Adult.
Seals, DR, Suwarno, NO, Joyner, MJ, Iber, C, Copeland, JG, Dempsey, JA (1993). Respiratory Modulation of Muscle Sympathetic Nerve Activity in Intact and Lung Denervated Humans. *Circulation Research* 72 (2): 440–54. https://doi.org/10.1161/01.RES.72.2.440.
Seehagen, S, Schneider, S, Rudolph, J, Ernst, S, Zmyj, N (2015). Stress Impairs Cognitive Flexibility in Infants. *Proceedings of the National Academy of Sciences* 112 (41): 12882–86. https://doi.org/10.1073/pnas.1508345112.
Seo, D, Rabinowitz, AG, Douglas, RJ, Sinha, R (2019). Limbic Response to Stress Linking Life Trauma and Hypothalamus-Pituitary-Adrenal Axis Function. *Psychoneuroendocrinology* 99 (Januar):38–46. https://doi.org/10.1016/j.psyneuen.2018.08.023.
Shaffer, F, Ginsberg, JP (2017). An Overview of Heart Rate Variability Metrics and Norms. *Frontiers in Public Health* 5 (September):258. https://doi.org/10.3389/fpubh.2017.00258.
Shields, GS, Sazma, MA, Yonelinas, AP (2016). The Effects of Acute Stress on Core Executive Functions: A Meta-Analysis and Comparison with Cortisol. *Neuroscience & Biobehavioral Reviews* 68 (September):651–68. https://doi.org/10.1016/j.neubiorev.2016.06.038.

Shin, S, You, IJ, Jeong, M, Bae, Y, Wang, XY, Cawley, ML, Han, A, Lim, BK (2023). Early Adversity Promotes Binge-like Eating Habits by Remodeling a Leptin-Responsive Lateral Hypothalamus–Brainstem Pathway. *Nature Neuroscience* 26 (1): 79–91. https://doi.org/10.1038/s41593-022-01208-0.

Shiovitz-Ezra, S, Ayalon, L (2010). Situational versus Chronic Loneliness as Risk Factors for All-Cause Mortality. *International Psychogeriatrics* 22 (3): 455–62. https://doi.org/10.1017/S1041610209991426.

Siegel, DJ (1999). *The Developing Brain*. Guilford.

Simeon, D, Abugel, J (2006). *Feeling Unreal: Depersonalization Disorder and the Loss of the Self.* Oxford University Press.

Sitaram, BR, Lockett, L, Talomsin, R, Blackman, GL, McLeod, WR (1987). In Vivo Metabolism of 5-Methoxy-N,N-Dimethyltryptamine and N,N-Dimethyltryptamine in the Rat. *Biochemical Pharmacology* 36 (9): 1509–12. https://doi.org/10.1016/0006-2952(87)90118-3.

Smallwood, J, Bernhardt, BC, Leech, R, Bzdok, D, Jefferies, E, Margulies, DS (2021). The Default Mode Network in Cognition: A Topographical Perspective. *Nature Reviews Neuroscience* 22 (8): 503–13. https://doi.org/10.1038/s41583-021-00474-4.

Smigielski, L, Scheidegger, M, Kometer, M, Vollenweider, FX (2019). Psilocybin-Assisted Mindfulness Training Modulates Self-Consciousness and Brain Default Mode Network Connectivity with Lasting Effects. *NeuroImage* 196 (August):207–15. https://doi.org/10.1016/j.neuroimage.2019.04.009.

Smith, JB, Lee, AK, Jackson, J (2020). The Claustrum. *Current Biology* 30 (23): R1401–6. https://doi.org/10.1016/j.cub.2020.09.069.

Soares, C, Gonzalo, G, Castelhano, J, Castelo-Branco, M (2023). The Relationship between the Default Mode Network and the Theory of Mind Network as Revealed by Psychedelics – A Meta-Analysis. *Neuroscience & Biobehavioral Reviews* 152 (September):105325. https://doi.org/10.1016/j.neubiorev.2023.105325.

Sofer, OJ, Goldstein, J (2018). Say What You Mean: A Mindful Approach to Nonviolent Communication. Shambhala.

Spiegel, D, Cardeña, E (1991). Disintegrated Experience: The Dissociative Disorders Revisited. *Journal of Abnormal Psychology* 100 (3): 366–78. https://doi.org/10.1037/0021-843X.100.3.366.

Spitzer, C, Barnow, S, Freyberger, HJ, Grabe, HJ (2006). Recent Developments in the Theory of Dissociation. *World Psychiatry.*

Stace, WT (1960). Mysticism and Philosophy.

Stäubli, M, Rohner, F, Kammer, P, Ziegler, W, Straub, PW (1986). Plasma Volume and Proteins in Voluntary Hyperventilation. *Journal of Applied Physiology* 60 (5): 1549–53. https://doi.org/10.1152/jappl.1986.60.5.1549.

Stäubli, M, Stauble, UP, Waber, U, Straub, PW (1985). Hyperventilation-Induced Changes of the Blood Picture. *Journal of Applied Physiology* 58 (4): 1170–75. https://doi.org/10.1152/jappl.1985.58.4.1170.

Stäubli, M, Vogel, F, Bärtsch, P, Flückiger, G, Ziegler, WH (1994). Hyperventilation-Induced Changes of Blood Cell Counts Depend on Hypocapnia. *European Journal of Applied Physiology and Occupational Physiology* 69 (5): 402–7. https://doi.org/10.1007/BF00865403.

Stauffer, CS, Anderson, BT, Ortigo, KM, Woolley, J (2021). Psilocybin-Assisted Group Therapy and Attachment: Observed Reduction in Attachment Anxiety and Influences of Attachment Insecurity on the Psilocybin Experience. *ACS Pharmacology & Translational Science* 4 (2): 526–32. https://doi.org/10.1021/acsptsci.0c00169.

Steinberg, M (1995). *Handbook for the Assessment of Dissociation: A Clinical Guide*. American Psychiatric Pub.

Steinberg, M (2001). Updating Diagnostic Criteria for Dissociative Disorders. *Journal of Trauma & Dissociation* (Mai). https://doi.org/10.1300/J229v02n01_07.

Stevens, JC (2016). Kriya Secrets Revealed: Lessons and Techniques Workbook. Hg. Swan, N. Golden Swan Publishing & CreateSpace Independent Publishing Plattform.

Stone, H, Stone, S, Gawain, S (2011). *Embracing Our Selves: The Voice Dialogue Manual.* New World Library.

Strassman, R (2000). DMT: The Spirit Molecule: A Doctor's Revolutionary Research into the Biology of Near-Death and Mystical Experiences. Simon and Schuster.

Strassman, RJ (1995) Human Psychopharmacology of N,N-Dimethyltryptamine. *Behavioural Brain Research*, Serotonin, 73 (1): 121–24. https://doi.org/10.1016/0166-4328(96)00081-2.

Straton, D (1990). Catharsis Reconsidered. *Australian & New Zealand Journal of Psychiatry* 24 (4): 543–51. https://doi.org/10.3109/00048679009062911.

Straub, PW, Buhlmann, AA (1970). Reduction of Blood Volume by Voluntary Hyperventilation. *Journal of Applied Physiology* 29 (6): 816–17.

Streeter, CC, Gerbarg, PL, Whitfield, TH, Owen, L, Johnston, J, Silveri, MM, Gensler, M, et al. (2017). Treatment of Major Depressive Disorder with Iyengar Yoga and Coherent Breathing: A Randomized Controlled Dosing Study. *The Journal of Alternative and Complementary Medicine* 23 (3): 201–7. https://doi.org/10.1089/acm.2016.0140.

Stromberg, SE, Russell, ME, Carlson, CR (2015). Diaphragmatic Breathing and Its Effectiveness for the Management of Motion Sickness. *Aerospace Medicine and Human Performance* 86 (5): 452–57. https://doi.org/10.3357/AMHP.4152.2015.

Studerus, E, Gamma, A, Vollenweider, FX (2010). Psychometric Evaluation of the Altered States of Consciousness Rating Scale (OAV). Hg. Bell, V. *PLOS ONE* 5 (8): e12412. https://doi.org/10.1371/journal.pone.0012412.

Studerus, E, Kometer, M, Hasler, F, Vollenweider, FX (2011). Acute, Subacute and Long-Term Subjective Effects of Psilocybin in Healthy Humans: A Pooled Analysis of Experimental Studies. *Journal of Psychopharmacology* 25 (11): 1434–52. https://doi.org/10.1177/0269881110382466.

Sun, B, Xiao, W, Feng, X, Shao, Y, Zhang, W, Li, W (2020). Behavioral and Brain Synchronization Differences between Expert and Novice Teachers When Collaborating with Students. *Brain and Cognition* 139 (März):105513. https://doi.org/10.1016/j.bandc.2019.105513.

Sun, Y, Qu, Y, Zhu, J (2021). The Relationship Between Inflammation and Post-Traumatic Stress Disorder. *Frontiers in Psychiatry* 12 (August):707543. https://doi.org/10.3389/fpsyt.2021.707543.

Sviderskaya, NE, Bykov, PV (2006). EEG Spatial Organization during Intense Hyperventilation (Cyclic Breathing): II. EEG Correlates of Psychovisceral Phenomena. *Human Physiology* 32 (3): 270–77. https://doi.org/10.1134/S0362119706030042.

Szabo, A (2015). Psychedelics and Immunomodulation: Novel Approaches and Therapeutic Opportunities. *Frontiers in Immunology* 6 (Juli). https://doi.org/10.3389/fimmu.2015.00358.

Szabo, A, Frecska, E (2016). Dimethyltryptamine (DMT): A Biochemical Swiss Army Knife in Neuroinflammation and Neuroprotection? *Neural Regeneration Research* 11 (3): 396. https://doi.org/10.4103/1673-5374.179041.

Szabo, A, Kovacs, A, Riba, J, Djurovic, S, Rajnavolgyi, E, Frecska, E (2016). The Endogenous Hallucinogen and Trace Amine N,N-Dimethyltryptamine (DMT) Displays Potent Protective Effects against Hypoxia via Sigma-1 Receptor Activation in Human Primary iPSC-Derived Cortical Neurons and Microglia-Like Immune Cells. *Frontiers in Neuroscience* 10 (September). https://doi.org/10.3389/fnins.2016.00423.

Szabo, K, Lako, E, Juhasz, T, Rosengarten, B, Csiba, L, Olah, L (2011). Hypocapnia Induced Vasoconstriction Significantly Inhibits the Neurovascular Coupling in Humans. *Journal of the Neurological Sciences* 309 (1–2): 58–62. https://doi.org/10.1016/j.jns.2011.07.026.

Tagliazucchi, E, Carhart-Harris, RL, Leech, R, Nutt, DJ, Chialvo, DR (2014). Enhanced Repertoire of Brain Dynamical States during the Psychedelic Experience. *Human Brain Mapping* 35 (11): 5442–56. https://doi.org/10.1002/hbm.22562.

Tagliazucchi, E, Roseman, L, Kaelen, M, Orban, C, Muthukumaraswamy, SD, Murphy, K, Laufs, H, et al. (2016). Increased Global Functional Connectivity Correlates with LSD-Induced Ego Dissolution. *Current Biology* 26 (8): 1043–50. https://doi.org/10.1016/j.cub.2016.02.010.

Taylor, K (1994). The Breathwork Experience: Exploration and Healing in Nonordinary States of Consciousness. Hanford Mead Publishers.

Tercero, J, Gracia, I, Hurtado, P, De Riva, N, Carrero, E, Garcia-Orellana, M, Belda, I, et al. (2021). Effects on Cerebral Blood Flow of Position Changes, Hyperoxia, CO2 Partial Pressure Variations and the Valsalva Manoeuvre: A Study in Healthy Volunteers. *European Journal of Anaesthesiology* 38 (1): 49–57. https://doi.org/10.1097/EJA.0000000000001356.

Terekhin, P, Forster, C (2006). Hypocapnia Related Changes in Pain-Induced Brain Activation as Measured by Functional MRI. *Neuroscience Letters* 400 (1–2): 110–14. https://doi.org/10.1016/j.neulet.2006.02.040.

Theparambil, SM, Hosford, PS, Ruminot, I, Kopach, O, Reynolds, JR, Sandoval, PY, Rusakov, DA, Barros, LF, Gourine, AV (2020). Astrocytes Regulate Brain Extracellular pH via a Neuronal Activity-Dependent Bicarbonate Shuttle. *Nature Communications* 11 (1): 5073. https://doi.org/10.1038/s41467-020-18756-3.

Timmermann, C, Bauer, PR, Gosseries, O, Vanhaudenhuyse, A, Vollenweider, FX, Laureys, S, Singer, T, Antonova, E, Lutz, A (2023). A Neurophenomenological Approach to Non-Ordinary States of Consciousness: Hypnosis, Meditation, and Psychedelics. *Trends in Cognitive Sciences* 27 (2): 139–59. https://doi.org/10.1016/j.tics.2022.11.006.

Timmermann, C, Roseman, L, Schartner, M, Milliere, R, Williams, LTJ, Erritzoe, D, Muthukumaraswamy, S, et al. (2019). Neural Correlates of the DMT Experience Assessed with Multivariate EEG. *Scientific Reports* 9 (1): 16324. https://doi.org/10.1038/s41598-019-51974-4.

Timofeev, I, Chauvette, S (2017). Sleep Slow Oscillation and Plasticity. *Current Opinion in Neurobiology*, Neurobiology of Sleep, 44 (Juni):116–26. https://doi.org/10.1016/j.conb.2017.03.019.

Tiwari, R, Kumar, R, Malik, S, Raj, T, Kumar, P (n. d.). Analysis of Heart Rate Variability and Implication of Different Factors on Heart Rate Variability. *Current Cardiology Reviews* 17 (5): 11–20. https://doi.org/10.2174/1573403X16999201231203854.

Tort, ABL, Brankačk, J, Draguhn, A (2018). Respiration-Entrained Brain Rhythms Are Global but Often Overlooked. *Trends in Neurosciences* 41 (4): 186–97. https://doi.org/10.1016/j.tins.2018.01.007.

Tsuji, H, Venditti, FJ, Manders, ES, Evans, JC, Larson, MG, Feldman, CL, Levy, D (1996). Determinants of Heart Rate Variability. *Journal of the American College of Cardiology* 28 (6): 1539–46. https://doi.org/10.1016/S0735-1097(96)00342-7.

Tull, MT, Gratz, KL (2008). Further Examination of the Relationship between Anxiety Sensitivity and Depression: The Mediating Role of Experiential Avoidance and Difficulties Engaging in Goal-Directed Behavior When Distressed. *Journal of Anxiety Disorders* 22 (2): 199–210. https://doi.org/10.1016/j.janxdis.2007.03.005.

Turner, R, Wooten, HR, Chou, WM (2019). Changing Suicide Bereavement Narrative Through Integral Breath Therapy. *Journal of Creativity in Mental Health* 14 (4): 424–35. https://doi.org/10.1080/15401383.2019.1625839.

Uddin, LQ (2021). Cognitive and Behavioural Flexibility: Neural Mechanisms and Clinical Considerations. *Nature Reviews Neuroscience* 22 (3): 167–79. https://doi.org/10.1038/s41583-021-00428-w.

Uthaug, MV, Mason, NL, Havenith, MN, Vancura, M, Ramaekers, JG (2021). An Experience with Holotropic Breathwork Is Associated with Improvement in Non-Judgement and Satisfaction with Life While Reducing Symptoms of Stress in a Czech-Speaking Population. *Journal of Psychedelic Studies* 5 (3): 176–89. https://doi.org/10.1556/2054.2021.00193.

Vaitl, D, Birbaumer, N, Gruzelier, J, Jamieson, GA, Kotchoubey, B, Kübler, A, Lehmann, D, et al. (2005). Psychobiology of Altered States of Consciousness. *Psychological Bulletin* 131 (1): 98–127. https://doi.org/10.1037/0033-2909.131.1.98.

Van Elk, M, Fried, EI (2023). History Repeating: Guidelines to Address Common Problems in Psychedelic Science. *Therapeutic Advances in Psychopharmacology* 13 (Januar):20451253231198466. https://doi.org/10.1177/20451253231198466.

Van Elk, M, Yaden, DB (2022). Pharmacological, Neural, and Psychological Mechanisms Underlying Psychedelics: A Critical Review. *Neuroscience & Biobehavioral Reviews* 140 (September):104793. https://doi.org/10.1016/j.neubiorev.2022.104793.

Van Heukelum, S, Mars, RB, Guthrie, M, Buitelaar, JK, Beckmann, CF, Tiesinga, PHE, Vogt, BA, Glennon, JC, Havenith, MN (2020). Where Is Cingulate Cortex? A Cross-Species View. *Trends in Neurosciences* 43 (5): 285–99. https://doi.org/10.1016/j.tins.2020.03.007.

Van der Kolk, BA (1994). The Body Keeps the Score: Memory and the Evolving Psychobiology of Posttraumatic Stress. *Harvard Review of Psychiatry* 1 (5): 253–65. https://doi.org/10.3109/10673229409017088.

Van Lieshout, JJ, Secher, NH (2008). Point:Counterpoint: Sympathetic Activity Does/Does Not Influence Cerebral Blood Flow. *Journal of Applied Physiology* 105 (4): 1364–66. https://doi.org/10.1152/japplphysiol.90597.2008.

Van der Kolk, BA (2003). The Neurobiology of Childhood Trauma and Abuse. *Child and Adolescent Psychiatric Clinics of North America* 12 (2): 293–317. https://doi.org/10.1016/S1056-4993(03)00003-8.

Van der Kolk, BA (2006). Clinical Implications of Neuroscience Research in PTSD. *Annals of the New York Academy of Sciences* 1071 (1): 277–93. https://doi.org/10.1196/annals.1364.022.

Vargas, MV, Dunlap, LE, Dong, C, Carter, SJ, Tombari, RJ, Jami, SA, Cameron, LP, et al. (2023). Psychedelics Promote Neuroplasticity through the Activation of Intracellular 5-HT2A Receptors. *Science* 379 (6633): 700–706. https://doi.org/10.1126/science.adf0435.

Vaschillo, EG, Vaschillo, B, Lehrer, PM (2006). Characteristics of Resonance in Heart Rate Variability Stimulated by Biofeedback. *Applied Psychophysiology and Biofeedback* 31 (2): 129–42. https://doi.org/10.1007/s10484-006-9009-3.

Vasudev, K, Ionson, E, Inam, S, Speechley, M, Chaudhari, S, Ghodasara, S, Newman, R, Vasudev, A (2020). Sudarshan Kriya Yoga Program in Posttraumatic Stress Disorder: A Feasibility Study. *International Journal of Yoga* 13 (3): 239. https://doi.org/10.4103/ijoy.IJOY_16_20.

Vierra, J, Boonla, O, Prasertsri, P (2022). Effects of Sleep Deprivation and 4-7-8 Breathing Control on Heart Rate Variability, Blood Pressure, Blood Glucose, and Endothelial Function in Healthy Young Adults. *Physiological Reports* 10 (13): e15389. https://doi.org/10.14814/phy2.15389.

Vlemincx, E, van Diest, I, van den Bergh, O (2016). A Sigh of Relief or a Sigh to Relieve: The Psychological and Physiological Relief Effect of Deep Breaths. *Physiology & Behavior* 165 (Oktober):127–35. https://doi.org/10.1016/j.physbeh.2016.07.004.

Volkow, ND, Boyle, M (2018). Neuroscience of Addiction: Relevance to Prevention and Treatment. *American Journal of Psychiatry* 175 (8): 729–40. https://doi.org/10.1176/appi.ajp.2018.17101174.

Vollenweider, FX, Kometer, M (2010). The Neurobiology of Psychedelic Drugs: Implications for the Treatment of Mood Disorders. *Nature Reviews Neuroscience* 11 (9): 642–51. https://doi.org/10.1038/nrn2884.

Volynets, S, Glerean, E, Hietanen, JK, Hari, R, Nummenmaa, L (2020). Bodily Maps of Emotions Are Culturally Universal. *Emotion* 20 (7): 1127–36. https://doi.org/10.1037/emo0000624.

Vriends, N, Bolt, OC, Kunz, SM (2014). Social Anxiety Disorder, a Lifelong Disorder? A Review of the Spontaneous Remission and Its Predictors. *Acta Psychiatrica Scandinavica* 130 (2): 109–22. https://doi.org/10.1111/acps.12249.

Wagner, MT, Mithoefer, MC, Mithoefer, AT, MacAulay, RK, Jerome, L, Yazar-Klosinski, B, Doblin, R (2017). Therapeutic Effect of Increased Openness: Investigating Mechanism of Action in MDMA-Assisted Psychotherapy. *Journal of Psychopharmacology* 31 (8): 967–74. https://doi.org/10.1177/0269881117711712.

Waldmeier, PC, Maître, L (1977). Neurochemical Investigations of the Interaction of N,N-Dimethyltryptamine with the Dopaminergic System in Rat Brain. *Psychopharmacology* 52 (2): 137–44. https://doi.org/10.1007/BF00439100.

Walters, GD (2000). Spontaneous Remission from Alcohol, Tobacco, and Other Drug Abuse: Seeking Quantitative Answers to Qualitative Questions. *The American Journal of Drug and Alcohol Abuse* 26 (3): 443–60. https://doi.org/10.1081/ADA-100100255.

Walther, RFE, van Schie, HT (2024). »Mind-Revealing« Psychedelic States: Psychological Processes in Subjective Experiences That Drive Positive Change. *Psychoactives* 3 (3): 411–36. https://doi.org/10.3390/psychoactives3030026.

Ward, LM (2013). The Thalamus: Gateway to the Mind. *WIREs Cognitive Science* 4 (6): 609–22. https://doi.org/10.1002/wcs.1256.

Watson, B (2008). *Judo Memoirs of Jigoro Kano: Early History of Judo*. Trafford.

Watts, R, Day, C, Krzanowski, J, Nutt, DJ, Carhart-Harris, RL (2017). Patients' Accounts of Increased »Connectedness« and »Acceptance« After Psilocybin for Treatment-Resistant Depression. *Journal of Humanistic Psychology* 57 (5): 520–64. https://doi.org/10.1177/0022167817709585.

Watts, R, Kettner, H, Geerts, D, Gandy, S, Kartner, L, Mertens, L, Timmermann, C, et al. (2022). The Watts Connectedness Scale: A New Scale for Measuring a Sense of Connectedness to Self, Others, and World. *Psychopharmacology* 239 (11): 3461–83. https://doi.org/10.1007/s00213-022-06187-5.

Watts, R, Luoma, JB (2020). The Use of the Psychological Flexibility Model to Support Psychedelic Assisted Therapy. *Journal of Contextual Behavioral Science* 15 (Januar):92–102. https://doi.org/10.1016/j.jcbs.2019.12.004.

Weiss, HR (2011). The Method of Katharina Schroth - History, Principles and Current Development. *Scoliosis* 6 (1): 17. https://doi.org/10.1186/1748-7161-6-17.

Weiss, S, Sack, M, Henningsen, P, Pollatos, O (2014). On the Interaction of Self-Regulation, Interoception and Pain Perception. *Psychopathology* 47 (6): 377–82. https://doi.org/10.1159/000365107.

Weiss-Sidi, M, Riemer, H (2023). Help Others – Be Happy? The Effect of Altruistic Behavior on Happiness across Cultures. *Frontiers in Psychology* 14 (Juni). https://doi.org/10.3389/fpsyg.2023.1156661.

Whiteford, HA, Harris, MG, McKeon, G, Baxter, A, Pennell, C, Barendregt, JJ, Wang, J (2013). Estimating Remission from Untreated Major Depression: A Systematic Review and Meta-Analysis. *Psychological Medicine* 43 (8): 1569–85. https://doi.org/10.1017/S0033291712001717.

Whyte, CJ, Redinbaugh, MJ, Shine, JM, Saalmann, YB (2024). Thalamic Contributions to the State and Contents of Consciousness. *Neuron* 112 (10): 1611–25. https://doi.org/10.1016/j.neuron.2024.04.019.

Wiener, J (2009). The Therapeutic Relationship: Transference, Countertransference, and the Making of Meaning. Texas A&M University Press.

Williamson, JB, Porges, EC, Lamb, DG, Porges, SW (2015). Maladaptive Autonomic Regulation in PTSD Accelerates Physiological Aging. *Frontiers in Psychology* 5 (Januar). https://doi.org/10.3389/fpsyg.2014.01571.

Winter, AL, Granqvist, P (2023). Where the Spirit Meets the Bone: Embodied Religiospiritual Cognition from an Attachment Viewpoint. *Religions* 14 (4): 511. https://doi.org/10.3390/rel14040511.

Wirrell, EC, Camfield, PR, Gordon, KE, Camfield, CS, Dooley, JM, Hanna, BD (1996). Will a Critical Level of Hyperventilation-Induced Hypocapnia Always Induce an Absence Seizure? *Epilepsia* 37 (5): 459–62. https://doi.org/10.1111/j.1528-1157.1996.tb00592.x.

Wise, RG, Ide, K, Poulin, MJ, Tracey, I (2004). Resting Fluctuations in Arterial Carbon Dioxide Induce Significant Low Frequency Variations in BOLD Signal. *NeuroImage* 21 (4): 1652–64. https://doi.org/10.1016/j.neuroimage.2003.11.025.

Wittmann, M (2018). *Altered States of Consciousness: Experiences Out of Time and Self.* The MIT Press. https://doi.org/10.7551/mitpress/11468.001.0001.

Wolgast, M, Lundh, LG, Viborg, G (2013). Experiential Avoidance as an Emotion Regulatory Function: An Empirical Analysis of Experiential Avoidance in Relation to Behavioral Avoidance, Cognitive Reappraisal, and Response Suppression. *Cognitive Behaviour Therapy* 42 (3): 224–32. https://doi.org/10.1080/16506073.2013.773059.

Wollburg, E, Roth, WT, Kim, S (2011). Effects of Breathing Training on Voluntary Hypo- and Hyperventilation in Patients with Panic Disorder and Episodic Anxiety. *Applied Psychophysiology and Biofeedback* 36 (2): 81–91. https://doi.org/10.1007/s10484-011-9150-5.

Woodhouse, S, Ayers, S, Field, AP (2015). The Relationship between Adult Attachment Style and Post-Traumatic Stress Symptoms: A Meta-Analysis. *Journal of Anxiety Disorders* 35 (Oktober):103–17. https://doi.org/10.1016/j.janxdis.2015.07.002.

Wykticky, H, Skopec, M (1983). Ignaz Philipp Semmelweis, The Prophet of Bacteriology. *Infection Control* 4 (5): 367–70. https://doi.org/10.1017/S0195941700059762.

Yackle, K, Schwarz, LA, Kam, K, Sorokin, JM, Huguenard, JR, Feldman, JL, Luo, L, Krasnow, MA (2017). Breathing Control Center Neurons That Promote Arousal in Mice. *Science* 355 (6332): 1411–15. https://doi.org/10.1126/science.aai7984.

Yaden, DB, Nguyen, KDL, Kern, ML, Wintering, NA, Eichstaedt, JC, Schwartz, HA, Buffone, AEK, et al. (2017a). The Noetic Quality: A Multimethod Exploratory Study. *Psychology of Consciousness: Theory Research, and Practice* 4 (1): 54–62. https://doi.org/10.1037/cns0000098.

Yaden, DB, Haidt, J, Hood, RW, Vago, DR, Newberg, AB (2017b). The Varieties of Self-Transcendent Experience. *Review of General Psychology* 21 (2): 143–60. https://doi.org/10.1037/gpr0000102.

Yaden, DB, Goldy, SP, Weiss, B, Griffiths, RR (2024). Clinically Relevant Acute Subjective Effects of Psychedelics beyond Mystical Experience. *Nature Reviews Psychology* 3 (9): 606–21. https://doi.org/10.1038/s44159-024-00345-6.

Yaden, DB, Griffiths, RR (2021). The Subjective Effects of Psychedelics Are Necessary for Their Enduring Therapeutic Effects. *ACS Pharmacology & Translational Science* 4 (2): 568–72. https://doi.org/10.1021/acsptsci.0c00194.

Yao, F, Ye, Y, Zhou, W (2020). Nasal Airflow Engages Central Olfactory Processing and Shapes Olfactory Percepts. *Proceedings of the Royal Society B: Biological Sciences* 287 (1937): 20201772. https://doi.org/10.1098/rspb.2020.1772.

Yehuda, R, Steiner, A, Kahana, B, Binder-Brynes, K, Southwick, SM, Zemelman, S, Giller, EL (1997). Alexithymia in Holocaust Survivors with and without PTSD. *Journal of Traumatic Stress* 10 (1): 93–100. https://doi.org/10.1002/jts.2490100108.

Yeshe, T (1998). *The Bliss of Inner Fire: Heart Practice of the Six Yogas of Naropa.* Wisdom Publications.

Yeshurun, Y, Nguyen, M, Hasson, U (2021). The Default Mode Network: Where the Idiosyncratic Self Meets the Shared Social World. *Nature Reviews Neuroscience* 22 (3): 181–92. https://doi.org/10.1038/s41583-020-00420-w.

Young, SN, Leyton, M (2002). The Role of Serotonin in Human Mood and Social Interaction: Insight from Altered Tryptophan Levels. *Pharmacology Biochemistry and Behavior* 71 (4): 857–65. https://doi.org/10.1016/S0091-3057(01)00670-0.

Yucha, C, Montgomery, D (2008). Evidence-Based Practice in Biofeedback and Neurofeedback. *Association for Applied Psychophysiology and Biofeedback*. https://www.advantagehcs.com/wp-content/uploads/2018/11/EvidenceBasedYuchaMontgomeryW.pdf.

Zaccaro, A, Perrucci, MG, Parrotta, E, Costantini, M, Ferri, F (2022). Brain-Heart Interactions Are Modulated across the Respiratory Cycle via Interoceptive Attention. *NeuroImage* 262 (November):119548. https://doi.org/10.1016/j.neuroimage.2022.119548.

Zaccaro, A, Piarulli, A, Laurino, M, Garbella, E, Menicucci, D, Neri, B, Gemignani, A (2018). How Breath-Control Can Change Your Life: A Systematic Review on Psycho-Physiological Correlates of Slow Breathing. *Frontiers in Human Neuroscience* 12 (September):353. https://doi.org/10.3389/fnhum.2018.00353.

Zarse, EM, Neff, MR, Yoder, R, Hulvershorn, L, Chambers, JE, Chambers, RA (2019). The Adverse Childhood Experiences Questionnaire: Two Decades of Research on Childhood Trauma as a Primary Cause of Adult Mental Illness, Addiction, and Medical Diseases. Hg. Schumacher, U. *Cogent Medicine* 6 (1): 1581447. https://doi.org/10.1080/2331205X.2019.1581447.

Zelano, C, Jiang, H, Zhou, G, Arora, N, Schuele, S, Rosenow, J, Gottfried, JA (2016). Nasal Respiration Entrains Human Limbic Oscillations and Modulates Cognitive Function. *Journal of Neuroscience* 36 (49): 12448–67. https://doi.org/10.1523/JNEUROSCI.2586-16.2016.

Zlotnick, C, Mattia, JI, Zimmerman, M (2001). The Relationship Between Posttraumatic Stress Disorder, Childhood Trauma and Alexithymia in an Outpatient Sample. *Journal of Traumatic Stress* 14 (1): 177–88. https://doi.org/10.1023/A:1007899918410.

Zwaag, J, Naaktgeboren, R, van Herwaarden, AE, Pickkers, P, Kox, M (2022). The Effects of Cold Exposure Training and a Breathing Exercise on the Inflammatory Response in Humans: A Pilot Study. *Psychosomatic Medicine* 84 (4): 457–67. https://doi.org/10.1097/PSY.0000000000001065.

Zwaag, J, Timmerman, H, Pickkers, P, Kox, M (2023). Modulation of Pain Sensitivity by a Hyperventilatory Breathing Exercise and Cold Exposure Training. *Journal of Pain Research* Volume 16 (Juni):1979–91. https://doi.org/10.2147/JPR.S400408.

Zwiener, U, Löbel, S, Rother, M, Funke, M (1998). Quantitative Topographical Analysis of EEG During Nonstandardized and Standardized Hyperventilation. *Journal of Clinical Neurophysiology* 15 (6): 521.